高等医学院校教材

LINCHUANG YIXUE GAILUN
临床医学概论

主编 张 辉 孙保亮

中国海洋大学出版社
·青岛·

图书在版编目(CIP)数据

临床医学概论/张辉，孙保亮主编.—青岛:中国海洋大学出版社，2006.2
ISBN 978-7-81067-792-9（2016.7重印）

Ⅰ.临… Ⅱ.①张…②孙… Ⅲ.临床医学 Ⅳ.R4

中国版本图书馆CIP数据核字（2006）第001917号

临床医学概论

张辉 孙保亮 主编

出版发行	中国海洋大学出版社
社　　址	青岛市香港东路23号　　邮政编码　266071
网　　址	http://www2.ouc.edu.cn/cbs
电子信箱	hdcbs@ouc.edu.cn
订购电话	0532-82032573　82032573（传真）
责任编辑	韩玉堂　　　　　　　电　话　85902349
印　　制	青岛双星华信印刷有限公司
版　　次	2006年2月第1版
印　　次	2016年7月第7次印刷
开　　本	787mm×1 092mm　1/16
印　　张	31.125
字　　数	720千字
定　　价	36.00元

版权所有　　　　侵权必究

编 委 会

主　编　张　辉　孙保亮
副主编　韩国新　孟　玲　张喜善　薛凌宇
委　员　（以姓氏笔画为序）
　　　　　马立兴　马伟建　王俊勤　王敬茹
　　　　　王淑平　田　红　孙保亮　刘根起
　　　　　刘振忠　朱宝林　朱　锋　李汶霞
　　　　　李　静　陈述英　迟晓红　杜志华
　　　　　孟　玲　宋　晓　辛　立　吴家锋
　　　　　杨洪吉　张　辉　张古泉　张汝建
　　　　　张志瑢　张　红　张喜善　张维涛
　　　　　郑立泉　周　丽　郭征东　郭军凤
　　　　　郭其勇　侯　健　胡冬梅　胡　磊
　　　　　袁　慧　殷宪敏　曹春光　董　平
　　　　　韩国新　景　彩　薛凌宇　穆玉恕
主　审　王家富
秘　书　吴家锋

前 言

为了满足学生就业需要和社会需求,近年来,我国许多高等医学院校新增设了非医学专业,并已经成为高等医学教育的重要组成部分。与医学的有机结合既使这些非医学专业的教学特色更加突出,也使学生的知识结构得到调整。然而,由于高等医学院校中非医学专业开设较晚,在教学上往往缺少合适的、能够达到培养目标的医学知识教材。本书就是为了解决非医学专业教学中的实际问题而编写的。

临床医学是整个医学学科的重要组成部分,是医学知识在临床实践中具体运用的体现。因此,非医学专业要了解和体现医学的特色,学生就必须具有一定的临床医学知识。随着医学科学的迅速发展,临床医学专业的划分越来越细,诊疗手段也日新月异。受学时等的限制,高等医学院校中非医学专业要想全面掌握临床各科的内容是不现实的。如何使非医学专业在有限的学时内掌握临床医学知识体系及其主要内容,是我们组织编写《临床医学概论》这本教材的基本出发点和目的。为此,我们组织了各临床主要学科的、具有丰富教学和临床工作经验的骨干教师,进行了精心策划和编写。作为对基础医学的衔接,本书首先介绍了诊断学的基本知识,包括诊断的基本方法和步骤、常见的临床症状、实验室和其他器械检查的核心内容,以使学生树立基本的临床思维。继之,本书以大专业的范畴,分科介绍了内科、外科、妇产科、儿科、五官科、皮肤科等常见疾病的病因和发病机制、临床表现、辅助检查、诊断依据、治疗原则等内容,以使学生全面认识临床各科常见疾病,掌握临床医学的核心内容。另外,为了培养学生的创新性思维,简要介绍了临床医学的最新进展和新的病种。我们在编写过程中,始终坚持"精选内容、有机组合、整体优化"的原则,切实使本书具有高质量、实用性和通用性。

本书适合于高等医学院校各个非医学专业,如生物技术、生物医学工程、制药工程等本科专业。我们相信它必将在高等医学院校非医学专业学生的临床医学知识培养中发挥积极的作用。

在本书的编写和出版过程中,得到了泰山医学院党委书记、院长王家富教授,副院长白波教授的具体指导和审阅,也得到了教务处和基础部的大力支持和帮助。在此,谨致衷心谢忱。

由于作者编写经验和水平不足等原因,虽经周密策划和编排,纰漏之处亦在所难免,恳望广大师生在使用过程中予以指正,以便再版时加以完善。

编 者
2005 年 10 月

目 录

第一篇 诊断学基础

第一章 概论 ………………………………………………………………… 3
第一节 诊断的步骤及方法 …………………………………………… 3
第二节 诊断的原则和基本要求 ……………………………………… 5
第三节 问诊 …………………………………………………………… 6
一、问诊的概念及重要性 …………………………………………… 6
二、问诊的方法与内容 ……………………………………………… 7

第二章 常见症状 ……………………………………………………………… 9
第一节 发热 …………………………………………………………… 9
第二节 咳嗽与咳痰 …………………………………………………… 11
第三节 咯血 …………………………………………………………… 12
第四节 呼吸困难 ……………………………………………………… 13
第五节 心悸 …………………………………………………………… 14
第六节 恶心与呕吐 …………………………………………………… 15
第七节 呕血与便血 …………………………………………………… 16
一、呕血 ……………………………………………………………… 16
二、便血 ……………………………………………………………… 18
第八节 黄疸 …………………………………………………………… 19
第九节 水肿 …………………………………………………………… 21
第十节 意识障碍 ……………………………………………………… 23

第三章 体格检查 ……………………………………………………………… 25
第一节 基本检查法 …………………………………………………… 25
一、视诊 ……………………………………………………………… 25
二、触诊 ……………………………………………………………… 25
三、叩诊 ……………………………………………………………… 26
四、听诊 ……………………………………………………………… 26
五、嗅诊 ……………………………………………………………… 26

第二节　一般检查 …… 26
　　一、全身状态检查 …… 27
　　二、皮肤 …… 27
　　三、淋巴结 …… 28
第三节　头部 …… 29
　　一、头发和头皮 …… 29
　　二、头颅 …… 29
　　三、颜面及其器官 …… 29
第四节　颈部 …… 31
　　一、颈部的外形与分区 …… 31
　　二、颈部的姿势与运动 …… 32
　　三、颈部的皮肤与包块 …… 32
　　四、颈部血管 …… 32
　　五、甲状腺 …… 32
　　六、气管 …… 32
第五节　胸部 …… 32
　　一、胸部的体表标志 …… 33
　　二、胸壁、胸廓与乳房 …… 33
　　三、肺和胸膜 …… 34
　　四、心脏检查 …… 35
第六节　腹部 …… 40
　　一、腹部的体表标志及分区 …… 40
　　二、视诊 …… 41
　　三、触诊 …… 41
　　四、叩诊 …… 42
　　五、听诊 …… 43
第七节　脊柱与四肢 …… 44
　　一、脊柱 …… 44
　　二、四肢与关节 …… 44
第八节　神经系统检查 …… 45
　　一、颅神经检查 …… 45
　　二、运动功能检查 …… 45
　　三、感觉功能检查 …… 46
　　四、神经反射检查 …… 47
　　五、自主神经功能检查 …… 49

第四章　器械检查 …… 51
第一节　心电学检查 …… 51

一、心电图 …………………………………………………………………… 51
　　二、其他心电学检查 ………………………………………………………… 54
　第二节　影像学检查 …………………………………………………………… 57
　　一、超声检查 ………………………………………………………………… 57
　　二、X线检查 ………………………………………………………………… 59
　　三、CT检查 ………………………………………………………………… 61
　　四、MRI检查 ………………………………………………………………… 63
　第三节　核医学检查 …………………………………………………………… 64
　第四节　神经电生理检查 ……………………………………………………… 66
　　一、脑电图 …………………………………………………………………… 66
　　二、脑诱发电位 ……………………………………………………………… 67
　　三、肌电图 …………………………………………………………………… 71
　　四、神经传导速度 …………………………………………………………… 73
　　五、重复神经电刺激 ………………………………………………………… 74
　第五节　内窥镜检查 …………………………………………………………… 75
　　一、胃、十二指肠镜检查 …………………………………………………… 75
　　二、支气管镜检查 …………………………………………………………… 76
　　三、结肠镜检查 ……………………………………………………………… 76

第五章　实验室检查
　第一节　临床血液学检查 ……………………………………………………… 79
　　一、红细胞计数和血红蛋白 ………………………………………………… 79
　　二、白细胞计数及分类 ……………………………………………………… 80
　　三、血小板计数 ……………………………………………………………… 83
　　四、网织红细胞计数 ………………………………………………………… 84
　　五、红细胞沉降率测定 ……………………………………………………… 84
　第二节　临床生化检查 ………………………………………………………… 86
　　一、血糖的检测 ……………………………………………………………… 86
　　二、血脂和脂蛋白的检测 …………………………………………………… 87
　　三、电解质的检测 …………………………………………………………… 88
　　四、肾脏功能检查 …………………………………………………………… 89
　　五、肝脏功能检查 …………………………………………………………… 90
　　六、心肌损害的标志物测定 ………………………………………………… 91
　第三节　临床免疫学检查 ……………………………………………………… 92
　　一、体液免疫和细胞免疫检查 ……………………………………………… 92
　　二、感染免疫学检查 ………………………………………………………… 94
　　三、肿瘤标志物检测 ………………………………………………………… 96
　第四节　临床体液及其他检查 ………………………………………………… 97

一、尿液检验 97
二、粪便检查 100
三、痰液检查 102
四、脑脊液检查 103
五、浆膜腔积液检验 106

第二篇　内科常见疾病

第一章　呼吸系统疾病 113
第一节　急性气管-支气管炎 113
第二节　慢性阻塞性肺疾病 114
第三节　慢性肺源性心脏病 116
第四节　支气管哮喘 118
第五节　肺炎 121
　一、肺炎链球菌肺炎 121
　二、金黄色葡萄球菌肺炎 123
　三、肺炎杆菌肺炎 123
　四、肺炎支原体肺炎 123
第六节　呼吸衰竭 124
第七节　肺结核 126
第八节　结核性胸膜炎 130
第九节　气胸 132

第二章　循环系统疾病 135
第一节　心力衰竭 135
　一、急性心力衰竭 135
　二、慢性心力衰竭 136
第二节　心律失常 138
　一、窦性心律失常 138
　二、房室交界性心律失常 140
　三、室性心律失常 140
　四、房室传导阻滞 142
第三节　心脏瓣膜病 143
　一、二尖瓣狭窄 143
　二、二尖瓣关闭不全 144
　三、主动脉瓣狭窄 145
　四、主动脉瓣关闭不全 145
第四节　高血压病 146

第五节　冠状动脉粥样硬化性心脏病 …………………………………… 150
　　一、心绞痛 ……………………………………………………………… 150
　　二、急性心肌梗死 ……………………………………………………… 152
第六节　心肌疾病 ………………………………………………………… 155
　　一、心肌病 ……………………………………………………………… 155
　　二、心肌炎 ……………………………………………………………… 158
第七节　心包炎 …………………………………………………………… 159
　　一、急性心包炎 ………………………………………………………… 159
　　二、缩窄性心包炎 ……………………………………………………… 160

第三章　消化系统疾病 ……………………………………………………… 163
　第一节　胃炎 ……………………………………………………………… 163
　　一、急性胃炎 …………………………………………………………… 163
　　二、慢性胃炎 …………………………………………………………… 164
　第二节　消化性溃疡 ……………………………………………………… 166
　第三节　肝硬化 …………………………………………………………… 170
　第四节　胰腺炎 …………………………………………………………… 172
　　一、急性胰腺炎 ………………………………………………………… 172
　　二、慢性胰腺炎 ………………………………………………………… 174
　第五节　上消化道大出血 ………………………………………………… 175

第四章　泌尿系统疾病 ……………………………………………………… 179
　第一节　慢性肾小球肾炎 ………………………………………………… 179
　第二节　泌尿系感染 ……………………………………………………… 181
　第三节　慢性肾衰竭 ……………………………………………………… 183

第五章　血液系统疾病 ……………………………………………………… 189
　第一节　贫血 ……………………………………………………………… 189
　　一、缺铁性贫血 ………………………………………………………… 189
　　二、再生障碍性贫血 …………………………………………………… 190
　　三、自身免疫性溶血性贫血 …………………………………………… 193
　第二节　白血病 …………………………………………………………… 194
　　一、概述 ………………………………………………………………… 194
　　二、急性白血病 ………………………………………………………… 195
　　三、慢性粒细胞白血病 ………………………………………………… 197
　第三节　淋巴瘤 …………………………………………………………… 198
　第四节　特发性血小板减少性紫癜 ……………………………………… 200

第六章　内分泌系统疾病 …… 203
第一节　甲状腺功能亢进症 …… 203
第二节　糖尿病 …… 206

第七章　神经系统与精神疾病 …… 210
第一节　急性感染性多发性神经炎 …… 210
第二节　急性脑血管病 …… 211
　　一、短暂性脑缺血发作 …… 212
　　二、脑血栓形成 …… 213
　　三、脑栓塞 …… 215
　　四、脑出血 …… 216
　　五、蛛网膜下腔出血 …… 217
第三节　癫痫 …… 218
第四节　震颤麻痹 …… 221
第五节　周期性麻痹 …… 222
第六节　精神分裂症 …… 223
第七节　神经症 …… 225
　　一、神经衰弱 …… 225
　　二、癔症 …… 226
　　三、焦虑症 …… 226
　　四、抑郁性神经症 …… 227

第八章　传染病及理化因素所致疾病 …… 228
第一节　急性一氧化碳中毒 …… 228
第二节　病毒性肝炎 …… 229
第三节　流行性出血热 …… 237
第四节　急性有机磷农药中毒 …… 240
第五节　细菌性痢疾 …… 242
第六节　中暑 …… 245

第三篇　儿科常见疾病

第一章　儿科基础 …… 251
第一节　小儿年龄分期 …… 251
第二节　小儿生长发育 …… 252
　　一、生长发育规律 …… 252
　　二、影响生长发育的因素 …… 252
　　三、体格生长 …… 252

四、与体格生长有关的其他系统的发育 ………………………………………… 253

第二章　新生儿疾病 ………………………………………………………………… 254
　第一节　概念 …………………………………………………………………… 254
　　一、新生儿分类 ……………………………………………………………… 254
　　二、新生儿几种特殊生理状态 ……………………………………………… 254
　第二节　新生儿窒息 …………………………………………………………… 255
　第三节　新生儿黄疸与溶血病 ………………………………………………… 256
　　一、新生儿黄疸 ……………………………………………………………… 256
　　二、新生儿溶血病 …………………………………………………………… 257

第三章　呼吸系统疾病 ……………………………………………………………… 259
　第一节　上呼吸道感染 ………………………………………………………… 259
　第二节　肺炎 …………………………………………………………………… 260

第四章　循环系统疾病 ……………………………………………………………… 263
　第一节　先天性心脏病 ………………………………………………………… 263
　　一、房间隔缺损 ……………………………………………………………… 263
　　二、动脉导管未闭 …………………………………………………………… 264
　　三、法洛四联症 ……………………………………………………………… 265
　　四、肺动脉瓣狭窄 …………………………………………………………… 266
　第二节　病毒性心肌炎 ………………………………………………………… 266

第五章　泌尿系统疾病 ……………………………………………………………… 269
　第一节　急性肾小球肾炎 ……………………………………………………… 269
　第二节　肾病综合征 …………………………………………………………… 271

第六章　神经系统疾病 ……………………………………………………………… 274
　第一节　病毒性脑炎、脑膜炎 ………………………………………………… 274
　第二节　热性惊厥 ……………………………………………………………… 276

第七章　其他疾病 …………………………………………………………………… 278
　第一节　营养性维生素 D 缺乏性佝偻病 ……………………………………… 278
　第二节　小儿腹泻 ……………………………………………………………… 279
　第三节　营养性贫血 …………………………………………………………… 282
　　一、营养性缺铁性贫血 ……………………………………………………… 282
　　二、营养性巨幼细胞贫血 …………………………………………………… 284

第四篇　外科常见疾病

第一章　普通外科疾病 ... 289
第一节　甲状腺疾病 ... 289
　　一、单纯性甲状腺肿 ... 289
　　二、甲状腺癌 ... 290
第二节　乳房疾病 ... 291
　　一、乳腺囊性增生病 ... 291
　　二、乳腺癌 ... 292
第三节　腹股沟疝 ... 295
第四节　胃癌 ... 296
第五节　肠梗阻 ... 298
第六节　急性阑尾炎 ... 301
第七节　结直肠与肛管疾病 ... 303
　　一、肛裂 ... 303
　　二、肛瘘 ... 304
　　三、痔 ... 305
　　四、结肠癌 ... 306
　　五、直肠癌 ... 307
第八节　原发性肝癌 ... 309
第九节　胆道疾病 ... 311
　　一、胆石症 ... 311
　　二、急性胆囊炎 ... 316
第十节　胰腺癌 ... 317

第二章　骨科疾病 ... 320
第一节　骨折 ... 320
　　一、概论 ... 320
　　二、锁骨骨折 ... 321
　　三、肱骨髁上骨折 ... 322
　　四、桡骨下端骨折 ... 323
　　五、股骨干骨折 ... 323
　　六、股骨颈骨折 ... 324
　　七、脊柱骨折 ... 325
　　八、骨盆骨折 ... 326
第二节　关节脱位 ... 327
　　一、概论 ... 327

        二、肩锁关节脱位 ……………………………………………………… 328
        三、肩关节脱位 …………………………………………………………… 329
        四、肘关节脱位 …………………………………………………………… 330
        五、桡骨头半脱位 ………………………………………………………… 331
        六、髋关节脱位 …………………………………………………………… 332
    第三节　骨关节感染 ……………………………………………………………… 334
        一、化脓性骨髓炎 ………………………………………………………… 334
        二、化脓性关节炎 ………………………………………………………… 336
    第四节　颈椎病 …………………………………………………………………… 337
    第五节　肩关节周围炎 …………………………………………………………… 339
    第六节　腰椎间盘突出症 ………………………………………………………… 339
    第七节　腰部扭伤与劳损 ………………………………………………………… 341
        一、急性腰扭伤 …………………………………………………………… 341
        二、腰肌劳损 ……………………………………………………………… 342
    第八节　骨肿瘤 …………………………………………………………………… 343
        一、良性骨肿瘤 …………………………………………………………… 345
        二、恶性骨肿瘤 …………………………………………………………… 346

第三章　胸心外科疾病 ……………………………………………………………… 348
    第一节　肺癌 ……………………………………………………………………… 348
    第二节　食管癌 …………………………………………………………………… 354

第四章　泌尿外科疾病 ……………………………………………………………… 358
    第一节　尿石症 …………………………………………………………………… 358
    第二节　膀胱肿瘤 ………………………………………………………………… 360
    第三节　男性性功能障碍 ………………………………………………………… 363

第五章　神经外科疾病 ……………………………………………………………… 365
    第一节　颅脑损伤 ………………………………………………………………… 365
        一、概述 …………………………………………………………………… 365
        二、头皮损伤 ……………………………………………………………… 366
        三、颅骨骨折 ……………………………………………………………… 367
        四、原发性脑损伤 ………………………………………………………… 369
        五、颅内血肿 ……………………………………………………………… 371
        六、开放性脑损伤 ………………………………………………………… 373
    第二节　颅内和椎管内疾病 ……………………………………………………… 373
        一、颅内肿瘤 ……………………………………………………………… 373
        二、椎管内肿瘤 …………………………………………………………… 374

三、颅内动脉瘤 ………………………………………………………… 375
四、脑动静脉畸形 ………………………………………………………… 376
五、脑积水 ………………………………………………………………… 377

第五篇 妇产科

第一章 妊娠诊断 ……………………………………………………… 381
一、早期妊娠的诊断 ……………………………………………………… 381
二、中、晚期妊娠的诊断 ………………………………………………… 382
三、胎产式、胎先露及胎方位 …………………………………………… 382

第二章 妊娠并发症 …………………………………………………… 384
第一节 流产 ……………………………………………………………… 384
第二节 异位妊娠 ………………………………………………………… 386
第三节 妊娠期高血压疾病 ……………………………………………… 388
第四节 前置胎盘 ………………………………………………………… 390
第五节 胎盘早剥 ………………………………………………………… 391

第三章 分娩期并发症 ………………………………………………… 394
第一节 胎膜早破 ………………………………………………………… 394
第二节 产后出血 ………………………………………………………… 395

第四章 妇科炎症 ……………………………………………………… 397
第一节 阴道炎 …………………………………………………………… 397
一、滴虫性阴道炎 ………………………………………………………… 397
二、念珠菌性阴道炎 ……………………………………………………… 398
三、老年性阴道炎 ………………………………………………………… 398
四、细菌性阴道炎 ………………………………………………………… 399
第二节 慢性宫颈炎 ……………………………………………………… 400

第五章 妇科肿瘤 ……………………………………………………… 402
第一节 子宫肌瘤 ………………………………………………………… 402
第二节 子宫内膜癌 ……………………………………………………… 403
第三节 宫颈癌 …………………………………………………………… 405
第四节 卵巢肿瘤 ………………………………………………………… 407
一、上皮性肿瘤 …………………………………………………………… 407
二、性索间质肿瘤 ………………………………………………………… 407
三、生殖细胞瘤 …………………………………………………………… 407

四、转移性肿瘤 ······ 408

第六章 妇科内分泌疾病 ······ 410
第一节 功能失调性子宫出血 ······ 410
第二节 闭经 ······ 411
第三节 多囊卵巢综合征 ······ 413

第六篇 五官科常见疾病

第一章 眼科疾病 ······ 417
第一节 屈光不正 ······ 417
一、近视眼 ······ 417
二、远视眼 ······ 418
三、散光 ······ 419
第二节 眼外伤 ······ 420
一、概述 ······ 420
二、眼球钝挫伤 ······ 420
三、眼球穿通伤 ······ 421
四、酸碱化学伤 ······ 422
第三节 白内障 ······ 423
一、年龄相关性白内障 ······ 423
二、先天性白内障 ······ 424
三、外伤性白内障 ······ 424
第四节 青光眼 ······ 425
一、急性闭角型青光眼 ······ 425
二、慢性闭角型青光眼 ······ 426
三、原发性开角型青光眼 ······ 427
四、先天性青光眼 ······ 427

第二章 耳鼻喉科疾病 ······ 429
第一节 鼻出血 ······ 429
第二节 鼻窦炎性疾病 ······ 431
一、急性鼻窦炎 ······ 431
二、慢性鼻窦炎 ······ 432
第三节 扁桃体炎 ······ 433
一、急性扁桃体炎 ······ 433
二、慢性扁桃体炎 ······ 435
第四节 气管、支气管异物 ······ 436

第五节　食管异物···437
第六节　中耳炎···439
　　一、急性化脓性中耳炎···439
　　二、慢性化脓性中耳炎···440

第三章　口腔科疾病···443
第一节　牙体牙髓病···443
　　一、龋病···443
　　二、牙髓炎···445
　　三、根尖周炎···446
第二节　牙周病···447
　　一、边缘性龈炎···448
　　二、肥大性龈炎···448
　　三、单纯性牙周炎··449
　　四、青少年牙周炎··449

第七篇　常见皮肤病与性传播疾病

第一章　常见皮肤病···453
第一节　带状疱疹···453
第二节　湿疹···454
第三节　皮肤浅部真菌性病···456
　　一、头癣···456
　　二、体癣及股癣···458
　　三、手癣和足癣···459
　　四、甲癣和甲真菌病··460
第四节　银屑病···461
第五节　脂溢性皮炎···464

第二章　常见性传播疾病···466
第一节　淋病···466
第二节　梅毒···468
第三节　尖锐湿疣···473
第二节　艾滋病···474

第一篇 诊断学基础

第一章 概 论

第一节 诊断的步骤及方法

诊断(diagnoses)是将问诊、体格检查、实验室检查及其他各项检查所收集到的资料,经过归纳整理、综合分析和推理判断,作出的合乎病人客观实际的结论。正确诊断是预防和治疗疾病的重要依据和前提。医疗实践中,确定诊断的过程就是不断正确认识疾病的过程。正确诊断不仅需要有丰富的医学专业知识和熟练的诊疗技术,而且需要掌握科学的临床思维方法。临床思维方法是医生认识疾病和判断疾病过程中的推理和逻辑思维方法,也就是临床医生将疾病的一般规律运用到判断特定个体所患疾病的思维过程。从诊断疾病到治疗疾病的全过程中,都贯穿着医生的思维活动。人们在医疗实践中常不自觉地、逐渐地体会到正确的临床思维方法,但是,自觉地学习并不断总结其规律,可以更快地掌握临床思维方法。

【诊断疾病的步骤】

一般要经历调查研究、搜集资料,分析综合资料,提出及验证诊断三个步骤。它包括"诊察就诊对象→形成拟诊意见→通过临床实践检验与修正→形成确诊判断"等基本环节。临床工作中,医生对患者进行病史询问、体格检查、选择性进行实验室及其他特殊检查是"诊"的过程,然后进行综合分析、形成正确的结论,则是"断"的过程。最后用治疗或其他手段对诊断性结论进行检验,则是"验证"的过程。

【调查研究、搜集资料】

1. 询问病史　详尽而完整的病史可以解决大约半数以上的诊断问题。病史的采集要全面系统、真实可靠,还要能够反映疾病的进展和动态变化,对于具体的病历要抓住其特征。医生的知识和阅历决定其是否能掌握病史的要点和精髓。

2. 体格检查(physical examination)　在问诊的基础上进行全面系统又重点深入的体检,可解决大部分临床诊断问题。应利用各种机会体检,同时复查病史,边问边查,验证核实,融会贯通,以保证资料的完整性、真实性和准确性。

3. 实验室检查(laboratory examination)　它和其他各项检查一样都是对病情进行调查、了解和搜集资料的手段。资料搜集一定要做到真实、系统和全面。真实的、系统的和全面的临床资料是建立正确诊断的基础和先决条件。各种现代科学技术在医学上的广泛应用,可直接造福于患者,对于医生的帮助也是巨大的,但切记检查的部署也是人为的,切不可单靠检查来诊断疾病。

【综合分析、提出诊断】

将病史询问、体格检查、必要的实验室检查及其他检查所获得的资料进行归纳整理；去粗取精、去伪存真、由表及里，抓住主要矛盾，加以分析、综合和推理，利用医师所掌握的医学知识和临床经验，反复比较病人的表现与哪些疾病相似或相同，最后形成诊断构想或印象即初步诊断。初步诊断只能作为进一步诊断的前提或试验性治疗的依据。在分析、综合、推理和判断过程中，要特别注意以下几个问题。

1. 现象与本质　病人的症状、体征及各项检查结果都是疾病的临床表现，一定的临床表现具有一定的临床意义，这就是现象与本质的关系。不同疾病的临床表现是不相同的，即使是同一疾病在不同病人身上的表现也可以不完全相同。也就是说，疾病的临床表现往往是比较复杂的，如何透过临床表现去认识疾病的本质，这就要求我们必须掌握各种症状、体征及各项检查结果的临床意义，这是认识疾病的基础。

2. 主要表现与次要表现　疾病的临床表现和过程往往比较复杂，常常包括许多症状、体征、实验室和其他检查结果异常。例如，一个病人有食欲不振、腹胀、腹泻、心悸、气促等症状，下肢浮肿、发绀、颈静脉怒张、心尖区隆隆样舒张中晚期杂音、肝肿大、肝颈静脉回流征阳性等体征。在这些众多的临床表现中，食欲不振、腹胀、腹泻、肝肿大可属于消化系统表现；心悸、气促、下肢浮肿、发绀、颈静脉怒张、肝肿大、肝颈静脉回流征阳性、心尖区隆隆样舒张中晚期杂音等可属于循环系统疾病的表现，而气促、发绀也可以是呼吸系统疾病的表现。上述表现中，心尖区隆隆样舒张期中晚期杂音仅见于二尖瓣狭窄，颈静脉怒张、肝颈静脉回流征阳性则见于右心衰、缩窄性心包炎、心包积液，其余的每一种表现都可以由很多原因引起。由此确定心尖区隆隆样舒张中晚期杂音为该病人的最主要表现，并得出风湿性心脏病二尖瓣狭窄的诊断。二尖瓣狭窄的病人，可以因肺淤血而有呼吸困难（气促）。长期肺淤血可导致肺动脉高压、右心室肥大，进而引起右心衰。右心衰导致的体循环静脉淤血，可以解释肝肿大、颈静脉怒张、肝颈静脉回流征阳性、食欲不振、腹胀、腹泻等。发绀可用肺淤血引起的气体交换障碍及体循环静脉淤血所致的血流缓慢来解释。抓住主要表现得出诊断后，其他的次要表现也应能得到相应的解释。如果次要表现不能得到合理解释，则可能是没有抓住主要表现或虽抓住主要表现但诊断尚不完全，可能还有第二个、第三个疾病。根据主要表现提出的诊断应能解释全部临床表现；如不能解释全部临床现象，则可能是诊断有误而应重新寻求主要表现提出新的诊断，也可能是同时存在两个或两个以上的疾病。如果有两种疾病同时存在，应辨明疾病的主次关系，辨明哪些资料归属于主要疾病，哪些资料归属于次要疾病。

3. 局部与整体　人体是一个复杂的统一整体，各系统、器官有其相对的独立性，又相互配合、相互制约、密切相关。局部病变可以影响整体，整体的疾变又可突出地表现在某一局部。如风湿热是累及结缔组织的全身性疾病，却可以突出表现为心肌炎、关节炎等方面的局部表现。从临床角度来看，局部的症状、体征或其他检查异常可以是全身性疾病表现的一部分，而全身性表现又常由局部病变所引起；在考虑诊断时，必须强调整体观，防止片面地、孤立地、粗枝大叶地对待临床表现。从局部变化的相互关系中认识整体变化，才能真正揭示其内在联系，作出正确诊断。

4. 共性与个性　不同疾病可出现相同的表现，即这些疾病的共性；而同一征象在不同的疾病中又有其独特的临床特点，即该病的个性。例如，全身性水肿可见于心脏病、肾脏病和肝脏病，全身性水肿即为这些疾病的共性；但心脏病性水肿常始于身体的低垂部位，肾脏病性水肿则首先出现于皮下的疏松组织如眼睑等处，肝脏病性水肿者则突出地表现为腹水，此即上述诸病的个性。分析临床资料时，既要注意共性，又要注意个性，抓共性，可以就某些临床表现进行全面考虑不致漏诊；抓个性，有利于详细鉴别，减少误诊。

5. 典型与非典型　临床上，所谓"典型"病例只占少数，大多数病人的临床表现可以因为预防接种或早期使用抗生素而不典型。疾病的典型临床表现为人们熟知，不典型病例给人以许多假象。慢性疾病可以急性起病，急性疾病可以爆发；甲处病变可突出地表现为乙处的症状，如下叶肺炎表现为腹痛，急性心肌梗死没有胸痛而表现为胃肠道症状。临床症状表现如此多变，体征和实验室检查结果也可因病情不同而异乎寻常，如果考虑不周全，非常容易造成误诊。典型病例的诊断并不困难，而不典型病例的诊断有一定的难度。对于一个初学者，首先应当熟记典型表现，然后才可能对不典型病例有较高的警惕。只有开阔思路、考虑全面，不断从实践中总结经验、从失误中吸取教训，才能不断提高诊断的准确性。

【反复实践、验证诊断】

实践是检验真理的惟一标准。初步诊断提出后，需要在医疗实践中反复验证，即需要经过"实践、认识、再实践、再认识"的过程，才能最后确定诊断。在临床观察中，要继续发现不断涌现的阳性或阴性症状及体征，进行更有针对性的检查及检验以求达到明确诊断的目的。符合疾病本质的诊断才是正确的诊断，据此进行防治应当收到预期的效果。由于病情会不断变化、不能等待，更不能在无控制措施的情况下任凭病情在自然进展中去证实诊断的正误。因此，根据初步诊断，进行实验性治疗是医疗上公认的准则。实验性治疗的正性或负性结果都可以作为明确诊断的依据。例如，对临床上很像疟疾但多次检查均未发现疟原虫时，可用氯喹作诊断性治疗，服药后 24～48 h 发热被控制而不再发作者可能为疟疾，发热未能控制而病人又不是来自疟原虫耐药地区则基本上可以排除疟疾。初步诊断可能不够完善，甚至是错误的。这是因为搜集的资料并不一定完整无缺，或初诊时疾病本身的特点还没有充分表现出来等。疾病过程常处于不断变化之中，一些临床表现产生了，另一些可能消失了；或者疾病本身的主要表现与次要表现已互相转化；也可能是一种疾病痊愈了，另一种疾病却发生了。每一次的诊断都只能看到疾病全部过程中某一阶段的某一片断，往往要分析、综合多个片断才能获得较完整的明确的认识。

总之，通过搜集系统而可靠的临床资料和分析综合，可以正确认识疾病；通过反复临床实践，才能提高诊断疾病的能力和水平。

第二节　诊断的原则和基本要求

【诊断的原则】

1. 实事求是的原则　在疾病的过程中，偏离一般规律的个体化表现经常存在，医生在诊断过程中必须尽力掌握第一手资料，尊重事实，不能根据自己的知识范围和局部的经验任意取舍,牵强附会地纳入自己理解的框架中,这样也可以避免主观性和片面性。

2."一元论"原则 就是尽量用一种疾病去解释多种临床表现的原则。在临床实践中,同时存在多种关联性不大的疾病几率是很少的,医生面对复杂的临床表现时,应尽量用一个病去概括或解释疾病的多种表现。当然,当经证实确实有几种疾病存在时,也应实事求是,不必勉强用该原则解释。

3.用发病率和疾病谱观点选择诊断的原则 疾病的发病率可受多种因素的影响,疾病谱随不同年代、不同地区而变化。当几种诊断可能性同时存在的情况下,要首先考虑常见病、多发病的诊断,其次考虑罕见病的诊断,这种选择原则符合概率分布的基本原理,可以减少误诊的机会。

4.首先考虑器质性疾病的诊断,然后考虑功能性疾病,以免延误器质性疾病的治疗,错失良机,给患者带来不可弥补的损失。

5.首先考虑可治疗的疾病,以便早期及时给予恰当的处理。如一呕血的患者,有慢性肝炎病史,查体有黄疸,应先考虑肝硬化引起的上消化道出血。这样处理及时恰当,事半功倍。

6.简化思维程序的原则 疾病在被医生感知之后,在头脑中形成各种联系。此时医生参照疾病的多种表现逐一对照、逐一排除,抓住关键和特征,把多种多样的诊断倾向归纳到一个最小范围中去选择最大可能的诊断。这是有学识和经验的医生通用的诊断思维原则,急症重症的处理中尤其重要。

【诊断学的基本要求】

1.能独立进行系统而有针对性的问诊,能较熟练掌握主诉、症状、体征间的内在联系和临床意义。

2.能以规范化手法进行系统、全面、重点、有序的体格检查。

3.熟悉血、尿、粪等常规项目的实验室检查的操作技术和常用临床检验项目的目的和临床意义。熟悉现代化自动生化分析仪器的操作程序和原理,了解实验结果对疾病的诊断意义。

4.掌握心电图的操作程序,熟悉正常心电图及异常心电图的图像分析。能辨认心肌供血不足、心肌梗死、房室肥大、期前收缩、心房和心室纤颤和传导阻滞等常见心电图改变。

5.能将问诊和体格检查资料进行系统地整理,写出格式正确、文字通顺、表达清晰、符合要求的完整病历。

6.能根据病史、体格检查、实验室检查和辅助检查所提供的资料进行分析,提出诊断印象或初步诊断。

第三节 问诊

一、问诊的概念及重要性

问诊(inquiry)是医师通过对患者或有关人员的系统询问而获取病史资料的过程,又称为病史采集(history taking)。问诊的重要性何在？通过问诊可了解疾病的发生、发展、诊病经过、既往健康及患病情况等,对现病的诊断有很重要的意义,尤其是对某些疾病的早期、患者尚无病理形态改变时先出现症状,有利于早期诊断疾病。

二、问诊的方法与内容

【方法】

1. 接触病人时从礼节性交谈开始,医生先作自我介绍,语言亲切和蔼、友善,缩短医患之间的距离,使问诊能顺利进行。

2. 问诊一般从主诉开始,逐渐深入,有目的、有层次、有顺序地进行询问,如先问:"你哪里不舒服？""你这症状有多长时间(有多久)？"

3. 避免暗示性提问和逼问,暗示性提问是一种能为患者提供带倾向性的特定答案的提问方式,很易使患者为满足医生而随声附和,如:"你的胸痛放射到左手吗？"恰当的提问应是:"你除胸痛外还有什么地方痛吗？"

4. 避免重复提问,提问时要注意系统性、目的性和必要性,以及要全神贯注地倾听病人的回答。

5. 问诊时医生语言要通俗,避免使用特定意义的医学术语,如隐血、心绞痛、里急后重、尿频尿急等。

6. 及时核定患者陈述中的不确切或有疑问的情况,如病情与时间、某些症状与检查结果等,提高病史的真实性。

【内容】

1. 一般项目(general data)　包括姓名、性别、年龄、民族、婚姻状况、地址、工作单位、职业、入院日期、记录日期、病史陈述者及可靠程度等11项。

2. 主诉(chief complains)　患者感受最主要的痛苦或最明显的症状或体征,也就是本次就诊的重要原因以及患病到就诊的时间。如"活动后心悸气短2年,下肢水肿2周。"记录主诉要简明,不可采用诊断用语(病名),如:"患心脏病2年"或"患糖尿病1年"。当有下列两种特殊情况时,可用以下方式记录:①如病情没有连续性时,可记录"20年前发现心脏杂音,2周来气短、浮肿";②如当前无症状,诊断和入院目的又十分明确时,可记录为"白血病复发2周,要求入院化疗"或"发现胆囊结石2月,入院接受手术治疗"。

3. 现病史(history of present illness)　它是病史的主体部分,包括疾病的发生、发展、演变和诊治的全过程,必须认真、详细地询问。

①起病的情况及患病的时间　询问患者的疾病是急起还是缓起。不同疾病起病方式不同,有的起病急骤,如脑栓塞、急性胃肠穿孔等。有的起病缓慢,如肺结核、肿瘤等。患病的时间是指起病到就诊或入院的时间,根据病人的情况可用年、月、日、时、分钟计算。

②主要症状特点　包括主要症状出现的部位、性质、持续时间和程度、缓解或加剧的因素。这些对于了解是何系统或器官的疾病及其病变的范围和性质有很大的帮助。例如消化性溃疡,主要症状特点为上腹痛,其性质为灼痛(或胀痛、隐痛),可持续数日或数周,在数年中反复发作或缓解,秋末春初加重等特点。

③病因与诱因　问诊时尽可能了解本次发病的有关病因(如外伤、中毒、感染)或诱因

（如气候变化、环境改变、情绪、饮食失调等）。

（宋 晓）

复习思考题

1. 诊断的定义是什么？简述诊断疾病的步骤。
2. 简述在诊断过程中应遵循的原则。
3. 什么是现病史，简述其主要内容。

第二章 常见症状

症状(symptom)是指患者主观感受到的不适或痛苦的异常感觉或某些客观病态改变,它是医生问诊的主要内容,是诊断、鉴别诊断疾病的依据,也是反映疾病严重程度的重要指标之一。同一疾病可以出现不同的症状,不同的疾病可以表现相同或相似的症状;同一症状也可以出现在不同性质的疾病中。

体征(sign)是医生能够检查到的客观改变,有些症状本身也可以是体征。广义的症状包括体征。临床症状很多,本章仅介绍比较常见的十种症状。

第一节 发热

当机体在致热原(pyrogen)作用下或各种原因引起体温调节中枢的功能障碍时,体温超出正常范围,称为发热(fever)。

【正常体温以及生理变异】

正常人体温为 36.0~37.0℃,个体之间及同一个体在不同的情况下可以存在不同程度的差异,剧烈运动后、劳动或进餐后体温增高,一天内波动范围不超过 1℃;月经前及妊娠期间体温稍高;青年人稍高于老年人。此外,环境温度也可影响人体体温的变化。

【发生机制】

正常情况下,人体的产热过程与散热过程保持平衡状态,一旦这种平衡被打破即可以出现发热。

1. 致热原性发热 包括外源性致热原和内源性致热原,前者一般通过后者发挥作用。

(1)外源性致热原 包括各种病原微生物及其产物、炎性渗出物及无菌性坏死组织、抗原抗体复合物、某些类固醇物质、多糖体成分及多核苷酸、淋巴细胞激活因子等。

(2)内源性致热原 如白介素、肿瘤坏死因子、干扰素等。

2. 非致热原性发热 包括体温调节中枢直接受损,如脑外伤;引起产热过多的疾病,如甲状腺功能亢进;引起散热减少的疾病,如心力衰竭等。

【病因及分类】

1. 感染性发热 由病原微生物感染引起,这是临床常见的发热的原因,病原体包括病毒、细菌、支原体、立克次体、螺旋体、真菌、寄生虫等。

2. 非感染性发热 常见的有无菌性坏死物质吸收、内分泌及代谢疾病、抗原抗体反应、体温调节中枢功能障碍、自主神经功能紊乱、严重皮肤病等。

【临床表现】

1. 发热的分度 按发热的高低可分为低热(37.3~38℃)、中等度热(38.1~39℃)、高热(39.1~41℃)、超高热(41℃以上)。

2. 发热的临床过程　一般分为体温上升期、高热期、体温下降期三个阶段。不同时期有不同的临床表现,如畏寒、疲乏无力、肌肉酸痛、皮肤苍白或者多汗等。

【热型及临床意义】

不同病因导致的发热可以表现为不同的热型,常见的热型有以下几种:

1. 稽留热(continued fever)　指体温恒定在39~40℃以上的水平,达数天或数周,24 h内体温波动范围不超过1℃。常见于大叶性肺炎、斑疹伤寒及伤寒高热期。

2. 驰张热(remittent fever)　又称为败血症热,体温常在39℃以上,波动范围大,24 h内超过2℃,但都在正常水平以上。常见于败血症、风湿热、重症肺结核、化脓性炎症。

3. 间歇热(intermittent fever)　体温骤升达高峰后持续数小时,又迅速降至正常水平,间歇期可持续1天至数天,如此高热期与无热期反复交替出现。常见于疟疾、急性肾盂肾炎。

4. 波状热(undulant fever)　体温逐渐上升达39℃或以上,数天后又逐渐下降至正常水平,持续数天后又逐渐升高,如此反复发作。常见于布氏杆菌病。

5. 回归热(recurrent fever)　体温急骤上升至39℃或以上,持续数天后又骤然下降至正常水平。高热期与无热期各持续若干天,即规律性地交替一次。可见于回归热、霍奇金病等。

6. 不规则热(irregular fever)　发热无一定规律。可见于结核病、风湿热、支气管肺炎、渗出性胸膜炎等。

但是由于抗生素、糖皮质激素、解热药物的广泛应用以及个体之间的差异,临床上可以出现不典型热型,应引起注意。

【伴随症状】

1. 单纯疱疹　常见于大叶性肺炎、流行性脑脊髓膜炎、间日疟、流行性感冒等。

2. 淋巴结肿大　常见于淋巴结结核、局部化脓性炎症、丝虫病、淋巴瘤、恶性瘤转移等。

3. 关节痛　常见于猩红热、风湿病、结缔组织病、痛风等。

4. 昏迷　先发热后昏迷常见于流行性乙型脑炎、流行性脑脊髓膜炎、中毒性菌痢、中暑等;先昏迷后发热常见于脑出血等。

【问诊要点】

1. 起病时间、起病缓急、病程、发热程度、诱因。

2. 伴随症状,如有无畏寒、寒战、咳嗽、咳痰、咯血、胸痛、腹痛、恶心、呕吐、腹泻、尿频、尿急、尿痛、皮疹、出血、头痛、肌肉关节痛、盗汗等。

3. 患病以来一般情况,如精神状态、食欲、体重改变、睡眠及大小便情况。

4. 诊治经过(药物、剂量)以及效果。

5. 传染病接触史、疫水接触史、手术史、服药史等。

第二节 咳嗽与咳痰

咳嗽(cough)是一种人体的反射性防御动作,主要作用是清除呼吸道内的分泌物或异物,但是严重咳嗽对人体也可以造成危害,例如可以使呼吸道感染扩散、诱发气胸等。

痰是呼吸道的分泌物或渗出物,咳痰(expectoration)是借助咳嗽动作排除痰液的活动,它本身是一种病态现象。

【病因】

1.呼吸道疾病　呼吸道黏膜受到刺激均可导致咳嗽,常见的刺激因素包括物理因素、化学因素、过敏因素、肿瘤以及各种感染,感染是引起咳嗽、咳痰的最常见原因。

2.胸膜疾病　如胸膜炎、胸膜肿瘤、气胸等。

3.心血管疾病　如左心衰竭时,可以出现肺淤血或肺水肿,肺泡内渗出增多,可引起咳嗽及咳出粉红色痰液。

4.中枢神经因素　如人可以有意识地控制咳嗽反射。

【临床表现】

1.咳嗽的性质　咳嗽时无痰液排出或痰液量极少,称为干性咳嗽,常见于咽喉炎、喉癌、气管肿瘤等。咳嗽伴有较多痰液时称为湿性咳嗽,常见于慢性支气管炎、支气管扩张症、肺炎、肺脓肿、空洞型肺结核等。

2.咳嗽的时间与规律　突发性咳嗽常见于刺激性气体的刺激,异物、肿瘤或肿大的淋巴结压迫气管;发作性咳嗽常见于百日咳、支气管结核、变异型哮喘;慢性咳嗽见于慢性支气管炎、支气管扩张症、肺脓肿及肺结核等。

3.咳嗽的音色　咳嗽声音嘶哑主要见于声带炎症、肿瘤压迫喉返神经;鸡鸣样咳嗽多见于百日咳、喉部或气管受压;金属音咳嗽常见于纵隔肿瘤、主动脉瘤或支气管癌直接压迫气管。

4.痰的性质与痰量　恶臭痰提示厌氧菌感染;铁锈色痰为典型的肺炎球菌感染的特征;黄绿色或绿色痰提示铜绿假单胞菌感染;痰白色、黏稠、牵拉成丝、难以咳出提示真菌感染;粉红色痰是肺水肿的特征。

【伴随症状】

1.咳嗽伴发热　见于急性呼吸道感染、肺结核、胸膜炎等。

2.咳嗽伴胸痛　见于肺炎、胸膜炎、支气管肺癌、肺梗死和自发性气胸等。

3.咳嗽伴呼吸困难　见于喉水肿、喉肿瘤、支气管哮喘、慢性阻塞性肺病、重症肺炎、肺结核、大量胸腔积液、气胸、肺淤血、肺水肿及气管或支气管异物。

4.咳嗽伴咯血　常见于支气管扩张症、肺结核、肺脓肿、支气管肺癌、二尖瓣狭窄等。

5.咳嗽伴有杵状指　常见于支气管扩张、慢性肺脓肿、支气管肺癌和脓胸等。

【问诊要点】

1.起病时间、季节、起病缓急、病程、发热程度、诱因等。

2.伴随症状,如有无畏寒、寒战、大汗或盗汗、咳嗽、咳痰、咯血、胸痛、腹痛、恶心、呕吐、腹泻、尿频、尿急、尿痛、皮疹、出血、头痛、肌肉关节痛等。

3. 患病以来的一般情况，如精神状态、食欲、体重改变、睡眠及大小便情况。

4. 诊治经过(药物、剂量)以及效果如何。

5. 传染病接触史、疫水接触史、手术史、流产或分娩史、服药史等。

第三节　咯血

喉及喉部以下的呼吸道任何部位的出血，经口腔咯出称为咯血(hemoptysis)。

【病因】

1. 支气管疾病　常见的有支气管扩张症、支气管肺癌、支气管内膜结核、慢性支气管炎等，主要机制是各种病因导致支气管黏膜或毛细血管通透性增加，或黏膜下血管破裂。

2. 肺部疾病　常见的疾病有肺结核、肺炎、肺脓肿、肺淤血、肺梗死等，在我国，肺结核仍是咯血的最常见原因。

3. 心血管疾病　如二尖瓣狭窄、先天性心脏病所致的肺动脉高压等。

4. 其他　如某些血液病、急性流行性传染病、风湿性心脏病等。

【临床表现】

1. 年龄　青壮年咯血常见于肺结核、支气管扩张症、二尖瓣狭窄；40岁以上有长期吸烟史者要注意支气管肺癌的可能。

2. 咯血量　每日100 mL内为小量，100～500 mL为中等量，500 mL或者一次咯血100～500 mL为大量。大量咯血主要见于空洞型肺结核、支气管扩张症、慢性肺脓肿。

3. 颜色和性状　肺结核、支气管扩张症、肺脓肿以及出血性疾病所致咯血颜色鲜红；铁锈色血痰见于肺炎球菌肺炎，也可见于肺吸虫病和肺泡出血；砖红色胶冻样血痰见于克雷伯杆菌肺炎；二尖瓣狭窄所致咯血为暗红色；左心衰咯血为浆液性粉红色泡沫样痰；肺梗塞时呈黏稠暗红色血痰。

【伴随症状】

1. 伴发热　多见于肺结核、肺炎、肺脓肿、支气管肺癌等。

2. 伴胸痛　见于肺炎、肺结核、肺梗死、支气管肺癌等。

3. 伴呛咳　见于支气管肺癌等。

4. 伴脓痰　见于支气管扩张症、肺脓肿、空洞型肺结核等。

5. 伴皮肤黏膜出血　可见于血液病、风湿病、肺出血型钩端螺旋体病和流行性出血热等。

6. 伴杵状指　见于支气管扩张症、慢性肺脓肿、支气管肺癌等。

7. 伴黄疸　见于钩端螺旋体病、肺炎球菌肺炎、肺梗死等。

【问诊要点】

1. 确定是否咯血。

2. 发病年龄及咯血性状　如青壮年大咯血多考虑肺结核、支气管扩张症等；中年以上尤其是大量吸烟者须高度警惕支气管肺癌的可能。

3. 伴随症状　伴有发热、胸痛、咳嗽、咳痰首先须考虑肺炎、肺结核、肺脓肿等；伴有呛咳、杵状指须考虑支气管肺癌；伴有皮肤黏膜出血须注意血液病、风湿病等。

4. 个人史　须注意有无结核病及其密切接触史、吸烟史、职业性粉尘接触史、月经史等。

第四节　呼吸困难

呼吸困难(dyspnea)是指患者主观上感觉空气不足、呼吸费力，客观上表现为呼吸动度大，甚至张口呼吸、鼻翼扇动、端坐呼吸、紫绀，往往伴有呼吸节律、频率或者呼吸深度的改变。

【病因】

1. 呼吸系统疾病　常见于气道阻塞、肺部疾病、胸壁、胸廓、胸腹膜腔疾病、神经肌肉疾病、膈肌运动障碍。

2. 循环系统疾病　常见于急慢性心脏衰竭、心包压塞、肺梗塞、原发性肺动脉高压等。

3. 中毒　如有机磷中毒、氰化物中毒、糖尿病酮症酸中毒、尿毒症等。

4. 神经精神性疾病　如脑出血、脑肿瘤、脑炎或脑膜炎、脑外伤等。

5. 血液病　重度贫血、异常血红蛋白血症等。

【发病机制及临床表现】

根据发病机制，可以将呼吸困难分为以下五种。

1. 肺源性呼吸困难

(1)吸气性呼吸困难　主要见于喉、气管、主支气管的狭窄或阻塞，主要特点是吸气费力，吸气时可以出现胸骨上窝、锁骨上窝、肋间隙的明显凹陷（三凹征）。

(2)呼气性呼吸困难　常见于慢性支气管炎、阻塞性肺气肿、支气管哮喘等，表现为呼气费力、呼气缓慢。

(3)混合性呼吸困难　常见于肺炎、胸腔积液、气胸、胸膜肥厚、严重肺结核，特点是呼气期及吸气期均感费力，呼吸频率增快、呼吸表浅。

2. 心源性呼吸困难　主要由左心功能衰竭和右心功能衰竭导致，部分由全心衰竭引起。

(1)左心功能衰竭　引起的呼吸困难主要原因是肺淤血和肺泡弹性降低，特点为：①有基础病因；②呈混合性呼吸困难，活动时加重，休息时减轻；③两肺底部或全肺出现湿罗音；④应用强心剂、利尿剂、血管扩张剂改善左心功能后症状减轻。

(2)右心功能衰竭　引起呼吸困难的主要原因是体循环淤血，呼吸困难的程度较轻，临床上主要见于慢性肺源性心脏病、心包积液、心包炎等。

3. 中毒性呼吸困难　某些药物如有机磷中毒、吗啡中毒，抑制呼吸中枢导致呼吸缓慢、呼吸表浅等；代谢性酸中毒时往往兴奋呼吸中枢，引起深长而规则的呼吸。

4. 神经精神性呼吸困难　神经性呼吸困难主要机理是颅内压增高或者脑供血不足刺激呼吸中枢所致，表现为呼吸慢而深，常伴有节律的改变。

精神性呼吸困难常见于癔病患者,表现为呼吸浅而快,可以出现叹气样呼吸甚至手足搐搦等,发生机制为通气过度导致呼吸性碱中毒。

5. 血源性呼吸困难　多由红细胞携氧能力减少、血氧含量降低所致,表现为呼吸浅,心率快。

【伴随症状】

1. 伴哮鸣音　多见于支气管哮喘、心源性哮喘;突发性重度呼吸困难见于急性喉水肿、气管异物、大面积肺栓塞、自发性气胸等。

2. 伴发热　多见于肺炎、肺脓肿、肺结核、胸膜炎、急性心包炎等。

3. 伴胸痛　见于大叶性肺炎、急性渗出性胸膜炎、肺栓塞、自发性气胸、急性心肌梗死、支气管肺癌等。

4. 伴咳嗽、咳痰　见于慢性支气管炎、阻塞性肺气肿、肺部感染、支气管扩张症、肺脓肿等;伴粉红色泡沫痰见于急性左心衰竭。

5. 伴意识障碍　见于脑出血、脑膜炎、糖尿病酮症酸中毒、尿毒症、肺性脑病、休克型肺炎等。

【问诊要点】

1. 呼吸困难发生的诱因　包括有无基础病因和诱因,如心、肺疾病、肾脏疾病、代谢性疾病病史和有无药物、毒物摄入史及头痛、意识障碍、颅脑外伤史。

2. 呼吸困难发生的急缓。

3. 呼吸困难与活动、体位的关系。

4. 伴随症状　如发热、咳嗽、咳痰、咯血、胸痛等。

第五节　心悸

心悸(palpitation)是一种自觉心脏跳动的不适感或心慌感。心悸时,心率可快、可慢,也可有心律失常。心率和心律正常者亦可有心悸。

【病因】

1. 心脏搏动增强　心脏收缩力增强引起的心悸,可分为生理性和病理性两种。

生理性者见于剧烈运动或精神过度紧张时;饮酒、喝浓茶或咖啡后;应用某些药物后,如肾上腺素、麻黄素、氨茶碱、阿托品、甲状腺素片等。

病理性者见于下列情况:

(1)心室肥大　所有导致左心室肥大的疾病,如高血压性心脏病、主动脉瓣关闭不全、二尖瓣关闭不全、动脉导管未闭、室间隔缺损回流量增多等疾病都可引起心悸。

(2)其他引起心脏搏动增强的疾病:①甲状腺功能亢进;②贫血;③发热;④低血糖症等。

2. 心律失常　心动过速、过缓或其他心律失常时,均可出现心悸。

3. 心脏神经症　由自主神经功能紊乱所引起,心脏本身并无器质性病变,多见于青年女性。临床表现除心悸外常伴有心率加快、心前区隐痛、疲乏、失眠、易怒、头晕、头痛、耳鸣、记忆力减退、月经失调等神经衰弱表现,且在焦虑、情绪激动等情况下更易发生。

【发生机制】

尚未完全清楚,一般认为心脏活动过度是心悸发生的基础,常与心率及心搏出量改变有关。心悸的发生常与精神因素及注意力有关,焦虑、紧张及注意力集中时易于出现。心悸与心脏疾病并无对应关系,心悸可见于心脏病患者,但心悸不一定有心脏病,反之心脏病患者也可不发生心悸。

【伴随症状】

1. 伴心前区疼痛　见于冠状动脉粥样硬化性心脏病、心肌炎、心脏神经官能症等。
2. 伴发热　见于急性传染性疾病、风湿热、心肌炎、心包炎、感染性心内膜炎等。
3. 伴晕厥或抽搐　见于高度房室传导阻滞、心室颤动或阵发性室性心动过速、病态窦房结综合征等。
4. 伴呼吸困难　见于急性心肌梗死、心肌炎、心包炎、心力衰竭、重度贫血等。
5. 伴消瘦及出汗　见于甲状腺功能亢进。

【问诊要点】

1. 发作的诱因、时间、频率以及病程。
2. 有无心前区疼痛、发热、头晕、头痛、呼吸困难、消瘦、多汗、失眠、焦虑等伴随症状。
3. 有无心脏病、内分泌疾病、贫血性疾病等病史。
4. 个人史,如有无浓茶、咖啡、烟酒嗜好,有无精神刺激史。

第六节　恶心与呕吐

恶心(nausea)为上腹部不适、紧迫欲吐的感觉,可伴有迷走神经兴奋的症状,常为呕吐的前奏。呕吐(vomiting)是通过胃的强烈收缩迫使部分胃肠内容物经食管、口腔排出体外的现象。二者均为复杂的反射动作,可由多种原因引起。

【病因】

引起恶心与呕吐的病因很多,主要包括下列几类:

1. 反射性呕吐
(1) 咽部受到刺激　如吸烟、鼻咽部炎症等。
(2) 胃、十二指肠疾病　急、慢性胃肠炎、消化性溃疡、幽门梗阻等。
(3) 肠道疾病　急性阑尾炎、肠梗阻、急性出血坏死性肠炎、腹型过敏性紫癜等。
(4) 肝胆胰疾病　急性肝炎、肝硬化、肝淤血、胆囊炎、胆石症或胰腺炎等。
(5) 腹膜及肠系膜疾病　如急性腹膜炎、肠系膜血管栓塞。
(6) 其他疾病　如肾输尿管结石、肾盂肾炎、急性盆腔炎、异位妊娠破裂等。

2. 中枢性呕吐
(1) 神经系统疾病　颅内感染、脑血管疾病、颅脑损伤、癫痫等。
(2) 全身性疾病　尿毒症、肝性脑病、糖尿病酮症酸中毒、甲状腺功能亢进、早孕等。
(3) 药物　如应用某些抗生素、抗癌药、洋地黄、吗啡等可因兴奋呕吐中枢导致呕吐。

(4)中毒　乙醇、重金属、一氧化碳、有机磷农药等中毒均可引起呕吐。
(5)精神因素　胃肠神经官能症、癔症、神经性厌食等。

【临床表现】
1.呕吐的时间　早孕妇女晨起呕吐明显,鼻窦炎患者起床后脓液直接刺激咽部,亦可致晨起恶心、干呕。晚上或夜间呕吐见于幽门梗阻。
2.呕吐与进食的关系　进食过程中或餐后即刻呕吐,可能为幽门管溃疡或精神性呕吐;延迟性呕吐提示胃张力下降或胃排空延迟;餐后较久或数餐后呕吐,见于幽门梗阻。
3.呕吐的特点　精神性或颅内高压性呕吐,恶心很轻,颅内高压以喷射状呕吐为特点。
4.呕吐物的性质　带发酵气味提示胃潴留;带粪臭味提示低位小肠梗阻;不含胆汁说明梗阻平面在十二指肠乳头以上;含较多胆汁则提示在此平面以下;上消化道出血常呈咖啡渣样呕吐物。

【伴随症状】
1.伴腹痛、腹泻　多见于细菌性食物中毒、霍乱、副霍乱和各种原因的急性中毒。
2.伴右上腹痛及发热、寒战或有黄疸者　多见于胆囊炎或胆石症。
3.伴头痛及喷射性呕吐　常见于颅内高压症或青光眼。
4.应用某些药物,如抗菌药物与抗癌药物等,则呕吐可能与药物副作用有关。
5.育龄妇女有性生活史、早晨呕吐者,应注意早期妊娠。

【问诊要点】
1.起病情况,如有无确定的病因、起病缓急、腹部手术史、月经史等;呕吐的时间,是在晨起还是在夜间,间歇还是持续,与饮食、活动等有无关系;呕吐物的特征,呕吐物性状及气味等;是否有胆汁;呕吐物的量。
2.发作的诱因,如体位、进食、咽部刺激等。
3.症状的特点与变化,如发作频率、持续时间、严重程度等。
4.伴随的症状。
5.加重与缓解因素。
6.诊治情况,如是否作X线钡餐、胃镜、腹部B型超声、血糖、尿素氮等检查,所用药物及其反应。

第七节　呕血与便血

一、呕血

呕血(hematemesis)是上消化道(指屈氏韧带以上的消化器官,包括食管、胃、十二指肠、肝、胆、胰)疾病或全身性疾病所致的急性上消化道出血,血液经口腔呕出。

【病因】
1.消化系统疾病

(1)食管疾病 食管静脉曲张破裂、反流性食管炎、食管癌、食管异物、食管贲门黏膜撕裂、食管裂孔疝等。

(2)胃及十二指肠疾病 消化性溃疡、急性胃黏膜病变、胃癌、胃黏膜脱垂症、血管异常等。

(3)肝、胆疾病 肝硬化门静脉高压引起的食管和胃底静脉曲张破裂出血、肝癌、肝脓肿或肝动脉瘤破裂出血、胆道结石、胆道蛔虫等。

(4)胰腺疾病 急慢性胰腺炎合并脓肿或囊肿、胰腺癌破裂等。

2.消化系统临近器官疾病 如胸主动脉瘤破裂进入食管,腹主动脉瘤破裂进入十二指肠等。

3.全身性疾病

(1)血液疾病 血小板减少性紫癜、过敏性紫癜、白血病、血友病、遗传性毛细血管扩张症、弥散性血管内凝血及其他凝血机制障碍(如应用抗凝药过量)等。

(2)感染性疾病 流行性出血热、钩端螺旋体病、败血症等。

(3)结缔组织病 系统性红斑狼疮、皮肌炎、结节性多动脉炎累及上消化道。

(4)其他 尿毒症、肺源性心脏病、呼吸功能衰竭等。

统计资料表明,呕血原因以消化性溃疡引起者最为常见,其次为食管或胃底静脉曲张破裂,再次为急性胃黏膜病变。

【临床表现】

1.呕血与黑便 呕血前常有上腹不适和恶心,随后呕吐出血性胃内容物,其颜色与出血量的多少、出血的部位以及在胃内停留的时间有关。出血量多、在胃内停留时间短、出血位于食管则血色鲜红或混有凝血块,或为暗红色;当出血量较少或在胃内停留时间长,呕吐物可呈咖啡渣样棕褐色。呕血的同时因部分血液经肠道排出体外,可致便血或可形成黑便。

2.失血性周围循环障碍 上消化道出血病人出血量为 $10\%\sim15\%$ 的血容量时,可出现头晕、畏寒,多无血压、脉搏等变化;出血量达血容量的 20% 以上时,则有冷汗、四肢厥冷、心慌等急性失血症状。若出血量在 30% 血容量以上,则有急性周围循环衰竭的表现,如脉搏频数、微弱,血压下降、呼吸急促及休克等。

3.其他 大量呕血可出现氮质血症、发热等表现。

【伴随症状】

1.伴上腹痛 中青年人,慢性反复发作的上腹痛,具有周期性与节律性,多为消化性溃疡;中老年患者,慢性上腹痛,疼痛无规律性并伴有厌食、消瘦或贫血者应警惕胃癌。

2.伴肝脾肿大 脾肿大,皮肤有蜘蛛痣、肝掌,腹壁静脉曲张或有腹水,提示肝硬化门脉高压;肝区疼痛、肝肿大、质地坚硬、表面凹凸不平,提示肝癌。

3.伴黄疸 伴黄疸、寒战、发热及右上腹绞痛者,可能由肝胆疾病所引起。黄疸、发热及全身皮肤黏膜有出血倾向者,见于某些感染性疾病,如败血症及钩端螺旋体病等。

4.皮肤黏膜出血 常与血液疾病及凝血功能障碍的疾病有关。

5.其他 近期有服用非甾体类抗炎药物史、大面积烧伤、颅脑手术、脑血管疾病者和严重外伤伴呕血者,应考虑急性胃黏膜病变。在剧烈呕吐后继而呕血,应注意食管贲门黏膜损伤。

【问诊要点】

1. 确定是否呕血　应排除口咽部出血和咯血。

2. 呕血的诱因　有无不洁饮食、大量饮酒、毒物或特殊药物摄入史。

3. 呕血的颜色　可以帮助推测出血的部位和速度，如食管病变出血多为鲜红或暗红色，往往含有血凝块；胃内病变的出血则多呈咖啡渣样。

4. 呕血量　可作为估计出血量的参考，但是不够准确。

5. 呕血的伴随症状　如有无寒战、发热、腹痛、黄疸、皮肤黏膜出血、少尿等。

6. 过去病史资料的采集对于病因诊断往往有很大帮助　有否上腹疼痛、反酸，有否肝病和长期药物摄入史等。

二、便血

便血(hematochazia)是指消化道的出血由肛门排出。少量消化道出血未造成粪便颜色改变，须经隐血试验才能确定者，称为隐血。

【病因】

引起便血的原因很多，较常见的有下列疾病。

1. 下消化道疾病

(1)小肠疾病　肠结核、肠伤寒、急性出血性坏死性肠炎、钩虫病、克隆病、小肠肿瘤、小肠血管瘤、肠套叠等。

(2)结肠疾病　细菌性痢疾、阿米巴痢疾、血吸虫病、溃疡性结肠炎、结肠癌、结肠息肉等。

(3)直肠肛管疾病　常见于直肠息肉、直肠癌、痔、肛裂、瘘等。

(4)肠道血管畸形　分为先天性血管畸形、血管退行性病变、遗传性毛细血管扩张症三型。

2. 上消化道疾病　如上所述，视出血的量、部位与速度的不同，可表现为便血或黑便。

3. 全身性疾病　白血病、血小板减少性紫癜、过敏性紫癜、血友病、遗传性毛细血管扩张症、维生素K缺乏症、肝脏疾病、尿毒症、流行性出血热、败血症等。

【临床表现】

便血颜色可因出血部位不同、出血量的多少以及血液在肠腔内停留时间的长短而异。下消化道出血，若出血量多，则呈鲜红色；若停留时间较长，则可为暗红色。粘附于粪便表面于排便后有鲜血滴出者，提示肛门或肛管疾病出血，如痔、肛裂或直肠肿瘤引起的出血；上消化道或小肠出血并在肠内停留时间较长，使粪便呈黑色，更由于附有黏液而发亮，类似柏油，故又称柏油便。食用动物血、猪肝等也可使粪便呈黑色，应加以注意。服用铋剂、铁剂、炭粉及某些中药等也可使粪便变黑，但一般为灰黑色无光泽，且隐血试验阴性，可帮助鉴别。阿米巴痢疾的粪便多为暗红色果酱样的脓血便，急性细菌性痢疾多有黏液脓性鲜血便，急性出血性坏死性肠炎可排出洗肉水样血便，并有特殊的腥臭味。

少量的消化道出血，每日5 mL以下，无肉眼可见的粪便颜色改变者称为隐血便，隐血便需用隐血试验才能确定。

【伴随症状】
1. 伴腹痛　慢性反复上腹痛,表现为周期性与节律性,出血后疼痛减轻者,见于消化性溃疡。上腹绞痛,特别是有黄疸者,应考虑肝、胆道出血。腹痛时排血便或脓血便,便后疼痛减轻,见于细菌性痢疾、阿米巴痢疾或溃疡性结肠炎。
2. 伴里急后重　提示为肛门、直肠疾病,见于痢疾、直肠炎及直肠癌。
3. 伴发热　常见于败血症、流行性出血热、钩端螺旋体病或部分恶性肿瘤,如肠道淋巴瘤、白血病等。
4. 伴全身出血　可见于急性传染性疾病及血液疾病,如重症肝炎、流行性出血热、白血病、过敏性紫癜、血友病等。
5. 伴皮肤改变　有蜘蛛痣及肝掌者,便血可能与肝硬化门脉高压有关。皮肤与黏膜出现毛细血管扩张,提示便血可能由遗传性毛细血管扩张症所致。
6. 伴腹部肿块　应考虑肠道恶性淋巴瘤、结肠癌、肠结核、肠套叠及克隆病等。

【问诊要点】
1. 便血的病因和诱因　有否不洁饮食、生冷、辛辣刺激食物摄入史,有否服药史或集体发病。
2. 便血的量　可以作为估计失血量的参考,但需结合患者全身反应才能准确估计失血量。
3. 伴随症状　如伴腹痛、里急后重,多提示肠道炎症;伴腹部包块或梗阻,多为肿瘤;伴全身出血者,多为各种原因所致凝血机制障碍。
4. 患者一般情况变化　可以帮助判断有效血容量丧失情况。
5. 患者过去有否腹泻、腹痛、肠鸣、痔、肛裂病史,有否胃肠手术史等。

第八节　黄疸

黄疸(jaundice)是由于血清中胆红素升高致使皮肤、黏膜和巩膜发黄的症状和体征。正常人总胆红素最高为 17.1 μmol/L,其中结合胆红素 3.42 μmol/L,非结合胆红素 13.68 μmol/L。总胆红素在 17.1～34.2 μmol/L 时,临床不易察觉,称为隐性黄疸。

【分类】
1. 按病因分类
(1)溶血性黄疸。
(2)肝细胞性黄疸。
(3)胆汁淤积性黄疸。
(4)先天性非溶血性黄疸。
以前三类最为多见,第四类少见。
2. 按胆红素性质分类
(1)以间接胆红素增高为主的黄疸。
(2)以直接胆红素增高为主的黄疸。

【发生机制和临床表现】

1. 溶血性黄疸

(1)病因和发病机制 凡能引起溶血的疾病都可产生溶血性黄疸,如海洋性贫血、遗传性球形红细胞增多症、自身免疫性溶血性贫血、新生儿溶血、不同血型输血后的溶血以及蚕豆病、伯氨喹啉、蛇毒、阵发性睡眠性血红蛋白尿等。

由于大量红细胞的破坏,形成大量的非结合胆红素,超过肝细胞的摄取、结合与排泌能力;另外,由于溶血造成的贫血、缺氧和红细胞破坏产物的作用,削弱了肝细胞对胆红素的代谢功能,使非结合胆红素在血中储留,超过正常水平而出现黄疸。

(2)临床表现 一般黄疸为轻度,呈浅柠檬色,不伴皮肤瘙痒,还伴有原发病的表现。如急性溶血时的发热、寒战、头痛、呕吐、腰痛、贫血和血红蛋白尿,严重者可有急性肾功能衰竭;慢性溶血多为先天性,除贫血外尚可有脾肿大。

(3)实验室检查 血清总胆红素增加,以非结合胆红素为主,结合胆红素基本正常,尿胆原增加,粪胆素增加,血中尿胆原增加。急性溶血性黄疸,尿中有血红蛋白排出,隐血试验阳性。血液检查除贫血外尚有网织红细胞增加、骨髓红细胞系增生旺盛等。

2. 肝细胞性黄疸

(1)病因和发病机制 各种导致肝细胞损害的疾病可导致黄疸,如病毒性肝炎、肝硬化、中毒性肝炎、败血症等。

由于肝细胞的损伤致肝细胞对胆红素的摄取、结合及排泄功能降低,因而血中的非结合胆红素增加,未受损的肝细胞仍能将其转变为直接胆红素,后者一部分经毛细胆管从胆道排泄,一部分经已损害或坏死的肝细胞反流入血中致血中浓度增高而出现黄疸。

(2)临床表现 皮肤、黏膜浅黄至深黄色,可伴有轻度皮肤瘙痒,还可出现疲乏、食欲减退等原发病的表现,严重者可有出血倾向。

(3)实验室检查 血中直接胆红素与间接胆红素均增加,尿直接胆红素定性试验阳性,尿胆原增高,血液检查有不同程度的肝功能损害。

3. 胆汁淤积性黄疸

(1)病因和发病机制 胆汁淤积可分为肝内性和肝外性两种。肝内性淤积又可分为肝内阻塞性胆汁淤积和肝内胆汁淤积,前者主要见于肝内泥沙样结石、癌栓、华支睾吸虫病,后者见于毛细胆管型病毒性肝炎、药物性胆汁淤积、原发性胆汁性肝硬化、妊娠期复发性黄疸等。肝外性胆汁淤积常见于胆总管结石、狭窄、炎性水肿、肿瘤及蛔虫阻塞等。

由于胆道阻塞,阻塞上方的压力升高,导致小胆管与毛细胆管破裂,胆汁中的胆红素反流入血。此外,部分肝内胆汁淤积由于胆汁分泌功能障碍、毛细胆管的通透性增加,胆汁浓缩而流量减少,导致胆道内胆盐沉淀与胆栓形成引起。

(2)临床表现 皮肤呈暗黄色,完全阻塞者呈黄绿色,并有皮肤瘙痒及心动过速,尿色深,根据阻塞程度不同,粪便颜色变浅或呈白陶土色。

(3)实验室检查 血清结合胆红素增加,尿胆红素试验阳性,尿胆原及粪胆素减少或缺如,血清碱性磷酸酶及总胆固醇增高。

4. 先天性非溶血性黄疸 主要包括:①Gilbert 综合征;②Crigle-Najjar 综合征;③Rotor 综合征;④Dubin-Johnson 综合征。

【辅助检查】
下列检查对黄疸的病因诊断有较大的帮助：
1. B型超声波检查。
2. X线检查。
3. 经十二指肠镜逆行性胰胆管造影(ERCP)。
4. 经皮肝穿刺胆管造影。
5. 电子计算机体层扫描(CT)。
6. 磁共振成像(MRI)。
7. 放射性核素检查。
8. 肝穿刺活检及腹腔镜检查。

【伴随症状】
1. 伴发热　见于急性胆管炎、肝脓肿、钩端螺旋体病、败血症、大叶性肺炎等。
2. 伴上腹剧烈疼痛　可见于胆道结石、肝脓肿或胆道蛔虫病；右上腹剧痛、寒战、高热和黄疸提示急性化脓性胆管炎；持续性右上腹钝痛或胀痛者可见于病毒性肝炎、肝脓肿或原发性肝癌。
3. 伴肝肿大　轻度至中度肿大，质地软或中等硬度且表面光滑者，见于病毒性肝炎、急性胆道感染或胆道阻塞；明显肿大，质地坚硬，表面凹凸不平或有结节者见于肝癌；肝肿大不明显，而质地较硬边缘不整，表面有小结节感者见于肝硬化。
4. 伴胆囊肿大　常见于胰头癌、壶腹癌、胆总管癌等。
5. 伴脾肿大　可见于病毒性肝炎、钩端螺旋体病、败血症、疟疾、门脉性或胆汁性肝硬化、各种原因引起的溶血性贫血及淋巴瘤等。
6. 伴腹水　见于重症肝炎、肝硬化失代偿期、肝癌等。

【问诊要点】
1. 确定是否黄疸　辨别真性与假性黄疸。
2. 黄疸的起病　起病缓急、长期服药史，长期酗酒或肝病史。
3. 伴随的症状　如有无发热、腹痛以及黄疸、发热、腹痛的关系。先有右上腹痛，后有黄疸多为胆石梗阻；先有发热，继而黄疸可能为传染性疾病，如病毒性肝炎；畏寒、发热、腹痛、黄疸多为胆总管结石、梗阻伴感染。
4. 黄疸的时间与波动情况　有利于区别梗阻性与肝细胞性黄疸。

第九节　水肿

水肿(edema)是指人体组织间隙有过多的液体积聚使组织肿胀，可分为全身性水肿与局部性水肿。发生于体腔内的水肿称为积液，如胸腔积液、腹腔积液、心包积液。习惯上，这一术语一般不包括内脏器官局部的水肿，如脑水肿、肺水肿等。

【发生机制】
在正常人体中，血管内液体不断地从毛细血管小动脉端滤出至组织间隙成为组织液，而组织液又不断从毛细血管小静脉端回吸收入血管中,两者保持动态平衡,保持正常的生理状态。保持这种平衡的主要因素包括:①毛细血管内静水压;②血浆胶体渗透压;③组织压;④组织液的胶体渗透压。当维持体液平衡的因素发生障碍时,组织间液的生成大于回吸收,则可产生水肿。

【病因与临床表现】

1. 全身性水肿(anasarca)

(1)心源性水肿(cardiac edema) 主要是右心衰竭的表现,发生机制主要是有效循环血量减少,肾血流量减少,继发性醛固酮增多引起钠水潴留,以及静脉淤血,毛细血管滤过压增高,组织液回吸收减少所致。水肿程度视心力衰竭的程度而有所不同,水肿特点是首先出现于身体下垂部位。能自由活动者,最早出现于踝关节内侧,行走后明显,休息后减轻或消失;经常卧床者以腰骶部为明显,颜面部一般不肿。水肿为对称性、凹陷性。通常伴有颈静脉怒张,肝脏肿大,严重时可出现胸水、腹水等表现。

(2)肾源性水肿(renal edema) 可见于各种类型的肾炎和肾病,发生机制主要是由多种因素引起的肾脏钠、水排泄减少,导致钠、水潴留,细胞外液增多,毛细血管静水压升高,引起水肿。

(3)肝源性水肿(heptic edema) 失代偿期肝硬化病人70%出现腹水,其主要机制为门脉高压症、低蛋白血症、肝淋巴液回流障碍、继发性醛固酮增多等。

(4)营养不良性水肿(nutritional edema) 慢性消耗性疾病,如恶性肿瘤、肺结核等,由于长期营养缺乏致低蛋白血症,可产生水肿。其特点是水肿发生前常有消瘦、体重减轻等表现。水肿常从足部开始逐渐蔓延至全身。

(5)其他:①黏液性水肿:见于甲状腺功能低下;②经前期紧张综合征:特点为月经前7~14天出现眼睑、踝部及手部轻度水肿,可伴有乳房胀痛及盆腔沉重感,月经过后水肿逐渐消褪;③药物性水肿:见于大量或长期应用糖皮质激素、雄激素、雌激素、胰岛素、萝芙木制剂、甘草制剂等;④特发性水肿:多见于妇女,主要表现在身体下垂部分,原因未明;⑤其他:可见于妊娠中毒症、硬皮病、血清病、血管神经性水肿等。

2. 局部性水肿 常由于局部静脉、淋巴回流受阻或毛细血管通透性增加所致。如血栓性静脉炎、象皮腿、局部炎症、创伤或过敏等。

【伴随症状】

1. 伴肝肿大 见于心源性、肝源性与营养不良性水肿。
2. 伴重度蛋白尿 常为肾源性水肿。
3. 伴呼吸困难与发绀 提示心脏病、上腔静脉阻塞综合征等。
4. 伴消瘦、体重减轻 见于营养不良性水肿。

【问诊要点】

1. 水肿出现的时间、急缓、部位。
2. 有无心、肾、肝、内分泌及过敏性疾病病史及其相关症状,如心悸、头痛、失眠、腹胀、厌油、恶心、呕吐、腹痛、体重及尿量变化等。
3. 水肿与月经及妊娠的关系。

第十节 意识障碍

意识障碍(disturbance of consciousness)是指人对周围环境及自身状态的识别和觉察能力出现障碍,多由高级神经中枢功能活动受损所引起,可表现为嗜睡、意识模糊和昏睡,严重的意识障碍为昏迷。

【病因】
1. 重症急性感染　如败血症、肺炎、中毒型菌痢、斑疹伤寒、恙虫病和颅脑感染等。
2. 颅脑非感染性疾病　见于:①脑血管疾病,如脑出血、脑梗塞;②脑占位性疾病,如脑肿瘤;③颅脑损伤,如脑震荡、脑挫裂伤、颅骨骨折等;④癫痫。
3. 内分泌与代谢障碍　如尿毒症、肝性脑病、肺性脑病、甲状腺危象、糖尿病酮症酸中毒、低血糖等。
4. 心血管疾病　如休克、心律失常引起 Adams-S-Tokes 综合征等。
5. 水、电解质平衡紊乱　如稀释性低钠血症、低氯性碱中毒、高氯性酸中毒等。
6. 外源性中毒　如安眠药、有机磷、一氧化碳、酒精和吗啡等中毒。
7. 物理性及缺氧性损害　如中暑、触电、高山病等。

【临床表现】
意识障碍可有下列不同程度的表现:
1. 嗜睡(somnolence)　是最轻的意识障碍,患者陷入持续的睡眠状态,可被唤醒,并能正确回答问题和做出各种反应,但当刺激去除后很快入睡。
2. 意识模糊(confusion)　是较嗜睡为深的一种意识障碍。患者能保持简单的精神活动,但定向力(对时间、地点、人物的判断能力)发生障碍。
3. 昏睡(stupor)　是一种接近于人事不省的意识状态。患者处于熟睡状态,不易唤醒。虽在强烈刺激下可被唤醒,但很快入睡,醒时答话含糊或答非所问。
4. 昏迷(coma)　是严重的意识障碍,表现为意识持续地中断或完全丧失。按其程度可分为以下三个阶段:
(1)轻度昏迷　意识大部分丧失,无自主运动,对声、光刺激无反应,对疼痛刺激尚可出现痛苦的表情或肢体退缩等防御反应。
(2)中度昏迷　对周围事物及各种刺激均无反应,对于剧烈刺激可出现防御反射,角膜反射减弱,瞳孔对光反射迟钝,眼球无转动。
(3)深度昏迷　全身肌肉松弛,对各种刺激全无反应,深、浅反射均消失。

此外,还有一种以兴奋性增高为主的高级神经中枢急性活动失调状态,称为谵妄。临床表现为意识模糊、定向力丧失、感觉错乱、躁动不安、胡言乱语。谵妄可发生于急性感染的发热期间,也可见于某些药物中毒(如颠茄类药物中毒、急性酒精中毒)、代谢障碍(如肝性脑病)、循环障碍或中枢神经疾患等。

【伴随症状】
1. 伴发热　先发热后有意识障碍者可见于重症感染性疾病;先有意识障碍然后有发

热者,见于脑出血、蛛网膜下腔出血、巴比妥类药物中毒等。

2. 伴呼吸缓慢　是呼吸中枢受抑制的表现,可见于吗啡、巴比妥类、有机磷杀虫药中毒等。

3. 伴瞳孔散大　见于颠茄类、酒精等中毒,癫痫、低血糖状态等。

4. 伴瞳孔缩小　见于吗啡类、巴比妥类、有机磷杀虫药等中毒。

5. 伴心动过缓　见于颅内高压症、房室传导阻滞以及吗啡类等中毒。

6. 伴高血压　见于高血压脑病、脑血管意外、尿毒症等。

7. 伴低血压　见于各种原因的休克。

8. 伴皮肤黏膜改变　出血点、淤斑和紫癜可见于严重感染和出血性疾病；口唇呈樱桃红色提示一氧化碳中毒。

9. 伴脑膜刺激征　见于脑膜炎、蛛网膜下腔出血等。

【问诊要点】

1. 起病时间,发病前后情况,诱因,病程,意识障碍的程度。
2. 有无发热、头痛、呕吐、腹泻、皮肤黏膜出血等相关伴随症状。
3. 有无急性感染、高血压、动脉硬化、糖尿病、肝肾疾病、肺源性心脏病、癫痫、颅脑外伤、肿瘤等病史。
4. 有无服毒及毒物接触史。

（张汝建　董　平）

复习思考题

1. 简述常见的热型及其特点。
2. 咯血的病因有哪些？
3. 呼吸困难的发病机制以及临床表现是什么？
4. 呕血的临床表现有哪些？
5. 简述各型黄疸的发病机制及临床表现。
6. 水肿的病因有哪些？各有何特点？
7. 各型意识障碍各有何特点？

第三章 体格检查

体格检查(physical examination)是医生运用自己的感官或借助于传统的检查器具来了解机体健康状况的一系列最基本的检查方法,其目的是收集患者有关健康的正确资料。医师通过体格检查结合临床表现和实验室检查的结果,可对大多数疾病作出临床诊断。

体格检查的基本方法有五种,即视诊、触诊、叩诊、听诊和嗅诊。要想达到熟练地掌握和运用这些方法,并使所获得的检查结果具有可靠的诊断价值,检查者必须具备丰富的医学知识和熟练的临床实践经验,以及对所收集的资料进行鉴别、综合、分析的能力,始能予以实现。

第一节 基本检查法

一、视诊

视诊(inspection)是医师以视觉来观察患者全身或局部表现的诊断方法。视诊可观察患者一般状态和许多全身性的体征,如发育、营养、体型或体质、意识、表情、体位、姿势和步态等。局部视诊可了解患者机体各部分的改变,如皮肤、黏膜颜色的变化,头颈、胸廓、腹部、四肢、肌肉、骨骼和关节外形的异常等。但对特殊部位,如鼓膜、眼底、支气管与胃肠黏膜等,则需用某些器械如检耳镜、检眼镜、内镜等协助检查。

二、触诊

触诊(palpation)是应用触觉来判断某一器官特征的一种诊法。触诊应用的范围很广,遍及身体各部,其中以腹部的触诊尤为重要。触诊的方法有浅部触诊法和深部触诊法。

【浅部触诊法】
检查者以一手轻放于被检查的部位,利用掌指关节和腕关节的协调动作,轻柔地进行滑动触摸。浅部触诊适用于体表浅在病变、关节、软组织以及浅部的动脉、静脉、神经、阴囊和精索等。

【深部触诊法】
深部触诊法主要适用于腹内脏器大小和腹部异常包块等病变诊察。根据检查目的和手法不同分以下几种:
1. 深部滑行触诊法 该触诊法常用于腹腔脏器或深部包块的检查。
2. 双手触诊法 用于肝、脾、肾和腹腔肿物的检查。

3. 深压触诊法 以拇指或并拢的 2~3 个手指逐渐深压以探测腹腔深部病变的部位或确定腹腔压痛点。

4. 冲击触诊法 又称浮沉触诊法。此法一般仅用于大量腹水患者肝脾的触诊。

三、叩诊

叩诊(percussion)是医师用手指叩击身体某部表面,使之震动而产生音响,经传导至其下的组织器官,然后反射回来,被检查者的触觉和听觉所接收,根据震动和音响的特点可判断被检查部位的脏器有无异常。

【叩诊方法】

依据叩诊的手法与目的不同,一般可分为间接叩诊法与直接叩诊法两种。

1. 间接叩诊法 检查者以左手中指第二指节紧贴于叩诊部位,其他手指稍微抬起,勿与体表接触,右手指自然弯曲,以中指指端叩击左手中指第二指骨的前端,叩击方向应与叩诊部位的体表垂直。

2. 直接叩诊法 以右手中间三指的掌面或指端直接拍击或叩击被检查的部位,借拍击或叩击所产生的反响和指下的振动感来判断病变的情况谓之直接叩诊法。

【叩诊音】

根据被叩击部位的组织或脏器的密度、弹性、含气量以及与体表距离的不同,叩击时会产生不同的音响。叩击音是根据音响的频率、振幅的不同,分为清音、过清音、鼓音、浊音和实音。

四、听诊

听诊(auscultation)是以听觉听取发自机体各部的声音、并判断其正常与否的一种诊断技术。是临床上诊断疾病的一项基本技能和重要手段,在诊断心、肺疾病中尤为重要,常用以听取正常与病理呼吸音、各种心音、杂音及心律失常。听诊分间接听诊法和直接听诊法。

五、嗅诊

嗅诊(olfactory examination)是以嗅觉来判断发自患者的异常气味与疾病之间关系的方法。这些异常气味大多来自皮肤、黏膜和呼吸道的分泌物,胃肠道的呕吐物和排泄物,以及脓液与血液等。

第二节 一般检查

一般检查为整个体格检查过程中的第一步,是对患者全身状态的概括性观察,以视诊为主,配合触诊、听诊和嗅诊进行检查。

一般检查的内容包括性别、年龄、体温、呼吸、脉搏、血压、发育与营养、意识状态、面容表情、体位姿势、步态、皮肤和淋巴结等。

一、全身状态检查

1. 性别(sex)　正常人的性征很明显,性别不难判断。性征的正常发育,在女性与雌激素和雄激素有关,在男性仅与雄激素有关。

2. 年龄(age)　随着年龄的增长,机体出现生长发育、成熟、衰老等一系列改变,年龄与疾病的发生及预后有密切的关系。

3. 生命征(vital sign)　生命征是评价生命活动存在与否及其质量的指标,包括体温、脉搏、呼吸和血压,为体格检查时必须检查的项目之一。测量之后应及时而准确地记录于病历和体温记录单上。

4. 发育(development)与体型(habitus)　发育状态应通过患者年龄、智力和体格成长状态(包括身高、体重及第二性征)之间的关系进行综合评价。体型是身体各部发育的外观表现,包括骨骼、肌肉的成长与脂肪分布的状态等。成年人的体型可分为以下3种:无力型、正力型和超力型。

5. 营养状态(state of nutrition)　营养状态与食物的摄入、消化、吸收和代谢等因素密切相关,其好坏可作为鉴定健康和疾病程度的标准之一。尽管营养状态与多种因素有关,但对营养状态异常通常采用肥胖和消瘦进行描述。

6. 意识状态(consciousness)　意识是大脑功能活动的综合表现,即对环境的知觉状态。正常人意识清晰,定向力正常,反应敏锐精确,思维和情感活动正常,语言流畅、准确,表达能力良好。凡能影响大脑功能活动的疾病均可引起程度不等的意识改变,称为意识障碍。根据意识障碍的程度可将其分为嗜睡、意识模糊、谵妄、昏睡以及昏迷。

7. 语调(tone)与语态(voice)　语调:是指言语过程中的音调。语音障碍可分为失音(不能发音)、失语(不能言语,包括运动性失语和感觉性失语)和口吃。语态:是指言语过程中的节奏。语态异常指语言节奏紊乱,出现语言不畅、快慢不均、音节不清,见于震颤麻痹、舞蹈症、手足徐动症等。

8. 面容(facial features)与表情(expression)　健康人表情自然,神态安逸。患病后因病痛困扰,常出现痛苦、忧虑或疲惫的面容与表情。某些疾病发展到一定程度时,尚可出现特征性的面容与表情,对疾病的诊断具有重要价值。通过视诊即可确定患者的面容和表情,临床上常见的典型面容改变有以下几种:急性病容、慢性病容、贫血面容、肝病面容、肾病面容、甲状腺功能亢进面容、黏液性水肿面容、二尖瓣面容、肢端肥大症面容、伤寒面容、苦笑面容和满月面容等。

9. 体位(position)　体位是指患者身体所处的状态。体位的改变对某些疾病的诊断具有一定的意义。常见的体位有以下几种:自主体位、被动体位和强迫体位。

10. 姿势(posture)　姿势是指举止的状态。健康成人躯干端正,肢体活动灵活适度。正常的姿势主要依靠骨骼结构和各部分肌肉的紧张度来保持,但亦受机体健康状况及精神状态的影响,如疲劳和情绪低沉时可出现肩垂、弯背、拖拉蹒跚的步态。

二、皮肤

皮肤本身的疾病很多,许多疾病在病程中可伴随着多种皮肤病变和反应。皮肤的病变和反应有的是局部的,有的是全身的。皮肤病变除颜色改变外,亦可为湿度、弹性的改变,以及出现皮疹、出血点、紫癜、水肿及瘢痕等。皮肤病变的检查一般通过视诊观察,有时尚需配合触诊。

1. 颜色(color)　皮肤的颜色与毛细血管的分布、血液的充盈度、色素量的多少、皮下脂肪的厚薄有关,可分为苍白、发红、发绀、黄染、色素沉着、色素脱失等。

2. 湿度(moisture)　皮肤的湿度与汗腺分泌功能有关,出汗多者皮肤比较湿润,出汗少者比较干燥。在气温高、湿度大的环境中出汗增多是生理的调节功能。在病理情况下可发生出汗增多或无汗,具有一定的诊断价值。

3. 弹性(elasticity)　皮肤弹性与年龄、营养状态、皮下脂肪及组织间隙所含液量有关。儿童及青年皮肤紧张富有弹性;中年以后皮肤组织逐渐松弛,弹性减弱;老年皮肤组织萎缩,皮下脂肪减少,弹性减退。

4. 皮疹(skin eruption)　皮疹多为全身性疾病的表现之一,是临床上诊断某些疾病的重要依据。皮疹的种类很多,常见于传染病、皮肤病、药物及其他物质所致的过敏反应等。其出现的规律和形态有一定的特异性,发现皮疹时应仔细观察和记录其出现与消失的时间、发展顺序、分布部位、形态大小、颜色,压之是否褪色,平坦或隆起,有无瘙痒及脱屑等。

5. 脱屑(desquamation)　正常皮肤表层不断角化和更新,可有皮肤脱屑,但由于数量很少,一般不易察觉。病理状态下可见大量皮肤脱屑。

6. 皮下出血(subcutaneous hemorrhage)　病理状态下可出现皮肤下出血,根据其直径大小及伴随情况分为以下几种,小于 2 mm 者称为瘀点,3～5 mm 者称为紫癜,大于 5 mm 者称为瘀斑,片状出血并伴有皮肤显著隆起者称为血肿。

7. 蜘蛛痣(spider angioma)与肝掌(liver palms)　皮肤小动脉末端分支性扩张所形成的血管痣,形似蜘蛛,称为蜘蛛痣。慢性肝病患者手掌大、小鱼际处常发红,加压后褪色,称为肝掌。

8. 水肿(edema)　皮下组织的细胞内及组织间隙内液体积聚过多称为水肿。水肿的检查应以视诊和触诊相结合,仅凭视诊虽可诊断明显水肿,但不易发现轻度水肿。根据水肿的轻重,可分为轻中重三度。

9. 皮下结节(subcutaneous nodules)　较大的皮下结节视诊即可发现,对较小的结节则必须触诊方能查及。无论大小结节均应触诊检查,注意其大小、硬度、部位、活动度、有无压痛等。

10. 瘢痕(scar)　瘢痕是指皮肤外伤或病变愈合后结缔组织增生形成的斑块。外伤、感染及手术等均可在皮肤上遗留瘢痕,为曾患某些疾病的证据。

11. 毛发(hair)　毛发的颜色、曲直与种族有关,其分布、多少和颜色可因性别与年龄而有不同,亦受遗传、营养和精神状态的影响。

三、淋巴结

淋巴结分布于全身,一般体格检查仅能检查身体各部表浅的淋巴结。正常情况下,淋巴结较小,直径多在 0.2～0.5 cm 之间,质地柔软,表面光滑,与毗邻组织无粘连,不易触及,亦无压痛。

检查表浅淋巴结时,主要使用触诊,并应按一定的顺序进行,以免发生遗漏。一般顺序为耳前、耳后、乳突区、枕骨下区、颈后三角、颈前三角、锁骨上窝、腋窝、滑车上、腹股沟、腘窝等。

第三节 头部

头部及其器官是人体最重要的外形特征之一,是检查者最先和最容易见到的部分,但体检时仍需仔细、全面的视诊、触诊,必要时结合进行听诊。

一、头发和头皮

头发(hair)检查需注意颜色、疏密度、脱发的类型与特点。头发的颜色、曲直、疏密度可因种族遗传因素而不同。头皮(scalp)检查需分开头发观察头皮颜色、头皮屑,有无头癣、疖痈、外伤、血肿及疤痕等。

二、头颅

头颅(skull)的视诊应注意其大小、外形变化和有无异常活动。触诊是用双手仔细触摸头颅的每一个部位,了解其外形,有无压痛和异常隆起。头颅的大小异常或畸形可成为一些疾病的典型体征,临床常见者如下:小颅、尖颅、方颅、巨颅、长颅和变形颅。

头部的运动异常,在一般视诊时即可发现。如头部活动受限,见于颈椎疾患;头部不随意地颤动,见于震颤麻痹。

三、颜面及其器官

颜面(face)为头部前面不被头发遮盖的部分,颜面外观的特征性很强,一般可概括为三个类型:即椭圆形、方形及三角形。

1. 眼　眼的检查包括四部分:外眼、眼前节、内眼和视功能的检查。外眼包括眼睑、泪器、结膜、眼球位置和眼压检查;眼前节包括角膜、前房、虹膜、瞳孔和晶体;内眼,即眼球后部,包括玻璃体和眼底,需用检眼镜在暗室内进行;视功能的检查包括视力、视野、色觉和立体视的检查。

(1)眼眉　正常人眉毛的疏密不完全相同,一般内侧与中间部分比较浓密,外侧部分较稀疏。

(2)眼睑　睑内翻是由于疤痕形成使睑缘向内翻转,见于沙眼。

(3)泪囊　请病人向外上看,检查者用一手拇指轻压病人骨性眶缘下内侧,挤压泪囊,同时观察有无分泌物或泪液自上、下泪点溢出。

(4)结膜　结膜分睑结膜、穹窿部结膜与球结膜三部分。检查上睑结膜时需翻转眼睑。

(5)眼球外形与运动　双侧眼球突出见于甲状腺功能亢进。患者除突眼外还有以下眼征:①Stellwag征:瞬目减少;②Graefe征:眼球下转时上睑不能相应下垂;③Mobius征:表现为集合运动减弱,即目标由远处逐渐移近眼球时,两侧眼球不能适度内聚;④Joffroy征:上视时无额纹出现。单侧眼球突出,多由于局部炎症或眶内占位性病变所致,偶见于颅内病变。眼球下陷:双侧下陷见于严重脱水,老年人由于眶内脂肪萎缩亦有双眼眼球后退;单侧下陷,见于Horner综合征和眶尖骨折。眼球运动:实际上是检查六条眼外肌的运动功能。医师置目标物(棉签或手指尖)于受检者眼前30~40 cm处,嘱病人固定头位,眼球随目标方向移动,一般按患者左-左上-左下,右-右上-右下6个方向的顺序进行,每一方向代表双眼的一对配偶肌的功能。眼球运动受动眼、滑车、外展3对脑神经支配,这些神经麻痹时就会出现眼球运动障碍,并伴有复视。

(6)巩膜 巩膜不透明,又因血管极少,故为瓷白色。在黄疸时,巩膜部最为明显。中年以后在内眦部可出现黄色斑块,为脂肪沉着所形成,这种斑块呈不均匀性分布,应与黄疸鉴别。血液中其他黄色色素成分增多时(如胡萝卜素、阿的平等),一般黄染只出现于角膜周围或在该处最明显。

(7)角膜 角膜表面有丰富的感觉神经末梢,因此角膜的感觉十分灵敏。检查时用斜照光更易观察其透明度,注意有无云翳、白斑、软化、溃疡、新生血管等。

(8)虹膜 虹膜是眼球葡萄膜的最前部分,中央有圆形小孔即瞳孔,虹膜内有瞳孔括约肌与扩大肌,能调节瞳孔的大小。正常虹膜纹理近瞳孔部分呈放射状排列,周边呈环形排列。

(9)瞳孔 瞳孔是虹膜中央的小孔,正常直径为2~5 mm。瞳孔缩小(瞳孔括约肌收缩),是由动眼神经的副交感神经纤维支配;瞳孔扩大(瞳孔扩大肌收缩),是由交感神经支配。对瞳孔的检查应注意瞳孔的形状,大小,位置,双侧是否等圆、等大,对光及集合反射等。

(10)眼的功能检查:①视力:视力分为中央视力与周边视力两种。中央视力是检查眼底黄斑中心凹的功能,周边视力即视野的检查,是指黄斑中心凹以外的视网膜功能。②视野:采用对比检查法可粗略地测定视野,可利用视野计作精确的视野测定。③色觉:色觉的异常可分为色弱和色盲两种。色弱为对某种颜色的识别能力减低;色盲为对某种颜色的识别能力丧失。④立体视:立体视是由双眼视网膜成像的水平差异所形成。⑤眼底检查:眼底需借助检眼镜才能看到,许多全身性疾病可以引起眼底的改变。检查眼底重点观察的项目为:视神经乳头、视网膜血管、黄斑区、视网膜各象限,检查有无各种疾病的特征性异常改变。

2. 耳 耳是听觉和平衡器官,分外耳、中耳、内耳三个部分。外耳:注意耳廓的外形、大小、位置和对称性,是否有发育畸形、瘘口、低垂耳、外伤疤痕、红肿等;外耳道:注意皮肤是否正常,有无溢液。中耳:观察鼓膜是否穿孔,注意穿孔位置,如有溢脓并有恶臭,可能为胆脂瘤。乳突:外壳由骨密质组成,内腔为大小不等的骨松质小房,乳突内腔与中耳道相连。听力:体格检查时可先用粗略的方法了解被检查者的听力,比较两耳的测试结果并与检查者(正常人)的听力进行对照。经粗测发现被检查者有听力减退则应进行专科检查。

3. 鼻 鼻的外形:视诊时注意鼻部皮肤颜色和鼻外形的改变。鼻翼扇动:吸气时鼻孔张大,呼气时鼻孔回缩。鼻出血:多为单侧,见于外伤、鼻腔感染、局部血管损伤、鼻咽癌、鼻中隔偏曲等。鼻腔黏膜:急性鼻黏膜肿胀多为炎症充血所致,伴有鼻塞和流涕,见于急性鼻炎。鼻腔分泌物:鼻腔黏膜受到各种刺激时会产生过多的分泌物。鼻窦:鼻窦为鼻腔周围含气的骨质空腔,共四对,皆有窦口与鼻腔相通,当引流不畅时易于发生炎症。

3. 口　口的检查包括口唇、口腔内器官和组织以及口腔气味等。口唇:口唇的毛细血管十分丰富,因此健康人口唇红润光泽。口腔黏膜的检查应在充分的自然光线下进行,也可用手电筒照明,正常口腔黏膜光洁呈粉红色。对牙齿的检查应注意有无龋齿、残根、缺牙和义牙等。正常牙龈呈粉红色,质坚韧且与牙颈部紧密贴合,检查时经压迫无出血及溢脓。许多局部或全身疾病均可使舌的感觉、运动与形态发生变化,这些变化往往为临床诊断的重要依据。

4. 咽部及扁桃体　咽部可分三个部分:①鼻咽:位于软腭平面之上、鼻腔的后方。②口咽:位于软腭平面之上、会厌上缘的上方;前方直对口腔,软腭向下延续形成前后两层黏膜皱襞,前称舌腭弓,后称咽腭弓。扁桃体位于舌腭弓和咽腭弓之间的扁桃体窝中。咽腭弓的后方称咽后壁,一般咽部检查即指这个范围。扁桃体增大一般分为三度:不超过咽腭弓者为Ⅰ度;超过咽腭弓者Ⅱ度;达到或超过咽后壁中线者为Ⅲ度。③喉咽:位于口咽之下也称下咽部,其前方通喉腔,下端通食管,此部分的检查需用间接或直接喉镜才能进行。喉:位于喉咽之下,喉下连接气管。口腔的气味:健康人口腔无特殊气味,饮酒、吸烟的人可有烟酒味,如有特殊气味称为口臭,可由口腔局部或全身性疾病引起。

5. 腮腺　腮腺位于耳屏、下颌角、颧弓所构成的三角区内,正常腮腺体薄而软,触诊时摸不出腺体轮廓。腮腺肿大时可见到以耳垂为中心的隆起,并可触及边缘不明显的包块。腮腺导管位于颧骨下 1.5 cm 处,横过嚼肌表面,开口相当于上颌第二磨牙对面的颊黏膜上。检查时注意导管口有无分泌物。

第四节　颈部

颈部的检查应在平静、自然的状态下进行,让被检查者取舒适坐位,解开内衣,暴露颈部和肩部。如病人卧位,也应注意充分暴露。检查时手法应轻柔,当怀疑颈椎有疾患时更应注意。

一、颈部的外形与分区

正常人颈部直立,两侧对称,矮胖者较粗短,瘦长者较细长,男性甲状软骨比较突出,女性则平坦不显著,转头时可见胸锁乳突肌突起。头稍后仰,更易观察颈部有无包块、瘢痕和两侧是否对称。正常人在静坐时颈部血管不显露。

为标记颈部病变的部位,根据解剖结构,颈部每侧又可分为两个大三角区域:
1. 颈前三角为胸锁乳突肌内缘、下颌骨下缘与前正中线之间的区域。
2. 颈后三角为胸锁乳突肌的后缘、锁骨上缘与斜方肌前缘之间的区域。

二、颈部的姿势与运动

正常人坐位时颈部直立,伸屈、转动自如,检查时应注意颈部静态与动态时的改变。颈部强直为脑膜受刺激的特征,见于各种脑膜炎、蛛网膜下腔出血等。

三、颈部的皮肤与包块

1. 颈部皮肤检查时注意有无蜘蛛痣、感染(疖、痈、结核)及其他局限性或广泛性病变,如瘢痕、瘘管、神经性皮炎、银屑病等。

2. 颈部包块是颈部最重要的体征之一。颈部包块原因很多,应根据部位、大小、质地、活动性、发生和增长的特点以及全身的情况来判断。

四、颈部血管

正常人立位或坐位时颈外静脉常不显露,平卧时可稍见充盈,充盈的水平仅限于锁骨上缘至下颌角距离的下 2/3 以内。取 30°~45°的半卧位时若静脉充盈度超过正常水平,称为颈静脉怒张,提示静脉压增高,见于右心衰竭、缩窄性心包炎、心包积液或上腔静脉阻塞综合征。

五、甲状腺

甲状腺(thyroid)位于甲状软骨下方和两侧,正常为 15~25 g,表面光滑,柔软不易触及。在作吞咽动作时可随吞咽向上移动,以此可与颈前其他包块鉴别。甲状腺肿大可分三度:不能看出肿大但能触及者为Ⅰ度;能看到肿大又能触及,但在胸锁乳突肌以内者为Ⅱ度;超过胸锁乳突肌外缘者为Ⅲ度。

六、气管

正常人气管位于颈前正中部。检查时让病人取舒适坐位或仰卧位,使颈部处于自然正中位置,医师将食指与无名指分别置于两侧胸锁关节上,然后将中指置于气管之上,观察中指是否在食指与无名指中间,或以中指置于气管与两侧胸锁乳突肌之间的间隙,据两侧间隙是否等宽来判断气管有无偏移。

第五节 胸部

胸部指颈部以下和腹部以上的区域。胸廓由 12 个胸椎、12 对肋骨及锁骨、胸骨组成。其前部较短,背部稍长。胸部检查的内容很多,包括胸廓外形、胸壁、乳房、胸壁血管、纵隔、支气管、肺、胸膜、心脏和淋巴结等。

传统的胸部物理检查包括视诊、触诊、叩诊和听诊四个部分。检查应在温暖和光线充足的环境中进行。尽可能暴露全部胸廓,患者视病情或检查需要采取坐位或卧位,全面系统地按视、触、叩、听顺序进行检查。一般先检查前胸部及两侧胸部,然后再检查背部。这样既可克服只注意叩诊和听诊,而忽略视诊和触诊的倾向,也可避免重要体征的遗漏。

一、胸部的体表标志

胸廓内含有心、肺等重要脏器,胸部检查的目的即是判断这些脏器的生理、病理状态。胸廓内各脏器的位置可通过体表检查予以确定。为标记正常胸廓内部脏器的轮廓和位置,以及异常体征的部位和范围,熟识胸廓上的自然标志和人为的划线具有十分重要的意义。

1. 骨骼标志 胸骨上切迹、胸骨柄、胸骨角、腹上角、剑突、肋骨、肋间隙、肩胛骨、脊柱棘突和肋脊角。

2. 垂直线标志 前正中线、锁骨中线(左、右)、胸骨线(左、右)、腋前线(左、右)、腋后线(左、右)、腋中线(左、右)、肩胛线(左、右)和后正中线。

3. 自然陷窝和解剖区域 腋窝(左、右)、锁骨上窝(左、右)、锁骨下窝(左、右)、肩胛上区(左、右)、肩胛下区(左、右)及肩胛间区(左、右),后正中线将此区分为左右两部。

4. 肺和胸膜的界限 气管自颈前部正中沿食管前方下行进入胸部。在平胸骨角即胸椎4,5水平处分为左、右主支气管分别进入左、右肺内。两侧肺部外形相似,仅左胸前内部由心脏占据。每个肺叶在胸壁上的投影有一定的位置,了解其投影的部位,对肺部疾病的定位诊断具有重要的意义。肺尖:突出于锁骨之上,其前部近锁骨的胸骨端,最高点达第1胸椎的水平,在锁骨上缘以上约3 cm。肺上界:于前胸壁的投影呈一向上凸起的弧线。始于胸锁关节向上至第1胸椎水平,然后转折向下至锁骨中1/3与内1/3交界处。肺外侧界:由肺上界向下延伸而成,几乎与侧胸壁的内部表面相接触。肺内侧界:自胸锁关节处下行,于胸骨角水平处左右两肺的前内界几乎相遇。肺下界:左右两侧肺下界的位置基本相似。前胸部的肺下界始于第6肋骨,向两侧斜行向下,于锁骨中线处达第6肋间隙,至腋中线处达第8肋间隙。后胸壁的肺下界几乎呈一水平线,于肩胛线处位于第10肋骨水平。叶间肺界:两肺的叶与叶之间由胸膜脏层分开,称为叶间隙。右肺上叶和中叶与下叶之间的叶间隙和左肺上、下叶之间的叶间隙称为斜裂。胸膜:覆盖在肺表面的胸膜称为脏层胸膜,覆盖在胸廓内面、膈上面及纵隔的胸膜称为壁层胸膜。胸膜的脏、壁两层在肺根部互相反折延续,围成左右两个完全封闭的胸膜腔。

二、胸壁、胸廓与乳房

1. 胸壁 检查胸壁时,除应注意营养状态、皮肤、淋巴结和骨骼肌发育的情况外,还应着重检查以下各项。①静脉:正常胸壁无明显静脉可见,当上腔静脉或下腔静脉血流受阻建立侧支循环时,胸壁静脉充盈或曲张。上腔静脉阻塞时,静脉血流方向自上而下;下腔静脉阻塞时,血流方向则自下而上。②皮下气肿:胸部皮下组织有气体积存时谓之皮下气肿。③胸壁压痛:正常情况下胸壁无压痛。④肋间隙:必须注意肋间隙有无回缩或膨隆。吸气时肋间隙回缩提示呼吸道阻塞使吸气时气体不能自由地进入肺内。

2. 胸廓 正常胸廓的大小和外形个体间具有一些差异。一般来说两侧大致对称,呈椭圆形。常见的胸廓外形改变有:扁平胸、桶状胸、佝偻病胸、胸廓局部隆起、脊柱畸形引起的胸廓改变等。

3. 乳房　正常儿童及男子乳房一般不明显,乳头位置大约位于锁骨中线第 4 肋间隙。正常女性乳房在青春期逐渐增大,呈半球形,乳头也逐渐长大呈圆柱形。乳房的检查应依据正确的程序,不能仅检查病人叙述不适的部位,以免发生漏诊。除检查乳房外,还应包括引流乳房部位的淋巴结。检查时患者的衣服应脱至腰部以充分暴露胸部,并有良好的照明。病人采取坐位或仰卧位。一般先作视诊,然后再作触诊。

三、肺和胸膜

肺和胸膜的检查一般应包括视、触、叩、听四个部分。

1. 视诊:①呼吸运动:健康人在静息状态下呼吸运动稳定而有节律,此系通过中枢神经和神经反射的调节予以实现。呼吸运动是藉膈和肋间肌的收缩和松弛来完成的,胸廓随呼吸运动扩大和缩小,从而带动肺的扩张和收缩。②呼吸频率:正常成人静息状态下,呼吸为 16~20 次/分,呼吸与脉搏之比为 1:4。新生儿呼吸约 44 次/分,随着年龄的增长而逐渐减慢。③呼吸节律:正常成人静息状态下,呼吸的节律基本上是均匀而整齐的。当病理状态下,往往会出现各种呼吸节律的变化。常见的呼吸节律改变有潮式呼吸、间停呼吸、抑制性呼吸和叹息样呼吸。

2. 触诊:①胸廓扩张度(thoracic expansion):胸廓扩张度即呼吸时的胸廓动度,于胸廓前下部检查较易获得,因该处胸廓呼吸时动度较大;②语音震颤:为被检查者发出语音时,声波起源于喉部,沿气管、支气管及肺泡,传到胸壁所引起共鸣的振动,可由检查者的手触及,故又称触觉震颤;③胸膜摩擦感:指当急性胸膜炎时,因纤维蛋白沉着于两层胸膜,使其表面变为粗糙,呼吸时脏层和壁层胸膜相互摩擦,可由检查者的手感觉到,故称为胸膜摩擦感。

3. 叩诊:①叩诊的方法:用于胸廓或肺部的叩诊方法有间接和直接叩诊法两种。间接叩诊:检查者一手的中指第 1 和第 2 指节作为叩诊板,置于欲叩诊的部位上,另一手的中指指端作为叩诊锤,以垂直的方向叩击于板指上,判断由胸壁及其下面的结构发出的声音。直接叩诊:检查者用中指掌侧或将手指并拢以其指尖对胸壁进行叩击,从而显示不同部位叩诊音的改变。②影响叩诊音的因素:胸壁组织增厚,如皮下脂肪较多、肌肉层较厚、乳房较大和水肿等,均可使叩诊音变浊。③叩诊音的分类见前面内容。④正常叩诊音:正常胸部叩诊为清音,其音响强弱和高低与肺脏的含气量的多寡、胸壁的厚薄以及邻近器官的影响有关。肺界的叩诊,肺上界:即肺尖的上界,其内侧为颈肌,外侧为肩胛带。正常的肺前界相当于心脏的绝对浊音界。右肺前界相当于胸骨线的位置。左肺前界则相当于胸骨旁线自第 4~6 肋间隙的位置。两侧肺下界大致相同,平静呼吸时位于锁骨中线第 6 肋间隙上,腋中线第 8 肋间隙上,肩胛线第 10 肋间隙上。肺下界的移动范围即相当于呼吸时膈肌的移动范围。⑤胸部异常叩诊音:正常肺脏的清音区范围内,如出现浊音、实音、过清音或鼓音时则为异常叩诊音。提示肺、胸膜、膈或胸壁具有病理改变存在。

4. 听诊　肺部听诊时,被检查者取坐位或卧位。听诊的顺序一般由肺尖开始,自上而下分别检查前胸部、侧胸部和背部,而且要在上下、左右对称的部位进行对比。被检查者微张口作均匀的呼吸,必要时可作较深的呼吸或咳嗽数声后立即听诊,这样更有利于察觉呼吸音及附加音的改变。

(1) 正常呼吸音有以下几种　气管呼吸音、支气管呼吸音、支气管肺泡呼吸音、肺泡呼吸音。

(2) 异常呼吸音有以下几种　异常肺泡呼吸音、异常支气管呼吸音、异常支气管肺泡呼吸音。

(3) 罗音是呼吸音以外的附加音,该音正常情况下并不存在,故非呼吸音的改变,按性质的不同可分为下列几种:

1) 湿罗音　系由于吸气时气体通过呼吸道内的分泌物,如渗出液、痰液、血液、黏液和脓液等,形成的水泡破裂所产生的声音,故又称水泡音。①湿罗音的特点:湿罗音为呼吸音外的附加音,断续而短暂,一次常连续多个出现,于吸气时或吸气终末较为明显,有时也出现于呼气早期,部位较恒定,性质不易变,中、小水泡音可同时存在,咳嗽后可减轻或消失。②湿罗音的分类:a. 按罗音的音响强度可分为响亮性和非响亮性两种。b. 按呼吸道腔径大小和腔内渗出物的多寡分粗、中、细湿罗音和捻发音。粗湿罗音:又称大水泡音。发生于气管、主支气管或空洞部位,多出现在吸气早期。中湿罗音:又称中水泡音。发生于中等大小的支气管,多出现于吸气的中期。细湿罗音:又称小水泡音。发生于小支气管,多在吸气后期出现。

2) 干罗音　亦称哮鸣音,系由于气管、支气管或细支气管狭窄或部分阻塞,空气吸入或呼出时发生湍流所产生的声音。①干罗音的特点:干罗音为一种持续时间较长、带乐性的呼吸附加音,音调较高。持续时间较长,吸气及呼气时均可听及,但以呼气时为明显,干罗音的强度和性质易改变,部位易变换,在瞬间内数量可明显增减。②干罗音的分类:根据音调的高低可分为高调和低调两种。高调干罗音又称哨笛音。音调高,呈短促的"zhi-zhi"声或带音乐性。用力呼气时其音质常呈上升性,多起源于较小的支气管或细支气管。低调干罗音又称鼾音,音调低,呈呻吟声或鼾声的性质,多发生于气管或主支气管。干罗音常发生于双侧肺部,见于慢性支气管炎、支气管哮喘、支气管肺炎、肺气肿等。

(4) 语音共振　语音共振的产生方式与语音震颤基本相同。嘱被检查者用一般的声音强度重复发"yi"长音,喉部发音产生的振动经气管、支气管、肺泡传至胸壁,由听诊器听及。

(5) 胸膜摩擦音　正常胸膜表面光滑,胸膜腔内并有微量液体存在,因此,呼吸时胸膜脏层和壁层之间相互滑动并无音响发生。当胸膜面由于炎症、纤维素渗出而变得粗糙时,则随着呼吸便可出现胸膜摩擦音。

四、心脏检查

心脏的物理检查是全身体检的重要部分。尽管近代诊断技术的发展日新月异,应用视、触、叩、听方法对病人进行检查仍终是必不可少且十分重要的诊断方法。通过物理检查可得到心脏有无疾病及何种疾病的初步印象,也可由此决定选择那些必要的特殊检查。

1. 视诊　心前区视诊时,受检者取仰卧位,检查者站在病人右侧,视线与胸廓同高。仔细观察心前区有无隆起及异常搏动,心尖搏动的位置与范围。

(1) 心前区隆起与凹陷　正常人前胸左右对称,异常情况有以下几种:①心前区隆起。胸骨下段及胸骨左缘3,4,5肋骨与肋间的局部隆起常为儿童生长发育完成前,由于某些先天或后天的原因导致心脏增大,尤其是右心室肥厚挤压胸廓所致。②心前区扁平。患者前胸扁平,常伴胸椎正常弧度消失,即所谓"扁平胸"。③鸡胸、漏斗胸。

(2)心尖搏动(apical impulse) 心尖搏动主要代表左室搏动,心脏收缩时,心尖向前冲击前胸壁相应部位,使肋间软组织向外搏动而形成心尖搏动。①正常心尖搏动位于第五肋间,左锁骨中线内 0.5～1.0 cm,搏动范围以直径计算为 2.0～2.5 cm,通常明显可见。②心尖搏动移位影响心尖搏动位置改变的因素有生理性和病理性两大方面,影响的因素有横隔位置的高低,纵隔位置是否居中,心脏是否移位或增大。此外,体位改变也可影响心尖搏动的位置。③心尖搏动强度与范围的改变,生理情况下,胸壁肥厚(肥胖、乳房悬垂)或肋间窄时心尖搏动较弱,搏动范围也减小。胸壁薄或肋间宽时心尖搏动相应增强,范围也较大。剧烈运动与情绪激动时,心尖搏动也增强。病理情况下,如高烧、严重贫血、甲状腺功能亢进与左室肥大均可使心尖搏动明显增强。反之,扩张型心肌病和急性心肌梗塞由于心肌收缩力减退,心包积液、缩窄性心包炎由于心脏与前胸壁距离增加,以及肺气肿、左侧大量胸水或气胸等均可致心尖搏动减弱。应该注意的是心尖搏动减弱并不一定代表心脏收缩功能不全,还应考虑心外因素。心功能不全患者的心尖搏动常较弥散,范围增大。④负性心尖搏动:心脏收缩时,心尖搏动内陷,称负性心尖搏动,见于粘连性心包炎或心包与周围组织广泛粘连。

(3)心前区异常搏动:①胸骨左缘第3～4肋间搏动。当心脏收缩时在上述部位出现强有力而较持久的搏动,可持续至第二心音开始,为右心室持久的压力负荷增加所致的右心室肥大体征。②剑突下搏动。该搏动可能是右心室收缩期搏动,也可由腹主动脉搏动产生。前者可见于肺气肿患者或右心室肥大者,后者常由腹主动脉瘤引起。鉴别搏动来自右心室或腹主动脉的方法有两种:其一是患者深吸气后,搏动增强则为右室搏动,减弱则为腹主动脉搏动。其二是用手指平放从剑突下向上压入前胸壁后方,右心室搏动冲击手指末端而腹主动脉搏动则冲击手指掌面。③心底部异常搏动。胸骨左缘第2肋间(肺动脉瓣区)收缩期搏动,多见于肺动脉扩张或肺动脉高压,也可见于少数正常青年人在体力活动或情绪激动时。胸骨右缘第2肋间(主动脉瓣区)收缩期搏动,多为主动脉弓动脉瘤或升主动脉扩张。

2.触诊 心脏触诊的主要内容是检查心尖搏动和心前区异常搏动、震颤及心包摩擦感。往往与视诊同时进行,能起互补效果。

(1)心尖搏动及心前区搏动 用触诊确定心尖搏动的位置较视诊更为准确,触诊感知的心尖搏动冲击胸壁的时间即心室收缩的开始,有助于确定第一心音。对心尖或心前区抬举性搏动的确定也更有价值。心尖区抬举性搏动是指心尖区徐缓、有力、较局限的搏动,可使手指尖端抬起且持续至第二心音开始。

(2)震颤(thrill) 震颤为触诊时手掌感到的一种细小震动感,与在猫喉部摸到的呼吸震颤类似,又称猫喘,为心血管器质性病变的体征。

(3)心包摩擦感 在心前区以胸骨左缘第4肋间为主,于心动周期的收缩期和舒张期可触及双相的粗糙摩擦感。以收缩期、前倾体位或呼气末更为明显。心包摩擦感是由于急性心包炎时心包膜纤维素渗出致表面粗糙,心脏收缩时脏层与壁层心包摩擦产生的振动传至胸壁所致。随渗液的增多,心包脏层与壁层分离,摩擦感则消失。

3. 叩诊　运用叩诊法确定心界大小及其形状称心脏叩诊。心浊音区包括相对及绝对浊音区两部分。心脏左右缘被肺遮盖的部分,叩诊呈相对浊音;而不被肺遮盖的部分则叩诊呈绝对浊音。叩心界是叩心相对浊音界,反映心脏的实际大小。

(1)叩诊方法　以左手中指作为叩诊板指,平置于心前区拟叩诊的部位;当受检者取坐位时板指与肋间垂直,若受检者为平卧位则板指与肋间平行;以右手中指藉右腕关节活动叩击板指,以听到声音由清变浊来确定心浊音界。

(2)叩诊顺序　通常的顺序是先叩左界,后右界,由下而上,由外向内。左侧在心尖搏动外2~3 cm处开始,逐个肋间向上,直至第2肋间。右界叩诊时先叩出肝上界,然后于其上一肋间由外向内,逐一肋间向上叩诊,直至第2肋间。对各肋间叩得的浊音界逐一作出标记,并测量其与胸骨中线间的垂直距离。

(3)正常心浊音界　正常心左界自第2肋间起向外逐渐形成一外凸弧形,直至第5肋间。右界各肋间几乎与胸骨右缘一致,仅第4肋间稍超过胸骨右缘。

(4)心浊音界各部的组成　心脏左界自第2肋间起,依次为第2肋间处相当于肺动脉段,第3肋间为左心耳,第4,5肋间为左心室。右界第2肋间相当于升主动脉和上腔静脉,第3肋间以下为右心房。心浊音界又可按上下区分为心上界及心下界。心上界相当于第3肋骨前端下缘以上。第2肋间以上又称心底部浊音区,其左界相当于主动脉结和肺动脉段。主动脉与左室交接处向内凹陷,称心腰。心下界由右心室及左心室心尖部组成。

(5)心浊音界的改变及其临床意义　当发现心浊音界扩大时,应考虑心脏本身病变和心脏以外因素的影响。心脏移位:如大量胸水或气胸可使心界移向健侧,胸膜增厚与肺不张则使心界移向病侧,大量腹水或腹腔巨大肿瘤可使膈肌抬高,心脏横位,以致心界向左增大等。心脏本身病变:包括房室增大与心包积液等。①左心室增大:心浊音界向左下增大,心腰加深,心界似靴形。常见于主动脉瓣病变或高血压性心脏病。②右心室增大:轻度增大时仅使绝对浊音界增大,而相对浊音界无明显改变。显著增大时,叩诊心界向左右两侧增大,由于同时有心脏顺钟向转位,因此向左增大显著,但虽向左却不向下增大。常见于肺心病或单纯二尖瓣狭窄等。③左、右心室增大:心浊音界向两侧增大,且左界向左下增大称普大型。常见于扩张型心肌病、克山病等。④左心房增大或合并肺动脉段扩大:左房显著增大时,胸骨左缘第3肋间心浊音界增大,使心腰消失。当左房与肺动脉段均增大时,胸骨左缘第2,3肋间心浊音界增大,心腰更为丰满或膨出,心界形如梨,常见于二尖瓣狭窄,故又称二尖瓣型心。⑤心包积液:心界向两侧增大且随体位改变。坐位时心浊音界呈三角形烧瓶样,卧位时心底部浊音界增宽为心包积液的特征性体征。⑥升主动脉瘤或主动脉扩张:示胸骨右缘第1,2肋间浊音界增宽,常伴收缩期搏动。

4. 听诊　心脏听诊是心脏物理诊断中最重要的组成部分,也是较难掌握的方法。通过听诊可获得心率、心律、心音变化和杂音等多种信息。

(1)心脏瓣膜听诊区　心脏各瓣膜开放与关闭时所产生的声音传导至体表最易听清的部位称心脏瓣膜听诊区,与其解剖部位不完全一致。传统的有5个听诊区,它们分别为:①二尖瓣区:位于心尖搏动最强点,又称心尖区;②肺动脉瓣区:在胸骨左缘第2肋间;③主动脉瓣区:位于胸骨右缘第2肋间;④主动脉瓣第二听诊区:在胸骨左缘第3肋间,又称 Erb 区；⑤三尖瓣区：在胸骨下端左缘，即胸骨左缘第 4,5 肋间。

(2)听诊顺序 通常从心尖区开始至肺动脉瓣区，再依次为主动脉瓣区、主动脉瓣第二听诊区和三尖瓣区。

(3)听诊内容 包括心率、心律、心音和额外心音、杂音以及心包摩擦音。

①心率 指每分钟心搏次数。正常成人心率范围为 60～100 次/分，女性稍快，老年人偏慢，儿童偏快，3 岁以下儿童多在 100 次/分以上。

②心律 指心脏跳动的节律。正常人心律规则，部分青年人可出现随呼吸改变的心律。吸气时心率增快，呼气时减慢，称窦性心律不齐，一般无临床意义。听诊所能发现的心律失常最常见的有期前收缩和心房颤动。心房颤动的听诊特点是心律绝对不规则，第一心音强弱不一致和心率快于脉率，称脉搏短绌，常见于二尖瓣狭窄、冠心病和甲状腺功能亢进症。少数原因不明称特发性。

③心音 心音共有 4 个，按其在心动周期中出现的先后依次命名为第一心音(S_1)、第二心音(S_2)、第三心音(S_3)和第四心音(S_4)。正常情况下，只能听到第一、第二心音。第三心音可在青少年中闻及而第四心音一般听不到，如听到第四心音，多数属病理情况。a.第一心音：出现在心室的等容收缩期，即心室收缩的开始，约在心电图 QRS 波群开始后 0.02～0.04 s。第一心音的听诊特点为音调较低钝，强度较响，历时较长(持续约 0.1 s)，与心尖搏动同时出现，在心尖部最响。b.第二心音：出现在心室的等容舒张期，标志心室舒张的开始，约在心电图 T 波的终末或稍后。第二心音的听诊特点为音调较高而脆，强度较 S_1 弱，历时较短(约 0.08 s)，在心底部最响。c.第三心音：出现在心室快速充盈期之末，距第二心音后 0.12～0.18 s，为低频低振幅的振动。第三心音的听诊特点是音调低钝而重浊，持续时间短(约 0.04 s)而强度弱，在心尖部及其内上方于仰卧位较清楚。正常情况只在儿童和青少年中听到。d.第四心音：出现在心室舒张末期，约在第一心音前 0.1 s (收缩期前)。

④心音的改变及其临床意义：a.心音强度改变：除胸壁厚度、肺含气量多少等心外因素外，影响心音强度的主要因素还有心室收缩力与心排血量，瓣膜位置的高低，瓣膜的活动性及其与周围组织的碰击(如人工瓣与瓣环或支架的碰撞)等。b.心音性质改变：心肌严重病变时，第一心音失去原有的低钝性质且明显减弱，第二心音也弱，S_1，S_2 极相似，可形成"单音律"。当心率增快，收缩期与舒张期时限几乎相等，S_1，S_2 均减轻时，听诊类似钟摆声，又称"钟摆律"或"胎心律"，提示病情严重，如大面积急性心肌梗塞和重症心肌炎等。c.心音分裂：S_1 或 S_2 的两个主要成分之间的间距延长，导致听诊时闻及其分裂为两个声音即称心音分裂。正常生理条件下，心室收缩与舒张时二个房室瓣与二个半月瓣的关闭并非绝对同步；三尖瓣较二尖瓣延迟关闭 0.02～0.03 s，肺动脉瓣迟于主动脉瓣约 0.03 s。通常上述时间差不能被人耳分辨，听诊仍为一个声音。

⑤额外心音 指在正常心音之外听到的附加心音，与心脏杂音不同。多数为病理性，大部分出现在 S_2 之后即舒张期，与原有的心音 S_1，S_2 构成三音律，也可出现在 S_1 之后即收缩期。少数可出现两个附加心音，则构成四音律。

⑥心脏杂音 心脏杂音是指在心音与额外心音之外，在心脏收缩或舒张时血液在心脏或血管内产生湍流所致的室壁、瓣膜或血管壁振动所产生的异常声音。根据杂音的不

同特性,对某些心脏病的诊断有重要意义。a. 杂音产生的机制:正常血流呈层流状态,不发出声音。当血流加速、血流通道异常或血流管径异常以及血黏度改变等均可使层流转变为湍流或旋涡而冲击心壁、大血管壁、瓣膜、间隔腱索等使之振动而在相应部位产生杂音。具体机制如下:血流加速,瓣膜开放口径或大血管通道狭窄,瓣膜关闭不全,异常血流通道,心腔异物或异常结构和大血管瘤样扩张。b. 杂音的特性与听诊要点:杂音的听诊有一定难度,应全神贯注、仔细分辨且分析有序。应注意听诊杂音的最响部位和传导方向、心动周期中的时期、性质、强度与形态及体位、呼吸和运动对杂音的影响。c. 杂音的临床意义:杂音的听取对心血管病的诊断与鉴别诊断有重要价值。但杂音并非诊断心脏病的必备条件。换言之,有杂音不一定有心脏病,有心脏病也可无杂音。根据产生杂音的部位有无器质性病变可区分为器质性杂音与功能性杂音。功能性杂音包括无害性杂音、生理性杂音以及有临床病理意义的相对性关闭不全或狭窄引起的杂音;后者局部无器质性病变,它与器质性杂音又可合称为病理性杂音。这类功能性杂音多见于收缩期。

根据杂音出现在心动周期中的时期与部位,将杂音的特点和意义分述如下:

A. 收缩期杂音

二尖瓣区:①功能性:常见于运动、发热、贫血、妊娠与甲状腺功能亢进等。杂音性质柔和、吹风样、强度 2/6 级,时限短,较局限。②相对性:见于左心增大引起的二尖瓣相对性关闭不全,如高血压性心脏病、冠心病、贫血性心脏病和扩张型心肌病等。③器质性:主要见于风湿性二尖瓣关闭不全、二尖瓣脱垂综合征等。杂音性质较粗糙、吹风样、响亮高调,强度在 3/6 级以上,持续时间长,可占全收缩期,甚至遮盖 S_1,并向左腋下传导。

主动脉瓣区:①器质性:多见于各种病因的主动脉瓣狭窄。杂音为喷射性,响亮而粗糙,向颈部传导,常伴有震颤,且 A_2 减弱。②相对性:见于升主动脉扩张,如高血压和主动脉粥样硬化。杂音柔和,常有 A_2 亢进。

肺动脉瓣区:①生理性:非常多见,尤其在青少年及儿童中。呈柔和、吹风样,强度在 2/6 级以下,时限较短。②相对性:为肺淤血或肺动脉高压导致肺动脉扩张产生的肺动脉瓣相对狭窄的杂音,听诊特点与生理性类似,P_2 亢进。见于二尖瓣狭窄、先心病房间隔缺损等。③器质性:见于肺动脉瓣狭窄,杂音呈喷射性、粗糙、强度在 3/6 级以上,常伴有震颤且 P_2 减弱。

三尖瓣区:①相对性:多见于右心室扩大的病人,如二尖瓣狭窄伴右心衰竭、肺心病心衰,因右心室扩大导致三尖瓣相对性关闭不全。杂音为吹风样、柔和,吸气时增强,一般在 3/6 级以下,可随病情好转、心腔缩小而消失。由于右心室增大,杂音部位可移向左侧近心尖处,需注意与二尖瓣关闭不全的杂音鉴别。②器质性:极少见,听诊特点与器质性二尖瓣关闭不全类似,但不传至腋下。可伴颈静脉和肝脏收缩期搏动。

其他部位:常见的有胸骨左缘第 3,4 肋间响亮而粗糙的收缩期杂音伴震颤,有时呈喷射性,提示室间隔缺损或肥厚型梗阻性心肌病。

B. 舒张期杂音

二尖瓣区:①器质性:主要见于风湿性二尖瓣狭窄。听诊特点为心尖 S_1 亢进,局限于心尖的舒张中、晚期,为低调、隆隆样、递增型杂音,常伴震颤。②相对性:主要见于较重度主动脉瓣关闭不全,导致左心室舒张期容量负荷过高,使二尖瓣基本处于半关闭状态,呈现相对狭窄而产生杂音,称 Austin Flint 杂音。

主动脉瓣区:可见于各种原因的主动脉瓣关闭不全。杂音呈舒张早期开始的递减型柔和叹气样的特点,常向胸骨左缘及心尖传导,于前倾坐位、主动脉瓣第二听诊区最清楚。常见原因为风湿性或先天性主动脉瓣关闭不全、特发性主动脉瓣脱垂、梅毒性升主动脉炎和马方综合征所致主动脉瓣关闭不全。

肺动脉瓣区:器质性病变引起者极少,多由于肺动脉扩张导致相对性关闭不全。杂音呈递减型、吹风样、柔和常合并 P_2 亢进,称 Graham Steell 杂音。常见于二尖瓣狭窄伴明显肺动脉高压。

三尖瓣区:局限于胸骨左缘第 4,5 肋间,低调隆隆样,见于三尖瓣狭窄,极为少见。

C.连续性杂音

常见于先心病动脉导管未闭。杂音粗糙、响亮似机器转动样,持续于整个收缩与舒张期,其间不中断。在胸骨左缘第 2 肋间稍外侧,常伴有震颤。主肺动脉隔缺损也可有类似杂音,但位置偏内而低,约在胸骨左缘第 3 肋间。此外,冠状动静脉瘘、冠状动脉窦瘤破裂也可出现连续性杂音,但前者杂音柔和,后者有冠状动脉窦瘤破裂的急性病史。

⑦心包摩擦音 指脏层与壁层心包由于生物性或理化因素致纤维蛋白沉积而粗糙,以致在心脏搏动时产生摩擦而出现的声音。音质粗糙、高音调、搔抓样、很近耳,与心搏一致。发生在收缩期与舒张期,常呈来回性,与呼吸无关,屏气时摩擦音仍存在,可据此与胸膜摩擦音相鉴别。见于各种感染性心包炎,也可见于风湿性病变、急性心肌梗塞、尿毒症和系统性红斑狼疮等非感染性疾病。当心包腔有一定积液量后,摩擦音可消失。

第六节 腹部

腹部的范围上起横膈,下至骨盆,前面及侧面为腹壁,后面为脊柱及腰肌。在此范围内包含腹壁、腹膜腔和腹腔脏器等内容。腹腔脏器很多,与消化、泌尿、内分泌、血液、心血管各系统均有关联。由于脏器互相交错重叠,正常脏器部分与异常肿块容易混淆,因此需要仔细检查及辨别。

腹部体检中以触诊为主。而触诊中又以脏器触诊为最重要。腹部触诊较难掌握,尤其肝、脾触诊。故需要勤学苦练,多实践体会,才能不断提高触诊水平。目前尽管已有 X 线、超声、内镜、核素显影、CT、磁共振等现代化的辅助检查手段,但腹部体检仍然是诊断疾病的重要和有用的方法。

一、腹部的体表标志及分区

检查腹部必须首先熟悉腹部脏器的部位及其在体表的投影。为了准确描写和记录脏器及病变的位置,常需要借助一些体表的天然标志,并将腹部做适当的分区。

1.体表标志 常用下列各处表示:肋弓下缘、腹上角(胸骨下角)、脐、髂前上棘、腹直肌外缘、腹中线(腹白线)、腹股沟韧带及肋脊角。

2.腹部分区 借助腹部天然标志及若干人为画线可将腹部划分为几个区域。目前常用以下分法：①四区分法：通过脐划一水平线与一垂直线，两线相交，将腹部分为四区，即右上腹、右下腹、左上腹和左下腹。②九区分法：由两条水平线和两条垂直线将腹部分为井字形的九区，上面的水平线为两侧肋弓下缘连线，下面的水平线为两侧髂前上棘连线，通过左右髂前上棘至腹中线连线的中点划两条垂直线，四线相交将腹部分为左、右季肋部，左、右腹（腰）部，左、右髂窝部及上腹部、脐部和下腹部9个区域。

二、视诊

腹部视诊的主要内容有腹部外形、呼吸运动、腹壁静脉、胃肠型及蠕动波，以及腹部的皮疹、疝和腹纹等。

1. 腹部外形　应注意腹部是否对称，有无膨隆或凹陷，以及局部隆起等。有腹水或腹部包块时，还应测量腹围的大小。①腹部膨隆因情况不同又可表现为：全腹膨隆，常见于下列情况：腹腔积液、腹内积气、腹内巨大包块。局部膨隆，腹部的局限性膨隆常因为脏器肿大，腹内肿瘤或炎症性包块、胃或肠曲胀气，以及腹壁上的肿物和病变等。②腹部凹陷：仰卧时前腹壁明显低于肋缘至耻骨的水平面，称腹部凹陷。凹陷亦分全腹和局部，但以前者意义更为重要。

2. 呼吸运动　正常人可以见到呼吸时腹壁上下起伏，即为呼吸运动，男性及小儿以腹式呼吸为主，而成年女性则以胸式呼吸为主，腹壁起伏不明显。

3. 腹壁静脉　正常人腹壁皮下静脉一般不显露，在较瘦或皮肤白净的人才隐约可见，皮肤较薄而松弛的老年人可见静脉暴露于皮肤，但常为较直条纹，并不迂曲，仍属正常。其他使腹压增加的情况（如腹水、腹腔巨大肿物、妊娠等）也可见静脉显露。腹壁静脉曲张（或扩张）常见于门静脉高压致循环障碍或上、下腔静脉回流受阻而有侧支循环形成时，此时腹壁静脉可显而易见或迂曲变粗，称为腹壁静脉曲张。

4. 胃肠型和蠕动波　正常人腹部一般看不到胃和肠的轮廓及蠕动波形，除非在腹壁菲薄或松弛的老年人、经产妇或极度消瘦者可能见到。胃肠道发生梗阻时，梗阻近端的胃或肠段饱满而隆起，可显出各自的轮廓，称为胃型或肠型，同时伴有该部位的蠕动加强，可以看到蠕动波。

5. 腹壁其他情况　除上述各项外，尚需注意检查下列内容，以提示或协助诊断。皮疹、色素、腹纹、瘢痕、脐部、腹部体毛及上腹部搏动等。

三、触诊

触诊是腹部检查的主要方法，对腹部体征的认知和疾病的诊断有重要作用。触诊可以进一步确定视诊所见，又可为叩诊、听诊提示重点。有些体征如腹膜刺激征、腹部包块、脏器肿大等主要靠触诊发现。在腹部触诊时，五种触诊法都能用到。触诊的内容和项目较多，分述如下：

1. 腹壁紧张度　正常人腹壁有一定张力，但触之柔软，较易压陷，称腹壁柔软，有些人（尤其儿童）因不习惯触摸或怕痒而发笑致腹肌自主性痉挛，称肌卫增强，在适当诱导或转移注意力后可消失，不属异常。某些病理情况可使全腹或局部腹肌紧张度增加或减弱。

2. 压痛及反跳痛　正常腹部触摸时不引起疼痛，重按时仅有一种压迫感。真正的压痛多来自腹壁或腹腔内的病变。

3.脏器触诊　腹腔内重要脏器较多,如肝、脾、肾、胆囊、胰腺、膀胱及胃肠等,在其发生病变时,常可触到脏器增大或局限性肿块,对诊断有重要意义。

①肝脏触诊　主要用于了解肝脏下缘的位置和肝脏的质地、表面、边缘及搏动等。检查者立于患者右侧用单手或双手触诊。肝肿大可分为弥漫性及局限性。弥漫性肿大见于肝炎、肝淤血、脂肪肝、早期肝硬化、Budd-Chiari综合征、白血病、血吸虫病、华支睾吸虫病等。局限性肝肿大常可看到或触到局部膨隆,见于肝脓肿、肝肿瘤及肝囊肿(包括肝包囊虫病)等。肝脏缩小见于急性和亚急性肝坏死、门脉性肝硬化晚期,后果更为严重。

②脾触诊　正常情况下脾不能触及。内脏下垂或左侧胸腔积液、积气时膈肌下降,可使脾向下移位。除此以外能触到脾则提示脾脏肿大。脾脏明显肿大而位置又较表浅时,用右手单手触诊稍用力即可查到。如果肿大的脾位置较深,应用双手触诊法进行检查。脾肿大的测量法有以下几种:第Ⅰ测量(又称甲乙线)指左锁骨中线与左肋缘交点至脾下缘的距离,以厘米表示(下同)。脾脏轻度肿大时只作第Ⅰ侧量。第Ⅱ测量和第Ⅲ测量:脾脏明显肿大时,应加测第Ⅱ测量(甲丙线)和第Ⅲ测量(丁戊线),前者系指左锁骨中线与左肋缘交点至脾脏最远点的距离(应大于第Ⅰ测量),后者指脾右缘与前正中线的距离。

③胆囊　触诊可用单手滑行触诊法或钩指触诊法进行。正常时胆囊隐于肝之后,不能触及。胆囊肿大时方超过肝缘及肋缘,此时可在右肋下、腹直肌外缘处触到。肿大的胆囊一般呈梨形或卵圆形,有时较长呈布袋形,张力较高,常有触痛,随呼吸上下移动。如肿大胆囊呈囊性感,并有明显压痛,常见于急性胆囊炎。胆囊肿大呈囊性感、无压痛者,见于壶腹周围癌。胆囊肿大、有实性感者,可见于胆囊结石或胆囊癌。

④肾触诊　检查肾一般用双手触诊法。正常人肾一般不易触及,有时可触到右肾下极。身材瘦长者,肾下垂、游走肾或肾脏代偿性增大时,肾较易触到。

⑤膀胱触诊　正常膀胱空虚时隐于盆腔内,不易触到。只有当膀胱积尿、充盈胀大时,才越出耻骨上缘而在下腹中部触到。膀胱触诊一般采用单手滑行法。

⑥胰触诊　胰位于腹膜后,位置较深,且正常胰柔软,故不能触到。

4.腹部包块　除以上脏器外,腹部还可触及一些包块。包括肿大或异位的脏器,炎性包块,囊肿,肿大淋巴结以及良、恶性肿瘤,胃内结石,肠内粪块等,因此应注意鉴别。首先将正常脏器与病理性包块区别开来。触到异常包块时需注意其位置、大小、形态、质地、压痛、搏动及移动度等。

5.液波震颤　腹腔内有大量游离液体时,如用手触击腹部,可感到液波震颤,或称波动感。检查时患者平卧,医师以一手掌面贴于患者一侧腹壁,另一手四指并拢屈曲,用指端叩击对侧腹壁(或以指端冲击式触诊),如有大量液体存在,则贴于腹壁的手掌有被液体波动冲击的感觉,即波动感。

6.振水音　在胃内有多量液体及气体存留时可出现振水音。

四、叩诊

腹部叩诊可以验证和补充视诊和触诊所得的结果。其主要作用在于叩知某些脏器的大小和叩痛,胃与膀胱的扩大程度,胃肠道充气情况,腹腔内有无积气、积液和包块等。直

接叩诊法和间接叩诊法均可应用于腹部,但一般多采用间接叩诊法,因其较为可靠。腹部叩诊内容如下:

1. 腹部叩诊音　正常情况下,腹部叩诊大部分区域均为鼓音。只有肝、脾所在部位,增大的膀胱和子宫占据的部位以及两侧腹部近腰肌处叩诊为浊音。如果肝、脾或其他脏器极度肿大,腹腔内肿瘤或大量腹水时,鼓音范围缩小,病变部位可出现浊音或实音。当胃肠高度胀气和胃肠穿孔致气腹时,则鼓音明显、范围增大或出现于不应有鼓音的部位(如肝浊界内)。

2. 肝及胆囊叩诊　用叩诊法定肝上界时,一般都是沿右锁骨中线、右腋中线和右肩胛线,由肺区向下叩向腹部。叩指用力要适当,勿过轻或过重。当由清音转为浊音时,即为肝上界。此处相当于被肺遮盖的肝顶部,故又称肝相对浊音界。再向下叩 1~2 肋间,则浊音变为实音,此处的肝脏不再为肺遮盖而直接贴近胸壁,称肝绝对浊音界(亦为肺下界)。肝区叩击痛对于诊断肝炎、肝脓肿有一定的意义。

胆囊位于深处,且被肝脏遮盖,临床上不能用叩诊检查其大小,仅能检查胆囊区有无叩击痛,胆囊区叩击痛为胆囊炎的重要体征。

3. 胃泡鼓音区及脾叩诊　胃泡鼓音区位于左前胸下部肋缘以上,约呈半圆形,为胃底穹窿含气而形成。其上界为横膈及肺下缘,下界为肋弓,左界为脾,右界为肝左缘。此区明显缩小或消失可见于脾肿大、左侧胸腔积液、心包积液、肝左叶肿大(不会使鼓音区完全消失),也见于急性胃扩张或溺水患者。

当脾触诊不满意或在左肋下触到很小的脾缘时,宜用脾叩诊进一步检查脾大小。脾浊音区的叩诊宜采用轻叩法,在左腋中线上进行。正常时在左腋中线第 9~11 肋之间叩到脾浊音,其长度为 4~7 cm,前方不超过腋前线。脾浊音区扩大见于各种原因所致之脾肿大。脾浊音区缩小见于左侧气胸、胃扩张、鼓肠等。

4. 移动性浊音　腹腔内有较多的液体存留时,因重力关系,液体多储积于腹腔的低处,故在此处叩诊呈浊音。检查时先让患者仰卧,腹中部由于肠管内有气体而在液面浮起,叩诊呈鼓音;两侧腹部因腹水积聚叩诊呈浊音。患者向左侧卧时,左侧腹部呈更大范围的浊音,而在上面的右侧腹部转为鼓音。再向右侧卧时,左侧腹转为鼓音,而浊音移至在下面的右侧腹部。这种因体位不同而出现浊音区变动的现象称移动性浊音。这是发现有无腹腔积液的重要检查方法。

5. 肋脊角叩痛　主要用于检查肾脏病变。检查时,患者采取坐位或侧卧位,医师用左手掌平放在其肋脊角处(肾区),右手握拳用由轻到中等的力量叩击左手背。正常时肋脊角处无叩击痛;当有肾炎、肾盂肾炎、肾结石、肾结核及肾周围炎时,肾区有不同程度的叩击痛。

6. 膀胱叩诊　当膀胱触诊结果不满意时,可用叩诊来判断膀胱膨胀的程度。叩诊在耻骨联合上方进行。膀胱空虚时,因耻骨上方有肠管存在,叩诊呈鼓音,叩不出膀胱的轮廓。当膀胱内有尿液充盈时,耻骨上方叩诊呈圆形浊音区。

五、听诊

腹部听诊时,应将听诊器体件置于腹壁上,全面地听诊各区,尤其注意上腹部、脐部、右下腹部及肝、脾各区。听诊内容主要有肠鸣音、血管杂音、摩擦音和搔弹音等。

1. 肠鸣音 肠蠕动时,肠管内气体和液体随之而流动,产生一种断断续续的咕噜声(或气过水声)称为肠鸣音。正常情况下,肠鸣音每分钟为4~5次,其声响和音调变异较大,只有靠检查者的经验来判定是否正常。肠蠕动增强时,肠鸣音每分钟达10次以上,但音调不特别高亢,称肠鸣音活跃,见于急性胃肠炎、服泻药后或胃肠道大出血时;如次数多且肠鸣音响亮、高亢,甚至呈叮当声或金属音,称肠鸣音亢进,见于机械性肠梗阻。

2. 血管杂音 腹部血管杂音对诊断某些疾病有一定作用,听诊中不应忽视。血管杂音有动脉性和静脉性杂音。

3. 摩擦音 在脾梗塞、脾周围炎、肝周围炎或胆囊炎累及局部腹膜等情况下,可于深呼吸时,于各相应部位听到摩擦音,严重时触诊亦有摩擦感。腹膜纤维渗出性炎症时,亦可在腹壁听到摩擦音。

4. 搔弹音 在腹部听诊搔弹音的改变可协助测定肝下缘和微量腹水,还可以用来确定扩张的胃界。

第七节 脊柱与四肢

一、脊柱

脊柱是支持体重、维持躯体各种姿势的重要支柱,并作为躯体活动的枢纽。由骨与纤维组织构成的椎管可容纳并保护脊髓、马尾神经和神经根。脊柱的病变主要表现为疼痛、姿势或形态异常以及活动度受限等。检查时应注意其弯曲度、有无畸形、活动范围是否受限及有无压痛、叩击痛等。

1. 脊柱弯曲度 生理性弯曲:正常人直立时,脊柱从侧面观察,有四个生理弯曲,即颈段稍向前凸,胸段稍向后凸,腰椎明显向前凸,骶椎则明显向后凸。让病人取站立位或坐位,从后面观察脊柱有无侧弯。

2. 脊柱活动度 正常活动度:正常人脊柱有一定活动度,但各部位活动范围明显不同。颈椎段和腰椎段的活动范围最大;胸椎段活动范围较小;骶椎各节已融合成骨块状,几乎无活动性;尾椎各节融合固定,亦无活动性。

3. 脊柱压痛与叩击痛 脊柱压痛的检查方法是嘱病人取端坐位,身体稍向前倾。检查者以右手拇指自上而下逐个按压脊椎棘突及椎旁肌肉,正常每个棘突及椎旁肌肉均无压痛。若某一部位有压痛,提示压痛部位的脊椎或肌肉可能有病变或损伤,并以第7颈椎棘突骨性标志计数病变椎体位置。

二、四肢与关节

四肢(four limbs)及其关节(articulus)的检查常运用视诊与触诊,两者相互配合,观察四肢及其关节的形态、肢体位置、活动度或运动情况等。正常人四肢与关节左右对称,形态正常,无肿胀及压痛,活动不受限。

1. 上肢　长度、肩关节、肘关节、腕关节及手的检查。
2. 下肢　髋关节、膝关节、踝关节及足的检查。

关节是骨骼的间接连接。典型的关节应包括关节面及其关节软骨、关节囊、关节腔等。关节腔内有少量滑液，以利于两骨骼间的活动。在正常情况下，各关节保持其特有的形态及一定范围的运动功能。某些病变可使关节发生不同程度的肿胀、变形、运动受限等。

第八节　神经系统检查

神经系统检查是全身体格检查中的一个重要部分。神经系统包括中枢神经系统与周围神经系统两大部分。通过准确检查，能获取对疾病的定位与定性诊断信息。神经系统的症状与体征也可出现于全身性疾病过程中。因此，掌握神经系统的基本检查是医学生临床教学中不可缺少的部分，包括脑神经、运动神经、感觉神经、神经反射和自主神经等方面的检查。此外，还不能忽视意识状态与精神状态的整体检查。

一、颅神经检查

颅神经共12对，检查颅神经对颅脑病变的定位诊断极为重要。检查时应按序进行，以免遗漏。

1. 嗅神经　嗅神经系第1对颅神经，可通过问诊了解嗅觉的灵敏度。检查时嘱被检者闭目并压住一侧鼻孔。然后用盛有气味而无刺激性溶液的小瓶或有特殊气味的物品（如醋、香水、酒、香烟或香皂等）置于另一鼻孔下，让被检者辨别各种气味。
2. 视神经　视神经系第2对颅神经。视神经检查包括视力、视野检查和眼底检查。
3. 动眼、滑车、展神经　动眼、滑车、展神经三对神经分别为第3，4，6对脑神经，同司眼球运动，合称眼球运动神经，可同时检查。
4. 三叉神经　三叉神经系第5对颅神经。面部感觉三叉神经的感觉纤维分布在面部皮肤及眼、鼻与口腔黏膜。嚼运动受三叉神经的运动纤维支配。
5. 面神经　面神经系第7对颅神经，主要支配面部表情肌和具有味觉功能。
6. 位听神经　位听神经系第8对颅神经，包括前庭及耳蜗神经。
7. 舌咽、迷走神经　舌咽、迷走神经为第9，10对颅神经，两者在解剖与功能上关系密切，常同时受损。
8. 副神经　副神经为第11对颅神经。
9. 舌下神经　舌下神经为第12对颅神经。

二、运动功能检查

运动包括随意运动和不随意运动。随意运动由锥体束司理，不随意运动（不自主运动）由锥体外系和小脑司理。

(一)肌力

肌力指肌肉运动时的最大收缩力。检查时令病人作肢体伸屈动作,检查者从相反方向测试被查者对阻力的克服力量,并注意两侧对比。肌力的记录采用0~5级的六级分级法:0级完全瘫痪。1级肌肉可收缩,但不能产生动作。2级肢体在床面上能移动,但不能抬离床面。3级肢体能抬离床面,但不能对抗阻力。4级能作对抗阻力动作,但较正常差。5级正常肌力。

(二)肌张力

肌张力指静息状态下的肌肉紧张度。以触摸肌肉的硬度及伸屈其肢体时感知的阻力作判断。

1. 肌张力增高　肌肉坚实,伸屈其肢体时阻力增加。可分为以下两种:痉挛性、强直性。

2. 肌张力降低　肌肉松软,伸屈其肢体时阻力低,关节运动范围扩大,见于周围神经炎、前角灰质炎和小脑病变等。

(三)不随意运动

系由随意肌不自主地收缩所产生的一些无目的的异常动作,多数为锥体外系损害的表现。

1. 震颤　为两组拮抗肌交替收缩引起的不自主动作,可有以下几种类型:①静止性震颤;②动作性震颤。

2. 舞蹈样运动　为肢体大关节的快速、无目的、不对称的运动,类似舞蹈,睡眠时可减轻或消失。

3. 其他尚有手足徐动,见于脑性瘫痪、肝豆状核变性和脑基底节变性。手足搐搦见于低钙血症等。

(四)共济运动

机体任一动作的完成均依赖于某组肌群协调一致的运动称共济运动,这种协调主要靠小脑的功能。前庭神经、视神经、深感觉及锥体外系均参与作用。

1. 指鼻试验　被检者手臂外展伸直,再以食指尖触自己的鼻尖,由慢到快,先睁眼,后闭眼重复进行。小脑半球病变时同侧指鼻不准;如睁眼时指鼻准确,闭眼时出现障碍则为感觉性共济失调。

2. 跟-膝-胫试验　被检者仰卧,上抬一侧下肢,用足跟碰对侧膝盖,再沿胫骨前缘向下移动。小脑损害时,动作不准;感觉性共济失调者则闭眼时出现该动作障碍。

3. 其他:①快速轮替动作:被检者以前臂作快速旋前旋后动作,共济失调患者动作缓慢、笨拙。②闭目难立征:被检者足跟并拢站立,闭目,双手向前平伸,若出现身体摇晃或倾斜则为阳性,提示小脑病变。如睁眼时能站稳而闭眼时站立不稳,则为感觉性共济失调。

三、感觉功能检查

首先让被检者了解检查的目的与方法,以取得充分合作。检查时要注意左右侧和远近端部位的差别,从感觉缺失区向正常部位逐步移行检查。检查时被检者宜闭目,以避免主观或暗示作用。

(一)浅感觉检查

①痛觉：用大头针的针尖轻刺被检者皮肤以检查痛觉，两侧对比并记录感觉障碍类型（过敏、减退或消失）与范围。②触觉：用棉签或软纸片轻触被检者的皮肤或黏膜。触觉障碍见于脊髓后索病损。③温度觉：用盛有热水(40~50℃)或冷水(5~10℃)的试管测试皮肤温度觉。温度觉障碍见于脊髓丘脑侧束损害。

(二)深感觉检查

1. 运动觉　被检者闭目，检查者轻轻夹住被检者的手指或足趾两侧，上下移动，令被检者说出"向上"或"向下"。运动觉障碍见于脊髓后索病损。

2. 位置觉　被检者闭目，检查者将其肢体放于某一位置，以检测其位置觉。

3. 震动觉　用震动着的音叉柄置于骨突起处(如内、外踝，手指、桡尺骨茎突、胫骨、膝盖等)，询问有无震动感觉，判断两侧有无差别。

(三)复合感觉

指皮肤定位感觉、两点辨别觉和形体觉等。这些感觉是大脑综合分析的结果，也称皮质感觉。

1. 皮肤定位觉　被检者闭目，检查者以手指或棉签轻触被检者皮肤某处，让被检者指出被触部位。该功能障碍见于皮质病变。

2. 两点辨别觉　以钝脚分规刺激皮肤上的两点，检测被检者有无能力辨别，再逐渐缩小双脚间距，直到被检者感觉为一点时，测其实际间距，与健侧对比。正常身体各部位两点辨别觉灵敏度不同，可两侧比较。当触觉正常而两点辨别觉障碍时则为额叶病变。

3. 形体觉　被检者闭目，用单手触摸熟悉的物体，如钢笔、钥匙、硬币等，嘱其说出物体的名称。先测功能差的一侧，再测另一手。功能障碍为皮质病变。

4. 体表图形觉　被检者闭目，在其皮肤上画图形(方、圆、三角形等)或写简单的字(一、二、十等)，观察其能否识别。如有障碍，常为丘脑水平以上病变。

四、神经反射检查

神经反射是由反射弧的形成而体现的，反射弧包括感受器、传入神经元、中枢、传出神经元和效应器等。反射弧中任一环节有病变都可影响反射，使其减弱或消失；反射又受高级神经中枢控制，如锥体束以上病变，可使反射活动失去抑制而出现反射亢进。

(一)浅反射

浅反射系刺激皮肤或黏膜引起的反应，包括以下几种：

1. 角膜反射　嘱被检者向内上注视，以细棉签纤维由角膜外缘向内轻触被检者角膜，正常时该眼睑迅速闭合，称直接角膜反射。反射弧为三叉神经眼支至桥脑，再由面神经核支配眼轮匝肌，引起眼睑闭合。若刺激一侧引起对侧眼睑闭合，则称为间接角膜反射。凡直接与间接反射均消失者为三叉神经病变(传入障碍)；如直接反射消失，间接反射存在，为病侧面神经瘫痪(传出障碍)。深昏迷患者角膜反射消失。

2. 腹壁反射　被检者仰卧，下肢稍屈曲，使腹壁松弛，然后用钝头竹签分别沿肋缘下(胸髓7~8)、脐平(胸髓9~10)及腹股沟上(胸髓11~12)的平行方向，由外向内轻划腹壁皮肤。正常反应是局部腹肌收缩。上、中或下部反射消失分别见于上述不同平面的胸髓病损。双侧上、中、下部反射均消失见于昏迷和急性腹膜炎患者。一侧上、中、下部腹壁反射消失见于同侧锥体束病损。肥胖、老年及经产妇由于腹壁过于松弛也会出现腹壁反射减弱或消失,应予以注意。

3. 提睾反射　与检查腹壁反射相同,竹签由下而上轻划股内侧上方皮肤,可引起同侧提睾肌收缩,睾丸上提。双侧反射消失为腰髓1～2节病损。一侧反射减弱或消失见于锥体束损害。局部病变如腹股沟疝、阴囊水肿等也可影响提睾反射。

4. 跖反射　被检者仰卧、下肢伸直,医生手持被检者踝部。用钝头竹签划足底外侧,由后向前至小趾跖关节处转向拇趾侧,正常反应为足跖屈曲。

5. 肛门反射　用大头针轻划肛门周围皮肤,可引起肛门外括约肌收缩。反射障碍为骶髓4～5节、肛尾神经病损。

(二)深反射

刺激骨膜、肌腱经深部感受器完成的反射称深反射,又称腱反射。检查时被检者要合作,肢体应放松。检查者叩击力量要均等,两侧要对比。

1. 肱二头肌反射　被检者前臂屈曲,检查者以左手拇指置于被检者肘部肱二头肌腱上,然后右手持叩诊锤叩左手拇指指甲,可使肱二头肌收缩,引出屈肘动作。

2. 肱三头肌反射　被检者外展上臂,半屈肘关节。检查者用左手托住其上臂,右手用叩诊锤直接叩击鹰嘴上方的肱三头肌腱,可使肱三头肌收缩,引起前臂伸展。

3. 桡骨骨膜反射　被检者前臂置于半屈半旋前位,医生以左手托住其腕部,并使腕关节自然下垂,随即以叩诊锤叩桡骨茎突,可引起桡肌收缩,发生屈肘和前臂旋前动作。

4. 膝反射　坐位检查时,被检者小腿完全松弛下垂,卧位检查则病人仰卧,检查者以左手托起其膝关节使之屈曲约120°,用右手持叩诊锤叩击膝盖髌骨下方股四头肌腱,可引起小腿伸展。

5. 踝反射　又称跟腱反射。患者仰卧,髋及膝关节稍屈曲,下肢取外旋外展位。检查者左手将被检者足部背屈成直角,以叩诊锤叩击跟腱,反应为腓肠肌收缩、足向跖面屈曲。

6. Hoffmann征　为牵引反射,是深反射亢进的表现。检查者左手持被检者腕部,然后以右手中指与食指夹住被检者中指并稍向上提,使腕部处于轻度过伸位。以拇指迅速弹刮被检者的中指指甲,引起其余四指轻度掌屈反应则为阳性。

7. 阵挛　在有深反射亢进时,用力使相关肌肉处于持续性紧张状态,该组肌肉发生节律性收缩,称为阵挛,常见的有以下二种:①踝阵挛:被检者仰卧,髋与膝关节稍屈,医生一手持被检者小腿,一手持被检者足底前端,用力使踝关节过伸。阳性表现为腓肠肌与比目鱼肌发生连续性节律性收缩。②髌阵挛:被检者下肢伸直,医生以拇指与食指捏住其髌骨上缘,用力向远端快速连续推动数次后维持推力。阳性反应为股四头肌发生节律性收缩使髌骨上下移动。

(三)病理反射

指锥体束病损时,大脑失去了对脑干和脊髓的抑制作用而出现的异常反射。1岁半以内的婴幼儿由于神经系统发育未完善,也可出现这种反射,不属于病理性。

1. 巴彬斯基氏(Babinski)征　取位与检查跖反射一样,用竹签沿患者足底外侧缘,由后向前至小趾跟部并转向内侧,阳性反应为拇趾背伸,余趾呈扇形展开。

2. 奥本海姆(Oppenheim)征　医生用拇指及食指沿被检者胫骨前缘用力由上向下滑压,阳性表现同巴彬斯基氏征。

3. 戈登氏(Gordon)征　检查时用手以一定力量捏压腓肠肌,阳性表现同 Babinski 征。

以上三种体征临床意义相同,以 Babinski 征价值最大。

(四)脑膜刺激征

为脑膜受激惹的体征,见于脑膜炎、蛛网膜下腔出血和颅压增高等病况。

1. 颈强直　被检者仰卧,颈部放松,检查者左手托被检者枕部,右手置于胸前作屈颈动作。被动屈颈时如抵抗力增强,即为颈部阻力增高或颈强直。在除外颈椎或颈部肌肉局部病变后即可认为有脑膜刺激征。

2. 克氏(Kernig)征　被检者仰卧,一侧髋关节屈成直角后,膝关节也在近乎直角状态时,检查者将被检者小腿抬高伸膝。正常人膝关节可伸达135°以上。如伸膝受阻且伴疼痛与屈肌痉挛,则为阳性。

3. 布氏(Brudzinski)征　被检者仰卧,下肢伸直,检查者一手托起被检者枕部,另一手按于其胸前。当头部前屈时,双髋与膝关节同时屈曲则为阳性。

五、自主神经功能检查

自主神经与躯体神经一样也分中枢与周围两部分,也有传入与传出神经纤维。周围自主神经可分为交感与副交感两个系统,通过神经介质与特定受体结合而发挥作用。自主神经的主要功能是调节内脏、血管与腺体等活动,故又称内脏神经。大部分内脏接受交感和副交感神经纤维的双重支配,它们之间的作用虽是相互拮抗的,但在大脑皮质的调节下,可协调整个机体内、外环境的平衡。近年来,自主神经功能与机体疾患的关系及其昼夜节律变化与急性事件发作间的联系受到了很大重视。

【临床常用检查方法】

(一)一般观察

1. 皮肤黏膜　自主神经功能改变可出现多种皮肤黏膜变化,如苍白、红斑、潮红、紫绀、色素减少或色素沉着等。此外,还可发生质地改变,如过分光滑、增厚、变硬、潮湿或干燥与脱屑,也可出现皮疹、水肿和溃疡等。

2. 出汗　有无全身或局部出汗过多、过少或无汗。

(二)自主神经反射

1. 眼心反射　被检者仰卧,双眼自然闭合,数其 1 min 脉搏。医师用左手中指、食指分别置于被检者眼球两侧,逐渐加压,以病人不痛为限。加压 20～30 s 后计数 1 min 脉率,正常可减少 10～12 次/分,超过 12 次/分提示副交感(迷走)神经功能增强,迷走神经麻痹则无反应。如压迫后脉率非但不减慢反而加速,则提示交感神经功能亢进。

2. 卧立位试验　平卧位计数 1 min 脉率,然后起立站直,再计数 1 min 脉率。若由卧位到立位脉率增加超过 10～12 次/分,为交感神经兴奋性增强。若由立位到卧位,脉率减少超过 10～12 次/分,则为迷走神经兴奋性增强。

3. 皮肤划纹试验　用钝头竹签在皮肤上适度加压划一条线，数秒钟后，皮肤先出现白色划痕（血管收缩）高出皮面，以后变红，属正常反应。如白色划痕持续较久，超过 5 min，提示交感神经兴奋性增高。如红色划痕迅速出现且持续时间长，提示副交感神经兴奋性增高或交感神经麻痹。

4. 竖毛反射　竖毛肌由交感神经支配。将冰块置于被检者颈后或腋窝，数秒钟后可见竖毛肌收缩，毛囊处隆起如鸡皮。根据竖毛反射障碍的部位来判断交感神经功能障碍的范围。

5. 发汗试验　常用碘淀粉法，即以碘 1.5 g，蓖麻油 10 mL，与 95% 酒精 100 mL 混合成淡碘酊涂布于皮肤。干后再敷以淀粉。皮下注射毛果芸香碱 10 mg，作用于交感神经节后纤维而引起出汗，出汗处淀粉变黄色，无汗处皮肤颜色不变，可协助判断交感神经功能障碍的范围。

6. 握拳试验　被检者用力握拳 5 min，可引起心率增快与收缩压、舒张压增高。自主神经系统功能异常时，此反应发生障碍，常用于检测交感神经传出纤维功能。

7. 瓦氏（Valsalva）动作　患者深吸气后，在屏气状态下用力作呼气动作 10～15 s。计算此期间最长心搏间期与最短心搏间期的比值，正常人大于 1.4，若小于 1.4，则提示压力感受器功能不灵敏或其反射弧的传入纤维或传出纤维损害。

8. 其他　对括约肌功能的检查也是自主神经功能检查的重要内容。各种不同性质的排尿障碍，如尿急、排尿费力、尿潴留、充盈性尿失禁等的检查分析与鉴别等复杂内容，将于各专科进一步阐述。

（郭征东）

复习思考题

1. 基本检查法有哪些内容？
2. 叩诊音有哪些？
3. 眼球运动检查的顺序是什么？
4. 扁桃体肿大如何分度？
5. 甲状腺肿大的分度是什么？
6. 肺部听诊的顺序及其听诊音的变化有哪些？
7. 心浊音界的变化及其临床意义是什么？
8. 心脏听诊的内容有哪些？
9. 脾脏肿大时如何测量？
10. 病理反射有哪些？其阳性表现是什么？

第四章 器械检查

第一节 心电学检查

一、心电图

心脏在机械收缩之前,首先发生电激动,所产生的生物电可经体内组织传导至体表各部位。如果在两个体表部位放置电极板,用导线连接至具有放大和记录电流功能的心电图机,就可以描记出心脏生物电活动的连续曲线图形,即称心电图(electrocardiogram, ECG)。1903年首先由 Einthoven 录得并命名。心电图主要反映心房和心室在激动过程中产生的电压变化,以及通过心肌与心脏传导系统的每次激动过程中的时间,可用来诊断各种心律失常、心肌受损、缺血和坏死;并可观察某些药物对心肌的影响;但心电图不能直接显示心脏功能状态及代偿情况,必须结合临床资料综合分析,才能更好地发挥其辅助临床诊断的作用。

【心电产生原理】

正常心肌细胞膜是一层半透膜,膜内电位低于膜外电位,称为极化状态。当心肌细胞膜的一端被激动时,细胞膜通透性发生改变,细胞外钠离子大量进入细胞内,膜内电位增高并迅速扩散到整个细胞,膜内电位由负变正,这个过程称为除极(depolarization)。在已除极和尚未除极的心肌之间产生电位差,形成电偶(dipole)。心肌除极时,正电位(电源)在前,负电位(电穴)在后,因探查电极放置部位不同,可得到不同的心电图波形。探查电极对向除极方向,出现正向波,如心电图中的R波;探查电极背着除极方向,出现负向波,如心电图中的QS波;探查电极介于除极和未除极部位之间,出现双向波,如心电图中Rs波。心肌细胞除极后,由于细胞膜的代谢作用,细胞膜内外离子的分布逐渐恢复到极化状态,这个过程称为复极(repolarization)。复极时,开始除极的部位首先开始复极,即负电位(电穴)在前,正电位(电源)在后,向前推进直至整个细胞全部复极为止。这是单个心肌细胞的除复极过程,而平时我们记录到的心电图是由体表采集到的电位变化,是全部心肌细胞的电位变化按合力的原理综合的结果(详见本节心电轴测量)。

【心电图图形命名及其生理意义】

正常心电图图形由下述各波及间期组成:

1. P波 为心房除极波,代表左右两心房除极时的电位变化。
2. P-R间期 代表心房开始除极至心室开始除极的时间。
3. QRS波群 代表全部心室肌除极电位和时间的变化。首先出现的正向波称为R

波,R 波之前的负向波称为 q 波,R 波之后第一个负向波称为 S 波,继 S 波之后再出现的正向波称为 R′波,R′波后再出现负向波称为 S′波;如果 QRS 波群只有负向波,则称为 QS 波。至于采用 Q 或 q,R 或 r,S 或 s 表示,应根据其幅度大小而定。

4.S-T 段　代表心室缓慢复极期。是从 QRS 波群的终点至 T 波起点间的线段,一般为一等电位线。

5.T 波　代表快速心室复极时的电位变化,T 波的方向常与 QRS 波群的主波方向一致。

6.QT 间期　为自 QRS 波群起点至 T 波终点的时间,代表心室除极和复极全过程所需的时间。

7.U 波　为心动周期中最后一个小波,其意义尚未清楚,其方向一般与 T 波一致。

【心电图导联体系】

在人体体表按固定位置放置电极,通过导联线与心电图机相联。这种记录心电图的电路连接方法即为导联。由 Einthoven 创设的国际通用导联体系(lead system),称为常规 12 导联体系。

1.肢体导联(limb leads)　有双极肢体导联和单极肢体导联之分。包括标准导联Ⅰ,Ⅱ,Ⅲ及加压肢体导联 aVR,aVL,aVF,其电极主要放置在右臂(R)、左臂(L)、左腿(F)。

(1)标准导联(双极肢体导联)　所得波形反映两个肢体间的电位差变化。Ⅰ导联将左右上肢相连,Ⅱ导联将左下肢与右上肢相连,Ⅲ导联将左下肢与左上肢相连。

(2)加压单极肢体导联　是在两个电极中,一个电极显示电位,而另一电极的电位等于零,所得波形反映检测电极下的电位变化,但此种波形振幅较小,故采用加压使测得电位升高的办法,以便于检测,称之为加压单极肢体导联。即 aVR,aVL,aVF 导联。

2.胸导联(chest leads)　为单极导联。即将探查电极分别置于心前区不同部位,将无关电极连接于右臂、左臂和左腿连成的中心电端上(电位接近零)。V_1 为胸骨右缘第四肋间;V_2 为胸骨左线第四肋间,V_4 为左锁骨中线第五肋间;V_3 为 V_2 和 V_4 的连线中点;$V_5 \sim V_9$ 分别为左腋前线、腋中线、腋后线、肩胛下线和脊柱左缘与 V_4 水平线交叉点;右胸前电极:与左胸前导联相对称的位置,V_{3R},V_{4R},V_{5R} 等导联反映右心病变。V_{3R},V_{4R},V_{5R} 是在右前胸与 V_3,V_4,V_5 相对称的位置。

【心电图的测量方法与正常范围】

1.心电图的测量方法

(1)心电图记录纸　是由纵线和横线交织而成的方格纸,方格的各边长均为 1 mm,纸上的纵向距离代表电压。当输入标准电压为 1 mV=10 mm 时,则每小格(1 mm)代表 0.1 mV。纸上的横向距离代表时间,用以计算各波和各间期所占时间。因心电图纸移动的速度一般为 25 mm/s,故每小格(1 mm)代表 0.04 s。有时根据需要可将心电图标准电压调整为 1 mV=5 mm,纸速为 50 mm/s。

(2)各波及间期的测量

各波段时间的测定:应自波形起点的内缘量至波形终点内缘。

各波段波幅的测定:正向波应自等电线的上缘量至顶点;负向波应自等电线下缘量至负向波的最低点的垂直距离。

心率测定:一般指心室率,其计算公式为:心室率= 60/R-R 间期(次/分)。心律不规则时 R-R 间隔时间取其平均值。

S-T 段的测量:通常自 J 点(S 波的终点与 S-T 段的起点交接处)后 0.04 s 处进行测量。当 S-T 段抬高时,测量其抬高的程度,应从等电位线上缘量至 S-T 段的上缘;测量 S-T 段下降的程度应从等电位线下缘量至 S-T 段的下缘。

心电轴测量:细胞在除极和复极过程中所产生的电位,既有方向,又有强度,称为向量(vector)。这些向量在除、复极过程中是不断改变的。心房、心室在除极、复极过程每一瞬间的综合向量可认为是由组成它们的无数心肌细胞的瞬间向量的综合。它们的方向和大小是变动的,但在每一心动周期中各有一个最大综合心电向量,称为平均心电轴(mean QRS axis),习惯上将心室除极过程中 QRS 波群的平均电轴称为心电轴。心电轴与 I 导联的导联轴形成一夹角,其正常值可变动于 $-30°\sim 90°$ 之间。$-30°\sim -90°$ 为电轴左偏,可见于左心室肥厚、左前分支传导阻滞等;大于 $90°$ 为电轴右偏,可见于右心室肥厚。最简单的测量方法是目测法,根据 I 和 III 导联 QRS 波群的主波方向作出简易判断。如果 I 和 III 导联均以 R 波为主,表示心电轴在正常范围;I 导联以 R 波为主,III 导联以 S 波为主,提示心电轴左偏;若 I 导联以 S 波为主,III 导联以 R 波为主,提示心电轴右偏。亦可查阅心电图电轴表详知心电轴方位。

2. 心电图各波、段正常值

(1)基本波形

P 波:方向 II 导联向上,aVR 向下;时限 <0.11 s;肢体导联电压 <0.25 mV,胸导联 <0.2 mV。

QRS 波群:主波方向 I, II, V_5 向上,aVR, V_1 向下;时间 $0.06\sim 0.10$ s;电压 $R_{aVL}<1.2$ mV,$R_I<1.5$ mV,$R_{aVR}<0.5$ mV,$R_{aVF}<2.0$ mV,$R_{V_1}<1.0$ mV,$R_{V_5}<2.5$ mV;$S_{V_1}+R_{V_5}<3.5$ mV(女性),<4.0 mV(男性)。q 波 V_1 绝无 q 波,时限 <0.04 s,电压 $<1/4$ R。

T 波:I, II, V_5 向上,aVR 向下,时限 $\geqslant$ 同导联 1/10 R。

(2)间期

P-R 间期:时限 $0.12\sim 0.20$ s。

S-T 段:在任何导联下移 <0.05 mV,抬高肢体导联 <0.1 mV,$V_3\leqslant 0.5$ mV,$V_1\sim V_3\leqslant 0.3$ mV。

Q-T 间期:时限 $0.32\sim 0.44$ s。

【常见异常心电图】

1. 心房肥大

(1)左心房肥大(left atrial enlargement)　P 波时间超过 0.11 s。顶部双峰形切迹,峰距$\geqslant 0.04$s,这种增宽的 P 波多见于二尖瓣病变,故称"二尖瓣型 P 波"。在 I, II, aVL 等导联较明显,V_1 导联上成为先正后负双向 P 波,负向部分较深。

(2)右心房肥大(right atrial enlargement)　表现为 P 波电压明显增高,超过 0.25 mV,时间正常。这种高而尖的波,见于慢性肺心病,故称"肺型 P 波",在 II, III, aVF 等导联明显。

2. 心室肥大

(1) 左心室肥大(left ventricular hypertrophy)

①左室面电压增大:$Rv_{5\sim6}>2.5$ mV;$Sv_1+Rv_5>3.5\sim4.0$ mV;$R_I>1.5$ mV;$R_{aVL}>1.2$ mV,$R_{aVF}>2.0$ mV;

②QRS时间延长:一般不超过0.10~0.11 s;

③左心室室壁激动时间延长>0.05 s;电轴左偏:一般不超过-30°;

④S-T段及T波变化:$V_{5\sim6}$导联S-T段压低;T波低平、双相或倒置。

(2) 右心室肥大(right ventricular hypertrophy)

①右室面电压增大:$Rv_1>1.0$ mV;$Rv_1+Sv_5>1.2$ mV;$R_{aVR}>0.5$ mV;

②右心室壁激动时间延长>0.03 s;

③电轴显著右偏>+110°;

④S-T段及T波变化:V_1导联可有S-T段下移、T波双向或倒置。

二、其他心电学检查

【心音图】

心音图是利用心音图机将心脏舒缩活动过程中心脏和大血管产生的震动声音转变为线条图形,它可以真实地记录正常心音、额外心音、心脏杂音。记录时依听诊部位放置心音探头,作低频、中频、高频和可听频率波段的记录,并同步描记心电图作为分析心音的时间标志。

1. 心音(cardiac sound)

(1) 第一心音(S_1) S_1标志心室收缩期开始,在心电图QRS波群起始后0.02~0.04 s发生,时限为0.10~0.12 s,在心音图上由四部分组成。第一心音变异包括增强、减弱和分裂。第一心音的强度与心肌收缩力、瓣膜弹性及P-R间期长短有关。第一心音二尖瓣、三尖瓣关闭之间距大于0.05 s时,称为第一心音分裂。

(2) 第二心音(S_2) 出现于心室收缩完毕、舒张期开始时,相当于心电图T波终末处。频率较高,时限为0.06~0.12 s。心底部振幅较高。亦由四部分组成。第二心音的主动脉瓣与肺动脉瓣成分之间距约0.03 s,当此间距大于0.04 s,为第二心音分裂。正常人特别是儿童可以出现第二心音吸气性分裂。而呼气性分裂称为逆分裂,由主动脉瓣成分延迟所致,见于器质性心脏病。第二心音的两个成分之间距在吸气和呼气时均保持恒定者为固定性分裂,见于房间隔缺损。第二心音亢进表现为振幅异常增高,常提示有肺动脉高压。

(3) 第三心音(S_3) 正常多见于儿童及青少年,为低频低幅振动,振幅低于S_2。卧位时易见,为舒张早期心室快速充盈室壁振动所致。心室受损时,第三心音振幅增高,此时称为病理性第三心音,或称为心室奔马律。

(4) 第四心音(S_4) 又称心房音,为低频低幅振动,振幅低于S_3。主要成分系心房收缩血流急速进入心室使心室壁振动所致。出现于心电图P波后约0.04 s,时限约0.05 s。在病理情况下,增强的第四心音称为病理性第四心音或心房奔马律,是心室舒张末期压力增高和心室顺应性下降的表现。

(5)收缩早期喷射音 由扩张的肺动脉或主动脉在心室射血时根部产生强烈振动,或在半月瓣狭窄时,瓣叶开放后突然停顿产生振动所致。多出现于 S_1 第二部分开始后 0.05 s或心电图 QRS 波群后 0.14 s 处。振幅较高,见于肺动脉高压、高血压、肺动脉瓣或主动脉瓣狭窄等。

(6)收缩中、晚期喀喇音 为产生于收缩中、晚期的高频爆裂音。可见于正常青年人,亦可由心包粘连、左侧气胸引起。最常见于二尖瓣脱垂症,常伴有收缩晚期杂音。

(7)开瓣音(opening snap) 最常见于二尖瓣狭窄,为频率较高、历时短促的拍击样声音。开瓣音的出现常提示瓣膜的活动度尚佳。

(8)心包叩击音 为中等频率、历时较短的心音,见于缩窄性心包炎。

2. 心脏杂音(cardiac murmurs) 心脏杂音主要是由于血液在心脏或大血管内发生漩涡所引起。此外,血流压力的变化、瓣膜结构损害或心肌、大血管的振动也可能产生杂音。按杂音和心音的时相关系分为收缩期杂音、舒张期杂音和连续性杂音,并有早、中、晚期杂音之分。另外,根据杂音的形态分为①一贯性;②递增型;③递减型;④菱型;⑤连续型。

(1)收缩期杂音(systolic murmur) 喷射性杂音:心室射血到大血管内产生漩涡所引起,多见于主、肺动脉狭窄。反流性杂音:心室收缩时高压腔与低压腔之间发生异常反流或分流产生。占全收缩期。常是一贯性,频率高。见于二、三尖瓣关闭不全、室间隔缺损、乳头肌功能不全等。

(2)舒张期杂音(diastolic murmur) 二尖瓣狭窄时,舒张期心房内血液经狭窄的二尖瓣口向心室充盈形成漩涡产生隆隆样杂音。是低频低幅递增型。主动脉瓣关闭不全、肺动脉瓣关闭不全时,血液从高压腔向低压腔反流产生叹气样杂音。是高频低幅递减型。

(3)连续性杂音(continuous murmur) 杂音于收缩期及舒张期之间持续存在,中频,在收缩期呈递增型,舒张期为递减型。整个杂音呈现一大菱型。见于动脉导管未闭、主或肺动脉间隔缺损等。

3. 心包摩擦音 为高频振动。粗糙、搔抓样。可出现在收缩期与舒张期,形态不规则,可断续出现高峰。见于各种原因心包炎纤维蛋白渗出和吸收阶段。

【心电图运动负荷试验】

心电图负荷试验(ECG exercise testing) 是通过增加心脏负荷,观察心电图变化。正常情况下,运动时冠脉血流量增加以适应运动负荷的增加,病理情况下,冠心病患者运动时心肌耗氧量增加,超过了冠状动脉的代偿能力,心电图发生心肌缺血改变。临床应用的有:双倍二级梯运动试验、运动平板及踏车运动试验。

适应证:临床上疑为冠心病者;评估冠心病患者心脏负荷能力;评价抗心绞痛药物及其他方法对冠心病的治疗效果;进行冠心病易患人群流行病调查筛选试验等。

运动负荷量的确定:极量是指心率达到自己的生理极限的负荷量。一般多采用各年龄组的预计最大心率。极量=220-年龄;亚极量=最大心率×(85~90)%。

试验方法:试验中运动负荷逐级增加,当运动至出现症状或达到极量运动时终止运动。运动中进行心电与血压监测,记录运动前、运动中、运动终止即刻、运动后 1,2,4,6,8 min 心电图并进行比较。若运动中或运动后心电图中缺血型 S-T 段压低≥0.1 mV 为阳性。但是不能单凭运动负荷试验阳性就诊断为冠心病。因某些疾病或自主神经功能失调等也可引起 S-T 段改变,故必须结合临床资料加以分析。

【动态心电图】

动态心电图(ambulatory electrocardiography,AECG),又称 Holter 监测,为 1949 年美国人 Holter 首创。常规心电图仅能描记短暂的心电变化资料,而动态心电图可以连续监测 24 h 心电变化,并将患者在日常活动时主观感觉与心电变化进行对应分析,为临床提供可靠的诊断依据。监测时受检者随身配戴 Holter 记录器 24~48 h,记录器可记录受检者 24~48 h 的心率、心律、S-T 改变等心电图信息,监测结束后通过分析计算机记录进行心电分析。

临床的应用范围:

1. 心律失常的诊断和治疗效果的观察　了解患者出现心悸、眩晕、昏厥等症状是否与心律失常有关。用以诊断心律失常和判断心律失常药物的疗效。

2. 心肌缺血的诊断和治疗评价　它可发现各种有症状或无症状性心肌缺血。

3. 评价人工心脏起搏的功能。

4. 进行心率变异性(HRV)测定。

5. 用于心脏病患者预后的评价,对其活动量作出指导。

【食管电生理检查】

食管位于心脏后方,中段贴左房、下段靠近左室背面,可将电极经食管放置在不同的位置描记出心脏电生理活动或发放电刺激冲动进行心房和心室调搏,此项检查称为食道电生理检查。临床上可进行食管心房调搏(TEAP)及食管心室调搏。

食管心房调搏可用于以下方面:

1. 病态窦房结综合征的诊断　测定窦房结功能,如窦房结恢复时间(SNRT)及窦房传导时间(SACT)。

2. 对室上性心动过速进行分类　确定是房室折返还是房室结内折返,观察抗心律失常药物效果。

3. 终止阵发性室上性心动过速。

4. 测定心脏各部位的不应期。

此项检查副作用小,患者除食管局部刺激不适外,无其他不良反应。

【心率变异性】

心率变异性(HRV)是指心率快慢的差异性,是反映心脏自主神经功能调节的无创伤性指标。它是用计算机定量分析技术,测量动态心电图中连续出现的正常 QRS 波群间期的变化,经运算和换算得出数据和图谱。它的参数包括时域和频域。

心率变异性的临床应用:

1. 预测心脏性猝死可能性　它可作为急性心肌梗死后恶性心律失常引起心性猝死的独立预测指标。

2. 研究自主神经系统与心脏病的关系　已发现冠心病、高血压、心肌病、心力衰竭等患者,交感神经张力增高而迷走神经功能受损。HRV 测定有助于对此进行判定,从而判定心脏病的程度和预后,以选择合适的治疗。

3. 自主神经功能与其他系统疾病　可用于糖尿病早期自主神经功能障碍的检测。

【心室晚电位检测】

心室晚电位(VLP)是指在 QRS 波群终末出现的低振幅、高频碎裂波。利用现代电子技术将心室晚电位进行高增益放大和信号平均处理,在体表记录出的一种信息叠加心电图。

临床应用:

1. 判定心肌梗死患者预后　晚电位阳性者发生持续性室速以及猝死的机会远高于晚电位阴性者。

2. 鉴别晕厥病因　作为确定或排除室速的因素。

3. 预测折返性室性心动过速发生的可靠指标。

心室晚电位检测的敏感性很高,但并非有晚电位者一定有室速,对于无室速患者的晚电位阳性,甚至正常人群中出现的意义如何,尚不清楚。

【心电向量图】

心脏电激动过程中产生的既有强度、又具方向性的电位幅度称为心电向量。由一个心动周期中循序出现的瞬时综合心电向量的顶端连成的环形轨迹,称为心电向量环,将向量环在额面、横面、侧面上的投影记录下来就成为心电向量图。

心电向量与心电图相对应,有代表心房活动的 P 环、代表心室活动的 QRS 环和代表心室复极的 T 环。各个环在额面、横面、侧面上,其形状、方位、幅度均各具特点,病理情况下发生改变,可用于:①心肌梗死的诊断及定位,特别是下壁及后壁的心肌梗死;②房内、室内传导阻滞的判断;③对预激综合征的旁路定位;④心房、心室肥大的诊断;⑤是形成心电图图形的基础。心电向量图可作为心电图检查的补充手段。

(侯　健)

第二节　影像学检查

一、超声检查

超声诊断是研究和应用超声波的物理特性,对人体组织做出形态学和功能性诊断的无损伤性检查方式。超声诊断属于影像学诊断范畴,具有诊断范围广泛(几乎涉及临床各科)、准确性高、无辐射、无创伤、检查费用低廉、可做出疾病的具体诊断等特点,是目前临床上应用极广泛的检查方式之一。

【超声诊断原理】

超声波产生的原理是换能器上的压电陶瓷(也称压电晶体)在交变电场作用下,激发厚薄交替变化(即振动),由此产生超声波,称为逆压电效应,其频率与交变电场相同。换能器产生超声波并向人体组织入射,传播过程中遇到不同声阻抗组织构成的界面时,被反射回换能器,经过接收并转换为电信号,称为正压电效应。电信号进一步被诊断仪中相关电路放大、检波等处理,以波型(A 超)、曲线(M 超)或声像图(B 超)方式显示。由于不同组织器官的形态、密度、运动状况对超声波吸收、反射不同,其回声既有一定共性,又有某些特性,据此规律和特点,结合临床资料就可以进行诊断。

【人体组织的声学分型】

人体组织大体分软组织(含血液、体液),骨骼和含气脏器(如胃肠、肺等)。在不同的组织中,由于它们的声学特性不同,使超声波传播速度、反射波的数量和能量也不同。根据不同的声学特性,可将人体组织分为四种基本声学类型。

1. 全反射型 产生在含气脏器与软组织之间,由于二者声阻抗太大,相差可达3 000倍以上,超声波几乎全被反射,不能深入透射到下面组织,在声像图上呈强回声,且不能显示后方组织结构。因此,胃肠、肺的超声诊断受到限制。另外,使用耦合剂使皮肤与探头之间形成良好的声学通道,就是为了避免皮肤与换能器之间存在空气而产生这种全反射。

2. 无反射型 产生在胆汁、血液、羊水、胸腹水等液体中,在声像图上呈无回声暗区。这是因为液体为极均质介质,几乎无声阻抗差,所以没有声学界面,也就不产生反射。在声像图上显示为无回声暗区。

3. 多反射型 产生在结构不均质的实性组织和病变组织中,由于它们有丰富的声学界面,且可遇到较多紊乱的界面,所以反射回声多,在声像图上呈不均匀的密集增强回声光点。一些肿瘤、葡萄胎、组织纤维化改变等可呈这类回声,一些声阻抗差大的正常组织界面也可导致反射回声增强增多,如瓣膜、器官包膜等。

4. 少反射型 产生在基本均质的实性组织器官中,如肝、脾、子宫等脏器,由于声学界面较均匀,因此反射回声较少,在声像图上呈均匀细小的中等强度回声光点。

【超声检查法】

目前临床常用的是按显示方式分类,可分为四类。

1. A型诊断法 它是最早开发使用的诊断模式,现已基本淘汰(除颅脑探查外)。它以显示回声的波幅高低、形状、多少来诊断疾病,属幅度调制型。缺点是不能直观形象显示检查目标。

2. M型诊断法 它是较早用于临床的诊断模式,它以显示波动的曲线、自左向右以水平慢扫描方式来诊断疾病,横坐标表示时间,纵坐标表示探查结构的位置和深度变化,主要用于心脏和大血管检查,一般与B超合并使用。

3. B型诊断法 它是20世纪70年代以来投入临床使用的最常用诊断模式,属灰阶调制型,它以不同灰阶的光点来反映反射信号强弱。可分静态和实时两种,当成像速度达到每秒24~30帧时,即可显示脏器的活动状态,称为实时显像。B型超声波的优点是以直观的二维图像显示检查目标,故又称声像图。

4. D型诊断法 即多普勒诊断模式,主要用于心血管方面,如多普勒超声心动图。可检测其形态学和血液动力学状况,对于先天性心脏病、风湿性心脏病、心肌病、冠心病等有很大价值,多与B型、M型超声合为一体化设备使用。多普勒诊断包括以下三种方式:

(1)连续多普勒 超声波为连续发射,能准确测量高速血流,但不能分辨深度。

(2)脉冲多普勒 超声波为脉冲式发射,能分辨深度,可测量血流速度,缺点是不能准确测量深部血管高速血流,可能错误显示为低速血流,又称倒错现象。连续和脉冲多普勒都是以频谱方式显示的。

(3)彩色多普勒 可以直观和动态地显示血流状况,以红、蓝、绿三种基本色来反映血流方向,颜色的深浅可反映血流的速度,颜色的混合可反映湍流,又称彩色多普勒血流显像。

【超声检查的主要用途】

1. 检测实质性脏器的大小、形态及物理特性　超声检查可以测定肝脏、肾脏、脾脏、胰腺、子宫及卵巢等实质性脏器的各径值,了解其外形及内部结构(如肝脏内门静脉的走行、门静脉内径的大小及管腔内容物等),并根据组织结构的回声特征,发现各种类型的病变。

2. 检测某些囊性器官(如胆囊、胆道、膀胱和胃等)的形态、走向及功能状态。

3. 检测心脏、大血管和外周血管的结构、功能及血流动力学状态,包括对各种先天性、后天性心脏病、血管畸形及闭塞性血管病变的诊断。

4. 检测脏器内各种占位性病变的物理特性　根据占位性病变的声学分型,鉴别占位病变属实质性、囊性、还是囊实混合性。部分还可鉴别良、恶性。

5. 检测积液(如胸腔积液、心包积液、胆囊积液、肾盂积液及脓肿等)存在与否,并对积液量的多少作出估计。

6. 产科上可确定妊娠,判断胎位、胎儿数目　进行胎儿生物参数测量(妊娠囊、头臀径、双顶径、头围、腹围、股骨长等),确定胎龄,评价胎儿生长发育情况;显示胎儿解剖结构发现胎儿畸形;观察胎儿神经、循环、消化、泌尿等系统生理活动,评定胎儿生理功能。超声引导下还可以对羊水、脐血、胎儿组织取样作染色体等实验室检查或对胎儿进行宫内治疗。

7. 检测脏器移植排异反应及其并发症。

8. 随访经药物或手术干预后各种病变的变化　如对急性胰腺炎的随访;对肝动脉结扎治疗原发性肝癌病例的随访观察等。

9. 在超声引导下进行穿刺,作针吸细胞学或组织学活检,或进行某些引流及药物注入治疗。

二、X线检查

【概述】

1895年,X线被伦琴发现。随后,它被广泛应用于人体疾病的检查和治疗。伴随着现代科学技术的迅猛发展,X线设备的性能不断完善和提高,可对身体各系统组织进行检查,有力地提高了对疾病的诊断水平。

【基本原理】

首先,X线是由一群高速运动的自由电子撞击在一定的物质上而产生的。当X线透过人体时,不同组织结构对其的吸收程度不同,在荧屏上或胶片上的X线量即有所差别,表现为黑白互相对比的影像,从而X线成像。

【检查方法】

一般可分为透视检查、摄影检查、造影检查。

(1) 透视检查　通过直接观察X线穿过人体后在荧光屏上所形成阴影的检查方法。此法简便易行,可立即得出结果,还可转动病人,进行多轴观察。常用于观察胸部,如心脏搏动、横膈运动等,也可用作胃肠钡餐或钡灌肠或心血管造影。

(2)摄影检查　又可分为普通摄影和特殊摄影。摄影是指X线穿过人体后使受检部位在胶片上感光,经冲洗处理后而产生影像。普通摄影检查人体各部均可采用。特殊摄影是指加用其他装置或利用一些特殊技术。常见的有:①体层摄影:利用一些特殊装置,使在交点上的层面结构清晰显像。常用于观察气管腔内情况、肺内肿块或空洞。②荧光摄影:(间接摄影)是将荧光屏上的影像用照相机拍照,适合集体普查检查项目。③软X线摄影:利用钼靶X线机提高对软组织的检查效果,特别是对乳腺的检查,应用最广,效果显著。④记波摄影:指将器官运动以波纹形式记录在X线照片上。主要用于心脏、大血管搏动检查。⑤高千伏摄影:是指用大于120 kV的高电压进行摄影。其穿透力强,组织分辨对比度强,多用于肺部疾病检查。

(3)造影检查　指人为地引入一种物质(造影剂),来改变密度差别,以造成对比,从而利于诊断的一种检查方法。常用的造影剂有钡剂和碘剂,具体又可分为直接引入法和间接引入法,例如,口服硫酸钡行胃肠道造影,灌注结肠或逆行尿道造影以及穿刺注入关节腔造影均属于前者;后者又可分为吸收法和排泄法两类,常用的有静脉肾盂造影等,且可反映检查器官的功能状态。

【X线检查的优点与限制】

(1)优点　X线检查是一种普及、经济的检查方法。相对操作简单,代价小,对常见病、多发病的诊断有重要帮助,可作为呼吸系统、消化系统疾病首选的检查项目。

(2)限制:①由于放射线穿透人体可产生一定的生物效应,接触过多的X线,可产生放射损害,这在一定程度上限制了它的应用。②X线分辨率相对较低,不利于显示细微差别病变。

【适应证】

(1)中枢神经系统　颅骨外伤、炎症、结核、肿瘤、先天性发育异常等诊断价值很大。脑血管造影、气脑造影可辅助检查脑内占位性病变。

(2)脊柱　各种外伤骨折、脱位、退行性病变、感染、肿瘤。脊髓造影可观察椎管内占位病变位置。

(3)呼吸系统　肺发育异常、胸膜病变、炎症、肿瘤、胸腔积液或占位。

(4)循环系统　可反映心脏大小、心包疾病等。

(5)消化系统　胃肠道的炎症、溃疡、梗阻、肿瘤,胆管的发育异常、肿瘤等。

(6)泌尿生殖系统　发育异常、炎症、结核、肿瘤。

(7)骨关节系统　外伤骨折、脱位、发育异常、炎症、肿瘤、肿瘤样病变,相对来讲,应用价值最大。

【注意点】

(1)避免不必要的多次或高条件曝射。

(2)投射时注意防护非检查区域。

(3)早期孕妇或新生儿不宜做X线检查。

(4)对碘过敏者造影检查应视为禁忌。

三、CT 检查

【概述】

CT 全称是 Computed Tomography，系英国工程师 G. N. Hounsfield 于 1969 年首先设计成功，后于 1972 年公布于世的 X 线人体层面扫描计算机处理重建层面图像的一种检查技术。多年来，这种检查方法获得了突飞猛进的发展和普及使用，有力地促进了医学影像学的发展，并已成为影像诊断学中不可缺少的重要手段。

【基本原理】

当高度准直的 X 线束环绕人体某一部分作断面扫描时，穿透人体的部分光子被检测器接收处理后，作为模拟信号输入计算机进行运算、重建成图像，（即 CT 图像）显示出来以供诊断使用。

【基本结构】

扫描装置、计算机系统、图像显示与记录系统、检查床、操作台等。

【专业术语】

(1) CT 值是指为了计算和描述方便，将 X 线的线性衰减系数划分为 2 000 个单位，称之为 CT 值(Hu)。最上界骨的 CT 值为 1 000 Hu，最下界空气的 CT 值为 -1 000 Hu，水的 CT 值为 0 值。实际上 CT 值是 CT 图像中各组织与 X 线衰减系数相当的对应值。

(2) 窗宽是指显示图像时所选用的 CT 值范围，在此范围内的组织结构按其密度高低从黑到白分为 16 个等级。

(3) 窗位是指窗宽上下限 CT 值平均数。窗位的高低影响图像的亮度。窗位低则图像亮度高呈白色，相反，窗位高则图像亮度低呈黑色。

(4) 像素是指按矩阵排列构成 CT 图像的每个小方块，它是组成图像的最小单位。像素越小，数目越多，则图像越清晰。

(5) 层厚指扫描截面的厚度，即每次测量截面纵轴的长度，由 X 线发生器窗口前准直器调节。

(6) 层距指相邻两扫描层厚中心线之间的距离，当层距大于层厚时称为间隔扫描。

【检查方法】

按照 CT 检查时造影剂的应用与否，可将 CT 检查分为平扫、造影强化扫描和单纯造影扫描。

1. CT 平扫　指不应用造影剂的单纯 CT 扫描，为目前常用的扫描方式。对腹部扫描有时给予口服造影剂，如水、碘剂等也属平扫范围。平扫时根据扫描部位和要求不同，扫描方法也不尽相同，层厚 1～10 mm，层距 1～10 mm 连续扫描，要求完成受检部位的全程扫描。拍摄照片根据检查要求，使用不同的窗宽和窗位，如颅外伤要求脑组织窗和骨窗照片，以观察不同组织结构变化。

2. CT 造影强化扫描　为了观察病变组织的血供，增强病灶与周围组织对比，以利发现病灶，或清晰显示病灶的范围和性质，常进行此种强化扫描。一般从肘静脉注 60% 碘剂造影剂 100 mL 左右进行病变区扫描。强化扫描一般按三期进行，分动脉期、静脉期、平衡期。CT 强化的表现分均一强化、斑状强化、环状强化、不规则混合强化。

3. CT 造影扫描　为 X 线造影检查后进行的 CT 扫描,如脑池碘剂或空气造影、脊髓造影后进行脑、脊髓的 CT 检查。

4. CT 特殊检查技术

(1)螺旋 CT　常规 CT 采用间断进床式垂直层面扫描获得单层数据,螺旋扫描采用连续进床式螺旋层面扫描获得容积数据,其可进行薄层面重建及多方位立体图像重建。

(2)CT 血管造影(CTA)　由肘静脉注射造影剂后进行受检部位的螺旋 CT 扫描,获得容积数据后采用表面覆盖法或最大密度投影法进行血管重建,可以做到三维实时显示,观察血管改变及病变与血管的关系等。

(3)CT 仿真内窥镜检查　采用病变部位螺旋扫描,获得容积数据送工作站进行图像内腔立体重建。

(4)多层 CT 扫描　常规 CT 采用单层探测器做单层扫描,多层 CT 采用不同或相同尺寸的多排探测器组合,在一次扫描中完成多层数据采集,加快扫描速度,降低了 X 线管的负荷,缩短扫描时间。

(5)定量 CT 检查　主要适用于骨矿含量测量,使用标准体的骨密度做比较,定量骨矿含量。

(6)高分辨 CT(HRCT)　对肺癌和纵隔肿瘤等的诊断很有帮助。

【CT 检查的优点与限制】

(1)优点:①CT 图像为人体组织断面图像,其密度分辨率明显优于 X 线检查图像,且检查迅速,无痛苦又无损伤;②CT 能良好地显示人体内各部位的器官形态及内部结构,除发现病变器官的形态变化外,还能检查组织的密度变化,特别是观察肿瘤组织浸润情况,与周围器官组织的关系,为下一步采取何种治疗措施提供重要的依据。

(2)限制:①CT 检查也是一种有射线的检查方法;②个别部位如颅底部骨伪影可影响后颅凹脑组织检查;③因成像野的限制,不宜检查四肢小关节,难以显示空腔器官的黏膜变化;④需做强化扫描时,有造影剂的副反应存在;⑤相对 X 线而言,代价较高。

【适应证】

(1) 中枢神经系统　颅脑发育异常、外伤、脑血管病、脑白质病、炎症、肿瘤及肿瘤样病变,诊断价值较高。

(2) 脊柱　椎体、椎间盘、椎管、脊髓各种病变。

(3) 头颈部　骨及软组织发育异常、肿瘤及肿瘤样病变。

(4) 呼吸系统　肺、支气管、胸膜、纵隔肿瘤或炎症。

(5) 循环系统　心脏、心包、心瓣膜病变。

(6) 腹部　肝、胆、胰、脾、肾、肾上腺、腹膜后、胃肠道病变。

(7) 盆部　男女生殖系统、膀胱、直肠病变。

(8) 四肢　骨骼、肌肉、关节病变。

【禁忌证】

CT 无绝对禁忌证。具体同 X 线注意点。

四、MRI 检查

【概述】

磁共振成像(magnetic resonance imaging,MRI)为 lauterbur 等于 1973 年首先发表的新成像技术,经过 20 多年的不断发展,MRI 图像技术获得了迅速发展,临床应用越来越广泛,并显示出巨大的优越性。

【基本原理】

含单数质子的原子核,在均匀的强磁场中,用特定频率的射频脉冲进行激发,原子核吸收一定的能量而共振,即发生了磁共振现象。停止激发,则原子核把吸收的能量释放出来,并恢复到原来状态,这一过程称弛豫过程。而恢复到原来平衡状态所需时间称弛豫时间。人体不同组织、器官的弛豫时间与病理组织是不同的,且相对固定,这种组织间弛豫时间上的差别,是 MRI 的成像基础。

【基本结构】

磁体、梯度线圈、射频系统、模拟转换器、电子计算机、操纵台等。

【专业术语】

(1)弛豫时间分两种:一种是反映自旋核把吸收的能量传给周围核所需要的时间,称 T_1;另一种是反映高能级自旋核的能传给低能级自旋核所需要的时间,称 T_2。

(2)T_1 加权像指主要反映了组织间 T_1 特征参数的 MRI 图像,有利于观察解剖结构。T_2 加权像指主要反映了组织间 T_2 特征参数的 MRI 图像,对显示病变组织较好。

(3)流空效应指心脏血管中的血液流动迅速,由于测不到 MR 信号,在 T_1 或 T_2 加权像上均呈黑影。

【检查方法】

按照 MRI 检查时造影剂使用与否分为平扫和强化扫描两种。

1.平扫 即不使用造影增强剂的一般扫描,在腹部检查时有时给病人口服一些顺磁性药物,如枸橼酸铁胺、轧制剂等以充盈分辨胃肠道也属平扫范围。根据受检部位不同,使用不同的射频线圈和接收线团,如头线圈、体线圈、肢线圈、表面线团等。根据受检部位的病变性质可以分别作矢状、冠状、横切或斜切成像。采用不同的层厚、层间距、矩阵数,在保证受检部位的长度野和图像质量情况下,尽量缩短检查时间,原则上要有 T_1 加权、质子加权和 T_2 加权检查,以利于分辨病变性质。

2.强化扫描 同 CT 检查强化扫描一样,用于观察病变的血供和与血管关系及病灶与周围组织关系。目前用于临床的 Gd-DTPA,经肘静脉注射 1 mmol/kg 后,重复受检部位的 T_1 加权扫描。该造影剂分布于血管外组织间隙,引起局部 MRI 信号增强,以发现病变的范围、决定病变性质。

3.MRI 特殊成像技术

(1)MR 血管成像(MRA) 利用时间飞跃法或相位对比法使运动的血液成像,观察血管形态、病变与血管的关系。

(2)MR 胰胆管成像(MRCP) 利用长 TR、长 TE 的水成像技术观察胰胆管改变。

(3)MR 脊髓成像(MRM) 利用水成像技术显示椎管的蛛网膜下腔。

(4)弥散、灌注成像 使用平面回波技术研究梗死区的水分子布朗运动及 Gd-DTPA 的灌注特征。

(5)功能 MR 成像（FMR） 使用平面回波技术研究大脑皮质区的功能定位。

(6)MR 波谱 使用氢质子或磷的共振频率作组织代谢谱研究。

【MRI 检查优点与限制】

(1)优点：①MRI 无射线损害；②通过梯度场和射频场的更换可完成矢状、冠状、横切、斜切等多轴成像；③MRI 图像具有较高的空间分辨率和软组织对比分辨率；④图像不受人体正常组织的干扰，不像 CT 有骨骼等干扰伪影；⑤MRI 信号是多种参数的综合，均对成像有影响；⑥MRI 强化扫描使用轧造影剂，无副反应。

(2)限制：①MRI 成像检查时间较长；②病人置于磁体内有恐惧感，现已改为宽入口短磁体可避免或消除恐惧；③因成像线圈和成像野的限制，小关节小部位的成像开展不普及；④机器昂贵，运行费用高；⑤检查费用高；⑥体内不能有金属异物且不适用于急重症患者。

【适应证】

(1)中枢神经系统 颅脑发育异常、外伤、脑血管病、脑白质病、炎症、肿瘤、脑血管畸形等病变，相对来讲应用最为成熟。

(2)脊柱 椎体、椎间盘变性疾病，椎管，特别是脊髓的各种病变。

(3)头颈部 骨及软组织发育异常、炎症、外伤、肿瘤及肿瘤样病变。

(4)呼吸系统 肺部肿瘤、纵隔、胸膜病变。

(5)循环系统 心脏大血管及心包病变。

(6)腹部 肝、胆、胰、脾、肾上腺、肾、腹膜后、胃肠道病变。

(7)盆部 男女生殖系统、膀胱、直肠病变。

(8)四肢 骨骼、肌肉、关节病变。

【禁忌证】

(1)体内有金属异物。

(2)危重病人需要生命监护系统和生命维持系统者。

(3)无法控制不自主运动及不合作的病人。

(4)妊娠病人。

(5)高热或散热功能障碍患者。

（孙保亮 韩国新）

第三节 核医学检查

核医学是将核技术应用于医学领域的学科，是用放射性核素诊断、治疗疾病和进行医学研究的医学学科。在我国将核医学分为实验核医学和临床核医学两大部分，实际上这两部分内容是不能截然分开的。

【原理】

1.核医学显像 核医学显像是显示放射性核素标记的放射性药物在体内的分布图。

放射性药物根据自己的代谢和生物学特性，能特异地分布于体内特定的器官或病变组织，并参与体内的代谢，标记在放射性药物分子上的放射性核素由于放出射线能在体外被探测。因而核医学显像主要显示器官及病变组织代谢功能，由于放射性药物也能选择性地分布于某一脏器、组织，因而核医学显像也能反应脏器、组织的解剖结构，但图像不如CT清晰。科学总是不断发展的，新的技术将上述反映人体器官组织解剖结构的X线穿透性CT与主要显示器官及病变组织代谢、功能的核医学显像相结合，创建了PET/CT，SPECT/CT图像融合新技术和图像融合联机，这样有机的结合使影像学的发展步入了新的里程。

2. **器官功能测定** 器官功能测定利用放射性药物在体内能够被某一器官特异摄取、在某一特定的器官组织中被代谢或通过某一器官排出等特性，在体外测定这些放射性药物在相应的器官中摄取的速度、存留的时间、排出的速度等，就可反映器官功能状态。

3. **放射性核素治疗** 放射性核素治疗也是核医学的重要组成部分，利用在机体内能高度选择地靶向分布在病变组织内的放射性药物，在体内杀伤病变细胞，达到治疗疾病的目的。治疗用放射性药物一般选用放出射线射程短、对生物组织的局部损伤强的放射性核素进行标记，目前常用的射线是β射线、俄歇电子，处于研究中、有潜在优势的还有α射线等。放射性核素治疗由于能在体内得到高的靶/非靶比值，对病变组织有强的杀伤作用而全身正常组织受的辐射损伤小，有较高的实用价值。

4. **体外分析法** 核医学体外测定方法是利用放射性核素标记的示踪剂在体外测定从人体内采取的血、尿、组织液等样品内微量生物活性物质含量的方法。代表性的基本方法是放射免疫分析法(radioimmunoassay，RIA)。RIA利用放射性核素示踪技术的高灵敏度，不直接探测待测物，而探测待测物上的标记信号，利用标记物的放大作用，更提高方法的灵敏性，还结合免疫学反应的高特异性，以抗体为结合剂。20世纪60年代初，Yalow和Berson创立了前所未有的高灵敏度的RIA法，可以准确定量人体内含量极微的激素、酶、神经介质、配体、受体、药物以及核酸、蛋白质等生物活性物质，1977年获诺贝尔医学奖。

【用途】

1. **核医学显像** 核医学显像主要是利用脏器和病变组织对放射性核素的摄取而作出的。它能反映细胞功能、脏器的血流供应及代谢过程等，因而核医学显像是功能显像。由于正常组织功能的改变早于形态学的改变，故核医学显像能比CT较早地发现病变。在以下疾病的诊断中核医学显像具有较高诊断价值，是其他方法难以替代的：寻找恶性肿瘤骨转移灶、寻找癫痫灶、冠心病心肌缺血的早期诊断以及存活心肌的判断、肺栓塞的早期诊断、肝血管瘤的定位定性诊断、恶性肿瘤的定位定性诊断、甲状腺结节功能判断、寻找消化道出血灶等。

2. **放射性核素治疗** 放射性核素引入体内后，特异性地与病变组织相结合，通过其释放出α，β射线及俄歇电子破坏病变组织达治疗目的，而对正常周围组织影响极小，对周围人群几乎无影响。目前我科常规开展甲亢、甲癌、骨转移癌、肝癌、小儿皮肤血管痣同位素治疗，积累了丰富的经验，取得了较好的疗效，并率先在国内开展中草药与放射性核素联合治疗骨转移癌和小儿皮肤血管痣。拟开展 ^{125}I 种子治疗前列腺癌等。

3. 体外分析法　人生病时体内的一些微量成份会发生变化,利用核医学方法即放射免疫分析法能测得这些微小的变化,其灵敏度较高,特异性亦较强,可协助临床医生诊断和治疗疾病。20世纪90年代末,在放射免疫分析法的基础上又发展形成了各种自动化免疫分析,如化学发光技术,其灵敏度进一步升高,特异性更强,实行全自动化操作,人为操作影响极小,极大地提高了诊断水平。现广泛应用于甲状腺疾病、糖尿病、肿瘤、性激素紊乱、肝硬化等疾病的诊断。

4. 器官功能测定　利用放射性核素的示踪技术,用核医学仪器观察放射性核素在脏器内的全过程,通过计算机定量计算出器官的功能,具有准确可靠、方便安全无痛苦等优点。广泛应用于肾功能测定、心功能测定、甲状腺功能测定等,是其他方法难以替代的。

(孙保亮　韩国新)

第四节　神经电生理检查

一、脑电图

脑电图(electroencephalography,EEG)是生物电活动的检查技术,通过测定自发的有节律的生物电活动以了解脑功能状态。

(一)脑电图检查

脑电图检查是在头部一定部位放置8~16个电极,经脑电图机将脑细胞固有的生物电活动放大并连续描记在纸上的图形。正常情况下,脑电图有一定的规律性,当脑部尤其是皮层有病变时,规律性受到破坏,波形即发生变化,对其波形进行分析,可辅助临床对脑部疾病进行诊断。

(二)正常脑电图

脑波按其频率分为:δ波(1~3 c/s),θ波(4~7 c/s),α波(8~13 c/s),β波(14~25 c/s),γ波(25 c/s以上)。δ和θ波称为慢波,β和γ波称为快波。依年龄不同其基本波的频率也不同,如3岁以下小儿以δ波为主,3~6岁以θ波为主;随着年龄增长,α波逐渐增多,到成年时以α波为主。正常成年人在清醒、安静、闭眼时,脑波的基本节律是枕部α波为主,其他部位则是以α波间有少量慢波为主。判断脑波是否正常,主要是根据其年龄,对脑波的频率、波幅、两侧的对称性以及慢波的数量、部位、出现方式及有无病理波等进行分析。

(三)常见的异常脑电图

1. 弥漫性慢波　背景活动为弥漫性慢波,无特异性。可见于各种原因所致的弥漫性脑病、缺氧性脑病、中枢神经系统变性病及脱髓鞘脑病等。

2. 局灶性慢波　是局灶性脑实质功能障碍所致。见于局灶性癫痫、脑脓肿、局灶性硬膜下或硬膜外血肿等。

3. 三相波　一般为中至高波幅、频率为1~3 Hz的慢波,由三相组成:第一相为负相常为尖波,第二相为正相,第三相为负相。第三相高于第一相,为异常波。常见于肝性脑病和其他中毒代谢性脑病。

4.癫痫性放电　包括棘波、尖波、棘慢波综合、多棘波、尖慢波综合及多棘慢波综合等。50%以上病人发作间期也可见癫痫样放电，放电的不同类型通常提示不同的癫痫综合征。

(1)棘波　呈快速上升和下降，周期短于80 ms，多为负性。棘波是大脑皮层神经细胞过度兴奋的表现，见于局限性癫痫，多棘波出现于肌阵挛性发作。

(2)尖波　又称锐波，是一种周期长于80 ms，短于200 ms的三角形波，与背景脑电图有区别，出现于局限性癫痫。

(3)棘慢综合波　是由一个棘波和一个慢波组成的复合波，棘波周期短于80 ms，慢波的周期在200～500 ms之间，出现于局限性癫痫。两侧对称同步3 Hz持续的有规律的棘慢节律见于癫痫小发作。

(4)多棘慢波　有两个以上的棘波和一个慢波组成的复合波，发生于肌阵挛性发作。

(5)尖慢综合波　由一个尖波和一个慢波组成，尖波的周期在80～200 ms之间，慢波周期在500～1 000 ms之间，出现于局限性癫痫。

5.弥漫性、周期性尖波　通常指在弥漫性慢活动的基础上出现周期性尖波，可见于脑缺氧和Creutzfeldt-Jakob病。

(四)EEG临床适应证

1.鉴别脑器质性疾病和功能性疾病　如抽搐、精神障碍、聋盲等器质性疾病。

2.各种脑部疾病诊断、鉴别诊断及定位　常用于癫痫、脑瘤、脑外伤、颅内血肿、脑炎、脑寄生虫、脑脓肿、脑血管病，各种脑病和昏迷原因。

3.了解全身疾病是否有脑受累　如癌是否有颅内转移、感染、中毒、肝或肾性疾病等是否造成脑功能损害。

4.随访了解脑部疾病的变化、疗效、脑发育状况、帮助了解脑衰老及脑死亡。

(五)动态脑电图

所谓动态脑电图是指在病人24 h正常活动中进行脑电监测。动态脑电图弥补了常规脑电图的不足，病人不但可随身携带，自由活动，并可做长时间记录，其诊断阳性率也高于常规脑电图，对癫痫的脑电图研究有较高的价值。

动态脑电图对某些神经性症状的鉴别诊断尤为重要，如晕厥、发作性头痛、头晕，可用以鉴别其病源。对于心理原因引起的病症，动态脑电图可确认其心理因素与疾病发作的联系，以明确诊断。临床上动态脑电图可用于脑死亡的判断，这对脏器的移植具有重要意义，还可对颅脑外伤和昏迷及呼吸暂停综合征患者作动态监测，协助预后的判断。

视频脑电监测系统是利用高清晰数码摄像技术和高频率信号采集技术相结合，同步显示被监护者行动表现影像与不同导联脑电波形，减少假阳性。

二、脑诱发电位

诱发电位(cerebral evoked potential，EP)是指感觉传入系统受刺激时，在中枢神经系统内引起的电位变化。受刺激的部位可以是感觉器官、感觉神经或感觉传导途径上的任何一点。该项检查也可测定脑电活动，了解脑功能状态。

诱发电位的主要用途有三个方面:
1. 用于研究神经系统特定的活动,以提示神经冲动的传导径路及信息处理的区域。
2. 作为神经功能状态的客观检查指标,为临床医生提供可靠的依据。
3. 用于区别器质性还是功能性病变,可以弥补 CT,MRI,X 线不足之处。

临床常用的有体感诱发电位、听觉诱发电位、视觉诱发电位、运动诱发电位和事件相关电位几种。

(一)躯体感觉诱发电位

躯体感觉诱发电位(somatosensory evoked potential,SEP)是刺激肢体末端粗大感觉纤维,在躯体感觉上行通路不同部位记录的电位,主要反映周围神经、脊髓后束和有关神经核、脑干、丘脑、丘脑放射及皮质感觉区功能。

1. 检测方法　表面电极置于周围神经干,常用刺激部位是正中神经、尺神经、胫后神经和腓神经等。上肢记录部位通常是 Erb's 点、颈 7 棘突及头部相应感觉区;下肢通常记录臀点、胸 12、颈部棘突及头部相应感觉区。

2. SEP 分析指标

(1)潜伏期　诱发电位的出现与所给予的刺激有一定的时间关系,指从刺激开始或从叠加仪起步记录开始到某波的时间,潜伏期的长短取决于三个因素,即传导速度、突触的影响和刺激点与记录点之间的距离。

(2)波幅　波幅即电活动的波幅以微伏计,是测量各波的电压变化。

(3)稳定性　稳定性是指第一轮刺激所得的波形、位相、波幅、潜伏期等指标与第二轮刺激所得的各指标比较。

(4)后成分　在长潜伏期 SEP 中,后成分反映大脑皮层的综合联络活动,与网状结构和非特异性投射系统有关。

(5)波形　正常人的波形基本相似而稳定,一般还要观察各波的形态与位相及波的出现率。如主波完全消失或变异极大,在排除伪迹的可能后,可确认为异常。

波形命名:极性+潜伏期(波峰向下为 P,向上为 N)。正中神经刺激对侧顶点记录的主要电位是 P_{14},N_{20},P_{25} 和 N_{35},周围电位是 Erb's 点(N_9)和 C_7(N_{11},N_{13})。胫后神经刺激顶点(Cz')主要记录 N_{31},P_{40},N_{50} 和 P_{60},周围电位是臀点(N_{16})和 T_{12}(N_{24})。异常判断标准是潜伏期延长和波形消失等。

3. SEP 各波起源　N_9 为臂丛电位,N_{11} 可能来源于颈髓后索,N_{13} 可能为颈髓后角突触后电位,N_{14}/P_{14} 可能来自高颈髓或延髓,N_{20} 来自顶叶中央后回(S)等,P_{40} 可能来自同侧头皮中央后回,N_{50} 可能来自顶叶 S_1 后方,P_{60} 可能来自顶叶偏后凸面。

4. SEP 临床应用　用于检测周围神经、神经根、脊髓、脑干、丘脑及大脑的功能状态。

(1)多发性硬化与 SEP　多发性硬化是一种中枢神经系统脱髓鞘疾病,主要临床特征为反复发作的脑、脊髓和视神经受损。

多发性硬化时短潜伏期 SEP 的变化主要为潜伏期延长,波幅也明显下降,有些成分缺损,但 N_9 多属正常。确诊为多发性硬化症者的 SEP 阳性率为 49%～94%。

(2)颅内肿瘤与 SEP　指颅内各种组织的原发性肿瘤和由身体其他部位转移到颅内的继发性肿瘤。常见有胶质瘤、脑膜瘤、神经鞘瘤(神经纤维瘤)、垂体腺瘤、先天性肿瘤、血管瘤、颅内转移瘤。

肿瘤的 SEP 波峰潜伏期延长，波幅减低或两侧波幅相差 1/2 以上。除此之外，还可见到负向波融合，波形消失和锯齿状波。两侧大脑半球的活动是通过胼胝体互相影响，一侧病变时可见到双侧对应部位都出现相似的 SEP 异常。

(3) 脑梗死与 SEP 各种脑部血管病损，主要是动脉系统的破裂或闭塞导致的脑出血、蛛网膜下腔出血或脑梗死，造成急骤发展的脑局部血液循环和功能障碍。病灶侧 P_3，N_3 波异常改变，主要是波峰潜伏期延长，部分患者波幅降低或消失。中风病人异常 SEP 多为波形差、波幅降低、潜伏期延长或消失。SEP 的异常率和病情的轻重、急缓，病灶部位、大小和数量关系密切。

(4) 脊髓空洞症的 SEP 脊髓空洞症是一种缓慢进展的脊髓病变，其病理改变为胶质增生和空洞形成。脊髓空洞症病人 P_{13} 以后各波的消失，是脊髓空洞症的典型表现。其 SEP 潜伏期 N_{11}，P_{13}，N_{18}，P_{22} 及潜伏期 $P_{9\sim11}$，$P_{9\sim13}$ 峰间潜伏期延迟，P_{13} 以后各波消失或体征侧波幅降低。

(5) 脑萎缩 脑萎缩的诱发电位研究可见正常波消失，峰潜伏期延长、波幅降低。

(6) 内囊 内囊是重要的结构，在这一小区域内聚集大量的上、下行传导束。内囊病变时，SEP 异常主要特征为病灶侧全部成分缺如或波幅下降。

(7) 颅脑外伤 脑震荡者的 SEP 正常，其他脑外伤者（脑挫裂伤、颅内血肿、脑干损伤等）异常率为 94.78%。其异常程度与病情基本一致，并随病情演变而呈平行变化。其 SEP 变化为电压减弱和峰波减少，尤其是早成分明显，N_1 呈低平或隐见，两半球有不同程度的波幅、波形、峰波等不对称现象。

(8) 肌阵挛 肌阵挛指在许多脑脊髓疾病以及正常生理活动中所观察到的强烈而突然的非随意肌阵挛。

肌阵挛患者在 P_{30} 处显示一个极大的波幅，在 N_{25} 处的波幅也极大，可达 32.5 μV。紧接的负成分是 N_{35} 表现为一个有特征性的大负波。肌阵挛不发作时，这些体感诱发电位波在正常范围内，没有负向大波。

SEP 在良性原发的肌阵挛病例中，显示了与正常人相似的波形。

(9) 癫痫 癫痫是以反复发作的阵发性神经性或行为异常表现为特征的脑功能失调。对癫痫病人的 SEP 研究报道不一致。Broughton 认为，SEP 早成分提前而晚成分延后，波幅增高。Mervala 认为，SEP 早成分亦延后而波幅在正常范围内。

(10) 顶叶皮层病变 SEP 表现为 P_{40}、N_{20} 异常，其后成分全部或部分缺如，波幅下降及潜伏期延长，其异常率分别为 87% 和 79.2%。所以 P_{40} 和 N_{20} 的异常与顶叶病变有关。

弥漫性脑病：皮层综合征患者，双侧 SEP 缺如，可能系两侧大脑皮层细胞机能低下所致。

(11) 昏迷 对昏迷病人的监测、检查的目的在于区别有无神经通路的损伤。根据对 SEP 图形分析，可以判断患者的预后。

(二) 视觉诱发电位 (visual evoked potential, VEP)

视觉诱发电位是由头皮记录的枕叶皮质对视觉刺激产生的电活动。

1. 起源 关于视觉诱发电位各波形的起源仍不清。起源于第 1 视区的根据是，潜伏时程短,即使高频刺激也无变化,且不受睡眠的影响。

视觉诱发电位晚成分的起源被认为可能是来自外侧膝状体-视放射-距状裂周围以外的皮质区的电位活动。这个电位是非特异的,其依据是,潜伏期长,随着刺激频率的增加出现衰减或消失,且易受睡眠的影响。

2. 检测方法　通常在光线较暗条件下,检测前粗测视力并行矫正。临床常用黑白棋盘格翻转刺激 VEP(PRVEP),优点是波形简单易于分析,阳性率高,重复性好。记录电极置于 O_1,Oz 和 O_2,参考电极通常置于 Cz。

视觉诱发电位,由于刺激频率和反应相反,可被分为瞬态视觉诱发电位和稳态视觉诱发电位两种类型。

3. 波形命名及正常值　PRVEP 是一个由 NPN 组成的三相复合波,分别按各自的平均潜伏期命名为 N_{75},P_{100},N_{145}。正常情况下 P_{100} 潜伏期最稳定且波幅高。判断异常的标准是潜伏期延长、波幅降低或消失。

4. VEP 临床应用　VEP 在眼科学中,已应用于从视网膜到视皮层的整个视通路检查,在视力的客观测定上有价值。对婴幼儿癔病失明、诈盲、失语患者的视力检查特别有用。

(1) 视神经病变　视觉诱发电位的潜伏期与视神经纤维的传导速度的快慢有关,可根据视觉诱发电位的异常来证明视神经通路的潜在性病灶,使之能够早期确诊。能引起视觉诱发电位异常的其他视神经损害有遗传性视神经萎缩、缺血性视神经炎、青光眼等,都可有潜伏期延长。在眶内肿瘤、垂体肿瘤、颅咽管瘤等引起视神经及视交叉部压迫或受到 X 光照射时,即使没有视力障碍,图形翻转刺激的异常率也是很高的。

(2) 视交叉后病变　皮质纹状体脊髓变性病初期,波幅增大,随着病程的进展,可见潜伏期的延长和波幅降低。亨廷顿氏舞蹈病(Huntington 病)、糖尿病、小儿先天性代谢异常症等有波幅低下。而头部外伤后的皮质盲、枕叶肿瘤、长期的脑缺血等可见脑诱发电位波幅的显著降低。

(3) 癫痫　对癫痫的研究有不同看法,癫痫病人 SEP 改变的机理尚不清楚,有人认为与皮层下结构至皮层间的紊乱有关。

(4) 脑肿瘤　脑肿瘤引起感觉、运动障碍者,SEP 均有变化。主要表现在患侧:①SEP 全部波形减弱或消失;②个别波形的异常;③全部或部分波幅增高;④各波波峰潜伏期延长或整个波的持续时间延长。

(三) 脑干听觉诱发电位

脑干听觉诱发电位(brainstem auditory evoked potential,BAEP)是在头顶记录耳机传出声音刺激听神经传导通路电位,检测时通常无需病人合作,婴幼儿和昏迷病人均可测定。

1. 检测方法　多采用短声(click)刺激,刺激强度 50~80 dB,刺激频率 10~15 Hz,持续时间 10~20 ms,叠加 1 000~2 000 次。记录电极通常置于 Cz,参考电极置于耳垂或乳突,接地电极置于 FPz。

2. 波形命名　正常 BAEP 由 7 个波组成,依次以罗马数字命名为 Ⅰ、Ⅱ、Ⅲ、Ⅳ、Ⅴ、Ⅵ和Ⅶ,Ⅰ、Ⅲ和Ⅴ波更有价值。BAEP 异常主要表现:①各波潜伏期延长;②波间期延长;③波形消失;④波幅 I/V 值>200%。

3. BAEP 各波起源 波 I 起于听神经颅外段(近耳蜗)的动作电位;波 II 蜗神经核,部分为听神经颅内段;波 III 上橄榄核;波 IV 外侧丘系及其核团(脑桥中上部);波 V 下丘中央核团区;波 VI 内侧膝状体;波 VII 丘脑皮层投射区。

4. BAEP 临床应用 客观评价听觉检查不合作者、婴幼儿和癔病患者听觉功能障碍,有助于多发性硬化诊断,特别是发现亚临床病灶;动态观察脑干血管病时脑干受累情况,判断疗效和预后;以及桥脑小脑角肿瘤手术术中监护、监测耳毒性药物对听力影响、脑死亡诊断和意识障碍病人转归判断等。脑血管病者,如果梗塞灶在听觉通路上,BAEP 可表现异常。常为波 II～V 的异常或消失,这与病灶多在桥脑有关,且 BAEP 异常较广泛,与邻近部位血、氧供应多受影响有关。

(四)运动诱发电位

1. 运动诱发电位(motor evoked potential,MEP) 是经颅磁刺激大脑皮质运动细胞、脊髓及周围神经运动通路在相应肌肉记录的复合肌肉动作电位。该技术由 Barker 等(1985)建立,克服了以往电刺激所致剧痛等缺点,近年来被广泛应用于临床,为运动通路中枢传导时间测定提供了客观依据。上肢磁刺激部位通常是大脑皮质相应运动区、C_7 棘突和 Erb 点等,记录部位是上肢肌肉;下肢刺激部位为大脑皮质运动区、T_{12} 和 L_1 及腘窝等,记录部位多为拇短屈肌和胫前肌等。磁刺激 MEP 主要检测指标是各段潜伏期和中枢运动传导时间(CMCT),临床应用于运动通路病变诊断。

2. 事件相关电位(event-related potential,ERP) 也称内源性事件相关电位,是人对外界或环境刺激的心理反应,潜伏期 100 ms 以上,为长潜伏期电位,起源的确切解剖定位尚不完全清楚。ERP 主要研究认知过程中大脑神经电生理改变,即探讨大脑思维轨迹。ERP 包括 P_1、N_1 和 P_2(外源性成分)及 N_2 和 P_3(内源性成分)。ERP 中应用最广泛的是 P_3(P_{300})电位,可通过听觉、视觉、体感刺激,从头皮上记录到一组神经元发出电活动,但与 SEP、BAEP 及 VEP 有本质不同。要求受试者对刺激进行主动反应,受心理状态影响明显,主要反应大脑皮质认知功能,用于各种大脑疾病引起认知功能障碍评价,也有将 P_{300} 电位用于测谎等研究。

三、肌电图

肌电图(electromyography,EMG)是测定整个运动系统功能的一种手段。狭义是指同心圆针电极插入肌肉记录的肌肉安静状态和不同程度收缩状态下电活动。广义指记录肌肉在安静状态、随意收缩及周围神经受刺激时各种电生理特性的技术,包括神经传导速度、重复神经电刺激,单纤维肌电图及巨肌电图等。常规 EMG 检查适应证为脊髓前角细胞及其以下病变。

(一)原理

用特制的皮肤电极或针电极,将肌肉的动作电位引出,经过肌电仪的放大器、阴极示波器等装置,并以图像显示出来。根据不同的波形变化,对动作电位的时限、波幅、波形和频率等参数进行分析,结合被检查者主动放松、小力收缩及最大力收缩 3 个时相的表现,可协助判断神经肌肉的功能状态,以供临床诊断参考。

(二)肌电图学的原则

细胞的电性质形成了临床肌电图学的基础。用同心圆针电极记录的肌肉动作电位,是通过容积导体在细胞外所记录到的、一个正相起始的三相电位,这是冲动接近、到达、以及离去记录电极时形成的。

在不同的肌肉部位测到的运动单位电位(motor unit potential, MUP),由于 MU 与记录针尖的距离不同而不同。正常情况下,神经冲动使一个 MU 的所有肌纤维同步放电,产生一个 MUP。但在失去神经的肌肉中就不复如此。它们会自发地发放电位,也就是纤颤电位。

(三)肌电图检查的禁忌证

做肌电图之前需要了解病人是否有出血倾向,如患血友病或血小板明显低下到 20×10^9/L 以下或出血凝血时间不正常等,都不应进行测定。

(四)检查方法

患者平卧位,受检部位皮肤常规消毒,将已消毒的针电极插入被检的肌肉,分别观察在插针时、肌松弛时和肌随意动作时的生物电活动。

(五)记录方法与各种指标的计算与正常值

对一块肌肉进行肌电图测定,一般分四个步骤:①插入电位;②静息期;③MUP;④大力收缩时引出募集电位。

针电极只能观察到肌肉的一部分肌纤维的电活动。如果要观察一块肌肉的全貌,最好将针插到肌肉各个方向的不同部位,但在每一次重新插入时不一定将针退出皮下,以减少进针给受试者带来的不适,一般插入在肌肉的中段。如果肌肉很大很长,有时要在肌肉的近、中及远段多处进针。

(六)正常肌电图

1. 插入电位　针电极插入或移动时,引起运动单位的瞬间电位变化。
2. 电静息　肌肉完全松弛后,不出现肌电位,显示为一条直线。
3. 运动单位电位　当肌肉轻微收缩时,可出现单向波、双相波或三相波。在肌肉轻、中、重用力三种状态下,电位变化分别呈单纯相、混合相、干扰相。

(七)异常肌电图

1. 纤颤电位　当肌肉松弛时,不呈电静息波形,而产生纤颤电位,特点为短时限、低电压,出现双相波形,放电间隔不规则。见于下运动神经元损伤。
2. 正锐波或正相电位　意义同纤颤电位,均属肌纤维失去神经支配后产生的自发电位。波形为单相或双相。
3. 束颤电位　为肌肉松弛时,由一个运动单位自发产生的电位,波幅可能较高,频率极不规则,多为脊髓前角细胞损害、神经根受刺激时出现。
4. 多相电位　表现为波形复杂,位相多,波幅也高,为神经部分损伤而肌肉收缩不同步所致。
5. 单纯相电位　无干扰相,仅有多相的孤立电位。神经损伤严重而肌肉强力收缩时,由于参与的运动单位有限所致。
6. 肌病电位　进行性肌营养不良症和没有神经损伤的萎缩肌肉收缩时,出现多相小电位。

(八)肌电图的临床应用

1. 上运动神经元病变的诊断(皮质和脊髓)

2. 下运动神经元病变的诊断

(1)脊髓前角细胞疾病

①运动神经元疾病 进行性脊髓性肌萎缩症、肌萎缩性侧索硬化症、婴儿脊髓性肌萎缩症、先天性脊髓性肌萎缩症。

②其他脊髓前角细胞病 脊髓灰质炎、脊髓空洞症、脊髓肿瘤、脊髓血管畸形、脊髓炎及其他脱髓鞘病。

(2)神经根、神经丛及周围神经疾病

①神经损伤 神经根、臂丛神经、副神经、腋神经、肌皮神经损伤,上肢尺神经、桡神经及正中神经损伤,下肢股神经、坐骨神经、闭孔神经、胫神经及腓总神经损伤,面神经损伤等。

②神经压迫症 颈椎病、颈肋、前斜角肌综合征、腰间盘突出症、腕管综合征等。

(3)周围神经病 急性感染性多发性神经炎、腓肠肌萎缩症、面神经麻痹、酒精中毒性神经病、尿毒症性神经病、癌性神经病等。

3. 肌源性疾病

(1)进行性肌营养不良症(假肥大型、肢带型、眼肌型、远端型)。

(2)炎性肌病(多发性肌炎、皮肌炎、特殊感染引起的肌病及其他胶原病并发的肌炎)。

(3)肌强直综合征,先天性肌强直症、萎缩性肌强直症。

(4)代谢性肌病(周期性麻痹 与血钾浓度有关,表现四肢对称瘫痪、营养或中毒性肌病)。

(5)其他原因引起的肌病 甲状腺毒性肌病、甲状腺机能低下肌病、甲状旁腺机能亢进肌病、垂体及肾上腺皮质机能紊乱伴发肌病、肿瘤性肌病等。

肌强直病(萎缩性肌强直、先天性肌强直、先天性副肌强直)。

4. 神经肌肉接头性疾病的诊断

(1)重症肌无力。

(2)肌无力综合征。

5. 锥体系及锥体外系疾病 脑血管病、帕金森氏综合征、舞蹈病、手足徐动症、扭动痉挛、遗传性共济失调。

6. 测定运动神经感觉神经的传导速度(检测各种神经损伤以及周围神经病中轴索和髓鞘损伤等)。

四、神经传导速度

神经传导速度(nerve conduction velocity,NCV) 是评定周围运动和感觉神经传导功能的诊断技术,通常测定运动神经传导速度(MCV)、F 波和感觉神经传导速度(SCV)。

1. 方法

(1)MCV 测定:①电极放置:阴极置于神经远端,阳极置于神经近端,两者相隔 2~3

cm,记录电极置于肌腹,参考电极置于肌腱,地线置于刺激电极与记录电极之间;②测定方法及计算:超强刺激神经干远端和近端,在该神经支配肌肉上记录复合肌肉动作电位(CMAPs),测定不同的潜伏期,用远端与近端间距除以两点间潜伏期差即为神经传导速度。计算公式为:神经传导速度(m/s)=两点间距离(cm)×10/两点间潜伏期差(ms),波幅测定通常取峰-峰值。

(2)SCV测定:①电极放置:刺激电极置于或套在手指或脚趾末端,阴极在阳极的近端,记录电极置于神经干远端(靠近刺激端),参考电极置于神经干近端(靠近刺激端),地线固定于刺激电极与记录电极之间;②测定方法及计算:顺行测定法将刺激电极置于感觉神经远端,记录电极置于神经干近端,然后测定潜伏期和记录感觉神经动作电位(SNAPs),刺激电极与记录电极间距除以潜伏期为SCV。

(3)F波测定:①原理:F波是超强电刺激神经干在M波后的一个晚成分,由运动神经回返放电引起,因最初在足部小肌肉上记录而得名,F波特点是波幅不随刺激量变化而改变,重复刺激时F波的波形和潜伏期变异较大;②电极放置:同MCV测定,不同的是阴极放在近端;③潜伏期测定:通常连续测定10~20个F波,计算其平均值,F波出现率为80%~100%。

2. 异常NCV及临床意义　MCV和SCV主要异常是传导速度减慢和波幅降低,前者主要反映髓鞘损害,后者反映轴索损害,严重髓鞘脱失也可继发轴索损害。NCV测定主要用于周围神经病诊断,结合EMG可鉴别前角细胞、神经根、周围神经和肌源性损害等。F波异常表现是出现率低、潜伏期延长或传导速度减慢、无反应等,通常提示周围神经近端病变,补充MCV的不足。

五、重复神经电刺激

复神经电刺激(repetitive nerve stimulation,RNS)是超强重复刺激神经干在相应肌肉记录复合肌肉动作电位,是检测神经肌肉接头(NMJ)功能的重要手段。正常情况下神经干连续受刺激后,CMAPs波幅可有轻微波动,降低或升高均提示NMJ病变。RNS根据刺激频率可分为低频RNS(<5 Hz)和高频RNS(10~30 Hz)。

1. 方法:①电极放置:刺激电极置于神经干,记录电极置于该神经支配肌,地线置于两者之间。②测定方法:通常选择面神经支配的眼轮匝肌、腋神经支配的三角肌、尺神经支配的小指展肌及副神经支配的斜方肌等,近端肌肉阳性率高,但不易固定;远端肌肉灵敏度低,但结果稳定,伪差小,高频刺激时病人疼痛明显,通常选用尺神经。③正常值计算:确定波幅递减是计算第4或第5波较第1波波幅下降的百分比,波幅递增是计算最高波幅比第1波波幅上升的百分比,正常人低频波幅递减在10%~15%以内,高频刺激波幅递减在30%以下,波幅递增在50%以下。

2. 异常RNS及临床意义　低频刺激波幅递减>15%,高频刺激波幅递减>30%为异常,见于突触后膜病变如重症肌无力。高频刺激波幅递增>57%为可疑异常,>100%为异常波幅递增,见于Lambert-Eaton综合征。

(李汶霞)

第五节 内窥镜检查

近百年来,临床医生不断探索用光学内镜检查体内脏器病变,直到 1957 年纤维胃镜问世以后,才实现了这一愿望。由于内镜检查和治疗的优越性能,使之很快在全世界范围内得到广泛应用。目前,内镜可用来检查消化系、呼吸系、泌尿系和妇科等管道器官,及腹腔、胸腔内脏器的检查。可以提供彩色图像、采取活体标本而成为现代医学诊断和治疗疾病不可缺少的工具,并在不断深入发展。根据出现的早晚内镜可分为硬式内镜、可曲式内镜、纤维内镜和电子摄像内镜四代。内镜已在临床广泛应用。

一、胃、十二指肠镜检查

它包括食管、胃、十二指肠的检查,是发展最早、进展最快的内镜检查,亦称胃镜检查。也可进行胰胆管逆行造影。

【适应证】

1. 各种胃、十二指肠的慢性病变,特别是 X 线检查不能确诊者。
2. 上消化道出血原因不明,需进行诊断、治疗及术前决定治疗方案者。
3. 有消化道症状,而怀疑胃部良或恶性肿瘤患者。
4. 需要随访观察的病变如溃疡病、萎缩性胃炎等。
5. 怀疑胰腺疾患,通过内镜观察胆管周围,并作胰胆管逆行造影。
6. 药物治疗前后对比观察或手术后随访。

【禁忌证】

1. 检查不合作者。
2. 严重的心血管疾患,如频发心绞痛、严重心律失常等。
3. 食管、胃、十二指肠穿孔急性期。
4. 全身情况很差,不能耐受检查。
5. 严重咽喉部疾患、主动脉瘤、严重颈椎病变或畸形者。
6. 严重的食管静脉曲张。
7. 急性呼吸道感染期间。

【操作方法及注意事项】

1. 术前详细了解病情,消除患者顾虑,配合检查。
2. 术前当日晨禁食,情绪紧张者可于术前肌肉注射阿托品和地西泮,并用1%~2%利多卡因对咽喉喷雾麻醉。
3. 患者取左侧卧位,作均匀呼吸,将胃镜缓慢插入,仔细观察胃和十二指肠各部位,对病变和可疑区域,可进行活检和照相。
4. 术后禁食 2 h,曾做活检者 2 h 后可进软食。如有并发症需及时治疗。

【并发症】

1. 出血最常见,大多为器械损伤。

2. 穿孔易发生于深溃疡、恶性肿瘤、憩室等患者。
3. 吸入性肺炎或呼吸道感染。
4. 反射性心脏停搏。
5. 麻醉意外。

二、支气管镜检查

支气管镜检查是呼吸系统诊疗的重要方法之一。因为其管径小,弯曲度好,操作方便,较易为患者接受。可进到段支气管,尤多用于肺癌早期诊断和肺部弥漫性病变的活检,以及某些支气管病变的局部治疗。

【适应证】
1. 原因不明的持续咳嗽和咯血。
2. X 线检查提示支气管病变者,需要直接观察和局部活检。
3. 肺部浸润性、弥漫性病变,做支气管肺活检和支气管肺泡灌洗检查。
4. 支气管异物、咯血、支气管内分泌物堵塞等作局部治疗。
5. 各种支气管肺病变患者分别收集各段、叶支气管分泌物或活检标本。
6. 原因不明的肺不张和胸腔积液。
7. 原因不明的喉返神经麻痹、膈神经麻痹或上腔静脉阻塞。

【禁忌证】
1. 严重心肺功能障碍者、主动脉瘤有破裂危险、频发心绞痛、严重心律失常。
2. 全身情况极度衰弱不能耐受检查。
3. 急性病感染期间。
4. 恶性肿瘤颈椎转移者、颈椎畸形无法插入。
5. 检查不能合作者。

【检查方法】
1. 术前详细了解病情及 X 线胸片,消除紧张和顾虑,术前禁食 3 h,术前 0.5 h 肌肉注射阿托品和地西泮。
2. 用 2% 利多卡因作喉部喷雾麻醉。

【并发症】
如喉及支气管痉挛、呼吸抑制、缺氧、心律紊乱、出血、气胸、发热、细胞刷折断等。

三、结肠镜检查

结肠镜用于检查、诊断结肠疾病。除用作诊断性检查外,还可通过结肠镜进行息肉切除、止血、取异物、肠套叠及乙状结肠扭转复位等治疗。根据镜身长度,结肠镜分为短型、中型、中长型、长型 4 种类型。结肠镜检查是很有价值的诊断方法,尤其对黏膜炎症及微小病变的诊断较 X 线准确。对疾病比较隐蔽、易漏诊的回盲部,也能明确诊断。

【适应证】
1. 原因不明的下消化道出血、慢性腹泻、腹部肿块,尤其是出血时的紧急检查。常见有大肠癌、息肉及炎症性疾病。

2. 对原因不明的病变,不仅可以鉴别病变的性质,并且能确定病变累及的范围及严重程度。

3. 钡灌肠发现异常须进一步明确病变性质和范围。

4. 原因不明的低位肠梗阻。

5. 结肠手术后随访。

6. 结肠镜治疗 如高频电凝切除大肠息肉、对出血进行止血、乙状结肠扭转和肠套叠复位。

【禁忌证】

1. 结肠急性炎症性病变,如暴发性溃疡性结肠炎,急性憩室炎易发生穿孔和出血等。

2. 腹腔、盆腔手术后早期怀疑有肠瘘、穿孔或有广泛粘连者,可使炎症扩散或插镜困难。

3. 严重心肺功能不全。

4. 高热、极度衰弱、严重腹痛和低血压者。

5. 不合作病人和肠道准备不清洁者因影响观察和插入。

6. 妊娠期妇女。

【检查方法】

1. 饮食准备 检查前三天开始吃少渣饮食,检查前一天流质饮食,检查日上午禁食。

2. 清洁肠道 方法有三种。

泻剂灌肠法

口服电解质溶液法(全肠道灌洗法):检查前 3 h 开始口服电解质溶液 3 000 mL。

口服甘露醇法:检查前 3 h,口服 20％甘露醇 250 mL,5％葡萄糖盐水 500 mL。甘露醇为高渗溶液,口服后肠腔内形成高渗环境,导致渗透性腹泻。甘露醇对大肠黏膜无刺激作用,且所服液体量较小,病人易于接受。但甘露醇在肠内被某些细菌分解,可产生可燃气体——氢气。如进行高频电凝术,可能引起爆炸。因此高频电息肉摘除和其他电外科手术,该法禁忌使用。

3. 术前用药

(1)紧张不安者可在检查前 30 min 肌注安定 10 mg 或度冷丁 50 mg。

(2)结肠动力亢进者检查前 30 min 肌注阿托品 0.5～1 mg 或 654-2 10 mg。

【并发症】

1. 肠壁穿孔 发生部位最常见为乙状结肠。

2. 肠道出血。

3. 脾破裂。

4. 浆膜撕裂 也称不完全性穿孔。

5. 肠绞痛 插镜过程中注气过多引起。

6. 肠扭转、肠套叠 非常少见。

7. 心血管系统 因疼痛和过度牵拉产生血管迷走神经反射。

8. 呼吸抑制。

(侯 健)

复习思考题

1. 正常心电图图形由哪些波形及间期组成？
2. 常用的心电图导联有哪几种？
3. 如何判断平均心电轴偏移？
4. 简述心房肥大、心室肥大的心电图特点。
5. 心脏杂音按时相与形态分为哪几类？
6. 简述心电图负荷试验的适应证与方法。
7. 动态心电图的临床应用有哪些？
8. 常见异常脑电图改变有哪些？
9. 诱发电位的定义是什么？临床常用哪几种诱发电位？
10. 简述肌电图的临床应用。
11. 胃镜检查有那些适应证与禁忌证？
12. 支气管镜检查有那些适应证？
13. 结肠镜检查有那些适应证？

第五章 实验室检查

第一节 临床血液学检查

一、红细胞计数和血红蛋白

【参考值】
1. 红细胞计数(red blood cell, RBC)
成年男性$(4.0\sim5.5)\times10^{12}$/L;
成年女性$(3.5\sim5.0)\times10^{12}$/L;
新生儿$(6.0\sim7.0)\times10^{12}$/L。
2. 血红蛋白(hemoglobin, HGB)
成年男性 $120\sim160$ g/L;
成年女性 $110\sim150$ g/L;
新生儿 $170\sim200$ g/L。

【临床意义】
1. 红细胞及血红蛋白增多 成年男性红细胞$>6.0\times10^{12}$/L,血红蛋白>170 g/L;成年女性红细胞$>5.5\times10^{12}$/L,血红蛋白>160 g/L即认为增多。

(1)相对增多 因大量出汗、严重呕吐与腹泻、大面积烧伤及尿崩症等导致的血浆水分丢失,使得血液浓缩。

(2)绝对增多:①胎儿、新生儿、高原居民、肺心病、紫绀型先天性心脏病因组织缺氧,红细胞生成素代偿性增加所致;②肾癌、肾胚胎瘤、肝癌等使得红细胞生成素分泌增加所致;③真性红细胞增多症则是一种原因不明的以红细胞增多为主要表现的骨髓增殖性疾病。

2. 红细胞及血红蛋白减少 通常称之为贫血。临床上一般以血红蛋白的减少判断贫血及其程度:成年男性血红蛋白<120 g/L,成年女性血红蛋白<110 g/L即认为贫血存在;血红蛋白>90 g/L 为轻度贫血,$(90\sim60)$ g/L 为中度贫血,$(60\sim30)$ g/L 为重度贫血,<30 g/L 为极重度贫血。

(1)生理性减少 婴幼儿、妊娠中后期的孕妇、老年人红细胞及血红蛋白轻度减少。
(2)病理性减少
①红细胞生成不足 缺铁性贫血、巨幼细胞性贫血等为造血原料缺乏所致的贫血,再生障碍性贫血、白血病、慢性感染性疾病、内分泌疾病等为骨髓造血功能障碍所致的贫血。

②红细胞破坏过多 遗传性球形红细胞增多症、阵发性睡眠性血红蛋白尿(PNH)等为红细胞内在缺陷所致的红细胞破坏;自身免疫性溶血性贫血、微血管病性溶血性贫血、化学毒物或药物、脾功能亢进等属红细胞外来因素所致的红细胞破坏。

③红细胞丢失过多 指急、慢性失血性贫血。

二、白细胞计数及分类

外周血中的白细胞有5种,包括:中性粒细胞、嗜酸性粒细胞、嗜碱性粒细胞、淋巴细胞和单核细胞。

【参考值】

1. 白细胞数计数(white blood cell,WBC)

成人$(4\sim10)\times10^9/L$;

新生儿$(15\sim20)\times10^9/L$;

6个月至2岁$(11\sim12)\times10^9/L$。

2. 白细胞分类(differential count,DC)

中性杆状核粒细胞$(1\sim5)\%$;

中性分叶状核粒细胞$(50\sim70)\%$;

嗜酸性分叶状核粒细胞$(0.5\sim5)\%$;

嗜碱性分叶状核粒细胞$(0\sim1)\%$;

淋巴细胞$(20\sim40)\%$;

单核细胞$(3\sim8)\%$。

3. 白细胞分类计数绝对值(absolute neutrophil count,ANC)

中性杆状核粒细胞$(0.04\sim0.5)\times10^9/L$;

中性分叶状核粒细胞$(2\sim7)\times10^9/L$;

嗜酸性分叶状核粒细胞$(0.02\sim0.5)\times10^9/L$;

嗜碱性分叶状核粒细胞$(0\sim0.1)\times10^9/L$;

淋巴细胞$(0.8\sim4)\times10^9/L$;

单核细胞$(0.12\sim0.8)\times10^9/L$。

【临床意义】

1. 中性粒细胞(neutrophil,N) 中性粒细胞增多或减少与白细胞总数的增多或减少往往具有相同意义。通常外周血白细胞数高于$10\times10^9/L$称白细胞增多,低于$4\times10^9/L$称白细胞减少。中性粒细胞绝对值$<1.5\times10^9/L$时称为粒细胞减少症,$<0.5\times10^9/L$时称为粒细胞缺乏症。

(1)白细胞及中性粒细胞生理性增多 一日之间,下午较早晨为高。剧烈运动、疼痛、情绪激动、饱餐、高温、寒冷等均能使中性粒细胞出现一过性的升高。新生儿、月经期、中晚期妊娠以及分娩时也可增高。生理性增多常与白细胞的重新分布和骨髓释放增多有关。

(2)白细胞及中性粒细胞病理性增多见于以下情形:

①急性感染 是最常见的原因,急性化脓性感染尤甚。细菌、病毒、立克次体、梅毒、

寄生虫均可使白细胞总数增多和中性粒细胞增多。

②严重的组织损伤、坏死及大量的细胞破坏　如大手术后、严重外伤、大面积烧伤、急性心肌梗塞。

③急性大出血　如宫外孕输卵管破裂、消化道大出血、脾破裂等。

④急性中毒　有机磷农药、安眠药等中毒，糖尿病酮症酸中毒、尿毒症等代谢性中毒等。

⑤恶性肿瘤　肝癌、胃癌等恶性肿瘤均可导致外周血中性粒细胞增多。

⑥粒细胞白血病　不到50%的患者外周血出现粒细胞的增多，余者白细胞数正常或减少。慢性粒细胞白血病，则绝大多数病例白细胞总数显著增高，中性粒细胞分类多在90%以上。

⑦骨髓增殖性疾病　包括以红细胞增生为主的真性红细胞增多症，以巨核细胞增生为主的原发性血小板增多症，以原纤维细胞及成骨细胞增生为主的骨髓纤维化。

⑧其他　应用肾上腺素、皮质激素等药物，也可引起中性粒细胞增多。

(3)白细胞及中性粒细胞病理性减少

①某些感染　伤寒、副伤寒等革兰氏阴性杆菌感染，流感、麻疹等病毒感染，疟疾、黑热病等原虫感染，传染性非典型肺炎(严重急性呼吸道综合征，SARS)，白细胞总数不增高甚至减低；年老体弱、重症消耗性疾病患者合并感染时，因机体的反应能力下降而白细胞总数下降，但粒细胞分类计数增高，严重细菌性感染患者，如脓毒血症等，也可出现此现象。

②部分血液病　射线及放射性核素等物理因素，化学物品如苯，化学药物如氯霉素等抗生素、解热止痛药、抗肿瘤药、抗甲状腺药、降糖药及其他原因均可致粒细胞减少症甚至粒细胞缺乏症。包括白细胞在内的全血细胞减少性疾病，如再生障碍性贫血、阵发性睡眠性血红蛋白尿、恶性组织细胞病等均可表现为白细胞减少。非白血性白血病，白细胞不仅不升高反而减低。

③各种原因所致的脾肿大　因肿大的脾脏中单核-吞噬细胞系统功能亢进，加之脾脏对粒细胞集落刺激因子的灭活作用增强，使得白细胞的破坏增加或生成减少，均可致白细胞减少。

④某些自身免疫性疾病　如系统性红斑狼疮等，可因抗核抗体破坏自身白细胞，从而引起白细胞减少。

(4)中性粒细胞的核象变化　正常时外周血中中性杆状核粒细胞占1%～5%，分叶核粒细胞占50%～70%，分叶以3叶居多，杆状核与分叶核正常比值为1:13。中性粒细胞的核象反映外周血粒细胞的成熟程度。在病理状态下可以出现以下两种变化：

①核左移　指杆状核与分叶核比值增大，即杆状核粒细胞增多，甚或出现晚幼粒、中幼粒及早幼粒。核左移伴白细胞总数增高，称之为再生性核左移，提示造血功能旺盛，机体的反应性强，常见于急性感染、失血、中毒、溶血等。核左移伴白细胞总数不高，甚至减少，称之为退行性核左移，提示骨髓造血功能减低，机体反应性低下，主要见于再生障碍性贫血、粒细胞减少症、伤寒、败血症等。

②核右移　指中性分叶核粒细胞分叶过多，若分叶5叶以上的细胞超过3%，为核右

移。是由于叶酸或维生素 B_{12} 缺乏导致细胞合成障碍,影响到造血功能所致,主要见于巨幼细胞贫血、应用甲氨喋呤等抗代谢药物治疗后。在疾病进展期突然出现核右移现象,提示预后不良。

2. 嗜酸性粒细胞(eosinophil,E)

(1)嗜酸性粒细胞生理变化　因为肾上腺皮质激素抑制骨髓对嗜酸性粒细胞的释放,并使外周血的嗜酸性粒细胞浸润组织,故饥饿、寒冷、情绪激动、运动及劳动等能使交感神经兴奋的因素,均可使外周血嗜酸性粒细胞减少,并且白天要比夜间低。

(2)嗜酸性粒细胞病理性增多见于以下情形:

①过敏性疾病　荨麻疹、支气管哮喘、食物过敏、药物过敏、血管神经性水肿、及血清病等变态反应性疾病均可见。

②寄生虫病　尤以钩虫感染为甚,可使白细胞总数显著升高,嗜酸性粒细胞达90%或更多,但均为成熟型,称之为嗜酸性粒细胞型类白血病反应。

③皮肤病　与自身免疫有关的某些皮肤病可出现嗜酸性粒细胞轻中度增高,如银屑病、湿疹、剥脱性皮炎、天疱疮等。

④造血系统疾病　嗜酸性粒细胞白血病是一种罕见类型白血病,嗜酸性粒细胞可达90%以上,以幼稚型居多。慢性粒细胞白血病、恶性淋巴瘤、多发性骨髓瘤、真性红细胞增多症及脾切除术后也可见嗜酸性粒细胞增多。

⑤某些恶性肿瘤　如肺癌,尤其是转移癌或肿瘤坏死,可有嗜酸性粒细胞的升高。

⑥高嗜酸性粒细胞综合征　主要由嗜酸性粒细胞浸润引起,表现心内膜炎、肺炎、过敏性肉芽肿等。

⑦其他　猩红热的急性期、肾上腺皮质功能减低症、风湿性疾病、过敏性间质性肾炎及脑垂体前叶功能减低症等也可伴有嗜酸性粒细胞增多。

(3)嗜酸性粒细胞病理性减少　临床意义较小。

3. 嗜碱性粒细胞(basophil,B)

(1)嗜碱性粒细胞病理性增多　见于慢性粒细胞白血病、真性红细胞增多症、骨髓纤维化症、甲状腺功能减退症、慢性溶血及脾切除后。也可见于嗜碱性粒细胞白血病,此属罕见类型的白血病。

(2)嗜碱性粒细胞病理性减少　因嗜碱性粒细胞正常情况下不易见到,所以减少一般无临床意义。

4. 淋巴细胞(lymphocyte,L)　淋巴细胞是外周血数量较多的另一种白细胞,是人体重要的免疫活性细胞,胸腺依赖型被称之为T淋巴细胞,骨髓依赖型被称之为B淋巴细胞,分别参与细胞与体液免疫。

(1)淋巴细胞的生理性变化　婴儿出生时淋巴细胞占白细胞总数35%左右,出生后4～6天上升到50%,4～6岁后淋巴细胞比例逐渐减低至正常成人水平。

(2)淋巴细胞病理性增多:①某些感染:主要见于病毒感染,如传染性淋巴细胞增多症、传染性单核细胞增多症、柯萨奇病毒、腺病毒、麻疹、风疹、流行性腮腺炎、水痘、病毒性肝炎、流行性出血热以及巨细胞病毒等感染。也可见于某些细菌及其他病原体感染,如结核杆菌、布氏杆菌、百日咳杆菌、梅毒螺旋体及弓形体等。②某些造血系统疾病:主要见于淋巴细胞白血病,急性者以原幼淋巴细胞增多为主,慢性者增多的细胞主要为成熟淋巴细胞。恶性淋巴瘤浸润骨髓,其表现与急性淋巴细胞白血病相同。再生障碍性贫血、粒细胞减少症,由于中性粒细胞的减少,而出现淋巴细胞的相对增多。③其他:还可见于急性传染病的恢复期及器官移植后发生排斥反应的前期。

(3)淋巴细胞病理性减少　主要见于接触射线、应用肾上腺皮质激素或促肾上腺皮质激素、应用抗淋巴细胞球蛋白、免疫缺陷性疾病、丙种球蛋白缺乏症、传染性非典型肺炎(严重急性呼吸道综合征,SARS)等淋巴细胞的绝对减少,还可见于中性粒细胞增多所致的淋巴细胞的相对减少。

(4)异形淋巴细胞　外周血见到形态变异淋巴细胞,称其为异形淋巴细胞,多因T淋巴细胞受病毒等抗原刺激增生亢进转化而来,正常人偶见,主要见于:①传染性单核细胞增多症、流行性出血热、风疹等病毒感染。②螺旋体病、疟疾等原虫感染,立克次体病及某些细菌感染。③血液透析、体外循环术或输血后继发涎腺病毒感染。④自身免疫性疾病、药物过敏、粒细胞缺乏症及接受放射治疗后,外周血也可出现异形淋巴细胞。根据形态学特征可分为三型:Ⅰ型(空泡型)、Ⅱ型(不规则型)及Ⅲ型(幼稚型)。

5.单核细胞(monocyte,M)　骨髓的单核细胞成熟后释放入血,仅做短暂停留便进入组织或体腔,转变为吞噬细胞,形成单核-吞噬细胞系统。

(1)单核细胞生理性增多　出生2周的婴儿的单核细胞明显升高可达15%或更多,儿童的单核细胞也高于成人,平均为9%。

(2)单核细胞病理性增多:①某些感染:主要见于感染性心内膜炎、结核病、疟疾、黑热病及急性感染的恢复期;②某些造血系统疾病:粒细胞缺乏症恢复期出现单核细胞一过性增多,恶性组织细胞病、淋巴瘤可见外周血成熟的单核细胞增多,急性单核细胞白血病则可出现原始及幼稚的单核细胞增多。单核细胞增多也可见于骨髓增生异常综合征。

(3)单核细胞病理性减少　无重要临床意义,从略。

三、血小板计数(platelet count,PC 或 Plt)

【参考值】

$(100\sim300)\times10^9/L$。

【临床意义】

1.血小板减少　$PC<100\times10^9/L$ 称为血小板减少。引起血小板减少的原因有:①血小板的生成障碍:见于再生障碍性贫血、放射性损伤、急性白血病、巨幼细胞贫血、骨髓纤维化晚期等;②血小板破坏或消耗增多:见于原发性血小板减少性紫癜(ITP)、SLE、恶性淋巴瘤、上呼吸道感染、风疹、新生儿血小板减少症、输血后血小板减少症、DIC、TTP、先天性血小板减少症;③血小板分布异常:如脾肿大(肝硬化、Banti综合征)、血液被稀释(输入大量库存血或大量血浆)等。

2.血小板增多　血小板数$>400\times10^9/L$ 称为血小板增多。引起血小板增多的原因有:①原发性增多:见于骨髓增生性疾病,如慢性粒细胞白血病、真性红细胞增多症和原发性血小板增多症、骨髓纤维化早期等;②反应性增多:见于急性感染、急性溶血、某些癌症患者,这种增多是轻度的,多在$500\times10^9/L$ 以下。

四、网织红细胞计数

网织红细胞（reticulocyte，Ret）是晚幼红细胞脱核后到成熟红细胞之间的一种过渡型细胞。胞质中残存部分嗜碱性物质，用煌焦油蓝染色后呈现蓝绿色网状物，因此得名。

【参考值】

成人 0.005～0.015（0.5%～1.5%，平均为1%）；

新生儿 0.02～0.06（2%～6%）；

绝对值（24～84）×10^9/L。

【临床意义】

1. 网织红细胞增多

（1）表示骨髓造血机能旺盛　最常见于溶血性贫血，由于成熟的红细胞大量被破坏，骨髓代偿性的红细胞增生，使得网织红细胞可达0.06～0.10，最高可达0.40～0.50。急性失血性贫血也可见网织红细胞明显增多。而在巨幼细胞性贫血及缺铁性贫血，网织红细胞无明显规律，可轻度增多，可正常，也可减低。

（2）见于网织红细胞反应　缺铁性贫血及巨幼细胞性贫血治疗前，应查网织红细胞作为对照，然后分别给予铁剂或叶酸、维生素B_{12}做相应的治疗后3～5天，网织红细胞开始升高，7～10天达高峰，可增至0.06～0.10。用药14天左右网织红细胞渐下降，此时红细胞及血红蛋白才开始升高。网织红细胞的这一变化称之为网织红细胞反应，有助于贫血的疗效判断，也可作为贫血治疗性试验的观察指标；急性白血病化疗中，网织红细胞增多，是治疗有效的表现。

2. 网织红细胞减少

（1）表示骨髓造血机能减低　主要见于再生障碍性贫血。慢性再生障碍性贫血，因残存造血灶的代偿造血，网织红细胞可以正常，甚至增多，但网织红细胞绝对值常减少，临床以网织红细胞绝对值<15×10^9/L作为慢再障的诊断指标之一。在急性白血病、多发性骨髓瘤、淋巴瘤等骨髓病性贫血，因瘤细胞的大量增生，造成红细胞的生成受到抑制，网织红细胞也可减低。

（2）作为疗效判断的指标　溶血性贫血治疗中，网织红细胞逐渐减低，是治疗有效的指标；肿瘤患者在化疗中网织红细胞减低，提示化疗药物已对骨髓产生抑制。

五、红细胞沉降率测定

红细胞沉降率（erythrocyte sedimentation rate，ESR），简称血沉率，指红细胞在一定条件下沉降的速率。正常情况下，一方面由于红细胞靠重力而产生自然的下沉力，红细胞周围的血浆对红细胞下沉有一种向上的阻遏力；另一方面因红细胞膜表面的唾液酸带有负电荷，使红细胞互相排斥而彼此分散悬浮于血浆中。故红细胞在血浆中具有相对的悬浮稳定性，沉降极其缓慢。在病理情况下，血沉率可明显增快。

使红细胞沉降加速的主要原因是红细胞聚集，而影响红细胞聚集的因素则存在于血浆中。血浆中影响红细胞聚集的因素主要有：①不对称的大分子蛋白质，如纤维蛋白原，γ球蛋白，α、β球蛋白，免疫复合物等，因带正电荷可中和红细胞表面的负电荷，促使红细胞聚集，致血沉加速。白蛋白带正荷，具有抑制红细胞缗钱状聚集的作用，血沉减慢。病理情况下血沉加速绝大多数是由这种血浆因素引起的。②脂类物质：胆固醇和甘油三酯有促进作用，可使血沉加快；卵磷脂有抑制作用使血沉减慢。③红细胞的数量、形状或大小等自身变化：红细胞数量越多，受到的阻力越大，血沉越慢；反之则血沉加速。红细胞形态异常不利于缗钱状形成，因此血沉加快不多；大红细胞因表面积相对减少，受到血浆的阻遏力相应减少，下沉较小细胞为快。

【参考值】

魏氏（Westergren）法：成年男性 0～15 mm/h 末；

成年女性 0～20 mm/h 末。

【临床意义】

1. 血沉增快 临床常见于

(1) 生理性增快 12 岁以下的儿童、妇女月经期、妊娠 3 个月以上至分娩后 3 周、60 岁以上的高龄者血沉可加快，与生理性贫血或纤维蛋白原含量增加等有关。

(2) 病理性增快

①各种炎症性疾病 急性细菌性炎症时，α_1 抗胰蛋白酶、α_2 巨球蛋白、C 反应蛋白、纤维蛋白原等带正电荷的急性时相反应物质迅速增多，促进红细胞聚集，炎症后 2～3 天即可出现血沉增快。风湿热、结核病时，因纤维蛋白原及免疫球蛋白增加，血沉明显增快。临床上常用血沉率作为观察风湿热及结核病有无活动性的参考指标。

②组织损伤及坏死 如急性心肌梗死时，常于发病 2～3 天后血沉增快，持续 1～3 周。而心绞痛时血沉正常。血沉测定可作为心绞痛与心梗鉴别的参考。

③恶性肿瘤 增长迅速的恶性肿瘤血沉多明显增快，手术切除或经有效的化疗、放疗后血沉可渐趋正常，复发或转移时又增快。良性肿瘤血沉多属正常。可能与肿瘤细胞分泌糖蛋白（属球蛋白）、肿瘤组织坏死、继发感染或贫血等因素有关。故临床可作为良、恶性肿瘤鉴别的参考指标。

④高球蛋白血症 各种原因导致血浆球蛋白原发或继发性增高时，血沉均可增快，如多发性骨髓瘤、巨球蛋白血症、慢性肾炎、肝硬化、恶性淋巴瘤、SLE、亚急性心内膜炎、黑热病等。

⑤贫血 血红蛋白低于 90 g/L 时，血沉轻度增快，并随贫血加重而增快。严重贫血时，因红细胞过少不易形成缗钱状聚集，故血沉加快不与红细胞的减少成正比。遗传性球形细胞增多症、镰形细胞贫血、红细胞异形症等时，因异形红细胞不易聚集成缗钱状，故虽有贫血而血沉加快不多，镰形细胞贫血病人的血沉甚至很慢。

⑥高胆固醇血症 动脉粥样硬化、糖尿病、肾病综合征、黏液性水肿等患者，血中胆固醇高，血沉亦见增快。

2. 血沉减慢 一般临床意义较小。红细胞数量明显增多，如脱水使血液浓缩、真性红细胞增多症，或纤维蛋白原含量严重减低时，血沉可减慢。

(张志瑢)

第二节 临床生化检查

一、血糖的检测

(一)空腹血糖(fasting blood glucose,FBG)

【参考值】

葡萄糖氧化酶法 3.9~6.1 mmol/L。

【临床意义】

1. 血糖升高　根据升高程度不同分为:轻度(7.0~8.4 mmol/L),中度(8.4~10.1 mmol/L),重度(>10.1 mmol/L)。

(1)生理性或暂时性升高　见于情绪紧张、注射葡萄糖或肾上腺素后、高糖饮食。

(2)病理性升高:①各型糖尿病;②内分泌疾病,如甲状腺机能亢进症、嗜铬细胞瘤等;③应激性因素,如颅内压增高、脑外伤等;④肝脏和胰腺疾病,如严重的肝病、胰腺癌等;⑤某些药物,如噻嗪类利尿剂、口服避孕药等;⑥其他,如呕吐、腹泻、高热。

2. 血糖降低　根据降低程度不同分为:轻度(3.3~3.9 mmol/L),中度(2~2.8 mmol/L),重度(<1.7 mmol/L)。

(1)生理性或暂时性降低　见于饥饿、剧烈运动、妊娠期、注射胰岛素和服降糖药后。

(2)病理性降低:①胰岛素增多,如胰岛β细胞瘤、胰腺癌、胰岛素用量过大;②对抗胰岛素的激素分泌不足,如肾上腺皮质功能减退、甲状腺功能减退、垂体前叶功能减退;③肝糖原储存缺乏,如急性肝坏死、急性肝炎等;④消耗性疾病,如恶病质;⑤其他,如乙醇中毒、特发性低血糖等

(二)口服葡萄糖耐量试验(oral glucose tolerance,OGTT)

【定义】

是检测人体对血糖水平调节能力的方法,常用来诊断空腹血糖升高不明显,临床症状不典型的糖尿病患者。

【标本采集处理及检验方法】

实验前3天正常饮食,每天饮食含碳水化合物量不得少于150 g。试验前一日晚餐后禁食,停用胰岛素和肾上腺素等药物。试验日清晨取空腹静脉血测血糖,并留尿测尿糖。将 75 g 葡萄糖溶于 250 mL 水中(儿童标准为 1.75 g/kg),一次服下,之后 30 min,1 h,2 h,3 h 各抽血一次检测血糖并留尿测尿糖。

【参考值】

空腹血糖<6.7 mmol/L,进食后 30~60 min 血糖水平达高峰一般在 7.8~9.0 mmol/L,峰值不超过 11.1 mmol/L,2 h 不超过 7.8 mmol/L,3 h 可恢复至空腹血糖水平。各次尿糖均为阴性。

【临床意义】

1. 糖尿病的诊断　两次空腹血糖≥7.0 mmol/L,餐后 2 h 血糖≥11.1 mmol/L,伴尿

糖阳性或糖尿病症状,可确诊为糖尿病。

2. 糖耐量减低　指空腹血糖<7.0 mmol/L,餐后2 h血糖在7.8～11.1 mmol/L范围,或高峰出现在1 h后,或3 h后血糖恢复至正常。常见于Ⅱ型糖尿病、肝脏疾病、肢端肥大症、嗜铬细胞瘤、甲状腺功能亢进、皮质醇增多症。

3. 糖耐量升高　指空腹血糖不高,服糖后血糖无明显上升,2 h后仍处低水平。见于甲状腺功能减退、垂体前叶功能减退、肾上腺皮质功能减退、胰岛功能减退。

二、血脂和脂蛋白的检测

(一)总胆固醇(total cholesterol,TC)的测定

【参考值】

合适水平:<5.20 mmol/L;边缘水平:5.23～5.69 mmol/L;升高:>5.72 mmol/L。

【临床意义】

1. 总胆固醇升高　常见于:①动脉粥样硬化所致的心、脑血管疾病。②各种高脂蛋白血症、阻塞性黄疸、甲状腺功能减退症、糖尿病。③长期吸烟、饮酒、精神紧张和血液浓缩等。④长期服用某些药物,如口服避孕药、环孢素等

2. 总胆固醇降低　常见于:①急性肝坏死、中毒性肝炎、肝硬化等严重的肝病。②缺铁性贫血、溶血性贫血、再生障碍性贫血等严重贫血。③饥饿、营养不良、恶病质。④甲状腺机能亢进。

(二)甘油三酯(triglyceride,TG)测定

【参考值】

正常:0.56～1.7 mmol/L;升高:>1.7 mmol/L。

【临床意义】

1. 甘油三酯升高　常见于:①冠状动脉粥样硬化性心脏病、动脉粥样硬化症、高脂血症等;②甲状腺功能减退症、糖尿病、肾病综合征、胰腺炎等;③肥胖症、高脂饮食、妊娠、酗酒、长期口服避孕药等。

2. 甘油三酯降低　常见于:①原发性β脂蛋白缺乏症、甲状腺机能亢进症、肾上腺皮质机能减退症等;②慢性肾功能不全、严重肝衰竭、恶病质等。

(三)高密度脂蛋白(high density lipoprotein,HDL)测定

【参考值】

沉淀法:0.94～2.0 mmol/L;>1.04 mmol/L为合适水平;<0.91 mmol/L为减低。

【临床意义】

1. HDL降低　HDL是一种抗动脉硬化的脂蛋白,它能促进外周组织胆固醇的清除,HDL的减少是冠心病的危险因素之一,它与冠心病的发病率及病变程度呈负相关。除此之外,HDL的减少还见于急慢性肝病、外科手术、糖尿病等。

2. HDL升高　对防止动脉粥样硬化、预防冠心病的发生有重要作用。也见于慢性肝炎、运动、饮酒。

(四)低密度脂蛋白(low density lipoprotein,LDL)测定

【参考值】

<3.12 mmol/L 为合适水平;3.15～3.61 mmol/L 为边缘升高;>3.64 mmol/L 为升高。

【临床意义】

LDL 有致动脉硬化的作用,LDL 升高可损伤血管内膜、刺激血管平滑肌细胞增生。流行病学已肯定 LDL-C 是冠心病最重要的危险因子。

三、电解质的检测

(一)血钾测定

【参考值】

3.5～5.1 mmol/L。

【临床意义】

1. 血钾升高 (>5.5 mmol/L):①摄入过多:心、肾功能衰竭补钾过多、过快、大量输入库存血;②排出减少:肾功能衰竭少尿期、肾上腺皮质功能减退症、储钾利尿剂过度使用等;③钾自细胞内移出:重度溶血、大面积烧伤、积压综合征、组织破坏、运动过度、呼吸障碍引起缺氧和酸中毒。

2. 血钾降低 (<3.5 mmol/L):①摄入不足:营养不良、胃肠功能紊乱、长期无钾饮食、消耗性疾病、败血症及肿瘤晚期;②丢失过多:频繁呕吐、长期腹泻、胃肠引流、长期使用排钾利尿剂、长期使用肾上腺糖皮质激素等;③钾移入细胞内:见于葡萄糖与胰岛素同时使用、周期性麻痹和碱中毒等。

(二)血钠测定

【参考值】

135～147 mmol/L。

【临床意义】

1. 血钠降低:①摄入不足:长期低盐饮食、饥饿、营养不良、不适当的输液;②丢失过多:呕吐、腹泻、反复服用利尿剂、肾上腺皮质功能不全、大量出汗、大面积皮肤烧伤,胸、腹腔积液穿刺放液减压量较大时;③钠移入细胞内:导致钾移到细胞外的因素,均可使钠进入细胞内。

2. 血钠升高:①摄入过多:注射高渗盐水、进食过量钠盐;②水分摄入不足;③水分丢失过多;④内分泌病变。

(三)血钙测定

【参考值】

总钙为 2.25～2.58 mmol/L;离子钙为 1.10～1.34 mmol/L。

【临床意义】

1. 低钙血症:①摄入不足:饮食低钙;②吸收不良:慢性腹泻、小肠吸收不良综合征、原发性甲状旁腺机能减退症、维生素 D 缺乏症、阻塞性黄疸;③需要增加:妊娠及哺乳期女性;④肾脏疾病:肾病综合征、低蛋白血症;⑤其他:急性坏死性胰腺炎、婴儿手足搐搦症、骨软化症。

2. 高钙血症：①摄入过多：大量饮用牛奶、静脉用钙量过大、过多服用维生素 D；②骨溶解增强：多发性骨髓瘤、转移性骨癌、肺癌；③过量吸收：结节病；④内分泌疾病：甲状腺机能亢进症、甲状旁腺功能亢进症、阿狄森氏病。

(四)血氯测定
【参考值】
95～105 mmol/L。
【临床意义】
1. 低氯血症：①摄入不足：慢性肾炎、心力衰竭长期禁盐饮食；②丢失过多：严重呕吐、腹泻、胃肠道引流引起失氯；③转移过多：急性肾炎、肾小管疾病，氯离子移向组织内，酸中毒氯离子移向细胞内；④其他：肾上腺皮质功能减退症、尿崩症。
2. 高氯血症：①摄入过多：过量补充含氯液体；②脱水：大量出汗、发热、摄入水量减少均可使血液浓缩；③低蛋白血症：各种原因所致的低蛋白血症，均可通过血氯增加来平衡血液中的阴离子；④其他：急、慢性肾小球肾炎无尿期、梗阻性肾病、肾上腺皮质功能亢进、长期使用糖皮质激素、呼吸性碱中毒。

四、肾脏功能检查

(一)肾小球功能检查
1. 内生肌酐清除率(endogenous creatinine clearance rate,Ccr)测定
【参考值】
成人 80～120 mL/min。
【临床意义】
①判断肾小球损害敏感指标；②评估肾功能损害程度；③指导治疗。
2. 血清肌酐(serum creatinine,Scr)的测定
【参考值】
全血肌酐 88.4～176.8 μmol/L；血清或血浆肌酐男性为 53～106 μmol/L，女性为 44～97 μmol/L。
【临床意义】
①评估肾小球受损指标；②慢性肾衰竭分期标准；③用于肾前性与肾实质性少尿的鉴别。
3. 尿素氮测定
【参考值】
成人为 3.2～7.1 mmol/L；婴儿、儿童为 1.8～6.5 mmol/L。
【临床意义】
粗略观察肾小球的滤过功能。不能作为早期肾功能指标，但对慢性肾衰竭、尤其是尿毒症其增高程度一般与病情严重性一致。

(二)肾小管功能试验
肾脏浓缩和稀释功能试验。

【参考值】

正常成人 24 h 尿量为 1 000~2 000 mL;昼尿量与夜尿量之比为(3~4):1;12 h 夜尿量不应超过 750 mL;尿液最高比重应在 1.020;最高比重与最低比重之差不少于 0.009。

五、肝脏功能检查

(一)蛋白质代谢功能检查

【参考值】

正常血清总蛋白(serum total protein,STP)60~80 g/L;白蛋白(albumin,A)40~55 g/L;球蛋白(globulin,G)20~30 g/L;A/G 为(1.5~2.5):1。

【临床意义】

①血清总蛋白及白蛋白增高,主要由于血清水分减少,使单位容积总蛋白浓度增加,如急性失水、肾上腺皮质功能减退;②血清总蛋白及白蛋白减低:总量<60 g/L 或白蛋白<25 g/L 称为低蛋白血症,见于蛋白质丢失过多、某些消耗性疾病、摄入不足等;③血清总蛋白及球蛋白增高,当血清总蛋白>80 g/L 或球蛋白>35 g/L,称高蛋白血症或高球蛋白血症;④A/G 倒置:见于严重肝功能损伤及 M 蛋白血症等。

(二)胆红素代谢检查

1. 总胆红素测定(serun total bilirubin,STB)

【参考值】

新生儿:0~1 天为 34~103 μmol/L;1~2 天为 103~171 μmol/L;3~5 天为 68~137 μmol/L。成人:3.4~17.1 μmol/L。

【临床意义】

①判断有无黄疸、黄疸程度及演变过程:STB 17.1~34.2 μmol/L 为隐性黄疸或亚临床黄疸,34.2~171 μmol/L 为轻度黄疸,171~342 μmol/L 为中度黄疸,>342 μmol/L 为高度黄疸。在病程中检测可以判断疗效和指导治疗。②根据黄疸程度推断黄疸病因:溶血性黄疸<85.5 μmol/L。肝细胞性黄疸 17.1~171 μmol/L,不完全梗阻性黄疸为 171~265 μmol/L,完全梗阻性黄疸通常>342 μmol/L;③总胆红素、结合及非结合胆红素升高程度判断黄疸类型,若 S-TB 增高伴非结合胆红素明显升高,提示为溶血性黄疸,总胆红素增高伴结合胆红素明显升高为胆汁淤积性黄疸,三者均增高为肝细胞性黄疸。

2. 血清结合胆红素(conjugated bilirubin,CB)与非结合胆红素(unconjugated bilirubin,UCB)测定

【参考值】

结合胆红素 0~6.8 μmol/L;非结合胆红素 1.7~10.2 μmol/L。

【临床意义】

根据 CB 与 STB 比值,可协助鉴别黄疸类型,如 CB/STB<20%,提示溶血性黄疸,20%~50%之间,为肝细胞性黄疸,比值>50%,为胆汁淤积性黄疸。

(三)血清酶及同工酶检查

1. 血清氨基转移酶

【参考值】

	终点法	速率法
ALT	5～25 卡门单位	10～40 U/L
AST	8～28 卡门单位	10～40 U/L

ALT/AST≤1。

【临床意义】

①急性病毒性肝炎 ALT,AST 均显著升高,可达正常 20～30 倍,但 ALT 更高,ALT/AST>1。②慢性病毒性肝炎,轻度上升或正常,ALT/AST>1。若 ALT/AST<1,提示慢性肝炎进入活动期可能。③酒精性肝病、药物性肝炎、脂肪肝、肝癌等非病毒性肝病,可轻度升高或正常。ALT/AST<1。酒精性肝病 AST 显著升高;④肝硬化、肝内外胆汁淤积,转氨酶活性可正常或轻度升高,肝硬化终末期可降低;⑤急性心肌梗塞后 6～8 h AST 增高。

2.碱性磷酸酶(ALP)及其同工酶测定

【参考值】

磷酸对硝基苯速率法(30℃) 成人:40～110 U/L;儿童:<250 U/L。

【临床意义】

①肝胆系统疾病:各种肝内、外胆管阻塞性疾病,ALP 明显升高,与血清胆红素升高相平行;累及肝实质细胞的肝胆疾病(肝炎、肝硬化)ALP 轻度升高。②黄疸的鉴别:胆汁淤积性黄疸,ALP 和血清胆红素升高,转氨酶轻度升高;肝细胞性黄疸,血清胆红素中度增加,转氨酶很高,ALP 正常或稍高;肝内局限性胆道阻塞(如肝癌、肝脓肿),ALP 明显增高,ALT 无明显增高,血清胆红素大多正常。③骨骼疾病,如成骨细胞瘤、骨折恢复期 ALP 可增高。④生长中儿童、妊娠中晚期,可生理性增加。

3.r-谷氨酰转移酶(GGT)及其同工酶测定。

【参考值】

硝基苯酚速率法(370C)<59 U/L。

【临床意义】

增高常见于:①胆道阻塞性疾病;②急、慢性病毒性肝炎、肝硬化;③急、慢性酒精性肝炎、药物性肝炎;④其他:脂肪肝、胰腺炎、胰腺肿瘤、前列腺肿瘤等可轻度增加。

六、心肌损害的标志物测定

1.肌酸激酶(CK)测定

【参考值】

酶偶联法 男:24～195 U/L;女:24～170 U/L。肌酸显色法 8～60 U/L。

【临床意义】

CK 是心肌梗塞病人血清中出现最早的酶之一,心肌梗塞发生后 3～8 h 内 CK 明显增高,10～36 h 达到高峰,3～4 d 即可恢复正常,所以,CK 测定是早期诊断心肌梗塞的灵敏指标之一。心肌炎和肌肉疾病、溶栓治疗、手术等 CK 亦高。

2.肌酸激酶同工酶测定

【参考值】

①CK-MM:94%~96%;②CK-MB:<5%;③CK-BB:极少或无。

【临床意义】

①CK-MB 升高常被当作心肌损害的特异性指标,对急性心肌梗塞早期诊断很有价值,阳性率 100%且具有较高的特异性;②脑外伤、脑血管意外、脑手术后均可出现 CK-BB 增高;③肌肉损伤及肌肉注射时 CK 同工酶 CK-M 增高,故血清 CK-MM 是骨骼肌损伤的特异性指标。CK-MM 亚型对诊断急性心肌梗塞较为灵敏。

3.乳酸脱氢酶(LDH)测定

【临床意义】

此项测定目前常用于诊断心肌梗塞,肝病和某些恶性肿瘤。在诊断心肌梗塞时虽然活性增高的时间比 CK 要迟,阳性率也较低,但持续时间较 CK 长。

4.肌钙蛋白(cTn)的测定

【参考值】

cTnT $0.02\sim0.13\ \mu g/L$, $>0.2\ \mu g/L$ 为诊断临界值

cTnI $<0.2\ \mu g/L$, $>1.5\ \mu g/L$ 为诊断临界值

【临床意义】

①急性心肌梗死:发病后 3~6 h,cTnT 升高,10~24 h 达到峰值,10~15 d 恢复正常,灵敏度 50%~59%,特异性 74%~96%。发病后 3~6 h,cTnI 升高,14~20 h 达到峰值,5~7 d 恢复正常,灵敏度 6%~44%特异性为 93%~99%。②不稳定型心绞痛:两种肌钙蛋白均可增高,且可提示可能存在小范围梗死。③骨骼肌疾病、肾衰竭时,cTnT 与 cTnI 也可升高。

(朱 锋)

第三节 临床免疫学检查

一、体液免疫和细胞免疫检查

(一)IgG

【参考值】

$7.0\sim16.6\ g/L$。

【临床意义】

1.IgG 增高:①多克隆性增高:即 IgG,IgA,IgM 均增高,见于各种慢性感染、慢性肝病、淋巴瘤、肺结核及自身免疫性疾病,如系统性红斑狼疮(SLE)、类风湿关节炎等。②单克隆性增高:多见于多发性骨髓瘤(MM)等。

2.IgG 降低 各种先天性和获得性体液免疫缺陷病、联合免疫缺陷病、肾病综合征、病毒感染、重链病等。

(二)IgA

IgA 分为血清型 IgA 和分泌型 IgA(SIgA),血清 IgA 参考值为 $0.7\sim3.5\ g/L$。SIgA

与呼吸道、消化道、泌尿系统的局部感染、炎症、肿瘤等病变密切相关。

(三)IgM

IgM是分子量最大的Ig,IgM是有效的凝聚和溶解细胞的因子,天然同族凝集素(抗A,抗B)、冷凝集素及伤寒沙门菌的抗体均属此类。血清IgM参考值为0.5~2.6 g/L。

(四)IgE

IgE为血清中最少的一种Ig,与变态反应、寄生虫感染及皮肤过敏等有关。

(五)血清M蛋白检测

检测到M蛋白,提示单克隆免疫球蛋白增殖病,见于多发性骨髓瘤(MM)、巨球蛋白血症、重链病等。

(六)补体C_3检测

【参考值】

0.8~1.5 g/L。

【临床意义】

1. C_3增高　见于急性炎症、传染病早期、肿瘤、排异反应等。

2. C_3减低　见于大多数急性肾小球肾炎、链球菌感染后肾炎、狼疮性肾炎、活动性SLE和类风湿关节炎等。

(七)补体C_4检测

【临床意义】

1. C_4增高　见于急性风湿热、结节性动脉周围炎、皮肌炎和组织损伤等。

2. C_4降低　见于自身免疫性肝炎、狼疮性肾炎、类风湿性关节炎、多发性硬化症、IgA肾病、Ⅰ型糖尿病等。

(八)T细胞花结形成试验

【临床意义】

1. 降低　见于免疫缺陷性疾病,如恶性肿瘤、免疫性疾病、某些病毒感染等;

2. 升高　见于甲状腺功能亢进症、甲状腺炎、重症肌无力等。

(九)T细胞转化试验

主要用于体外检测T细胞的生物学功能,反映机体的细胞免疫水平;也用以估计疾病的疗效和预后。

(十)T细胞表面有多种特异性抗原,统称为白细胞分化抗原

例如,CD_3代表总T细胞,CD_4代表T辅助细胞(T_H),CD_8代表T抑制细胞(Ts)。

【临床意义】

①CD_3降低:见于自身免疫性疾病,如SLE、类风湿关节炎等;②CD_4降低:见于恶性肿瘤、自身免疫性疾病、遗传性免疫缺陷患者、艾滋病、应用免疫抑制剂者;③CD_8降低:见于自身免疫性疾病或变态反应性疾病;④CD_4/CD_8比值减低:见于艾滋病(常<0.5);⑤监测器官移植排斥反应时,CD_4/CD_8比值增高预示可能发生排斥反应。

(十一)B细胞分化抗原测定

B细胞分化抗原CD_{19}。

【参考值】

(流式细胞术):0.2~0.6 g/L。

【临床意义】

①升高:见于急、慢性淋巴细胞白血病,Burkitt 淋巴瘤等;②降低:见于无丙种球蛋白血症等。

二、感染免疫学检查

(一)甲型肝炎病毒抗原(HAVAg)和 RNA 检测

【参考值】

甲型肝炎病毒抗原和 RNA 检测为阴性。

【临床意义】

1. 甲型肝炎病毒抗原阳性见于甲型肝炎患者。
2. 甲型肝炎病毒 RNA 阳性对甲型肝炎有特异性,对早期诊断意义更大。

(二)甲型肝炎病毒抗体(抗-HAV)检测

【参考值】

抗甲型肝炎病毒 IgM、IgA 均为阴性,抗甲型肝炎病毒 IgG 阳性见于部分成年人。

【临床意义】

1. 抗甲型肝炎病毒 IgM 阳性 说明正在感染甲型肝炎病毒,是早期诊断甲型肝炎的可靠指标。
2. 抗甲型肝炎病毒 IgA 阳性 见于甲型肝炎早期和急性期。
3. 抗甲型肝炎病毒 IgG 阳性:①若急性期和恢复期双份血清抗甲型肝炎病毒 IgG 效价有 4 倍以上增长,表明近期感染甲型肝炎病毒;②动态观察效价未见升高,提示既往感染,并对再次感染有抵抗力。

(三)乙型肝炎病毒表面抗原(HBsAg)检测

【参考值】

乙型肝炎病毒表面抗原阴性。

【临床意义】

乙型肝炎病毒表面抗原是机体感染乙型肝炎的标志之一,见于急性乙型肝炎、慢性乙型肝炎、肝硬化或无症状携带者。

(四)乙型肝炎病毒表面抗体(抗-HBs)检测

【参考值】

乙型肝炎病毒表面抗体阴性。

【临床意义】

阳性:①说明病毒基本清除,是乙型肝炎痊愈的临床标志;②注射乙肝疫苗或抗-HBs 免疫球蛋白者,乙型肝炎病毒表面抗体可呈阳性。

(五)乙型肝炎病毒 e 抗原(HBeAg)检测

【参考值】

乙型肝炎病毒 e 抗原阴性。

【临床意义】

①乙型肝炎病毒e抗原阳性表明乙型肝炎处于活动期,并有较强的传染性;②检测乙型肝炎病毒e抗原有助于判断乙型肝炎病毒携带者传染性的强弱、母婴传播的危险率及急性乙型肝炎的预后等;③孕妇乙型肝炎病毒e抗原阳性可引起垂直传播;④乙型肝炎病毒e抗原持续阳性,表明肝细胞损害较重,并可转为慢性乙型肝炎或肝硬化。

(六)乙型肝炎病毒e抗体(抗-HBe)检测

【参考值】

乙型肝炎病毒e抗体阴性。

【临床意义】

乙型肝炎病毒e抗体阳性表示机体已获得一定的免疫力(出现变异株者例外),大部分乙型肝炎病毒被消除,复制减少,传染性减低,但并非无传染性,也不一定是对机体有益的标志(甲胎蛋白与乙型肝炎病毒e抗体有相关性)。

(七)乙型肝炎病毒核心抗体(抗-HBc)检测

【参考值】

乙型肝炎病毒核心抗体阴性。

【临床意义】

乙型肝炎病毒核心抗体的检出率比乙型肝炎病毒表面抗原更敏感,可作为乙型肝炎病毒表面抗原阴性的乙型肝炎病毒感染的敏感指标。因此,乙型肝炎病毒核心抗体可用作乙型肝炎疫苗和血液制品的安全性鉴定和献血员的筛选。

(八)丙型肝炎病毒抗体IgM(抗-HCVIgM)检测

【参考值】

丙型肝炎病毒抗体IgM为阴性。

【临床意义】

丙型肝炎病毒抗体IgM见于急性丙型肝炎。

(九)丙型肝炎病毒抗体IgG(抗-HCVIgG)检测

【参考值】

丙型肝炎病毒抗体IgG为阴性。

【临床意义】

丙型肝炎病毒抗体IgG为非保护性抗体。若阳性,表明机体已感染丙型肝炎病毒,见于输血后肝炎、慢性丙型肝炎、肝硬化、肝癌等。

(十)血清抗链球菌溶血素O(抗O或ASO)检测

【参考值】

胶乳凝集法为阴性,免疫比浊法<200 U/L。

【临床意义】

1. 抗O滴度升高表示病人近期内有A群溶血性链球菌感染,见于活动性风湿热、急性肾小球肾炎、风湿性关节炎、急性上呼吸道感染、皮肤和软组织感染等。

2. 抗O滴度逐渐下降时,说明病情缓解。

(十一)伤寒和副伤寒沙门菌免疫测定

【参考值】

肥达反应：伤寒 H<1∶160，O<1∶80，副伤寒甲、乙、丙均<1∶80

【临床意义】

肥达反应：单份血清抗体效价 O>1∶80，H>1∶160，各型副伤寒杆菌 H 抗体>1∶80时，有诊断意义。

(十二)人获得性免疫缺陷病毒抗体及 RNA 测定

人获得性免疫缺陷病毒(HIV)是艾滋病(AIDS)的病原体，可分为 HIV～Ⅰ型和 HIV～Ⅱ型。当机体感染人获得性免疫缺陷病毒数周到半年后，绝大多数患者可产生抗人获得性免疫缺陷病毒抗体。

【参考值】

定性试验和确诊试验均为阴性。

【临床意义】

1. 筛选试验特异性不高，有假阳性，所以筛选试验阳性时需用确诊试验证实。

2. 确诊试验阳性则可肯定人获得性免疫缺陷病毒感染。

三、肿瘤标志物检测

肿瘤标志物(tumor marker)是由肿瘤细胞本身合成、释放或者是由机体对肿瘤细胞反应而产生的一种物质。

(一)蛋白质肿瘤标志物检测

1. 血清甲种胎儿球蛋白(alpha fetoprotein，AFP)测定

【参考值】

<25 μg/L

【临床意义】

AFP 增高见于：①原发性肝细胞性肝癌；②生殖腺胚胎癌(睾丸癌、卵巢癌、畸胎瘤)、胃癌、胰腺癌；③病毒性肝炎、肝硬化；④妊娠 3～4 个月。

2. 癌胚抗原(carcinoembryonic antigen，CEA)测定

【参考值】

<15 μg/L

【临床意义】

①CEA 明显增高见于胰腺癌、结肠癌、乳腺癌患者；②动态观察一般病情好转时，CEA 浓度下降，病情加重时可升高；③结肠炎、胰腺炎、肝脏疾病、肺气肿及支气管哮喘等 CEA 也可增高；④最近发现，胃液和唾液中 CEA 检测对胃癌诊断有一定价值。

3. 前列腺特异抗原(proS-Tate specific antigen，PSA)测定

前列腺特异抗原在前列腺癌时 60%～90%患者可见 PSA 血清水平明显升高，行外科切除术后，90%患者 PSA 血清水平降低，若见 PSA 血清水平再次升高，即有复发或转移的可能。

(朱　锋)

第四节 临床体液及其他检查

一、尿液检验

(一)尿量

【参考值】

正常人尿量为 1 000~2 000 mL/24 h,平均为 1 500 mL/24 h。

【临床意义】

1. 尿量增多　指 24 h 尿量>2 500 mL。见于①生理性增多:如饮水过多、饮浓茶及酒精类、精神紧张;②病理性增多:可见于糖尿病、尿崩症、原发性甲状旁腺机能亢进等内分泌性疾病;慢性肾炎、慢性肾盂肾炎、高血压肾病等肾脏疾病;还可见于某些神经系统疾病。

2. 尿量减少　指 24 h 尿量<400 mL,或每小时尿量持续<17 mL,称为少尿(oliguria)。24 h 尿量<100 mL,称为无尿(anuria)。见于:①肾前性:各种原因引起的休克、严重脱水等;②肾性:急性肾小球肾炎、急性肾盂肾炎、肺出血肾炎综合征;③肾后性:各种原因引起的尿路梗阻;④假性少尿:前列腺肥大、膀胱尿潴留。

(二)颜色

【参考值】

新鲜正常尿液的颜色为淡黄色。

【临床意义】

1. 血尿(hematuria)　每毫升尿中含血量超过 1 mL 可出现肉眼血尿。若肉眼不能辨别,离心后镜检,平均每高倍镜视野>3 个红细胞,称镜下血尿。常见于肾小球肾炎、肾结核、严重出血性疾病。

2. 血红蛋白尿(hemoglobinuria)　常见于血型不和的输血反应、阵发性睡眠性血红蛋白尿、蚕豆病、恶性疟疾等血管内溶血。

3. 胆红素尿(bilirubinuria)　阻塞性黄疸及肝细胞性黄疸。

(三)气味

【参考值】

正常新鲜尿液的气味来自挥发酸及酯类,放置长久出现氨臭味。

【临床意义】

①新鲜尿液有氨味,常见于慢性膀胱炎、慢性尿潴留;②烂苹果样气味见于糖尿病酮症酸中毒;③蒜臭味见于有机磷中毒、进食蒜、葱、韭菜及应用某些药物。

(四)透明度

【参考值】

正常新鲜的尿液多为透明。

(五)酸碱度

【参考值】

正常新鲜的尿液呈弱酸性,尿 pH 值约为 6.5,波动在 4.5～8.0 之间。

(六)比重

【参考值】

正常成年人在普通膳食下尿比重为 1.015～1.025,晨尿约为 1.020 左右,婴幼儿尿比重偏低。

【临床意义】

1. 尿比重升高　见于:①肾前性少尿;②肾性少尿;③糖尿病因尿中含葡萄糖而比重增高。

2. 尿比重降低　见于:①慢性肾小球肾炎、急性肾小管坏死、肾功能不全、肾盂肾炎、肾小管间质疾病;②尿崩症、高血压。

(七)尿蛋白

【参考值】

尿蛋白定性试验:阴性;尿蛋白定量试验:<40 mg/24 h,成人上限 150～200 mg/24 h,下限 10 mg/24 h;尿白蛋白正常人上限为 30 mg/24 h。

【临床意义】

1. 生理性蛋白尿:①功能性蛋白尿;②体位性蛋白尿

2. 肾前性蛋白尿　又称溢出性蛋白尿。

3. 肾小球性蛋白尿(glomerular proteinuria):①选择性蛋白尿,主要见于肾病综合征;②非选择性蛋白尿,主要见于原发性肾小球疾病、继发性肾小球疾病。

4. 肾小管性蛋白尿(tubular proteinuria):①小管间质病变;②中毒性肾病。

5. 混合性蛋白尿　具有以上两种蛋白尿的特点,见于各种肾小球疾病最终累及肾小管,各种肾小管疾病最终累及肾小球,以及全身性疾病同时累及肾小球与肾小管。

6. 肾后性蛋白尿　肾盂以下的尿路炎症(前列腺炎、输尿管炎、膀胱炎、尿道炎)、结石、肿瘤、外伤。

(八)尿糖

【参考值】

正常人尿内含糖 0.56～5.0 mmol/24 h,定性试验阴性。尿糖水平达到 2.8 mmol/L(50 mg/dL),定性试验阳性,称为糖尿(glycosuria)。

【临床意义】

1. 一过性糖尿　饮食性、精神性应激性糖尿。

2. 血糖增高性糖尿　见于内分泌疾病,主要是糖尿病。

3. 肾性糖尿　特点是尿糖阳性而血糖正常。

4. 假性糖尿　尿中含有还原性物质。

(九)酮体

【参考值】

尿中酮体(以丙酮计)为 0.34～0.85 mmol/24 h,一般检查法为阴性。

【临床意义】

1. 糖尿病性酮体　尿中有酮体出现应考虑酮症酸中毒。

2. 非糖尿病性酮体　见于发热、严重呕吐、腹泻、严重饥饿、营养不良等。

(十)尿胆红素与尿胆原

【临床意义】

用于肝细胞性、溶血性、阻塞性黄疸的鉴别诊断：①肝细胞性黄疸：尿胆红素阳性，尿胆原阳性；②溶血性黄疸：尿胆红素试验阴性，尿胆原试验阳性或强阳性；③阻塞性黄疸：尿胆红素试验多为阳性。

(十一)尿亚硝酸盐试验

【临床意义】

由大肠杆菌、副大肠杆菌、变形杆菌、产气杆菌及绿脓杆菌引起尿路感染、肾盂肾炎，亚硝酸盐试验阳性，阳性结果表示细菌数量在 $10^8/L(10^5/mL)$ 以上。尿试纸法可用来筛选尿路感染。

(十二)尿隐血试验

【临床意义】

阳性主要见于血管内溶血，如阵发性睡眠性血红蛋白尿、寒冷性血红蛋白尿、溶血性输血反应、毒蛇咬伤等。

(十三)尿显微镜检测

1. 红细胞

【参考值】

正常人镜检红细胞为 0 到偶见/HP，平均>3 个/HP 称为镜下血尿。多形型红细胞>80%时为肾小球性血尿，多形型红细胞<50%称非肾源性血尿。

【临床意义】

①肾小球源性血尿；②非肾小球性血尿。

2. 白细胞

【参考值】

正常人尿沉渣镜检≤5 个/HP。

【临床意义】

尿中有大量的白细胞一般为肾脏、泌尿系统感染。

3. 管型

(1)细胞管型：①红细胞管型：表示有肾小球的损害；②白细胞管型：表示肾实质有活动性感染；③上皮细胞管型：表示有肾小管病变。

(2)颗粒细胞管型：①细颗粒管型：见于慢性肾炎或急性肾炎后期；②粗颗粒管型：见于慢性肾炎、肾盂肾炎、药物中毒引起的肾损伤。

(3)透明管型　常见于剧烈运动、高热、全身麻醉、心功能不全等。

(4)脂肪管型　为病情严重的指证。

(朱　锋)

二、粪便检查

(一)一般性状检查

1. 量 正常人每日排便一次,为 100～300 克,随食物种类、进食量及消化器官功能状态而异。

2. 颜色与性状 正常人的粪便为黄褐色成形软便,婴儿呈淡黄或金黄色。

【临床意义】

病理情况可见如下改变:

(1)鲜血便 多见于痔疮、直肠息肉、结肠癌、肛裂等。

(2)黑色或柏油样便 见于上消化道出血的病人,若食用较多动物血、肝或口服铁剂等也可出现黑便,潜血试验阳性。

(3)白陶土样便 见于胆管阻塞、钡餐胃肠造影后。

(4)黏液便 小肠炎时,黏液增多,且与粪便混匀;大肠炎时,黏液附于粪便表面。如为血性黏液则多提示为肠炎或肠道肿瘤;脓性黏液则多见于各类肠炎、菌痢及血吸虫病等。

(5)稀便或水样便 见于各种感染或消化不良、婴幼儿腹泻、霍乱患者、艾滋病患者。

(6)脓性便 脓性或脓血便多见于痢疾、溃疡性结肠炎、肠癌或局限性肠炎。

(7)乳凝块 在婴儿粪便中发现,也可呈蛋花样,提示消化不良或婴儿腹泻。

(8)细条状便 排出细条状或扁片状粪便,提示直肠狭窄,多见于直肠癌。

(9)冻状便 见于肠易激惹综合征(IBS),也可见于部分慢性菌痢患者。

3. 气味

【临床意义】

正常者有臭味,多是由于粪便在细菌的作用下分解成粪臭素、硫醇、硫化氢等引起。肠癌时,消化道大量出血可呈恶臭味;阿米巴痢疾时呈鱼腥臭味;脂肪和糖类消化吸收不良时,可使粪便出现酸臭味。

4. 寄生虫及虫卵

【临床意义】

患寄生虫感染时,粪便中多可见原虫及虫卵,如蛔虫、蛲虫等。

5. 结石

【临床意义】

粪便中可见到胆石、胰石、胃石、肠石等,最重要且最常见的是胆石,常见于排石后。

6. 酸碱反应

【参考值】

正常人粪便的 pH 值为 6.9～7.2。

【临床意义】

食脂肪和淀粉类多时粪便呈酸性。食肉类多者,粪便呈碱性。细菌性痢疾、血吸虫病时,多呈碱性;阿米巴痢疾时,呈酸性。

(二)显微镜检查

1. 细胞

(1)白细胞

【参考值】

正常粪便中不见或偶见。

【临床意义】

小肠肠炎时<15个/HP;细菌性痢疾时,可见大量白细胞或成堆出现的脓细胞,并可见到巨噬细胞。肠道寄生虫病时可见较多的嗜酸性粒细胞,并伴有夏科-莱登结晶。

(2)红细胞

【参考值】

正常粪便中不见红细胞。

【临床意义】

下消化道炎症、出血、结肠和直肠癌时可出现红细胞。细菌性痢疾时红细胞少于白细胞;阿米巴痢疾时红细胞多于白细胞。

(3)肠黏膜上皮细胞

【参考值】

生理情况下脱落的少量柱状上皮细胞多被破坏,粪便中不易发现。

【临床意义】

结肠炎、假膜性肠炎时可见增多。

(4)巨噬细胞

【临床意义】

见于细菌性痢疾和溃疡性结肠炎。

(5)肿瘤细胞

【临床意义】

肠癌患者的粪便中多可发现肿瘤细胞。

2. 食物残渣

【临床意义】

粪便中的脂肪有中性脂肪、结合脂肪酸和游离脂肪酸。生理情况下,粪便中不易见到。镜检时如脂肪小滴>6个/HP,可认为异常;若出现大量脂肪小滴,称为脂肪泻。在急、慢性胰腺炎、胰头癌、胰腺功能不全时,大量出现;胆汁分泌失调、腹泻、消化不良、肠蠕动亢进时,也可出现脂肪小滴。慢性胰腺炎的粪便呈灰白色、量多、泡沫状、有恶臭。

3. 寄生虫和寄生虫卵

【临床意义】

(1)粪便中有临床意义的原虫是阿米巴滋养体及其包囊,其中溶组织阿米巴为致病阿米巴,引起阿米巴痢疾,结肠阿米巴无致病性。

(2)蓝氏贾第鞭毛虫主要寄生在人的小肠内,引起慢性腹泻;寄生在胆囊,可引起胆囊炎。

(3)隐孢子虫为肠道完全寄生原虫,多寄生在小肠上皮细胞内。

(三)化学检查

粪便隐血试验(facal occult blood test,FOBT)

【参考值】

正常为阴性。

【临床意义】

消化道各种出血性疾病时,本试验都呈阳性反应。消化道溃疡治疗外观正常后,隐血试验仍可持续7天左右阳性,如出血完全停止,隐血试验为阴性。有消化道肿瘤时,可出现持续阳性,阳性率约为95%。所以,本试验常作为消化道恶性肿瘤的筛选指标之一。

(四)细菌学检验

【临床意义】

粪便中细菌占干重的1/3,多为正常菌群。若正常菌群突然消失或比例失调,称为菌群失调症,如要确诊可通过细菌培养的方法。正常人球菌和杆菌比例为1∶10,伪膜性肠炎时多大于1∶10。真菌正常粪便中少见,若大量出现,可致轻微腹泻。

三、痰液检查

(一)一般性状检查

1. 量

【临床意义】

正常人无痰或仅咳少量泡沫或黏液样痰,痰量增多(若>50 mL/24 h),见于慢性支气管炎、支气管扩张、肺脓肿、肺结核等。支气管扩张、肺水肿、慢性支气管炎、肺结核等疾病时痰量可显著增加(有的可超过 100 mL/24 h)。在疾病过程中如痰量逐渐减少,表示病情好转,反之,表示病情恶化。

2. 颜色

【参考值】

正常为无色或灰白色。

【临床意义】

病理情况痰色有以下改变:

(1)黄色或黄绿色　呼吸道化脓性感染,如化脓性支气管炎、支气管扩张等疾病。

(2)红色或棕红色　多见于肺癌、肺结核、支气管扩张等疾病。大叶性肺炎、肺梗塞时因血红蛋白变性使痰呈铁锈色。急性肺水肿时可见粉红色泡沫样痰。

(3)棕褐色　见于阿米巴性肺脓肿或慢性充血性心力衰竭时引起的肺淤血。

(4)灰黄色　见于肺吸虫病,由于肺组织坏死分解所致。

(5)黑色　见于煤矿工人、长期吸烟者。

3. 性状

【临床意义】

(1)脓性痰　见于呼吸系统化脓性感染,如支气管化脓性炎症、支气管扩张、肺脓肿及脓胸向肺组织溃破等。

(2)黏液性痰　痰黏稠、外观呈灰白色,多见于支气管炎、支气管哮喘及肺炎早期等。

(3)血性痰 痰中混有血丝或血块,多见于肺结核、肺癌、肺吸虫病、支气管扩张。
(4)浆液性痰 痰稀薄有泡沫,见于肺水肿、肺淤血等。
4.气味
【参考值】
正常人的新鲜痰液无特殊气味。
【临床意义】
肺脓肿、支气管扩张合并厌氧菌感染时多有恶臭味;血性痰则有血腥味;肺癌晚期时的痰液有特殊臭味。

(二)显微镜检查
1.直接涂片检测
【临床意义】
(1)白细胞 中性粒细胞(或)脓细胞增多,见于呼吸道化脓性炎症或有混合感染;过敏性支气管炎、支气管哮喘等疾病时痰中嗜酸性粒细胞增多;淋巴细胞增多见于肺结核等。
(2)红细胞 脓性痰中可见少量红细胞,呼吸道疾病及出血性疾病时,痰中可见红细胞。
2.染色涂片 包括 Wright 染色、Gram 染色、抗酸染色、H-E 染色及巴氏染色等。
【临床意义】
主要用于:
(1)脱落细胞检查 可作为诊断肺癌的重要方法之一。癌细胞形态学上分为腺癌、鳞癌和未分化癌。
(2)细菌检查 痰中可见多种细菌,如金黄色葡萄球菌、链球菌、肺炎杆菌、肺炎链球菌等。抗酸染色,用于检测结核杆菌感染。

(三)免疫学检查
【临床意义】
呼吸道上皮组织分泌的 SIgA 可防御病原微生物的侵袭,是呼吸道黏膜抵抗力的重要指标。SIgA 减少时,易患呼吸道感染;治疗有效后其值可升高。

四、脑脊液检查

(一)一般性状检查
1.颜色
【参考值】
正常脑脊液为无色透明的水样液体。
【临床意义】
病理情况下,脑脊液可呈现不同颜色。
(1)红色 见于各种原因引起的出血。
(2)黄色 又称黄变症,多见于蛛网膜下腔出血、椎管阻塞、脑膜炎、多神经炎、黄疸等。

(3)褐色或黑色　见于脑膜黑色素瘤。
(4)乳白色　见于化脓性脑膜炎。
(5)淡绿色　见于绿脓杆菌引起的脑膜炎等。
2.透明度
【参考值】
正常情况下为清晰透明。
【临床意义】
化脓性脑膜炎时,脑脊液呈明显混浊;结核性脑膜炎,脑脊液呈毛玻璃样混浊;病毒性脑膜炎、流行性乙型脑膜炎、中枢神经系统梅毒等疾病,脑脊液呈清晰透明或微浊。
3.凝固物
【参考值】
正常脑脊液不会出现薄膜或凝固物。
【临床意义】
急性化脓性脑膜炎的脑脊液放置1~2 h,即可形成凝固物;结核性脑膜炎的脑脊液则需静置12~24 h,表面可形成薄膜;蛛网膜下腔梗阻时,脑脊液可出现黄色胶胨状外观。
4.压力
【临床意义】
脑脊液压力增高见于过度紧张、充血性心力衰竭、脑膜炎、上腔静脉综合征、静脉窦血栓形成、脑水肿及脑脊液吸收受抑等情况;压力降低见于脊髓—蛛网膜下腔阻塞、脱水、循环衰竭及脑脊液漏患者。

(二)化学检查
1.蛋白质检查
(1)蛋白质定性试验(Pandy试验)
【参考值】
正常结果为阴性或弱阳性。
(2)蛋白质定量试验
【临床意义】
脑脊液中蛋白质定性试验阳性见于:
①中枢神经系统的炎症病变、出血、内分泌或代谢性疾病。
②循环障碍,如椎管内阻塞、脑肿瘤等。
③Guillain-Barre综合征、慢性炎症性脱髓鞘性神经根病、急性硬化性全脑炎等。
④损伤性腰椎穿刺。
2.氯化物检查
【参考值】
120~130 mmoL/L。
【临床意义】
在中枢神经系统疾病中,凡能引起脑脊液蛋白质含量升高的,都可使氯化物的浓度降低。蛋白质含量越高,氯化物浓度下降越明显。如结核性脑膜炎,氯化物浓度显著降低,可低于 102 mmoL/L;化脓性脑膜炎时,氯化物含量下降不明显,多在 102~116 mmoL/L 范围内;病毒性脑膜炎,氯化物的含量多无变化。

3. 葡萄糖检查

【参考值】

2.5~4.5 mmol/L。

脑脊液/血浆葡萄糖比值为 0.3~0.9。

【临床意义】

脑脊液中葡萄糖含量约为血糖的 60%,当脑脊液中葡萄糖浓度低于 2.25 mmoL/L,或脑脊液/血浆葡萄糖比值小于 0.3 为降低。①病毒性脑膜炎葡萄糖只轻度减少;②化脓性脑膜炎的葡萄糖含量明显下降或缺如;③其他一些疾病,如脑膜的肿瘤、风湿性脑膜炎、梅毒性脑膜炎、症状性低血糖等,葡萄糖含量可有不同程度的减少。

4. 酶学检查

(1) 乳酸脱氢酶(LDH)及其同工酶

【参考值】

正常时 3~5 U/L。

【临床意义】

细菌性脑膜炎时脑脊液中 LDH 活性增高。病毒性脑膜炎时 LDH 活性多为正常。颅脑外伤时,红细胞未破损,LDH 活性正常;脑血管疾病时,LDH 活性增高。脑肿瘤、脱髓鞘病的进展期 LDH 活性增高。

(2) 天门冬氨酸氨基转移酶(AST)

【参考值】

正常时为 5~20 U/L。

【临床意义】

AST 活性增高多见于:中枢神经系统感染、脑血管病变、脑肿瘤、脱髓鞘病等。

(3) 肌酸激酶(CK)

【临床意义】

脑脊液中全部为 CK-BB,其增高见于化脓性脑膜炎、结核性脑膜炎、脑肿瘤等。病毒性脑膜炎 CK-BB 多正常或轻度增高。

(三) 显微镜检查

细胞计数:正常人脑脊液中无红细胞,只有少量白细胞,多为淋巴细胞、单核细胞。

【参考值】

成人:$(0\sim8)\times10^6$/L;儿童:$(0\sim15)\times10^{12}$/L。

【临床意义】

以细胞数增多为主。

1. 中枢神经系统感染性疾病 化脓性脑膜炎细胞数明显增加,常高达数千$\times10^6$/L;结核性脑膜炎白细胞数中度增加,多不超过 500×10^6/L;病毒性脑膜炎、新型隐球菌性脑膜炎时,白细胞数轻度增加。

2. 脑室及珠网膜下腔出血　脑脊液为血性,可见红细胞明显增加及各种白细胞。

3. 中枢神经系统肿瘤　白细胞计数可正常或轻度增加,以淋巴细胞为主;若能找到肿瘤细胞,可明确诊断。

4. 寄生虫病　白细胞计数可升高,以嗜酸性粒细胞为主,浆细胞也增多。脑脊液离心沉淀镜检时如找到原虫,即可确诊。

(四)免疫学检查

1. 免疫球蛋白检测

【参考值】

正常人　IgG:$0.01\sim0.04$ g/L;

　　　　IgA:$0.001\sim0.006$ g/L;

　　　　IgM:$0.000\ 11\sim0.000\ 22$ g/L。

【临床意义】

IgG 增高多见于亚急性硬化性全脑炎、多发性硬化、结核性脑膜炎、梅毒性脑膜炎等;IgA 增高可见于脑血管疾病、各种脑膜炎;出现 IgM,提示有脑肿瘤、多发性硬化或中枢神经系统近期有感染。

2. 结核性脑膜炎的抗体检测

【临床意义】

用 ELISA 方法分别检测患者脑脊液和血清中抗结核杆菌抗原的特异性 IgG 抗体,结核性脑膜炎时脑脊液中的抗体浓度高于血清中抗体浓度。PCR 可检测出脑脊液中微量结核杆菌,是目前最敏感的方法,但易出现假阳性。

3. 乙型脑炎病毒抗原检测

【临床意义】

检测细胞内乙脑病毒抗原,用于乙脑的早期诊断。

4. 单克隆技术检测脑脊液中的癌细胞

【临床意义】

采用单克隆技术检测脑脊液中的癌细胞不仅有助于癌性脑病的早期诊断,还可鉴定组织来源。

(六)细菌学检查

【临床意义】

细菌学检查可用直接涂片或离心后取沉淀物涂片,亦可用培养或动物接种法来明确诊断。

五、浆膜腔积液检验

(一)浆膜腔积液的产生机制与分类

根据产生机制和性质的不同,可把浆膜腔积液分为渗出液与漏出液。

1. 漏出液(transudate)　为非炎症性积液。其形成的原因主要有:

(1)血浆胶体渗透压下降　当血浆中白蛋白的浓度小于 25 g/L 时,可出现浆膜腔积液,多见于肝硬化晚期、肾病综合征、重度营养不良及严重贫血等。

(2) 毛细血管内液体静脉压升高　常见于慢性充血性心力衰竭、静脉回流受阻（静脉栓塞或肿瘤压迫）及肝硬化晚期等。

(3) 淋巴管阻塞　多见于丝虫病或肿瘤压迫等，此时可出现乳糜样漏出液。

(4) 水钠潴留　见于充血性心力衰竭、晚期肝硬化及肾病等。

2. 渗出液（exudate）　为炎性积液。渗出液形成的原因如下：

(1) 感染性　如化脓性细菌、分枝杆菌、病毒或支原体等的感染性疾病。

(2) 非感染性　如外伤、化学性刺激（血液、胰液、胆汁和胃液）等，此外恶性肿瘤、风湿性疾病也可引起类似的积液。

(二) 一般性状检查

1. 颜色

【临床意义】

漏出液多为淡黄色，渗出液常呈深黄色，但病因不同，可呈现以下不同颜色：

(1) 血性积液多见于恶性肿瘤、结核性胸膜炎、结核性腹膜炎、内脏损伤、风湿性疾病及出血性疾病等。

(2) 淡黄色脓性积液多见于化脓性感染。

(3) 乳白色积液可见于淋巴管阻塞、胸导管阻塞、或积液中含有大量脂肪。

(4) 绿色积液系铜绿假单胞菌感染所致。

2. 透明度

【参考值】

漏出液多清晰透明；渗出液因含大量细菌、细胞而呈现出不同程度的混浊。

3. 凝块

【参考值】

漏出液一般无凝块出现；渗出液因其内含有大量的纤维蛋白原、凝血因子、细菌、及组织裂解产物等，易出现凝块。

4. 比重

【参考值】

漏出液比重低于1.018；渗出液比重多高于1.018。

(三) 化学检查

1. 黏蛋白定性试验（Rivalta试验）

【参考值】

漏出液多为阴性；渗出液多为阳性。

2. 蛋白定量试验

【参考值】

漏出液蛋白总量少于25 g/L；渗出液蛋白总量多大于30 g/L。

3. 葡萄糖测定　漏出液葡萄糖浓度与血糖相似。渗出液葡萄糖浓度明显低于血糖，因为渗出液中含有大量细菌及细胞酶，可以酵解葡萄糖。

4. 乳酸脱氢酶（LDH）测定

【临床意义】

化脓性胸膜炎时 LDH 活性显著升高,可为血清的 30 倍,如抗生素治疗有效,则 LDH 活性会降低;癌性积液中 LDH 活性仅中度升高;结核性积液 LDH 活性略高于正常。

(四)显微镜检查

1. 细胞计数与分类

【参考值】

漏出液白细胞数少于 $100×10^6$/L;渗出液白细胞数多大于 $500×10^6$/L,化脓性积液时细胞数可达 $1\,000×10^6$/L。

【临床意义】

漏出液中主要为淋巴细胞和间皮细胞;渗出液中细胞数较多,各种细胞增多的临床意义不同:

(1)中性粒细胞增多　见于化脓性积液及结核性积液的早期。

(2)淋巴细胞增多　见于慢性炎症,如结核、肿瘤、梅毒或结缔组织病。

(3)嗜酸性粒细胞增多　多为变态反应和寄生虫感染引起。此外,结核性渗出液的吸收期、气胸、血胸、间皮瘤等也可见嗜酸性粒细胞增多。

(4)间皮细胞增多　提示浆膜受到刺激或损伤。应注意其与癌细胞的区别。

(5)其他细胞　炎症时可见到一些组织细胞;陈旧性出血的积液中可见到含铁血黄素细胞。

2. 寄生虫检查

【临床意义】

乳糜样积液离心后涂片检查有无微丝蚴;阿米巴病的积液中可以发现阿米巴滋养体;包虫病患者胸水中可查到棘球蚴的头节和小钩。

3. 细胞学检查

【临床意义】

怀疑有恶性肿瘤时,可取积液离心沉淀后,涂片染色镜检,如发现癌细胞可为临床诊断提供可靠的依据。

4. 细菌学检查

【临床意义】

疑为为渗出液可以行无菌操作抽出积液,离心沉淀,取沉淀物涂片作革兰染色或抗酸染色,查找病原菌;必要时可进行细菌培养,并做药敏试验为临床用药提供参考。

(五)漏出液与渗出液鉴别(表 1-5-1)

表 1-5-1　漏出液与渗出液鉴别要点

鉴别要点	漏出液	渗出液
原因	非炎症	炎症、肿瘤、化学或物理刺激
外观	淡黄色,浆液性	不定,可为血性、脓性、乳糜性等
透明度	透明或微混	多混浊

(续表)

鉴别要点	漏出液	渗出液
比重	<1.018	>1.018
凝固	不自凝	自凝
粘蛋白定性	阴性	阳性
蛋白定量	<25 g/L	>30 g/L
葡萄糖定量	与血糖相近	常低于血糖水平
细胞计数	常低于 $100×10^6$/L	常高于 $500×10^6$/L
细胞分类	以淋巴细胞为主	因病因不同,分别以中性粒细胞或淋巴细胞为主
细菌学检测	阴性	可找到病原菌
积液/血清总蛋白	<0.5	>0.5
积液/血清 LDH	<0.6	>0.6
LDH	<200 U/L	>200 U/L

(张　红　吴家锋)

复习思考题

1. 什么是核左移?
2. 什么是网织红细胞反应?
3. 中性粒细胞增多的临床意义是什么?
4. 血沉增快的临床意义是什么?
5. 导致血钾降低的常见原因有哪些?
6. 血清总胆红素测定的临床意义是什么?
7. 血清氨基转移酶增高的临床意义是什么?
8. HBeAg 阳性的临床意义是什么?
9. IgG 增高的临床意义是什么?
10. AFP 增高的临床意义是什么?
11. 什么是肉眼血尿?
12. 什么是镜下血尿?
13. 粪便隐血试验阳性的临床意义是什么?
14. 试述漏出液与渗出液的鉴别。

第二篇　内科常见疾病

第三章　内申書の改革

第一章 呼吸系统疾病

第一节 急性气管-支气管炎

急性气管-支气管炎是由于感染、物理及化学因素刺激或过敏等引起的气管、支气管黏膜的急性炎症。临床主要表现为咳嗽、咳痰。常见于寒冷季节或气候突变时,也可由急性上呼吸道感染迁延而来。

【病因和发病机制】

受凉、过度疲劳等可致上呼吸道防御功能低下,病毒、细菌等病原微生物乘虚而入,直接侵入气管-支气管引起感染。此外,刺激性气体及致敏原也可引起气管-支气管的过敏性炎症反应。

【临床表现】

全身症状较轻,发热,多于3~5天降至正常。咳嗽,开始为刺激性干咳或少量黏液性痰,2~3天后咳嗽加剧,痰液变稀容易咳出,偶可痰中带血。严重者常在晨起、夜间、吸入冷空气或活动后有阵发性咳嗽或咳痰。呼吸道症状2~3周消失。

【辅助检查】

白细胞计数多正常或轻度升高。胸部X线检查,大多数表现正常,少数有肺纹理增多、增粗。

【诊断】

主要根据病史和咳嗽、咳痰等临床表现,结合血象和胸部X线检查肺纹理增多,并除外其他疾病,即可作出临床诊断。

【治疗原则】

1. 一般治疗 适当休息,注意保暖,多饮水。

2. 控制感染 可选用大环内酯类或喹诺酮类抗生素;如伴有黄色脓性痰,可选用青霉素或头孢类抗生素。多数患者用口服抗生素即可,症状较重者可用肌内注射或静脉滴注。热退1~3天后即可停药。

3. 对症治疗 发热、头痛等全身症状明显者,应予退热、止痛药物,可给复方阿司匹林。咳嗽、咳痰可给鲜竹沥。有支气管痉挛时,可用氨茶碱。

第二节 慢性阻塞性肺疾病

慢性阻塞性肺病(chronic obstructive pulmonary disease,COPD)是一种具有气流受限特征的肺部疾病,气流受限不完全可逆,呈进行性发展。确切病因不清,但认为与肺部对有害气体或有害颗粒的异常炎症反应有关。

COPD是呼吸系统疾病中的常见病和多发病,患病率和死亡率均高。因为肺功能进行性减退,严重影响患者的劳动力和生活质量。世界卫生组织(WHO)资料显示,COPD的死亡率居所有死因的第四位,且有增加之势,至2020年COPD将成为世界疾病经济负担的第五位。中国的患病率占15岁以上人群的3%。

COPD与慢性支气管炎和肺气肿密切相关。慢性支气管炎是指支气管壁的慢性、非特异性炎症。肺气肿则指肺部终末细支气管远端气腔出现异常持久的扩张,并伴有肺泡壁和细支气管的破坏而无明显的肺纤维化。

当慢性支气管炎和/或肺气肿患者肺功能检查出现气流受限并且不能完全可逆时,则诊断为COPD。如患者只有慢性支气管炎和/或肺气肿,而无气流受限,则不能诊断为COPD,而视为COPD的高危期。

支气管哮喘也具有气流受限。但支气管哮喘是一种特殊的气道炎症性疾病,其气流受限具有可逆性,它不属于COPD。某些患者在患病过程中,可能会出现慢性支气管炎合并支气管哮喘或支气管哮喘合并慢性支气管炎,在这种情况下,表现为气流受限不完全可逆,从而使两种疾病难以区分。此外,一些已知病因或具有特征病理表现的气流受限疾病,如肺囊性纤维化、弥漫性泛细支气管炎以及闭塞性细支气管炎等均不属于COPD。

【病因和发病机制】

1. 吸烟　为重要的发病因素,吸烟者慢性支气管炎的患病率比不吸烟的高2~8倍,烟龄越长,吸烟量越大,COPD患病率越高。烟草中含焦油、尼古丁和氢氰酸等化学物质,可损伤气道上皮细胞;支气管黏液腺肥大、杯状细胞增生;支气管黏膜充血水肿;副交感神经功能亢进,引起支气管平滑肌收缩,气流受限。

2. 职业性粉尘和化学物质　烟雾、过敏原、工业废气和室内空气污染均可致COPD。

3. 空气污染　大气中的有害气体如二氧化硫、二氧化氮、氯气等可损伤气道而致病。

4. 感染　病毒、细菌和支原体是本病急性加重的主要因素。

5. 蛋白酶-抗蛋白酶失衡　蛋白水解酶对组织有损伤、破坏作用;抗蛋白酶对弹性蛋白酶等多种蛋白酶具有抑制作用。蛋白酶增多或抗蛋白酶不足均可导致组织结构破坏产生肺气肿。

6. 其他　机体的内在因素、自主神经功能失调、营养、气温的突变等都可能参与COPD的发生、发展。

【临床表现】

1. 症状　起病缓慢,病程较长。

(1)慢性咳嗽　常晨间咳嗽明显,夜间有阵咳或排痰。

(2) 咳痰 一般为白色黏液或浆液性泡沫性痰,清晨排痰较多。可有血丝痰或脓性痰。

(3) 气短或呼吸困难 早期在劳力时出现,后逐渐加重,是COPD的标志性症状。

(4) 喘息和胸闷 重症者可出现喘息和胸闷。

(5) 其他 后期可有体重减轻及食欲下降等。

2. 体征 早期体征可正常,随疾病进展可出现桶状胸,触觉语颤降低,叩诊呈过清音,听诊闻及干、湿性罗音。

【并发症】

COPD加重时常出现的并发症有慢性呼吸衰竭、自发性气胸及慢性肺源性心脏病。

【辅助检查】

1. 肺功能检查 是判断气流受限的主要客观指标,对COPD诊断、严重程度评价、疾病进展、预后及治疗反应等有重要意义。

(1) 第一秒用力呼气容积占用力肺活量百分比(FEV1／FVC)是评价气流受限的一项敏感指标。第一秒用力呼气容积占预计值百分比(FEV1%预计值),是评价COPD严重程度的良好指标。

(2) 肺总量(FLC)、功能残气量(FRC)和残气量(RV)增高,肺活量(VC)减低,表明肺过度充气,有参考价值。

(3) 一氧化碳弥散量(DLco)及DLco与肺泡通气量(VA)比值(DLco/VA)下降,该项指标供诊断参考。

2. 胸部X线检查 早期胸片可无变化,以后可有肺纹理增粗、紊乱等非特异性改变。

3. 其他 胸部CT检查、血气检查及血常规检查等。

【诊断】

根据吸烟等高危因素史、临床症状、体征及肺功能检查等综合分析确定。不完全可逆的气流受限是COPD诊断的必备条件。吸入支气管舒张药后FEV1/FVC<70%及FEV1<80%预计值可确定为不完全可逆性气流受限。

有少数患者并无咳嗽、咳痰症状,仅在肺功能检查时FEV1/FVC<70%,而FEV1≥80%预计值,在除外其他疾病后,亦可诊断为COPD。

COPD病程分期:急性加重期和稳定期。

【鉴别诊断】

1. 支气管哮喘 喘息型慢性支气管炎应与支气管哮喘相鉴别。哮喘发病多在幼年或青年时期,一般无慢性咳嗽、咳痰史,以发作性憋喘为特征,发作时两肺满布哮鸣音,缓解后症状消失。常有个人或家族过敏性疾病史。喘息型慢性支气管炎多见于中、老年,一般以咳嗽、咳痰为主要症状,伴喘息及哮鸣音。感染控制后症状可缓解。

2. 支气管扩张 多发生于儿童或青年期,常继发于麻疹、支气管肺炎或百日咳后,具有慢性咳嗽、咳大量脓痰、反复咯血的特点,查体肺部可有单侧性、固定性湿罗音。X线检查常见下肺野纹理粗乱或呈卷发状。支气管造影或胸部CT可确诊。

3. 肺结核 具有较明显的低热、乏力、盗汗、消瘦等结核中毒症状,胸部X线检查和痰结核菌检查,可以明确诊断。老年肺结核常因慢性支气管炎症状的掩盖,容易漏诊,应特别注意。

4. 肺癌 多发生于40岁以上男性,有多年吸烟史,刺激性咳嗽伴痰中带血,或慢性咳嗽性质发生了改变。X线检查发现肺内块状阴影、肺不张或反复同一部位的肺炎(即阻塞性肺炎),以及单侧肺门增大均应高度怀疑肺癌的可能,痰查癌细胞及支气管镜活检,可明确诊断。

【治疗原则】

1. 稳定期治疗

(1) 教育和劝导患者戒烟,脱离污染环境。

(2) 支气管舒张药 β_2肾上腺素受体激动剂、抗胆碱药及茶碱类均可起到缓解症状的作用。

(3) 祛痰药 可帮助驱除黏稠的痰液。

(4) 长期家庭养疗 对COPD慢性呼吸衰竭者可提高生活质量和生存率。

2. 急性加重期治疗

(1) 确定急性加重期的原因及病情严重程度。

(2) 根据病情严重程度决定门诊或住院治疗。

(3) 支气管舒张药。

(4) 控制性吸氧 一般吸氧浓度为28%~30%。

(5) 抗生素 应根据患者所在地常见病原菌类型及药物敏感情况积极选用抗生素治疗。

(6) 糖皮质激素 对急性加重期患者可考虑应用口服糖皮质激素。

第三节 慢性肺源性心脏病

慢性肺源性心脏病(chronic pulmonary heart disease),简称慢性肺心病(chronic cor pulmonale)是由肺组织、肺动脉血管或胸廓的慢性病变引起肺组织结构和功能异常,产生肺血管阻力增加,肺动脉高压,使右心室肥厚、扩大,伴或不伴右心衰竭的心脏病。

【病因和发病机制】

1. 支气管肺疾患 以慢支并发阻塞性肺气肿引起的肺心病最常见,占80%~90%,其次为重症肺结核、支气管哮喘、支气管扩张、尘肺等,这些疾病均使肺的结构发生不可逆性改变。

2. 影响胸廓运动的疾病 严重胸膜增厚、强直性脊柱炎、脊椎结核及胸廓严重畸形等,使胸廓活动受限、支气管扭曲、排痰不畅、肺部反复感染,引起肺不张或肺气肿而发展为肺心病。

3. 肺血管疾病 包括结节性动脉炎,广泛或反复发生的多发性肺小动脉栓塞等,均可引起肺动脉压力升高,导致右心功能衰竭。

【临床表现】

本病发展缓慢。临床上除有肺、胸基础病的症状和体征外,主要表现是逐渐出现肺、心功能衰竭以及其他器官损害的表现。按其功能的代偿期和失代偿期进行描述。

1. 肺、心功能代偿期(缓解期)的表现　主要是慢支和肺气肿的表现。患者多有慢性咳嗽、咳痰,呼吸困难、胸闷或心悸。查体两肺呼吸音减低,偶可闻干、湿性罗音,下肢轻度水肿,并有肺气肿体征。心音遥远,有明显的剑突下心尖搏动,三尖瓣区收缩期杂音,提示右心室肥大。X线、心脏超声有助于确诊。

2. 肺、心功能失代偿期(包括急性加重期)表现　主要表现是呼吸衰竭和心力衰竭。一般先出现呼吸衰竭,而后发生心力衰竭。呼吸衰竭常由呼吸道感染诱发,表现为缺氧和二氧化碳潴留。患者感胸闷、气促,可有发绀。由于脑细胞缺氧及水肿,可表现头痛、烦躁,甚至谵妄、抽搐、昏迷。严重缺氧时还可造成肝、肾功能损害;缺氧纠正后,肝、肾功能可恢复。合并严重二氧化碳潴留时,可出现精神、神经症状,称为肺性脑病。开始表现为失眠、头痛、烦躁不安;随后可出现精神错乱或表情淡漠、嗜睡,以至昏迷。心力衰竭以右心衰竭为主,表现为心悸、气促、心率增快、心律不齐、腹胀、颈静脉怒张、肝大、肝-颈静脉回流征阳性,下肢指凹性水肿等。胸骨左缘第四、五肋间可听到收缩期杂音。

【并发症】

有消化道出血,感染性休克,酸碱平衡失调,电解质紊乱,弥散性血管内凝血等并发症。最终可出现多器官功能衰竭。

【辅助检查】

1. 血液检查　急性感染时白细胞和中性粒细胞常升高,红细胞和血红蛋白可增高;部分患者可有肝、肾功能异常。

2. X线检查　诊断标准:①右肺下动脉干扩张:横径≥15 mm或右肺下动脉横径与气管横径比值≥1.07;②肺动脉段凸出或其高度≥3 mm;③中央肺动脉扩张,外围血管纤细,形成"残根"征;④右心室增大(结合不同体位判断)。具有上述四项中的一项即可诊断。

3. 心电图　主要条件包括:①额面平均电轴≥+90°;②重度顺钟向转位;③$R_{V_1}+S_{V_5}$≥1.05 mV;④肺型P波。次要条件包括:①肢体导联低电压;②右束支传导阻滞(不完全性或完全性)。具有一项主要条件即可诊断,两项次要条件为可疑肺心病的心电图改变。

4. 超声心动图　系无创伤性检查,可发现早期肺动脉高压及右心室肥大的征象,但基层单位尚未推广。

【诊断和鉴别诊断】

(一)诊断

根据患有慢支、肺气肿、其他胸肺疾病或肺血管疾病史,并出现肺动脉高压、右心室肥大或右心室功能不全的临床表现,结合X线、心电图、超声心动图等检查,即可作出诊断。

(二)鉴别诊断

1. 冠状动脉粥样硬化性心脏病(简称冠心病)　肺心病与冠心病均多见于老年人,而且有时两病共存。冠心病患者往往有典型的心绞痛、心肌梗死病史,多与高脂血症、高血压、糖尿病并存,以左心室扩大和左心衰竭为主,心电图有典型缺血性改变。

2. 风湿性心脏病　二尖瓣狭窄有肺动脉高压、右心室肥大,合并肺部感染时易与肺心病混淆。但风湿性二尖瓣狭窄患者一般发病年龄较轻,既往常有风湿性心肌炎病史,可闻及舒张期杂音。X线检查可见左心房、右心室肥大,心电图有"二尖瓣型P波"。

3.原发性扩张型心肌病　该病无慢支、胸肺疾病史及肺气肿体征。X线检查无明显肺动脉高压征,心电图无明显的心脏顺钟向转位及电轴右偏,临床主要表现为全心扩大、心律失常、左心衰竭,大部分可闻及舒张期奔马律。

【治疗原则】

(一)缓解期治疗

早期治疗呼吸道感染及原发病,坚持适量的体育锻炼及呼吸操。亦可应用气管炎菌苗等增强免疫力,减少急性发作。

(二)急性发作期治疗

积极控制呼吸道感染;纠正缺氧和二氧化碳潴留;控制呼吸衰竭和心力衰竭。

1.控制感染　有效控制呼吸道感染是急性发作期治疗成败的关键。合理应用抗生素是控制感染综合治疗中最重要的环节,抗生素应用原则是早期、足量、静脉给药。根据感染环境及痰液检查选择有效抗生素。常用药物有青霉素类、大环内酯类、喹诺酮类及头孢类药物。

2.呼吸衰竭的治疗　见"呼吸衰竭"。

3.心力衰竭的治疗　有效控制呼吸道感染,改善呼吸功能,纠正呼吸衰竭,常能使右心衰竭得到改善。经以上处理心衰不能缓解者需用利尿剂、强心剂和血管扩张剂等治疗。

(1)利尿剂　通过利尿,减少血容量,减轻心脏前负荷。易选择作用轻、小剂量的利尿药。

(2)正性肌力药物　肺心病患者常存在缺氧、酸碱失衡及电解质紊乱,极易发生洋地黄中毒,故应慎用。

(3)血管扩张剂　扩张动、静脉,减轻心脏前、后负荷,降低心肌氧耗量,对部分顽固性心衰者有一定疗效,但不像治疗其他心脏病那样效果明显。

4.控制心律失常　肺心病的心律失常多因缺氧、感染、酸碱失衡、电解质紊乱及洋地黄过量所致。上述因素控制后,多数心律失常可自行消失。如果持续存在,可酌情选用抗心律失常药物。

5.纠正酸碱失衡及电解质紊乱　详见"呼吸衰竭"。

第四节　支气管哮喘

支气管哮喘(bronchial asthma,简称哮喘)是由多种炎症细胞及细胞因子参与的气道慢性炎症。临床表现为反复发作的喘息、呼气性呼吸困难、胸闷或咳嗽,此类症状可自然缓解或经治疗缓解,哮喘长期反复发作可并发阻塞性肺气肿和慢性肺源性心脏病。据统计我国哮喘的患病率为1‰~4‰。可发生于任何年龄,儿童多于成人。约有40%的患者有家族史。

【病因和发病机制】

哮喘的病因和发病机制还不十分清楚。大多认为受遗传和环境因素的双重影响。环境因素主要包括某些激发因素,如吸入花粉、动物毛屑;感染细菌、病毒;食入鱼、虾;某些药物如阿司匹林;气候变化、运动等都可能是哮喘的激发因素。气道慢性炎症被认为是哮喘的本质,气道反应性增高、免疫学机制及神经机制也是哮喘发生发展的重要原因。

【临床表现】

1. 症状　为发作性伴哮鸣音的呼气性呼吸困难或发作性胸闷和咳嗽。春秋季发病较多,可有明显的变应原接触史。发作前可有鼻、咽和眼部发痒、喷嚏、流涕和咳嗽等黏膜过敏先兆。继之出现伴或不伴有哮鸣音的呼气性呼吸困难、胸闷、烦躁。患者取坐位,严重时出现发绀。部分哮喘于呼吸道反复感染后发作,咳嗽、咳痰、并逐渐出现呼气性呼吸困难,发作期较长,不易彻底缓解,多伴有呼吸道感染的症状和体征。严重哮喘发作时张口呼吸、大汗淋漓、发绀、端坐呼吸,如病情继续发展可出现呼吸衰竭。

2. 体征　早期或缓解期无明显体征。发作严重者,胸廓饱满,各辅助呼吸肌均参与呼吸运动,发绀、大汗淋漓。胸部叩诊呈过清音,肺界下降,心浊音界缩小。两肺可闻及广泛哮鸣音,甚至不用听诊器即可听到。

【并发症】

1. 肺部感染、慢性支气管炎及肺不张　哮喘发作时,因支气管痉挛、黏膜水肿使痰液引流不畅易致肺部感染,反复感染又易并发慢性支气管炎。若痰栓阻塞支气管可致肺不张。

2. 自发性气胸、纵隔和皮下气肿　当支气管哮喘患者突然出现严重的呼吸困难,应考虑并发自发性气胸,需及时作胸透,以明确诊断。气胸也可发展成纵隔气肿和皮下气肿。

3. 阻塞性肺气肿和肺源性心脏病　经常发生严重哮喘,尤其是合并慢性支气管炎者,易并发阻塞性肺气肿,且可因低氧血症使肺小动脉痉挛而造成肺动脉高压,逐渐发展成肺源性心脏病。

【辅助检查】

1. 血常规　发作时嗜酸性粒细胞增多,合并感染时白细胞总数及中性粒细胞增多。

2. 痰液检查　痰涂片可见较多嗜酸性粒细胞、黏液栓等。如合并呼吸道细菌感染,痰涂片革兰染色、细菌培养可发现病原菌。

3. X线检查　哮喘发作时可见两肺透亮度增加,缓解期无异常发现。如合并肺部感染、阻塞性肺气肿、气胸等则可有相应的X线表现。

4. 肺功能检查　哮喘发作时,有阻塞性通气功能障碍,第一秒用力呼气容积及第一秒用力呼气容积占肺活量百分比等均下降。此外,尚有肺活量减少,功能残气量增加,残气量占肺总量百分比增高。上述指标在缓解期可逐渐恢复。

5. 动脉血气分析　哮喘发作时可有缺氧,PaO_2降低,亦可因过度通气而使$PaCO_2$下降,pH值上升,表现为呼吸性碱中毒。重度哮喘发作时,由于严重气道阻塞,可使CO_2潴留,$PaCO_2$升高,表现为呼吸性酸中毒。如缺氧明显,可合并代谢性酸中毒。

【诊断和鉴别诊断】

(一)诊断

依据反复发作的病史,发作性呼气性呼吸困难伴或不伴有哮鸣音的典型症状及体征,并排除可造成气喘或呼吸困难的其他疾病而作出诊断。

(二)鉴别诊断

1. **慢性喘息型支气管炎** 实际上为慢支合并哮喘,多见于中老年人,有慢性咳嗽史,有肺气肿体征,两肺可闻及湿罗音。

2. **心源性哮喘** 是急性左心衰竭的一种临床表现。患者常有高血压、冠心病、二尖瓣狭窄等病史,多在夜间突然发生呼吸困难,端坐呼吸,常咳出大量粉红色泡沫样痰,两肺除有哮鸣音外,有广泛湿罗音。

3. **支气管肺癌** 中央型肺癌由于肿瘤压迫导致支气管狭窄或伴有感染时,可出现呼吸困难及哮鸣音,易与哮喘相混淆。肺癌发病年龄较大,病程较短,呼吸困难、咳嗽伴血痰,哮鸣音多为局限性,吸气时明显,支气管扩张剂疗效不佳。痰查癌细胞,支气管镜及胸部X线检查有助于明确诊断。

【并发症】

发作时可并发气胸、纵隔气肿、肺不张;长期反复发作和感染可并发慢支、肺气肿、肺心病等。

【治疗原则】

目前尚无特效的治疗方法。其治疗目的是长期使用最少量药物或不用药物能使患者活动不受限制,并能与正常人一样生活、工作和学习。

(一)脱离变应原

部分哮喘患者能找到引起哮喘发作的变应原,应立即脱离变应原。

(二)药物治疗

哮喘急性发作时应强调症状治疗与抗炎治疗并重,临床上常根据不同情况,选用下列药物。

1. **拟肾上腺素药物** 目前主要选用对支气管解痉作用明显的β_2受体激动剂。常用沙丁胺醇(舒喘灵)、特布他林气雾剂吸入。

2. **茶碱类药物** 氨茶碱最常用,饭后服用,发作严重者可用0.25 g加于50%葡萄糖40 mL中于20 min内缓慢静脉注射,注射速度过快可致心律失常、血压下降,甚至死亡,应予以重视。

3. **肾上腺糖皮质激素(简称激素)** 是当前防治哮喘最有效的药物。可分为吸入、口服和静脉用药。吸入剂有倍氯米松和布地奈德等,一般需连续、规律吸入一周才能生效。吸入药物直接作用于呼吸道局部,用药剂量小,虽然价格较贵,但长期应用全身性副作用少,吸入剂是目前推荐长期抗炎治疗哮喘的最常用药物。病情严重时可在医生指导下全身应用糖皮质激素,应注意缓慢停药问题,防止复发。

4. **抗胆碱药** 异丙肾上腺素气雾吸入,偶有口干的副作用。

(三)对症治疗

由于哮喘患者张口呼吸,气道水分丢失较多,容易痰液黏稠,故需补液纠正脱水,亦可给祛痰剂,或超声雾化湿化气道、稀释痰液。

(四)控制感染

顽固性发作常合并呼吸道感染,使哮喘不易控制,故应选用有效抗生素,积极抗感染治疗。

(五)重度至危重度哮喘的治疗

严重哮喘发作持续不缓解常由下列原因引起:①呼吸道感染未控制;②变应原未消除;③严重脱水,痰液黏稠、形成痰栓,阻塞小支气管,导致阻塞性肺不张;④严重缺氧、酸中毒、电解质紊乱⑤对治疗哮喘的常用药物耐药;⑥精神紧张;⑦并发心肺功能障碍、气胸等。对于重度至危重度哮喘的治疗应积极寻找病因,有针对性的治疗。

第五节 肺炎

肺炎(pneumonia)指终末气道、肺泡和肺间质的炎症。在我国常见,居各种死因的第五位。肺炎可发生于任何人群。按病变解剖学分类,可分为大叶性、小叶性和间质性。目前多采用病因学分类,分为感染性、理化性、免疫和变态反应性。感染性包括细菌、病毒、支原体、真菌、衣原体、寄生虫等所致的肺炎;理化性包括放射性肺炎、化学性肺炎(如吸入刺激性气体)等;免疫和变态反应性包括过敏性肺炎、风湿性肺炎、狼疮肺等。临床上以感染性肺炎多见,尤以细菌性肺炎更常见,约占肺炎的80%。近年来由于抗生素的广泛应用,肺部感染的病原菌已发生显著变化,与肺炎发生的环境密切相关,因此细菌性肺炎又分为社区获得性肺炎(院外肺炎)和医院内获得性肺炎。社区获得性肺炎仍以肺炎球菌为主(约占40%),革兰阴性杆菌约占20%。医院内获得性肺炎多继发于危重患者,治疗困难,病死率高。本章以肺炎球菌肺炎为代表重点阐述。

一、肺炎链球菌肺炎

肺炎链球菌肺炎是由肺炎球菌(也称肺炎链球菌)引起的急性肺部感染。约占院外感染肺炎中的半数。病理改变为肺叶或肺段的急性渗出性炎症和实变。临床以寒战、高热、咳嗽、血痰及胸痛为特征,起病急骤。近年来随着抗生素的广泛应用及生活环境的改善,致使症状及起病方式均不典型。

【病因和发病机制】

肺炎球菌为革兰阳性球菌。许多健康人的鼻咽部有该菌寄生。当呼吸道病毒感染破坏支气管黏膜的完整性时,肺炎球菌可乘虚而入。因此冬春季呼吸道病毒感染流行时,肺炎的发病率也明显增高。受寒、疲劳、醉酒、淋雨、免疫抑制剂治疗、全身衰弱等使全身防御功能骤减时可引发本病。

【临床表现】

1.诱因 发病前多数患者存在诱因,如受凉、淋雨、醉酒、过度劳累等,约半数患者有上呼吸道感染的前驱症状。

2.全身症状 起病急骤,寒战高热,体温骤升至40℃左右,呈稽留热,常伴头痛、全身肌肉酸痛、疲乏无力。部分患者可有恶心、呕吐、腹胀,易与急性胃肠炎混淆。下叶肺炎可刺激胸膜,疼痛放射到腹部,易误诊为急腹症,尤以儿童多见。严重的肺炎毒血症可引起感染中毒性休克。

3.呼吸系统表现 咳嗽、咳痰和胸痛。病初为刺激性干咳或咳少量白色黏痰,大部分患者在1～2天后可出现特征性的铁锈色痰,随病情进展痰液转为脓性,病情好转时痰量减少。病变累及胸膜时引起胸痛,呼吸、咳嗽时加重,患侧卧位可减轻。

4. 体征 患者急性病容,面颊绯红、鼻翼扇动、口唇常有单纯性疱疹,心率快,有时心律不齐。胸部检查,早期无体征。典型病例可见患侧呼吸运动减弱,语颤增强,可闻及支气管呼吸音;累及胸膜时,局部胸壁压痛,有胸膜摩擦音,深呼吸时明显。并发胸腔积液时,出现相应体征。

【并发症】

肺炎球菌肺炎的并发症近年来已很少见。严重败血症或毒血症易发生感染性休克,尤其是老年人。可并发胸膜炎,偶可发生脓胸。肺脓肿也是常见并发症。偶见中毒性心肌炎、化脓性心包炎。

【辅助检查】

1. 血常规 白细胞计数$(10～20)×10^9/L$,中性粒细胞多在80%以上。年老体弱、免疫功能低下者白细胞可不增高,但中性粒细胞仍高。

2. 痰涂片革兰染色镜检 可见大量革兰阳性成对或短链状球菌伴中性多核白细胞。

3. 痰培养 多有肺炎球菌生长。痰标本送检应注意器皿洁净无菌,尽量在应用抗生素前收集。收集前应充分刷牙漱口,避免口咽部的污染,弃去第一口痰,再留取标本2 h内送检。

【X线检查】

早期仅表现肺纹理增粗,或病变肺段、肺叶模糊。实变期可见呈段、叶分布的大片均匀高密度实变阴影,多以叶间裂为界,有时在实变内可见到充气的支气管影。2～3周完全吸收。病变累及胸膜时,可有胸腔积液征。

【诊断和鉴别诊断】

(一)诊断

主要根据:①突然起病、高热寒战、胸痛、咳嗽、咳铁锈色痰;②典型肺实变体征;③胸部X线显示按肺叶或肺段分布的大片均匀实变阴影;④末梢血白细胞计数增高,中性粒细胞百分比增加,核左移。

(二)鉴别诊断

1. 干酪性肺炎 呈大叶分布的肺结核,表现低热、乏力,痰中易找到结核菌,X线显示病变多在肺尖或锁骨上下,易形成空洞或肺内播散。

2. 急性肺脓肿 常有大量脓臭痰。肺内出现空洞和液气平。致病菌多为金黄色葡萄球菌、肺炎克雷白杆菌、厌氧菌。

3. 肺癌 肺癌可伴发阻塞性肺炎,经抗生素治疗后炎症消退,但仍可见肿瘤阴影,或肺门淋巴结肿大、肺不张。临床上若经有效抗生素治疗肺部炎症消退缓慢,或消退后又出现,尤其是年龄较大者,应进一步作CT、支气管镜检查。

【治疗原则】

(一)抗菌药物治疗

多数肺炎球菌对青霉素敏感。对青霉素过敏者,轻症可用红霉素,或林可霉素。重症患者亦可改用头孢噻肟钠、喹诺酮类药物口服或静脉滴注。抗菌药物疗程通常为5～7

天,或在退热后3天停药或由静脉用药改为口服,维持数日。

(二)对症治疗

卧床休息,补充足够蛋白质、热量及维生素。剧烈胸痛者,可酌用少量镇痛药。高热者可行物理降温,慎用退热剂。呼吸困难及发绀者吸氧。咳嗽咳痰,可给祛痰药物。

(三)感染性休克的治疗

1. 补充血容量是重要的抢救措施,给予低分子右旋糖酐或706代血浆及等渗葡萄糖盐水等,24 h内输液总量为2 500~3 000 mL,维持尿量在每小时30 mL以上及肢端皮肤红润、温暖。

2. 血管活性药物的应用 经补充血容量及纠正酸中毒后,如末梢循环仍无改善或尿量不增加时,可应用血管活性药物以调整心血管功能。

3. 控制感染 是治疗休克型肺炎的根本措施。宜加大青霉素剂量,必要时广谱抗生素联合应用。

4. 糖皮质激素的应用 病情危重,全身毒血症状明显,经上述处理休克仍未纠正时,宜尽早应用。

5. 纠正水、电解质和酸碱紊乱。

二、金黄色葡萄球菌肺炎

多见于年老体弱者及慢性肺部疾患、糖尿病、肝硬化及住院患者,可由呼吸道吸入或血源感染致病。典型病例起病急骤,寒战高热。病情危重、毒血症状明显者,神志模糊、昏迷或休克。咳嗽、咳大量黄脓痰或脓血痰、胸痛、呼吸困难、发绀等。年老体弱患者可仅表现为全身衰竭、呼吸困难。实验室痰涂片革兰染色镜检可见成堆的葡萄球菌与脓细胞,痰培养可有大量葡萄球菌。胸部X线检查:呼吸道吸入感染者呈多发性肺段或肺叶炎性浸润病变,以上叶后段、下叶基底段多见。血源感染者为双侧多发性斑片状或云团状阴影,可并发脓气胸等改变。治疗可选择耐青霉素酶的半合成青霉素或头孢菌素。

三、肺炎杆菌肺炎

又称克雷白杆菌肺炎,多见于年老体弱及原有慢性肺部疾患的患者,男性多于女性。近年来,该菌已成为院内获得性肺炎的主要致病菌,耐药菌株不断增加,成为治疗中的难点。本病起病急骤,寒战、高热、咳嗽多痰,早期即可出现全身衰竭,常伴气急、发绀及意识障碍。部分患者咳具特征性的砖红色胶冻样痰,肺部体检有实变体征及湿罗音。X线检查可见大叶或小叶实变,以右上叶多见。常见叶间裂呈弧形下坠。痰培养可得肺炎杆菌。本病死亡率较高。治疗易用二、三代头孢菌素,喹诺酮类,β-内酰胺类/β-内酰胺酶抑制剂,碳青霉烯类。

四、肺炎支原体肺炎

是肺炎支原体引起的急性呼吸道感染伴肺炎,各种年龄均可患病,一般起病缓慢,多有不同程度的发热,发热持续2~3周,但咳嗽持续时间较长。肺部可有局限性呼吸音减低及少量干湿罗音。实验室检查外周血白细胞总数正常或稍高。起病2周后,约有2/3

患者红细胞冷凝集试验阳性,滴定效价在 1:32 以上,当滴定度逐步升高时,诊断价值更大。X线显示多种形态的浸润影,多为单叶或单肺段分布,尤以肺下叶多见。肺部炎症改变常在 3~4 周自行消散。红霉素治疗有效。

第六节　呼吸衰竭

呼吸衰竭(respiratory failure)是由于多种原因引起的肺通气和/或换气功能严重障碍,导致缺氧或伴二氧化碳潴留,而引起一系列病理生理改变和相应临床表现的综合征。平静呼吸空气时,若动脉血氧分压低于 8 kPa(60 mmHg),或伴有二氧化碳分压高于6.67 kPa(50 mmHg),并排除其他心脏疾患,即可确立诊断。呼吸衰竭分为急性与慢性两类。慢性呼吸衰竭多继发于慢性支气管-肺疾病。临床上以慢性呼吸衰竭最为常见,本章予以重点阐述。

【病因和发病机制】

1. 呼吸道阻塞性疾病　慢性支气管炎、支气管哮喘等,引起通气不足、通气量减少,导致缺氧、二氧化碳潴留。

2. 肺组织病变　重症肺结核、肺气肿等,引起弥散功能障碍及通气/血流比例失调,发生缺氧及伴或不伴有二氧化碳潴留。

3. 胸廓及胸膜病变　严重脊柱后突、侧突畸形、手术创伤、广泛胸膜增厚等限制胸廓运动和肺扩张,引起肺泡通气减少和因吸入气体分布不匀所致的通气/血流比例失调而影响肺换气功能,亦可引起缺氧及伴或不伴有二氧化碳潴留。

【临床表现】

除原发病的表现外,呼吸衰竭的临床表现主要由缺氧和二氧化碳潴留所引起。从而导致多器官损害和代谢紊乱。

1. 呼吸困难和发绀　呼吸困难是临床最早出现的症状,表现呼吸费力、急促,端坐呼吸。严重呼吸衰竭并发脑水肿,可引起呼吸节律和频率的改变,如潮式呼吸。发绀是严重缺氧的典型表现,可出现口唇、口腔黏膜、甲床青紫现象。

2. 精神神经症状　早期常表现为头痛、失眠、定向力减退,有时表现白天嗜睡、夜晚不眠。晚期可出现精神恍惚、无意识动作、抽搐、精神错乱乃至昏迷,并可有神经病理体征,扑翼样震颤,甚至并发脑疝,患者可突然死亡。

3. 心血管系统表现　可出现右心衰竭的临床表现;亦可出现早搏、房颤;严重者可出现室颤甚至心跳骤停。

4. 消化系统症状　肝淤血造成血清丙氨酸氨基转移酶升高。胃黏膜广泛充血水肿、糜烂、渗血及应激性溃疡,造成消化道出血。

5. 泌尿系统　表现部分患者出现少尿、血尿、蛋白尿、管型尿,血液尿素氮及肌酐升高,但多能随呼吸衰竭的缓解而逐渐恢复正常。

6. 血液系统　表现红细胞代偿性增多,易诱发肺动脉栓塞,加重右心衰竭。严重缺氧、酸中毒、感染、休克等可引起微循环障碍,诱发弥漫性血管内凝血,进而发生多脏器功能损害。

【辅助检查】

动脉血气分析是诊断呼吸衰竭的最可靠指标。能确诊呼吸衰竭和其严重程度,对指导氧疗、机械通气、纠正酸碱失衡具有重要价值。

1. 动脉血氧分压(PaO_2) 是物理溶解于血浆中氧分子所产生的压力,正常值 12.67~13.33 kPa(95~100 mmHg)。低于 8 kPa(60 mmHg)提示呼吸衰竭。

2. 动脉血二氧化碳分压($PaCO_2$) 是物理溶解于血浆中二氧化碳分子所产生的压力,正常值 4.67~6 kPa(35~45 mmHg)。高于 6.67 kPa(50 mmHg)提示呼吸衰竭。

3. 血液酸碱度(pH) 正常值为 7.35~7.45。pH 升高提示碱中毒,pH 降低提示酸中毒。但 pH 异常不能区别是由呼吸性还是由代谢性因素所致,需结合临床其他资料综合分析。

4. 碱剩余(BE) 在 38℃,二氧化碳分压 5.33 kPa(40 mmHg),血氧饱和度 100% 条件下,将血液滴定至 pH 值为 7.4 时所需的酸或碱的量,正常值为 0±3 mmol/L。它是人体代谢性酸碱失衡的定量指标。

5. 二氧化碳结合力(CO_2-CP) 指在血浆中以物理及化学形式存在的 CO_2 量,反映体内主要碱储备,正常值为 22~29 mmol/L。增高表示代谢性碱中毒或呼吸性酸中毒。降低表示代谢性酸中毒或呼吸性碱中毒。

【诊断】

具有慢性肺胸疾病或其他导致呼吸功能障碍的病史,及缺氧和二氧化碳潴留所致的临床表现,若动脉血氧分压低于 8 kPa(60 mmHg),二氧化碳分压高于 6.67 kPa(50 mmHg),即可诊断。

【治疗原则】

1. 保证气道通畅 是纠正呼吸衰竭的重要措施。痰液黏稠者用溴己新,可用超声雾化吸入或补液,使痰液稀释,便于排出。鼓励患者咳嗽排痰,无力排痰及意识障碍者可行翻身拍背、导管吸痰。

2. 纠正缺氧 常用鼻塞或鼻导管吸氧,缺氧同时伴有二氧化碳潴留的呼吸衰竭宜用低流量(1~2 L/min)持续吸氧,称为控制性吸氧。单纯缺氧的呼吸衰竭吸氧浓度可较高,也可用面罩吸氧。

3. 增加通气量 可促进二氧化碳排除和提高氧的摄取。合理应用呼吸兴奋剂可增大通气量。

4. 处理酸碱失衡和水电解质紊乱 严重酸中毒 pH 值小于 7.2 时,可少量补充碳酸氢钠;显著碱血症者可用精氨酸 20 g 静脉滴注。慢性呼吸衰竭患者易有脱水、低钾、低镁或低钠,应根据临床表现和检测结果给予纠正。

5. 治疗原发病 肺部感染是诱发呼吸衰竭的常见原因,如感染能迅速被控制,呼吸衰竭常可随之缓解。

6. 辅助呼吸 严重呼吸衰竭,尤其是经上述疗法无改善或恶化者应尽快应用机械通气辅助呼吸。

(孟 玲)

第七节 肺结核

肺结核(pulmonay tuberculosis)是由结核分枝杆菌引起的呼吸系统常见的慢性传染病。其病理特征为渗出、结核结节、干酪样坏死和空洞形成。临床表现为低热、盗汗、乏力、消瘦等全身结核中毒症状及咳嗽、咳痰、咯血等呼吸系统症状。及时治疗大多数可临床治愈。

【病因和发病机制】

1. 结核菌　肺结核的病原菌为结核分枝杆菌,涂片染色具抗酸性,分人型和牛型等类型。人类结核病主要由人型结核分枝杆菌引起。结核分枝杆菌生长缓慢,在阴湿处能生存5个月以上,煮沸1 min即死亡,此外用75%酒精也可在3 min内将菌杀灭。

2. 感染途径　呼吸道传染是肺结核的主要感染途径,飞沫感染最常见,传染源主要是排菌的肺结核患者的痰液。也可经消化道传染。

3. 人体反应性　人体感染结核分枝杆菌后是否发病,取决于进入人体细菌的数量及机体的免疫状态,尤其受免疫力与变态反应强弱的影响。

【临床表现】

典型肺结核起病缓慢,病程较长,有低热、乏力、咳嗽及不同程度的咯血。但部分病灶轻微者,无明显症状,X线健康查体时才被发现。也有以突然咯血起病。

(一)症状

结核中毒症状:午后低热,重症患者可有不规则高热甚至稽留热;盗汗(指入睡后出汗,醒后汗止);纳差、乏力、消瘦、失眠等。呼吸系统症状主要是咳嗽、咳痰、咯血。若病变侵犯壁层胸膜可胸痛。肺组织病变广泛时,伴呼吸困难。

(二)体征

肺结核好发于锁骨上、下区或肩胛间区,因此两肺上可闻及细小水泡音,如有大空洞可闻及空瓮音,并发大量胸腔积液、广泛胸膜增厚、肺气肿时,则有相应的体征。

(三)临床类型

肺结核分原发性与继发性两大类。原发型肺结核指结核菌初次感染而在肺内发生的病变,常见于小儿。继发性肺结核常发生在曾受过结核菌感染的成年人,肺内容易发生干酪样坏死及空洞。1999年我国制定新的结核病分类标准:

1. 原发型肺结核　为原发结核菌感染所致的临床病症。此型多发生在儿童或偏僻地区从未感染过结核杆菌的成人。肺部的原发病灶、淋巴管炎和肿大的肺门淋巴结,统称为原发综合征。原发病灶多见于肺上叶底部或下叶的上部。原发型肺结核症状较轻,易误诊为上感。X线检查:原发综合征可见哑铃状征象,即肺部原发病灶呈片状或云絮状边缘模糊阴影,多为单发性;淋巴管炎为自病灶向肺门走行之索条状、带状阴影;局部淋巴结炎为边缘模糊或清晰的肺门淋巴结肿大。

2. 血行播散型肺结核　包括急性血行播散型肺结核(急性粟粒型肺结核)、亚急性和慢性血行播散型肺结核。是各型肺结核中较严重者。多见于儿童,亦可见于成人。常由原发型肺结核发展而来,但也可继发于肺内或肺外结核。

(1)急性血行播散型肺结核 是急性全身血行播散型结核病的一部分,由于大量结核杆菌一次或在短时间内多次侵入血液循环而引起。常伴结核性脑膜炎。起病急骤,可有高热、呼吸困难等症状。X线胸片检查可见两肺分布均匀、大小一致、密度一致的粟粒状阴影。早期透视时病灶显示不清,易于漏诊。

(2)亚急性或慢性血行播散型肺结核 是在人体抵抗力较强,少量结核菌分批、多次侵入血液循环时所造成。一般起病较缓,中毒症状较轻。X线检查可见两肺上中野有大小不等、密度不均、分布不均的结节状或片状阴影。

3. 继发型肺结核 是肺结核中的常见类型,病灶多位于锁骨下或肺尖。可有发热、盗汗、消瘦、咳嗽、咳痰、咯血等症状。X线检查锁骨上下可见片状、絮状边缘模糊的阴影,其中可见空洞。若肺结核未及时发现或治疗不当,空洞长期不愈,可形成慢性纤维空洞型肺结核,是肺结核的晚期类型。病情恶化时,全身中毒症状明显,呼吸困难加重,最终可出现肺、心功能衰竭。

4. 结核性胸膜炎 详见"结核性胸膜炎"章。

5. 其他肺外结核 按部位和脏器命名,如骨结核、结核性脑膜炎、肾结核、肠结核等。详见相关专业介绍。

6. 菌阴肺结核 三次痰涂片及一次培养阴性的肺结核。

【并发症】

1. 咯血 可表现痰中带血或小量咯血或大咯血,肺结核患者大咯血可引起窒息、失血性休克、肺不张和吸入性肺炎等合并症。

2. 自发性气胸 肺结核为气胸的常见病因。多种肺结核病变可引起气胸:胸膜下病灶或空洞破入胸腔;结核病灶所导致的肺气肿或肺大泡破裂等。

3. 肺部继发感染 体温较前升高、痰量增多或为脓痰,肺部湿罗音增多、范围增大,末梢血白细胞及中性粒细胞升高,临床可表现反复咯血,内科治疗效果不佳。

【辅助检查】

1. 血常规 重症患者轻度贫血。白细胞计数常正常,急性血行播散型肺结核可有白细胞总数减低或类白血病反应。

2. 红细胞沉降率(血沉) 血沉增快表示有活动性病变可能性大,血沉正常也不能排除活动性肺结核。

3. 痰结核菌检查 是确诊肺结核病的可靠依据。近年来用聚合酶链反应(PCR)法,可使微量结核菌的DNA得到扩增,该方法阳性率高、快速、简便。

4. 结核菌素(简称结素)试验 是诊断结核感染的参考指标。用一定量的结核菌素(结核蛋白)注射于皮内,观察皮肤反应,阳性代表有变态反应。结素有旧结素(OT)和纯蛋白衍生物(PPD)两种。近年来PPD广泛应用于临床。皮内注射PPD 0.1 mL(5 U),以注射后72 h局部硬结范围作为判断标准。硬结直径在5 mm以下者为阴性,5~9 mm为弱阳性,10~19 mm为阳性;20 mm以上或局部有水泡、坏死者为强阳性。成人若有明显全身症状,结素试验强阳性表示体内有活动性结核病灶。3岁以下儿童阳性反应,即便无临床表现,也应视为有活动性结核病灶。结素试验阴性反应,一般表示未受结核菌感染,但亦有5%左右活动性肺结核患者,结素反应阴性,原因:与低蛋白血症和淋巴细胞减少有关;应用糖皮质激素等免疫抑制药物;营养不良、麻疹、百日咳等患者;重症肺结核患者;免疫功能缺陷者,如白血病、淋巴瘤等。另外还要注意结素保质期及保存方法等问题。

5.影像学检查　胸部X线检查能发现病变的性质、范围和部位,除透视外,还要拍摄胸片,以利于动态观察病情。肺结核的常见X线表现有:渗出为主的结核病变呈片状或云絮状阴影,密度较淡、边界模糊;坏死为主的结核病变为密度较高、浓淡不一的团块或斑片状阴影,亦可有空洞形成;增殖为主的结核病变呈结节状、索条状、密度较高、边缘清楚的阴影。多种性质的病灶同时存在,是肺结核特征性表现。胸部CT有助于发现脊柱旁、后肋膈角等隐蔽部位的微小病变。

6.气管镜检查　可直接观察到支气管内膜有无病变,并活检组织作病理检查,可吸取分泌物或冲洗液标本进行涂片抗酸染色检查、结核分枝杆菌培养或脱落细胞检查,以利于诊断和鉴别诊断。

【诊断和鉴别诊断】

(一)诊断

诊断依据　病史及临床表现为诊断提供线索;痰结核菌检查可确定诊断,但应连续多次查痰;X线检查是诊断肺结核的必要手段,对早期诊断、确定病变部位、范围、性质、判断疗效具有重要价值。

(二)鉴别诊断

1.肺癌　多发生在40岁以上吸烟男性,刺激性咳嗽,痰中带血,进行性消瘦,常无毒性症状,X线检查见分叶块状阴影,空洞少见,若有则多为偏心空洞,其内凸凹不平。胸部CT有助于鉴别,痰查癌细胞和气管镜检查有助诊断。但要注意肺癌与结核并存的可能。

2.支气管扩张　多幼年发病,主要表现慢性咳嗽,咳大量脓痰,反复咯血且反复感染。痰结核分枝杆菌检查阴性,X线平片多无异常发现或仅见局部肺纹理增粗或蜂窝状阴影。支气管碘油造影及胸部CT薄层扫描有助于确诊。

3.肺炎　主要与干酪性肺炎鉴别。肺炎起病急骤,高热、寒战、胸痛、咳嗽、咳血痰,血液白细胞和中性粒细胞增加,痰结核分枝杆菌检查阴性,X线显示病变常局限,抗生素疗效明显。

4.肺脓肿　急性肺脓肿起病急,高热、咳大量脓痰,痰结核分枝杆菌阴性,血白细胞总数及中性粒细胞明显增多,抗生素治疗有效,X线检查空洞多在肺下叶,空洞内常有液平面。

5.其他发热性疾病　如伤寒、败血症、白血病等。

【治疗原则】

抗结核化学药物治疗对控制结核病起决定性作用,合理化疗可消灭结核病灶内结核菌,而最终达到治愈。休息与营养疗法起辅助作用。

(一)抗结核化学药物治疗(简称化疗)

1.化疗原则　肺结核化学治疗的原则是早期、联合、适量、规律和全程使用敏感药物。

2.化疗方法

(1)短程疗法　必须联合使用异烟肼和利福平两种全效杀菌剂,再加用一种或两种抗结核药(吡嗪酰胺或乙胺丁醇),疗程为6～9个月,称短程疗法。强化阶段三药或四药合用,每日给药,一般为2个月;巩固阶段,只用异烟肼和利福平。

(2)顿服用药 药物一次给予后血液中的浓度比分次给药高,对细菌的杀灭或抑制作用强,疗效好。临床上常将异烟肼、利福平、链霉素、乙胺丁醇等药物每日量一次给予,既有利于正规化疗,亦有利于督导及管理(吡嗪酰胺碍于胃肠道影响,往往分3次饭后给药)。

3. 常用的化疗药物　常用的抗结核药物有异烟肼、链霉素、利福平、吡嗪酰胺、乙胺丁醇等,疗效好,副作用少。

(1)异烟肼(H)　对结核分枝杆菌早期杀菌作用强,毒性小,可杀灭细胞内外代谢旺盛的结核分枝杆菌,故称为"全效杀菌药"。本药常规剂量很少发生副反应,偶见肝功能异常(血清丙氨酸氨基转移酶升高),剂量大时容易发生周围神经炎,可用维生素B_6治疗。

(2)利福平(R)　对细胞内外代谢旺盛和偶尔繁殖的结核分枝杆菌均有杀灭作用,所以亦是"全效杀菌药"。毒性反应较少,偶有轻度胃肠刺激症状、肝损伤和皮疹等,在大剂量间歇服用时,可产生流感样征候群、免疫性血小板降低等。

(3)链霉素(S)　链霉素在碱性环境中,对细胞外生长旺盛的结核杆菌有杀灭作用;在酸性环境下,对细胞内以及生长代谢低下的结核杆菌无作用,故称为"半杀菌药"。高龄和有肾功能损害者慎用。可引起皮疹等过敏反应。

(4)吡嗪酰胺(Z)　能杀灭吞噬细胞内、酸性环境中的结核杆菌,故也称"半杀菌药"。单一用药极易产生耐药菌。偶见高尿酸血症、关节痛、胃肠不适及肝损害等不良反应。

(5)乙胺丁醇(E)　为抑菌药,与其他抗结核药物联用时,可延缓细菌对其他药物产生耐药性。个别患者可引起视力下降、视物模糊、色盲等,应及时停药。

4. 化疗方案

(1)初治肺结核　有下列情况之一者为初治:①尚未开始抗结核治疗的患者;②正进行标准化疗方案用药而未满疗程的患者;③不规则化疗未满1个月的患者。初治方案:强化期2个月/巩固期4个月。药名前数字表示用药月数,药名右下方数字表示每周用药次数。初治肺结核常用方案:2S(E)HRZ/4HR;2S(E)HRZ/4HRE;病情严重者可根据情况适当延长疗程。

(2)复治肺结核　有下列情况之一者为复治:①初治失败的患者;②规则用药满疗程后痰菌又复阳的患者;③不规律化疗超过1个月的患者;④慢性排菌患者。复治肺结核方案:强化期3个月/巩固期5个月,常用方案:2SHRZE/1HRZE/5HR;2SHRZE/1HRZE/$5H_3R_3E_3$。复治患者应做药敏试验,根据药敏试验加以调整,慢性排菌者,具备手术条件时可行手术治疗。

(二)对症治疗

1. 结核中毒症状的治疗　发热、盗汗等在有效的化疗1～2周后,可逐渐消失。但对干酪性肺炎、急性血行播散型肺结核、结核性渗出性胸膜炎患者,有高热、全身中毒症状明显时,应卧床休息,必要时可在使用有效抗结核药物的同时,加用肾上腺糖皮质激素。

2. 咯血　若仅痰中带血或小量咯血,以对症治疗为主,包括休息、止咳、镇静。中等或大量咯血时应严格卧床休息,取患侧卧位,轻轻咳出积血。垂体后叶素为首选药物,忌用于高血压、冠状动脉粥样硬化性心脏病患者及孕妇。

咯血窒息是咯血致死的主要原因,应特别注意保持呼吸道通畅,采取头低脚高45°角的俯卧位,轻拍背部,迅速排出积血,并尽快挖出或吸出口、咽、喉、鼻部血块。必要时用硬质气管镜吸引、气管插管或气管切开,以解除呼吸道阻塞。

(三)手术治疗

对大于3 cm的结核球与肺癌难以鉴别时、复治的单侧纤维厚壁空洞、长期内科治疗未能使痰菌阴转者,或单侧毁损肺伴反复咯血或继发感染者,可作肺叶或全肺切除。

【预防】

1. 建立防治系统　建立、健全和稳定各级预防机构,负责防、治、管、查的全面管理。并开展预防宣传工作。

2. 早期发现和彻底治疗患者　对学校、托幼机构及饮食行业的工作人员要定期健康查体,发现患者,彻底治疗,降低传染源密度。

3. 卡介苗接种　卡介苗是无毒的牛型结核菌活菌疫苗,接种后机体产生变态反应同时获得免疫力,可降低儿童发病率,并可降低结核性脑膜炎等严重结核病。新生儿出生时即接种卡介苗,每隔5年左右对结素转阴者补种,直至15岁。对边远低发病地区进入高发区的新生和新兵等,结素阴性者亦必须接种。已患肺结核、急性传染病愈后未满1月或患有慢性疾病的患儿禁忌接种。

4. 化学预防　对儿童和青少年新感染者以及存在发病高危因素的结素阳性者应当给予化学性预防。异烟肼300 mg,每天一次顿服,半年到一年,服药中应注意监测肝功能。

第八节　结核性胸膜炎

结核性胸膜炎(tuberculous pleurisy)　是机体对结核分枝杆菌蛋白成分处于高度变态反应时的胸膜炎症,按其病变性质,分为结核性干性胸膜炎、结核性渗出性胸膜炎和结核性脓胸三种类型。

【病因和发病机制】

结核性胸膜炎的病原菌是结核分枝杆菌,当结核菌进入胸膜腔,若机体正处于高度变态反应时,可引起结核性胸膜炎。结核性胸膜炎的早期为干性(纤维蛋白性)胸膜炎。愈合后多遗留胸膜增厚或粘连,部分可完全吸收。干性胸膜炎进一步发展为渗出性胸膜炎,产生胸腔积液,胸液多少不等。如治疗恰当,胸液可完全吸收;反之,可使胸膜增厚,广泛粘连,甚至机化,使胸廓塌陷、变形,而影响呼吸功能。少数患者积液局限在胸腔某一部位,称包裹性胸腔积液。结核性脓胸是结核病灶干酪样坏死液化后进入胸膜腔引起胸腔积脓。

【临床表现】

1. 症状　轻者无明显症状。干性胸膜炎主要症状为患侧胸痛,深呼吸及咳嗽时加重。渗出性胸膜炎起病较急时,伴发热、乏力,胸液不多时胸痛和干咳较明显,随着胸液增多,胸痛可减轻或消失;若短时间内产生大量胸腔积液,可伴有明显的呼吸困难,出现发绀,其至端坐呼吸。急性起病的结核性脓胸,中毒症状明显,胸腔积脓多时,可有胸闷、气促,结核性脓胸向肺内溃破,形成支气管胸膜瘘,可咳大量"脓痰"(实为脓胸液)。慢性结核性脓胸可有贫血、消瘦,若脓胸向胸壁溃破,可形成慢性皮肤窦道,有脓液流出。

2. 体征 轻者无明显阳性体征。干性胸膜炎可听及胸膜摩擦音。胸腔积液时,气管向健侧移位,患侧呼吸运动减弱,听诊呼吸音减弱或消失。慢性脓胸气管移向患侧,常伴有杵状指,后期胸廓可塌陷。

【辅助检查】

1. 血常规 白细胞总数可增高,初期中性粒细胞增高,慢性脓胸有贫血。

2. 结素试验 多为阳性或强阳性。

3. 胸液检查 草黄色透明或微混,偶呈血性。比重大于1.018,蛋白阳性,蛋白定量为25～30 g/L以上,镜检细胞数常大于$1.0×10^9$/L,以淋巴细胞为主,早期可中性粒细胞为主。结核性脓胸的胸液呈脓性,有核细胞数常可达$(10～15)×10^9$/L或更多,以中性粒细胞为主。

4. X线检查 干性胸膜炎常无异常X线征。胸液少于300 mL时,无阳性征象。积液量稍大时可见肋膈角模糊、变钝。中等量积液后前位检查时,胸液阴影上缘常自外上方向内下方呈弧形曲线,曲线以下呈均匀性的密度增高影。大量积液时,患侧胸腔全呈均匀性密度增高阴影,仅肺尖稍透亮,纵隔被推向健侧。包裹性积液因周围胸膜粘连,不随体位改变而移动,边缘光滑饱满。

5. 超声检查 对胸腔积液的诊断具有独特的价值,尤其是对少量积液(小于100 mL)和包裹性积液的诊断,较X线检查更敏感更准确。目前临床常用B型超声,可对积液部位、数量进行定位和估算,并指导穿刺抽液治疗。

6. 胸膜活检 约半数可见干酪灶或干酪性肉芽组织。活检组织可同时送结核杆菌培养。如诊断仍有困难可行胸腔镜检查。

7. 胸部CT 对确定肺内及胸膜病变有一定帮助,CT检查胸膜病变有较高的敏感性与密度分辨率,可查出X线平片难发现的少量积液。

【诊断和鉴别诊断】

(一)诊断

根据病史,与呼吸、咳嗽关系密切的局限性胸痛及胸膜摩擦音,可诊断为干性胸膜炎。如有明显气促和胸腔积液体征则应考虑渗出性胸膜炎或结核性脓胸。X线和胸液检查及超声探测有助于明确诊断。

(二)鉴别诊断

1. 干性胸膜炎 与其他疾病所致的胸痛进行鉴别。带状疱疹:疼痛部位沿肋间神经分布,受累神经分布区皮肤常有感觉减退或过敏,出现呈带状分布的水疱,无咳嗽及胸膜摩擦音。胸肌痛:多由于肌肉劳损(固定姿势的过度活动)所致,无发热、咳嗽及胸膜摩擦音。

2. 渗出性胸膜炎 须与以下疾病所致胸腔积液鉴别。细菌性肺炎:起病急,全身中毒症状明显,胸液镜检中性粒细胞可高达90%以上,痰涂片和培养可发现病原菌,抗生素疗效好。癌性胸腔积液:发病年龄较大,常无发热,多为血性胸腔积液,积液增长迅速,抽液后又很快渗出。另外,心功能不全、肾病综合征、肝硬化等均可致胸腔积液,多为漏出液,胸液外观为无色透明或淡黄色,比重低于 1.018,蛋白阴性,细胞数常低于 $100\times 10^6/L$,以淋巴细胞和间皮细胞为主。常伴全身水肿、甚至腹水和心包积液,并有心、肾、肝病的症状和体征。

【治疗原则】

结核性胸膜炎的治疗原则是:合理的抗结核药物化疗,积极抽取胸液,防止或减少胸膜增厚和粘连。

1. 一般治疗 应按活动性肺结核治疗。急性期应卧床休息,待热退、胸液减少后方可逐步起床活动,一般休息 2 个月左右后可恢复轻工作。

2. 抗结核药物治疗 化疗原则、化疗方案及疗程均与肺结核治疗相同。

3. 胸腔穿刺抽液 胸腔穿刺抽液不仅有助于诊断,还可缓解症状,减少胸膜肥厚和粘连。少量积液不需穿刺抽液,大量胸液者每周抽液 2～3 次,直至积液甚少不易抽出时为止。

4. 肾上腺糖皮质激素 有抗炎、抗过敏、减少胸液渗出,促进吸收,减少胸膜肥厚和粘连等作用,且能迅速减轻中毒症状,但也有引起结核播散的可能,应严格掌握适应证。在有急性渗出、胸液增长迅速、中毒症状明显、抽液及化疗胸液吸收不明显时,可在有效化疗和抽液的同时应用泼尼松每日 30 mg,晨起一次口服。热退和胸液减少后逐渐减量,一般疗程 4～6 周,减量过程中应注意中毒症状和积液的反跳。

5. 脓胸的处理 单纯性结核性脓胸除全身应用抗结核药外,应反复胸腔抽脓、冲洗和抗结核药局部注射。一般每周抽脓 2～3 次,抽后用 2％碳酸氢钠或生理盐水反复冲洗脓腔,然后向脓腔内注射异烟肼、对氨水杨酸钠。有支气管胸膜瘘者不宜冲洗脓腔,可用肋间闭式引流,也可行外科治疗。

第九节 气胸

气胸(pneumothorax)是因肺部疾病使脏层胸膜破裂或靠近肺表面的肺大泡自发破裂、空气逸入胸膜腔形成。典型临床表现为突然胸痛,呼吸困难,烦躁,发绀,出冷汗,甚至休克。

【病因和发病机制】

大多由于胸膜下气肿泡破裂引起。常见于慢性支气管炎、支气管哮喘、肺结核等疾病,由于肺泡过度充气和肺泡壁的破坏,产生弥漫性气肿或肺大泡,破裂时引起气胸。肺结核胸膜下干酪样病灶破溃或空洞破裂、肺炎也可引起气胸或脓气胸。

根据胸膜裂口的情况及其发生后对胸腔内压力影响,将自发性气胸分为三种临床类型:①闭合性气胸(单纯性气胸):胸膜裂口较小,肺萎陷时裂口自行闭合,抽气后压力不再回升,胸腔内少量残留气体可自行吸收,肺逐步复张。②交通性气胸(开放性气胸):因两层胸膜间有粘连和牵拉,使破裂口持续开放,空气从破裂口随呼吸自由进出胸腔。胸膜腔内压与大气压相同,肺大部分萎陷。③张力性气胸(高压性气胸):因胸膜裂口形成单向活瓣样阻塞,吸气时活瓣开启,气体进入胸腔,呼气时裂口关闭,胸腔内气体不能逸出,胸腔内空气越积越多,胸膜腔内压迅速升高,甚至影响心脏血液回流,产生不同程度的呼吸、循环功能障碍,需要紧急排气以缓解症状。

【临床表现】

1. 症状 大多数自发性气胸无明显诱因,部分患者可因抬举重物、高喊大笑等用力动作而诱发。起病常突然,患侧胸痛,呼吸困难,其程度取决于积气的多少、气胸发生的速度和原来肺部病变范围,张力性气胸表现烦躁、发绀、出冷汗甚至休克和呼吸衰竭。

2. 体征 局限性少量气胸可无明显体征。大量气胸可表现为患侧胸廓饱满,肋间隙增宽,呼吸运动减弱,语颤减弱,气管向健侧移位,叩鼓音,患侧呼吸音减弱或消失。右侧气胸时肝浊音界下降;左侧气胸时心界叩不清。皮下气肿时,触摸颈、胸部皮肤可有握雪感的表现,提示可能有纵隔气肿。

【并发症】

1. 胸膜炎 气胸可产生少量无菌性胸腔积液,形成液气胸。若胸膜继发感染、肺结核或肺脓肿穿破胸膜可引起脓气胸。

2. 自发性血气胸 由于发生气胸,肺被压缩时胸膜粘连带的血管被撕裂而引起血气胸,出血多能自行停止,如出血不止可引起休克,应及时手术治疗。

3. 纵隔气肿 系空气沿末梢支气管或血管鞘进入纵隔而引起,多同时伴有头颈部皮下气肿。多由张力性气胸所致,是气胸的一种严重并发症。严重纵隔气肿可直接压迫心脏及大血管而引起呼吸循环衰竭,必要时可行手术引流纵隔内气体。胸部X线检查可见纵隔旁有条索为界的透明带。

4. 支气管胸膜瘘 见于交通性气胸。因胸膜粘连的牵扯,使肺不能萎缩,破裂口不能闭合,形成接管,易继发感染引起慢性脓气胸。

【辅助检查】

X线检查为诊断气胸最可靠的方法。肺与气胸交界处见脏层胸膜的线状阴影,气胸线以外透亮度增加,肺纹理消失。张力性气胸时,纵隔向对侧移位。局限性气胸在常规后前位X线检查时易遗漏,在透视下缓慢转动体位时方能发现。气胸合并胸腔积液时,可见肋膈角变钝、消失或伴有液平面。胸部CT检查可发现隐蔽部位的局限性气胸。

【诊断和鉴别诊断】

根据突发胸痛、呼吸困难,结合患侧典型气胸体征及X线检查,即可作出气胸的诊断。自发性气胸尤其是老年人,原有心、肺慢性疾病基础者,临床表现酷似其他心、肺急症,须认真鉴别。

1. 急性心肌梗死 突然发生胸痛、胸闷、呼吸困难,甚至休克等临床表现,酷似气胸。但常有高血压、冠心病史,心电图检查、胸部透视有助鉴别。

2. 支气管哮喘与阻塞性肺气肿 哮喘常有反复发作病史,阻塞性肺气肿患者的呼吸困难呈长期缓慢进行性加重。合并呼吸道感染时,可引起呼吸困难明显加重,体征亦可与气胸相似。X线检查肺野仍有稀疏肺纹理影,而自发性气胸则肺纹理消失。

3. 巨大肺大泡 先天发育异常所致,亦可因支气管内活瓣阻塞而形成,若位于肺周边,有时可误诊为气胸。但肺大泡起病缓慢,气急不明显,不同角度胸透可见肺大泡为圆形或卵圆形透光区,内可见细小条索状阴影,为肺小叶及血管残迹,周边可见菲薄的线状气腔壁,邻近肺组织被推向肺尖、肋膈角或心膈角。

4. **急性肺栓塞** 可突然发生胸痛与呼吸困难,但患者常有长期卧床史、骨关节手术史或严重心肾疾病史,有咯血、下肢或盆腔栓塞性静脉炎等。详细查体和X线检查可鉴别。

【治疗原则】

气胸治疗的原则在于排除气体,缓解气急,使肺尽早复张,恢复功能,并积极治疗原发病和防止气胸复发。

1. **排气治疗** 闭合性气胸肺萎陷程度小于20%者,不必抽气,只需限制活动量,2～4周可自行吸收。气体量多时,可每日或隔日抽气一次,每次抽气以不超过1 000 mL为宜,直至肺大部分复张。张力性气胸病情危重,必须及早排气,行胸腔闭式引流术。交通性气胸积气量小且无明显呼吸困难者,以卧床休息为主,或行胸腔闭式引流术排气。若破口较大或因胸膜粘连牵拉,破口不能闭合,可手术治疗。

2. **对症治疗** 同侧反复发生气胸者,可于肺复张时胸膜腔内注射四环素或50%萄糖液等造成人工胸膜炎,使胸膜粘连。气急明显者应吸氧。咳嗽频繁者可服止咳剂。便秘者宜用缓泻药,避免用力排便,减少气胸再发。

(杨洪吉)

复习思考题

1. 急性气管-支气管炎的临床表现是什么?
2. 慢性阻塞性肺疾病的病因有哪些?
3. 阻塞性肺气肿查体时有哪些阳性体征?
4. 慢性肺源性心脏病X线检查的诊断标准是什么?
5. 支气管哮喘应与什么疾病相鉴别?
6. 肺炎球菌肺炎的临床表现是什么?
7. 呼吸衰竭的治疗原则是什么?
8. 简述肺结核的分型及各型的特点。
9. 肺结核的化疗原则是什么?
10. 结核性胸膜炎的治疗原则是什么?
11. 气胸的临床分型有哪些?并说出各自的特点。

第二章 循环系统疾病

第一节 心力衰竭

心力衰竭(hear failure),简称心衰,是指各种心脏病导致心脏舒缩功能障碍或负荷过重,引起静脉系统淤血、动脉系统缺血的一组综合征。分为收缩性心衰和舒张性心衰。临床以收缩性心衰最为常见。收缩性心衰是指心肌收缩力下降,导致心排出量不足,不能满足机体代谢的需要,引起全身器官、组织血液灌注不足,同时出现肺循环和/或体循环淤血的心衰。舒张性心衰是指心脏舒张功能障碍,引起左心室充盈压异常增高,肺静脉回流受阻,导致肺循环淤血的心衰。舒张性心衰和收缩性心衰可同时存在,也可单独存在。

心衰按发生过程可分为急性和慢性心衰;按症状和体征可分为左心、右心和全心衰。

一、急性心力衰竭

急性心力衰竭是指心脏急性病变在短时间内发生心肌收缩力明显减低,或心室负荷急剧加重,致使心排出量显著、急剧降低,引起组织、器官灌注不足和急性淤血的综合征。临床以急性左心衰较为常见,单纯右心衰少见。

【病因】

1.急性弥漫性心肌损害　引起急性心肌收缩力减退,如急性广泛性心肌梗死、急性心肌炎等。

2.急性机械性阻塞　致使心脏压力负荷过重,心排血受阻。如严重的二尖瓣或主动脉瓣狭窄、左室流出道梗阻等。

3.急性容量负荷过重　如由急性心肌梗死所致乳头肌或腱索断裂,输液过多、过快等。

4.急性心室舒张受限　常由快速异位心律及急性大量心包积液或积血所致的急性心脏压塞所致。

【发病机制】

心脏解剖或功能的突发异常,使心脏收缩力突然严重减弱,心排出量急剧减低,左室舒张末压迅速升高,肺静脉压及肺毛细血管压升高,肺毛细血管内液体渗出到肺间质和肺泡内形成肺水肿。

【临床表现】

1.症状　发病急骤,病人突然出现严重呼吸困难,端坐呼吸、烦躁不安,常咯出粉红色泡沫样痰。呼吸频率可达30~40次/分,脉搏、心率增快,血压可一度升高,随病情进展血压下降。如不能及时纠正,终致心源性休克。

2. 体征 听诊双肺布满湿性罗音和哮鸣音,心尖部第一心音减弱,频率快,可闻及舒张期奔马律及肺动脉瓣第二音亢进。

【诊断和鉴别诊断】

根据典型症状和体征,结合病因,诊断不难。根据有急性心脏病史、咯粉红色泡沫样痰及心尖区舒张期奔马律,不难与支气管哮喘相鉴别。

【治疗】

1. 体位 病人取坐位,两腿下垂,以减少静脉回流。

2. 高流量氧气吸入。

3. 吗啡 3~5 mg 稀释后静脉注射。

4. 快速利尿 速尿 20~40 mg 静脉注射,于 2 min 内注完。必要时 4 h 后可重复一次。

5. 血管扩张剂 常用:①硝普钠:开始以 12.5~25 μg/min 静脉滴注,根据血压调整剂量,一般维持在 50~100 μg/min,保持收缩压在 13.33 kPa(100 mmHg);②硝酸甘油:可先从 10 μg/min 开始静脉滴注,每 10 min 逐渐增加 5~10 μg/min,维持量为 50~100 μg/min。

6. 洋地黄 毛花甙丙 0.4 mg 加入葡萄糖或盐水 20 mL 稀释后缓慢静脉注射,2 h 后可再用 0.2~0.4 mg。

7. 氨茶碱 0.25 g 加入 25% 葡萄糖 40 mL 缓慢静脉注射。

二、慢性心力衰竭

【病因】

1. 原发性心肌损害:①心肌病变,如冠心病心肌缺血和心肌梗死、心肌炎、心肌病、心肌纤维化等引起的心衰;②心肌代谢障碍,如糖尿病引起的心肌病等。

2. 心脏负荷过重:①压力负荷(后负荷)过重,如高血压、主动脉瓣狭窄、肺动脉高压、肺动脉瓣狭窄等引起的心衰;②容量负荷(前负荷)过重,如二尖瓣、主动脉瓣关闭不全,房、室间隔缺损,动脉导管未闭等引起的心衰。

【临床表现】

1. 左心衰竭 主要表现为肺循环淤血和心排出量降低。

(1)症状:①呼吸困难。最早表现为劳力性呼吸困难,随着病情的进展而表现为端坐呼吸、夜间阵发性呼吸困难、急性肺水肿。②咳嗽、咳痰、咯血。③其他症状,如乏力、疲倦、嗜睡等。

(2)体征:①心脏体征 除原有心脏病体征外,常有心率增快、心尖区舒张期奔马律和肺动脉瓣区第二音亢进。②肺部湿性罗音 两肺底湿性罗音是左心衰重要体征之一。

2. 右心衰竭 以体循环淤血的表现为主。

(1)症状 病人常有食欲减退、恶心、呕吐、腹胀、腹痛、尿少。

(2)体征:①颈静脉充盈或怒张,是右心衰最早出现的症状。肝肿大,多发生于右心衰的早期或急性加重时。②水肿,是右心衰的重要体征。③心脏体征:除原有心脏病的体征外,三尖瓣听诊区可闻及收缩期吹风样杂音。

3. 全心衰竭 左、右心衰的临床表现并存。

【实验室和其他检查】

1. 尿改变 尿中可有少量蛋白尿、少量红细胞和透明管型。

2. X线检查 可提供心脏大小和形态,了解有无肺淤血及程度,为右心衰的诊断提供证据。

3. 超声心动图 超声心动图检查比X线更准确地提供心腔大小及心瓣膜结构等信息,还可对心功能进行评价,是临床上判断心脏舒张功能的最实用而简便的方法。

【诊断】

根据原有心脏病伴有肺淤血和/或体静脉系统淤血的症状和体征,尤其是左心衰肺淤血引起的不同程度的呼吸困难,右心衰体静脉淤血引起的颈静脉怒张、肝大、水肿等表现,心衰一般不难作出诊断。

【鉴别诊断】

1. 支气管哮喘 多见于青少年,有过敏史,肺部听诊以哮鸣音为主。

2. 心包积液、缩窄性心包炎 虽也可引起颈静脉怒张、肝大、腹水,但其心尖搏动减弱、有奇脉,超声心动图有助于鉴别。

3. 肝硬化腹水 无颈静脉怒张,无左、右心衰的其他体征。

【治疗】

1. 病因治疗 去除和控制病因。

2. 一般治疗

(1) 休息。

(2) 改善生活方式,降低新的心脏损害的危险性。如戒烟、酒,肥胖病人减体重,控制高血压、高血脂、糖尿病。

(3) 其他 消除病人紧张,保证足够睡眠等。

3. 标准治疗药物

(1) 利尿剂 速尿 20~40 mg,每日 1~2 次;双氢克尿塞 25 mg,每日 1~2 次;安体舒通 20~40 mg,每日 1~2 次。

(2) 血管紧张素转换酶抑制剂(ACEI) 包括卡托普利、依那普利、苯那普利、培哚普利、西拉普利等,目前种类很多,根据其半衰期的长短确定用药剂量及次数。应从小剂量开始,如能耐受应每隔 3~7 天剂量加倍,直至目标剂量。

(3) β 受体阻止剂 目前有证据用于心衰治疗的 β 受体阻止剂有选择性 β_1 受体阻止剂(如美托洛尔、比索洛尔)和兼有 β_1,β_2 受体阻止作用的制剂(如卡维地洛)。需从极低量(常用剂量的 1/8~1/4)开始,如美托洛尔 12.5 mg,每日 1 次;比索洛尔 1.25 mg,每日 1 次;卡维地洛 3.125 mg,每日 2 次。若病人能耐受上述剂量,可每隔 2~4 周将剂量加倍。

(4) 洋地黄制剂 如地高辛 0.125~0.25 mg,每日 1 次;毛花甙丙(西地兰)0.2~0.4 mg,稀释后静脉注射。

(5) 其他药物

①醛固酮拮抗剂:安体舒通(螺内酯)20 mg,每日1～2次;②血管紧张素Ⅱ(AngⅡ)受体拮抗剂:如缬沙坦40～80 mg,1日2次,可逐渐增量至160 mg,1日2次;③血管扩张剂:硝酸甘油0.3～0.6 mg,舌下含化;消心痛10～20 mg,口服,每4 h 1次;④环腺苷酸依赖性正性肌力药物:如多巴胺、多巴酚丁胺及米力农。

第二节 心律失常

心脏的电冲动由窦房结按正常频律和节律发出,沿传导系统以正常途径和速度下传,先后引起心房和心室节律性舒缩,以正常的心输出量向全身供血,维持机体生命活动。当心脏电冲动的起源、频率、节律、传导途径和速度异常时,称心律失常(cardiac arrhythmia)。

一、窦性心律失常

生理情况下,心脏起搏点位于窦房结。凡由窦房结发出激动所形成的心脏节律,称为窦性心律。窦房结激动产生异常或窦房结传导障碍或两者并存引起的心律失常,称为窦性心律失常(sinus cardiac arrhythmia)。

(一)窦性心动过速

【心电图特征】

1. 符合正常窦性心律时P波的形态特点(在Ⅰ,Ⅱ,aVF,V_4～V_6导联直立,aVR导联倒置)。

2. P波频率>100次/分,一般<160次/分,偶有达180次/分者。儿童则大于相应年龄段正常窦性心律频率范围的上限。

【临床意义】

一过性窦性心动过速常为一种生理反应,多发生于运动、精神紧张、情绪激动、饱餐、饮酒、疼痛或使用阿托品及肾上腺素等使交感神经兴奋的药物时。持续较久的窦性心动过速多见于各种病理状态,如发热、贫血、失血、低血压、休克、缺氧、感染、甲状腺功能亢进及心脏本身疾病(如心肌炎、心肌病、心功能不全、缩窄性心包炎等),亦可见于神经官能症等。

【治疗】

1. 针对病因进行治疗。

2. 可应用β受体阻滞剂,如普萘洛尔、美托洛尔等。

(二)窦性心动过缓

窦性心动过缓(sinus bradycardia)是指窦房结自律性降低而引起的一种窦性心律失常。

【心电图特征】

1. 符合窦性心律时P波的形态特点。

2. P波频率<60次/分,一般在50～60次/分,低于40次/分者较少见。

【临床意义】

窦性心动过缓可见于健康成年人,特别是训练有素的运动员和活动量较大的体力劳动者,以及安静睡眠时。病理性心动过缓则常见于颅内压增高、黄疸、甲状腺功能低下、营养不良、血钾增高、尿毒症、冠心病、心肌炎、病态窦房结综合征、神经官能症以及某些药物影响如 β 受体阻滞剂、洋地黄、麻醉药等。

【治疗】

1. 针对病因治疗。

2. 可用阿托品、麻黄碱或异丙肾上腺素等。

(三)窦性停搏

窦性停搏亦称为窦性静止(sinus pause or sinus arrest),指窦房结在一定时间内不能形成并发放激动。

【心电图特征】

1. 规则的 P-P 间距中突然出现窦性 P 波脱落,形成长 P-P 间距,且长 P-P 间距与正常 P-P 间距不成倍数关系。

2. 窦性停搏之后常出现逸搏或逸搏心律。

【临床意义】

窦性停搏可发生于迷走神经张力增高或各种原因导致的窦房结功能障碍,过量的洋地黄或奎尼丁也可能产生此类心律失常。短暂的窦性停搏常无明显症状,窦性停搏时间大于 8 s 而无逸搏心律出现者可发生晕厥、阿-斯综合征甚至猝死。

【治疗】

参见病态窦房结综合征。

(四)病态窦房结综合征

病态窦房结综合征(sick sinus syndrome,SSS),简称病窦综合征,是由窦房结病变导致其功能减退、产生多种心律失常的综合表现。患者可在不同时间出现一种以上的心律失常。

【心电图特征】

1. 持续而显著的窦性心动过缓(50 次/分以下),且并非由于药物引起,也不易被阿托品等药物纠正。

2. 窦性停搏或窦房传导阻滞。

3. 窦房传导阻滞与房室传导阻滞同时并存,此即称为双结病变。

4. 在显著的窦性心动过缓的基础上,常出现室上性快速心律失常(房速、房扑、房颤等),又称为慢-快综合征。

【临床意义】

起搏系统退行性病变以及冠心病、心肌炎、心肌病等疾患,可累及窦房结及其周围组织而导致病窦综合征。

【治疗】

1. 治疗原发病,但禁用减慢心率的药物。

2. 有症状者,需安装永久性心脏起搏器。

二、房室交界性心律失常

阵发性室上性心动过速（paroxysmal supraventricular tachycardia, PSVT）通常指激动起源点位于心室以上，或途径不局限于心室，心室节律规整，以突发突止为特点的一种快速性心律失常，可简称为阵发性室上速或室上速。它是一种常见的心律失常。

【心电图特征】
1. 频率为 150～250 次/分，节律规整。
2. QRS 波群正常（合并室内差异性传导除外）。
3. 逆行 P 波常埋于 QRS 波群内或位于其终末部分，并与 QRS 波群保持恒定关系。
4. 通常由一个房性期前收缩触发，下传的 P-R 间期显著延长，随之引起心动过速。

【临床意义】
阵发性室上性心动过速患者多不具有器质性心脏病，不同性别与年龄均可发生，男性居多。

【治疗】
1. 机械刺激迷走神经　如刺激咽部诱发恶心、呕吐；Valsalva 动作；颈动脉窦按摩。
2. 食管超速起搏或程控刺激　可作为首选治疗。
3. 药物治疗　如维拉帕米、腺苷、普罗帕酮、胺碘酮等。
4. 电学治疗　药物不能控制的可考虑同步直流电复律；反复发作者可施行射频消融术。

三、室性心律失常

（一）室性期前收缩

起源于心室异位节律点的期前收缩称为室性期前收缩（premature ventricular beats）。

【心电图特征】
1. 提前出现的 QRS-T 波群，其前无提前发生的相关 P 波。
2. 提前出现的 QRS 波群宽大畸形，时限常＞0.12 s，T 波方向多与 QRS 波群的主波方向相反。
3. 一般均伴有完全性代偿间歇。

【临床意义】
正常人与各种器质性心脏病患者均可发生室性期前收缩。正常人随年龄增长而室性期前收缩发生机会增加。电解质紊乱、精神不安、过量烟酒等亦可诱发室性期前收缩。室性期前收缩常见于冠心病、心肌病、风湿性心脏病及二尖瓣脱垂患者。洋地黄、奎尼丁、三环类抗抑郁药中毒，发生严重心律失常之前常先有室性期前收缩。

【治疗】
应首先明确室性心律失常系功能性还是器质性，对血流动力学有无影响，能否发生严重的室性心律失常，再决定治疗方案。
1. 功能性　无症状者，不必使用药物治疗。症状明显者，酌情使用镇静剂、β 受体阻滞剂。

2.器质性 可据病情应用利多卡因、β受体阻滞剂、胺碘酮等。

(二)室性心动过速

室性心动过速(ventricular tachycardia)指起源于希氏束分叉以下部位,连续3个或3个以上的快速异位激动,频率大于100次/分的心动过速,简称室速。

【心电图特征】

1.心动过速突然发作,心室率通常为100～250次/分,节律可稍不齐。

2.QRS波群宽大畸形,时限>0.12 s,ST-T波方向与QRS波群主波方向相反。

3.心房独立活动与QRS波群无固定关系,形成房室分离。偶尔可出现心室激动逆传夺获心房。

4.偶可出现心房激动夺获心室或出现室性融合波。

【临床意义】

室性心动过速常发生于各种器质性心脏病患者,最常见为冠心病,尤其心肌梗死后患者,其次是心肌病、心力衰竭、二尖瓣脱垂、心瓣膜病等。其他病因包括代谢障碍、药物中毒、Q-T间期延长综合征等。室速偶可发生于无器质性心脏病者,多表现为单形性室性心动过速。

【治疗】

1.持续性室速导致血流动力学障碍者,应首选同步直流电复律。

2.血流动力学稳定者,可应用利多卡因、普罗帕酮、胺碘酮等。

(三)心室扑动与心室颤动

心室扑动与心室颤动(ventricular flutter and ventricular fibrillation)是最严重的致命性心律失常,此时心室已丧失有效的整体收缩功能,常为心脏病或其他疾病临终前的心电图变化。心室扑动持续时间常较短,是介于室性心动过速和心室颤动之间的一种过渡性心律,常很快转为室性心动过速和心室颤动。

【心电图特征】

1.心室扑动

(1)无法分辨QRS波群和ST-T波段,基线消失,代之以连续快速而相对规则的大振幅"正弦曲线样"扑动波。

(2)频率多在150～300次/分之间。

2.心室颤动

(1)正常QRS-T波的基本形态消失,代之以一系列波形、振幅及时距均不相等的低小波。

(2)频率多在150～500次/分。

【临床意义】

心室扑动与颤动常见于缺血性心脏病。抗心律失常药物,尤其是致Q-T间期延长与尖端扭转的药物,严重缺氧,预激综合征合并心房颤动与极快的心室率,电击伤等亦可引起。

四、房室传导阻滞

房室传导阻滞(atrioventricular block)是临床最常见的一种心脏传导阻滞,是指由于房室传导系统不应期病理性延长所引起的激动从心房向心室传导发生延迟或中断。根据传导阻滞的程度分为一度、二度和三度房室传导阻滞,二度房室传导阻滞又分为二度Ⅰ型和二度Ⅱ型房室传导阻滞。

【心电图特征】

1. 一度房室传导阻滞

具备以下条件之一者即可诊断。

(1)成人 P-R 间期>0.20 s(老年人 P-R 间期>0.22 s)。

(2)P-R 间期虽未超过 0.20 s,但超过相应心率的 P-R 间期正常上限值。

2. 二度房室传导阻滞

(1)二度Ⅰ型房室传导阻滞

①P 波规律性出现,而 P-R 间期逐渐延长(通常每次延长的绝对增加值呈递减)直至一个 P 波后脱漏一个 QRS 波群,漏搏之后 P-R 间期又趋缩短,之后又逐渐延长,周而复始;②QRS 波群脱漏前的 P-R 间期最长,漏搏之后的 P-R 间期最短;③P-P 间距通常不变,而 R-R 间距逐渐缩短;④房室传导比例通常为 3∶2,4∶3,5∶4 等。

(2)二度Ⅱ型房室传导阻滞

①P-R 间期恒定(正常或延长),部分 P 波后无 QRS 波群;②含有阻滞 P 波的长 R-R 间距为下传 P-P 或 R-R 间距的两倍;③房室传导比例通常为 2∶1,3∶2,4∶3,5∶4 或 3∶1,4∶1,5∶1 等。

3. 三度房室传导阻滞

(1)有一系列的心房波,可以是窦性 P 波,也可是异位 P′波、F 波或 f 波。

(2)QRS 波群多形态正常,频率在 40~60 次/分,多为交界性逸搏心律;如 QRS 波群宽大畸形,频率 20~40 次/分,为室性逸搏心律。

(3)完全性房室脱节,心房波与心室波完全脱离关系,R-R 间距、P-P 间距各自按规律出现,而 P 波与 QRS 波群无任何固定关系。

(4)心房率大于心室率。

【临床意义】

一度房室传导阻滞最多见。一度与二度Ⅰ型房室传导阻滞可见于正常人或无明显心脏病的人,与迷走神经张力增高有关。房室传导阻滞多数为器质性心脏病、药物作用或电解质紊乱所致,常见于冠心病、急性下壁心肌梗死、病毒性心肌炎、心肌病、急性风湿热、心脏手术、高血钾、洋地黄、乙胺碘呋酮等药物中毒等。

【治疗】

1. 病因治疗。

2. 药物 阿托品、麻黄碱、异丙肾上腺素等。

3. 人工心脏起搏 对于症状明显、心室率过缓、尤其 QRS 波群宽大畸形且发生过心源性晕厥者,应及时安装临时性或永久性心脏起搏器。

(景 彩)

第三节 心脏瓣膜病

心脏瓣膜病(valvular hear disease)是由于炎症、黏液样变性、退行性改变、先天性畸形、缺血性坏死、创伤等原因引起的单个或多个瓣膜结构和功能的异常,导致瓣膜的狭窄和/或关闭不全。二尖瓣最常受累,其次为主动脉瓣。

一、二尖瓣狭窄

【病因与病理】

二尖瓣狭窄(mitral stenosis)的病因最常见于风湿热,少见于先天性畸形、老年性钙化、类风湿性关节炎等。

【病理生理】

根据二尖瓣瓣口面积对二尖瓣狭窄进行分级,正常面积为 $4\sim 6\ cm^2$,轻度狭窄$>1.5\ cm^2$,中度为 $1\sim 1.5\ cm^2$,重度$<1\ cm^2$。二尖瓣狭窄可引起左心房压升高,即而引起肺循环压升高,从而引起肺水肿、肺动脉压升高、右心室扩张、右心衰。

【临床表现】

(一)症状

1.呼吸困难 最常见,随病情加重,由劳累性呼吸困难到静息时呼吸困难到端坐呼吸,甚至急性肺水肿。

2.咯血 可表现为大量咯血、血性痰、粉红色泡沫样痰和肺梗塞导致的咯血。

3.咳嗽 常见,与支气管黏膜淤血水肿有关。

4.声嘶 喉返神经受压引起。

(二)体征 重度二尖瓣狭窄可有"二尖瓣面容",双颧绀红。

二尖瓣狭窄的心脏体征:①心尖搏动可正常;②第一心音亢进和开瓣音;③心尖区低调的隆隆样舒张中晚期杂音,可触及舒张期震颤,房颤时无晚期加强。

肺动脉高压和右心室扩大的心脏体征:①右室抬举样搏动,肺动脉瓣区第二心音亢进;②Graham-Steell 杂音;③继发相对性三尖瓣关闭不全。

【辅助检查】

1. X 线检查 左房、右室大,二尖瓣型梨形心。

2. 心电图 二尖瓣型 P 波,电轴右偏和右心室肥厚。

3. 超声心动图 是明确和量化诊断二尖瓣狭窄的可靠方法,二维、M 型及多普勒血流均有特异性改变。

4. 心导管检查 可正确判断狭窄程度。

【诊断与鉴别诊断】

1. 诊断 心尖区低调的隆隆样舒张中晚期杂音伴 X 线或心电图示左房大,一般可以诊断二尖瓣狭窄。

2. 鉴别诊断 心尖区舒张期隆隆样杂音需鉴别于:①严重二尖瓣返流、某些先心病、贫血、甲亢；②Austin-Flint 杂音；③左房黏液瘤。

【并发症】

心房颤动；急性肺水肿；血栓栓塞；右心衰竭；感染性心内膜炎；肺部感染。

【治疗】

1. 一般治疗　预防风湿热的复发，避免体力劳动，限制钠的摄入。

2. 并发症的处理

(1) 急性肺水肿　处理原则与急性左心衰相似；注意避免应用扩张小动脉为主的药物，只有在合并快速型房颤时考虑应用洋地黄制剂。

(2) 房颤　控制心室率，争取复律并维持窦性心律，预防血栓栓塞。

(3) 预防栓塞　华法令抗凝。

(4) 右心衰竭　限钠摄入，应用利尿剂与地高辛。

3. 介入与手术　常用方法有经皮球囊二尖瓣成形术、闭式分离术、直视分离术、人工瓣膜置换术。

二、二尖瓣关闭不全

【病因】

收缩期二尖瓣关闭依赖二尖瓣装置（瓣叶、瓣环、腱索、乳头肌）和左心室的结构和功能的完整性，其中任何部分的异常均可致二尖瓣关闭不全（mitral incompetence）。急、慢性二尖瓣关闭不全的病因不同，分列如下：

1. 慢性　风心病、二尖瓣脱垂、冠心病、腱索断裂、二尖瓣环和环下部钙化、感染性心内膜炎、左心室显著扩大。

2. 急性　腱索断裂、感染性心内膜炎、急性心肌梗死、创伤、人工瓣损坏。

【病理生理】

主要累及左心房、室，继之影响右心，最终为全心衰竭。

【临床表现】

1. 症状　主要为呼吸困难，不同病因、病史而有所不同。

2. 体征　高动力型心尖搏动；心音改变；风心病患者多可于心尖区闻及全收缩期吹风样杂音，二尖瓣脱垂可于心尖区闻及喀喇音后的收缩晚期杂音。

【辅助检查】

1. X 线检查　急性者心影正常或左房增大，伴明显肺淤血、甚至肺水肿征；二尖瓣钙化者可见致密而粗的 C 型阴影。

2. 心电图　窦性心动过速、房颤常见，部分有左室肥厚和非特异性 ST-T 改变。

3. 超声心动图　脉冲式多普勒和彩色多普勒血流显像可于二尖瓣心房侧和左心房内探及收缩期返流束。

4. 其他　放射性核素心室造影、左心室造影可观察到收缩期返流入左房的量，为半定量返流程度的"金标准"。

【诊断与鉴别诊断】

急性者，若突然发生呼吸困难，心尖区出现收缩期杂音；慢性者心尖区有典型杂音伴左心房室增大,诊断二尖瓣关闭不全可以成立,确诊有赖超声心动图。由于心尖区杂音可向胸骨左缘传导,应注意与以下情况鉴别:①三尖瓣关闭不全;②室间隔缺损;③主、肺动脉瓣狭窄。

【并发症】

房颤、感染性心内膜炎、体循环栓塞、心衰等。

【治疗】

急性与慢性二尖瓣关闭不全治疗上有所不同。急性治疗的目的是降低肺静脉压,增加心排血量和纠正病因。慢性治疗主要是预防感染性心内膜炎、风湿活动,纠正心衰,在发生不可逆的左心功能不全之前行手术治疗,方法有瓣膜修补术和人工瓣膜置换术。

三、主动脉瓣狭窄

【病因和病理】

1. 风心病 单纯主动脉瓣狭窄(aortic stenosis)少见,多伴有二尖瓣损害。
2. 先天性畸形。
3. 退行性老年钙化性主动脉瓣狭窄。
4. 其他少见原因。

【病理生理】

正常主动脉瓣口面积≥3 cm^2,当瓣口面积≤1 cm^2 时,左室收缩压明显升高,最终由于室壁压力增高、心肌缺血和纤维化等导致左心室功能衰竭。

【临床表现】

1. 症状 呼吸困难;心绞痛;晕厥或接近晕厥。
2. 体征 心音改变;主动脉瓣区可闻及收缩期喷射性杂音;晚期收缩压与脉压下降。

【辅助检查】

主要为超声心动图,连续波多普勒测定可计算出平均和峰跨瓣压差以及瓣口面积,所得结果与心导管检查相关良好。

【诊断与鉴别诊断】

1. 诊断 具有典型主动脉瓣区收缩期喷射杂音者较易诊断,确诊有赖超声心动图。
2. 鉴别诊断 与其他左室流出道梗阻疾病鉴别。

【并发症】

心律失常、心脏性猝死、感染性心内膜炎、体循环栓塞、心力衰竭、胃肠道出血。

【治疗】

1. 内科治疗 无特殊有效的治疗,主要是确定狭窄程度为外科手术筛选病例。
2. 外科与介入治疗 人工瓣膜置换术为治疗成人主动脉瓣狭窄的主要方法。

四、主动脉瓣关闭不全

【病因与病理】

1. 主动脉瓣疾病 风心病、感染性心内膜炎、先天畸形、主动脉瓣黏液样变性、强直性脊柱炎。

2. 主动脉根部扩张　梅毒性主动脉炎、强直性脊柱炎、特发性升主动脉扩张、严重高血压和/或动脉粥样硬化。

3. 创伤、主动脉夹层、人工瓣膜破裂可引起急性主动脉瓣关闭不全（acute aortic incompetence）。

【病理生理】

舒张期返流，左心室容量负荷增加为始动因素，可有心肌缺血。

【临床表现】

1. 症状　急性发病的重者可出现急性左心衰和低血压；慢性者可有与心搏量增多有关的主诉，心绞痛较主动脉狭窄少见，晚期出现左心衰症状。

2. 体征：①收缩压升高，舒张压降低，脉压增大，周围血管征常见，如水冲脉、股动脉枪击音、双期杂音、毛细血管搏动征；②心尖抬举样搏动；③第一心音减弱，第二心音单音，可闻及第三心音；④心脏主动脉瓣听诊区可闻及高调叹气样递减型舒张早期杂音，收缩期喷射性杂音及 Austin-Flint 杂音。

【辅助检查】

1. X 线检查　可示靴形心。

2. 心电图　窦性心动过速和非特异性 S-T-T 改变。

3. 超声心动图　脉冲多谱勒和彩色多谱勒血流显像在主动脉瓣的心室侧可探及全舒张期高速射流，为最敏感的确定主动脉瓣返流的方法。

4. 其他　放射性核素心室造影，磁共振显像，主动脉造影。

【诊断】

有典型的主动脉瓣关闭不全的舒张期杂音伴周围血管征，可诊断为主动脉瓣关闭不全，超声心动图可有助于诊断。

【并发症】

感染性心内膜炎；室性心律失常；心脏性猝死少见；急性者心衰出现早，慢性者晚期出现。

【治疗】

(一) 急性

外科治疗为根本措施，内科治疗为术前准备的过渡措施。

(二) 慢性

1. 内科治疗：①预防感染性心内膜炎；②舒张压高于 12 kPa(90 mmHg)应用降压药；③无症状者限制体力活动，严重返流和左室扩张者可使用洋地黄；④心衰治疗与左心衰治疗相似；⑤心绞痛可用硝酸酯类药；⑥控制感染。

2. 外科治疗　瓣膜置换术为严重主动脉瓣关闭不全的主要治疗方法。

第四节　高血压病

高血压病是以体循环动脉压增高为主要表现的临床综合征，是最常见的心血管疾病，可分为原发性及继发性两大类。在绝大多数患者中,高血压的病因不明,称之为原发性高血压(primary hypertension),也称之为高血压病,占总高血压患者的95%以上;在不足5%患者中,血压升高是某些疾病的一种临床表现,本身有明确而独立的病因,称为继发性高血压。

高血压病,患者除了可引起高血压本身有关症状以外,长期高血压还可成为多种心血管疾病的重要危险因素,并影响重要脏器,如心、脑、肾的功能,最终可导致这些器官的功能衰竭。

【诊断标准】

目前我国采用国际上统一的标准,见表2-2-1。此诊断标准适用于男女两性任何年龄的成人,对于儿童,目前尚无公认的高血压诊断标准,但通常低于成人高血压诊断的水平。

表 2-2-1　血压水平的定义和分类(WHO/ISH)

类别	收缩压 kPa(mmHg)	舒张压 kPa(mmHg)
理想血压	<15.99(120)	<10.66(80)
正常血压	<17.32(130)	<11.33(85)
正常高值	17.32~18.52(130~139)	11.33~11.86(85~89)
Ⅰ级高血压("轻度")	18.66~21.19(140~159)	11.99~13.19(90~99)
亚组:临界高血压	18.66~19.85(140~149)	11.99~12.53(90~94)
Ⅱ级高血压("中度")	21.32~23.85(160~179)	13.33~14.52(100~109)
Ⅲ级高血压("重度")	≥23.99(180)	≥14.66(110)
单纯收缩期高血压	≥18.66(140)	<11.99(90)
亚组:临界收缩期高血压	18.66~19.85(140~149)	<11.99(90)

【流行病学】

不同地区、种族及年龄高血压病发病率不同。工业化国家较发展中国家高,美国黑人较白人高;在我国患病率城市高于农村,北方高于南方,高原少数民族地区患病率较高。男女两性比较青年期男性略高于女性,中年后女性稍高于男性。

【病因及发病机制】

1. 血压的调节　影响因素众多,主要决定于心排血量及体循环的周围血管阻力。血压的急性调节主要通过压力感受器及交感神经活动来实现,而慢性调节则主要通过肾素-血管紧张素-醛固酮系统及肾脏对体液容量的调节来完成。如上述调节机制失去平衡,即导致高血压。

2. 遗传学说　原发性高血压有群集于某些家族的倾向,提示其有遗传学基础或伴有遗传生化异常。双亲均有高血压的正常血压子女,以后发生高血压的比例增高。

3. 肾素-血管紧张素-醛固酮系统　其可使小动脉平滑肌收缩,外周血管阻力增加;使钠水潴留即而引起血容量增加;还可使去甲肾上腺素分泌增加,以上作用均可使血压升高,是参与高血压发病并使之持续的重要机制。另外,组织中肾素-血管紧张素-醛固酮系统自成系统,在高血压形成中可能具有更大作用。

4. 钠与高血压　食盐摄入量与高血压的发生密切有关,高钠摄入可使血压升高,而低钠饮食可降低血压。

5. 精神神经学说　人在长期精神紧张、压力、焦虑或长期环境噪音、视觉刺激下也可引起高血压,这可能与大脑皮层的兴奋、抑制平衡失调,以致交感神经活动增强有关。

6. 血管内皮功能异常。

7. 胰岛素抵抗　大多数高血压患者空腹胰岛素水平增高,而糖耐量有不同程度降低,提示有胰岛素抵抗现象。

8. 其他　流行病学调查提示,以下因素也可能与高血压的发病有关:肥胖、吸烟、过量饮酒、低钙、低镁及低钾。

【病理】

高血压早期仅表现为心排血量增加和全身小动脉张力的增加,并无明显病理学改变。高血压持续及进展即可引起全身小动脉病变,表现为小动脉壁玻璃样变、中层平滑肌细胞增殖、管壁增厚、管腔狭窄,使高血压维持和发展并进而导致重要靶器官如心、脑、肾缺血损伤。同时,高血压可促进动脉粥样硬化的形成及发展,该病变主要累及中、大动脉。

【临床表现及并发症】

(一)一般表现

原发性高血压通常起病缓慢,早期常无症状,可以多年自觉良好而偶于体格检查时发现血压升高,少数患者则在发生心、脑、肾等并发症后才发现。高血压患者可有头痛、眩晕、气急、疲劳、心悸、耳鸣等症状,但并不一定与血压水平相关,且常在患者得知患有高血压后才注意到。体检时可听到主动脉瓣第二心音亢进、主动脉瓣区收缩期杂音或收缩早期喀喇音。长期持续高血压可有左心室肥厚并可闻及第四心音。高血压病后期的临床表现常与心、脑、肾功能不全或器官并发症有关。

(二)并发症

血压持久升高可有心、脑、肾、血管等靶器官损害。

1. 心　左心室长期面向高压工作可致左心室肥厚、扩大,最终导致充血性心力衰竭。可出现心绞痛、心肌梗死、心力衰竭及猝死。

2. 脑　长期高血压可形成小动脉的微动脉瘤,血压骤然升高可引起破裂而致脑出血。可引起短暂性脑缺血发作及脑动脉血栓形成。

3. 肾　长期持久血压升高可致进行性肾硬化,可出现蛋白尿、肾功能损害,但肾衰竭并不常见。

4. 血管　严重高血压可促使形成主动脉夹层并破裂,常可致命。

【实验室检查】

(1)为确定原发性高血压的诊断、了解靶器官的功能状态并正确选择治疗药物之目的,必需进行下列实验室检查:血、尿常规、肾功能、血尿酸、血脂、血糖、电解质、心电图、胸部X线和眼底检查。

(2)动态血压监测　动态血压监测是由仪器自动定时测量血压,可每隔15～30 min自动测压,连续24 h或更长。可测定白昼与夜间各时间段血压的平均值和离散度,能较敏感、客观地反映实际血压水平。

【原发性高血压危险度的分层】

按高血压水平分第1,2,3级。

心血管疾病危险因素包括：吸烟、高脂血症、糖尿病、年龄＞60岁、男性或绝经后女性、心血管疾病家族史（发病年龄：女性＜65岁,男性＜55岁）。

靶器官损害及合并的临床疾病包括：心脏疾病（左心室肥大、心绞痛、心肌梗死、既往曾接受冠状动脉旁路手术、心力衰竭）、脑血管疾病（脑卒中或短暂性脑缺血发作）、肾脏疾病（蛋白尿或血肌酐升高）、周围动脉疾病、高血压视网膜病变（≥Ⅲ级）。

危险度的分层可以血压水平结合危险因素及合并的器官受损情况将患者分为低、中、高和极高危险组。

【临床类型】

1. 恶性高血压　病理以肾小动脉纤维素样坏死为突出特征。临床特点：①发病较急骤,多见于中、青年。②血压显著升高,舒张压持续≥17.32 kPa(130 mmHg)。③头痛、视力模糊、眼底出血、渗出和乳头水肿。④肾脏损害突出,表现为持续蛋白尿、血尿及管型尿,并可伴肾功能不全。⑤进展迅速,如不给予及时治疗,预后不佳,可死于肾衰竭、脑卒中或心力衰竭。

2. 高血压危重症

(1) 高血压危象　在高血压病程中,由于周围血管阻力的突然上升,血压明显升高,出现头痛、烦躁、眩晕、恶心、呕吐、心悸、气急及视力模糊等症状。

(2) 高血压脑病　是指在高血压病程中发生急性脑血液循环障碍,引起脑水肿和颅内压增高而产生的临床征象。

3. 老年高血压　年龄超过60岁达高血压诊断标准者即为老年高血压,临床半数以上以收缩压升高为主,即单纯收缩期高血压。

【诊断和鉴别诊断】

高血压病诊断有赖于血压的正确测定。一旦诊断有高血压,必须进一步检查有无引起高血压的基础疾病存在,即鉴别是原发性还是继发性高血压。如为原发性高血压,除病史及体格检查外,尚需作有关实验室检查以评估其危险因素及有无靶器官损害、相关的临床疾病等。如为继发性高血压则针对病因治疗。

【治疗】

原发性高血压经过治疗使血压控制在正常范围内,可使脑卒中、心力衰竭发生率和病死率降低,使肾功能得以保持甚至改善。近年来的研究进一步提示,经降压治疗可能使冠心病病死率降低。因此,对原发性高血压治疗的目标是：降低血压,使血压降至正常范围；防止或减少心脑血管及肾脏并发症,降低病死率和病残率。

由于血压水平与心、脑、肾并发症发生率呈线性关系,因此,有效的治疗必须使血压降至正常范围,即降到18.67/12 kPa(140/90 mmHg)以下,老年人也以此为标准。对于中青年患者(＜60岁),高血压合并糖尿病或肾脏病变的患者,血压应降至17.33/11.33 (130/85 mmHg)以下。

治疗包括非药物治疗及药物治疗两大类。

(一) 非药物治疗

1. 合理膳食

(1) 限制钠盐摄入。

(2)减少膳食脂肪,补充适量蛋白质,多吃蔬菜和水果,摄入足量钾、镁、钙。

(3)限制饮酒。

2.减轻体重。

3.运动。

4.气功及其他生物行为疗法。

5.其他 健康的心理状态、减少精神压力和抑郁、戒烟等对高血压患者均十分重要。

(二)降压药物治疗

抗高血压药物发展迅速,根据不同患者的特点可单用或联合应用各降压药。目前常用降压药物可归纳为六大类,即利尿剂、β受体阻滞剂、钙通道阻滞剂、血管紧张素转换酶抑制剂、α受体阻滞剂及血管紧张素Ⅱ受体阻滞剂。

(三)高血压急症的治疗

高血压急症时必需迅速使血压下降,以静脉给药最为适宜,以便及时改变药物剂量。常用药物有硝普钠、硝酸甘油、尼卡地平、乌拉地尔。

第五节 冠状动脉粥样硬化性心脏病

冠状动脉粥样硬化性心脏病(coronary atherosclerotic heart disease)是指冠状动脉粥样硬化使血管腔阻塞,导致心肌缺血、缺氧而引起的心脏病。它和冠状动脉功能性改变(痉挛)一起,统称冠状动脉性心脏病,简称冠心病,亦称缺血性心脏病。本病可分为以下五种临床类型:

1.无症状型冠心病,亦称隐匿型冠心病。

2.心绞痛型冠心病。

3.心肌梗死型冠心病。

4.缺血性心肌病型冠心病。

5.猝死型冠心病。

冠状动脉不论有无病变,都可发生严重痉挛,引起心绞痛、心肌梗死甚至猝死,但有粥样硬化病变的冠状动脉更易发生痉挛。

"急性冠状动脉综合征"被认为是由于冠状动脉内不稳定(易损性)粥样斑块破裂,继而出血和血栓形成,引起冠脉不完全或完全性阻塞所致。其临床表现可为不稳定型心绞痛、急性心肌梗死或猝死,约占所有冠心病患者的30%。

一、心绞痛

心绞痛是冠状动脉供血不足,心肌急剧的、暂时的缺血与缺氧所引起的临床综合征。其特点为阵发性的前胸压榨性疼痛感觉,主要位于胸骨后部,可放射至心前区和左上肢,常发生于劳动或情绪激动时,持续数 min,休息或用硝酸酯制剂后症状消失。

【发病机制】

当冠状动脉的供血与心肌需血之间发生矛盾,冠状动脉血流量不能满足心肌代谢的需要,引起心肌急剧的、暂时的缺血缺氧时,即产生心绞痛。心肌氧耗的多少由心肌张力、心肌收缩强度和心率所决定。

【病理解剖和病理生理】

冠状动脉造影显示,稳定型心绞痛的患者有1,2或3支动脉直径减少超过70%的病变者分别有25%左右,5%~10%有左冠状动脉主干狭窄,其余约有15%患者无显著狭窄。好发部位:以左前降支最高,其余依次为右主干、左主干或左旋支、后降支。

心绞痛发作时可有左心室收缩力和收缩速度降低、射血速度减慢、心搏量和心排血量降低,左心室舒张末期压增加等左心室收缩和舒张功能障碍的病理生理变化。

【临床表现】

1. 症状 心绞痛以发作性胸痛为主要临床表现,疼痛的特点为阵发性的前胸压榨性疼痛感,主要位于胸骨后部,可放射至心前区和左上肢,常发生于劳动或情绪激动时,持续数分钟,休息或用硝酸酯制剂后症状消失。

2. 体检 一般无异常体征,心绞痛发作时常见心率增快、血压升高、表情焦虑、皮肤冷或出汗。

【实验室和其他检查】

1. 心电图检查 是发现心肌缺血、诊断心绞痛最常用的检查方法。静息时心电图一般正常,发作时心电图示 S-T 段下移>0.1 mV,或动态心电图、心电图负荷试验(平板运动试验)阳性。

2. 放射性核素检查 ^{201}Tl 心肌显像或^{99m}Tc-MIBI 心肌显像发现灌注稀少或缺损。

3. 二维超声心动图 可探测节段性运动异常。

4. 多巴酚丁胺负荷试验 阳性。

5. 冠状动脉造影 可显示狭窄部位和狭窄程度。

6. 冠状动脉内超声显像 可显示血管壁斑块、狭窄程度和斑块性质。

7. MRI 可显示冠脉近段血管壁斑块、狭窄程度和斑块性质。

8. 冠状动脉血管内窥镜 可显示冠脉血管壁斑块和血栓。

【诊断和鉴别诊断】

根据典型的发作特点和体征,服用硝酸甘油后缓解,结合年龄和存在冠心病易患因素,除外其他原因所致的心绞痛,一般即可建立诊断。发作不典型者,诊断要依靠观察硝酸甘油的疗效和发作时心电图的改变。如仍不能确诊,可多次复查心电图或心电图负荷试验,作 24 h 的动态心电图连续监测,若心电图出现阳性变化或负荷试验诱致心绞痛发作亦可确诊。诊断有困难者可考虑行放射性核素检查和选择性冠状动脉造影。

心绞痛的鉴别诊断要考虑下列情况:①心脏神经症;②急性心肌梗死;③肋间神经痛;④不典型疼痛;⑤其他疾病引起心绞痛,如 X 综合征。

【防治】

主要是预防动脉粥样硬化的发生和发展,治疗原则是改善冠状动脉的血供和减少心肌的氧耗,同时治疗动脉粥样硬化。

(一)发作时的治疗

1. 发作时立刻休息。

2. 药物治疗 硝酸酯制剂。

(二) 缓解期的治疗

1. 一般处理 休息,吸氧。

2. 使用作用持久的抗心绞痛药物,以防心绞痛发作。

(1) 硝酸酯制剂。

(2) β受体阻滞剂。

(3) 钙通道阻滞剂。

3. 其他治疗 抗血小板治疗、抗凝血酶治疗、稳定斑块治疗、冠状动脉扩张剂、中药治疗。

4. 经皮穿刺腔内冠状动脉成形术+支架术。

5. 外科手术治疗。

二、急性心肌梗死

急性心肌梗死(acute myocardial infarction)是心肌急性缺血性坏死,为在冠状动脉病变的基础上,发生冠状动脉血供急剧减少或中断,使相应的心肌严重而持久地急性缺血所致。临床表现有持久的胸骨后剧烈疼痛、发热、白细胞和血清心肌酶增高以及心电图进行性改变;可发生心律失常、休克或心力衰竭,属冠心病的严重类型。

【病因和发病机制】

基本病因是冠状动脉粥样硬化(偶为冠状动脉栓塞、炎症、先天性畸形、痉挛所致)造成管腔严重狭窄和心肌血供不足,而侧支循环未充分建立。心肌严重而持久地急性缺血达 1 h 以上,即可发生心肌梗死。

发病机制为冠状动脉内不稳定(易损性)粥样斑块破裂,继而出血和血栓形成,引起冠脉不完全或完全性阻塞。

【病理】

1. 冠状动脉病变 冠状动脉有弥漫广泛的粥样硬化病变。

2. 心肌病变 急性心肌梗塞发生后心肌可出现以下四种异常收缩形式:运动同步失调、收缩减弱、无收缩和反常收缩。心室重构是指梗塞节段和梗塞周边心室大小、形态和室壁厚度改变的总称,常是梗塞区心室扩张以及部分非梗塞区心室心肌肥厚的综合结果。

【病理生理】

主要出现左心室舒张和收缩功能障碍的一些血流动力学变化。急性心肌梗死引起的心力衰竭称为泵衰竭,按 Killip 分级法可分为:Ⅰ级,尚无明显心力衰竭;Ⅱ级,有轻度左心衰竭;Ⅲ级,有急性肺水肿;Ⅳ级,有心源性休克等不同程度或阶段的血流动力学变化。

【临床表现】

与梗死的大小、部位、侧支循环情况密切有关。

(一) 先兆

50%~81%患者有前驱症状,以新发生心绞痛(初发型心绞痛)或心绞痛加重(恶化型心绞痛)为最突出。

(二)症状

1. 疼痛 是最先出现的症状,较心绞痛程度较重,持续时间较长,可达数小时或数天,休息或含服硝酸酯类药物多不能缓解。

2. 全身症状 发热,心动过速。

3. 胃肠道症状 恶心,呕吐,上腹胀痛。

4. 心律失常 以室性心律失常最多。

5. 低血压和休克。

6. 心力衰竭 主要是急性左心衰竭。

(三)体征

1. 心脏体征 无明显特异性体征。

2. 血压及其他 血压多数下降,可有与心律失常、休克、心力衰竭有关的其他体征。

【实验室和其他检查】

(一)心电图

1. 特征性改变:①Q波心肌梗死者表现为病理性Q波,S-T段弓背向上型抬高;冠状T波倒置;②非Q波心肌梗死者表现为S-T段明显压低。

2. 动态性改变 可有超急期、急性期、亚急性期、慢性期的变化。

3. 定位和定范围 可根据心电图来定位和定范围。

(二)实验室检查

主要为血清心肌标记物升高,包括心肌酶和肌钙蛋白I或T。

血清心肌酶含量增高:(1)肌酸激酶(CK)在起病6h内升高,24h达高峰;②天门冬氨酸氨基转移酶(AST,曾称GOT)在起病6~12h后升高,24~48h达高峰;③乳酸脱氢酶(LDH)在起病10h后升高。其中同工酶CK-MB和LDH_1诊断的特异性最高。

肌钙蛋白I或T的出现和增高也是反映急性心肌梗死的指标,诊断的特异性和敏感性均很高。具有早晚两个高峰,可反映心肌坏死的严重程度。

白细胞可增高,中性粒细胞增多,嗜酸性粒细胞减少或消失,血沉增快。

血和尿肌红蛋白增高。

血清肌凝蛋白轻链或重链增高。

(三)放射性核素检查

^{99m}Tc-MIBI心肌显像发现灌注缺损。

(四)二维超声心动图

可探测节段性运动异常、附壁血栓、室壁瘤及EF减低。

(五)冠状动脉造影

显示梗塞部位和狭窄程度及心室运动障碍。

(六)冠状动脉内超声显像

可显示血栓形成、狭窄程度和斑块性质。

【诊断和鉴别诊断】

根据典型的临床表现,特征性的心电图改变以及实验室检查发现,诊断本病并不困难。对老年患者,突然发生严重心律失常、休克、心力衰竭而原因未明,或突然发生较重而持久的胸闷或胸痛者,都应考虑本病的可能。世界卫生组织定义急性心肌梗死至少满足以下三条标准中的二条:①缺血性胸痛的临床表现;②心电图系列变化;③血清心肌标记物的升高与降低。

鉴别诊断要考虑以下一些疾病:
1. 心绞痛。
2. 急性心包炎。
3. 急性肺动脉栓塞。
4. 急腹症。
5. 主动脉夹层。

【并发症】
1. 乳头肌功能失调或断裂。
2. 心脏破裂。
3. 栓塞。
4. 心室壁瘤。
5. 心肌梗死后综合征。

【治疗】
及早发现,及早住院和处理。治疗原则:①挽救濒死的心肌,防止梗死扩大,缩小心肌缺血范围。②及时处理严重心律失常、泵衰竭和休克及各种并发症,防止猝死。③尽可能保留有功能的心肌,保护和维持心脏功能。

(一)监护和一般治疗
休息,吸氧,监测和护理。

(二)解除疼痛和扩张冠脉

(三)再灌注心肌
起病 3～6 h 内,若冠状动脉再通使心肌得到再灌注,濒临坏死的心肌可能得以存活或使坏死范围缩小,预后改善,是一种积极的治疗。

1. 溶解血栓疗法　以纤维蛋白溶酶原激活剂激活血栓中纤维蛋白溶酶原,纤维蛋白溶酶溶解冠状动脉内的血栓。
2. 经皮穿刺冠状动脉腔内成形术　经溶栓治疗无效或冠脉再堵塞,可紧急施行本法,冠状动脉介入治疗术直接再灌注心肌,取得良好的再通效果,已推广应用。

(四)消除心律失常
室性心律失常必须消除,以免演变为严重心律失常、猝死。

(五)控制休克

(六)治疗心力衰竭

(七)其他治疗
1. β 受体阻滞剂、血管紧张素转换酶抑制剂以减轻心室重构。
2. 抗血小板治疗　目前常规使用阿司匹林和噻氯匹啶为抗血小板治疗药。
3. 抗血栓疗法　低分子肝素。
4. 极化液疗法。

【预防】

主要是预防动脉粥样硬化和冠心病的心肌梗死再发,包括以下综合防治措施:

1. 防发病 即一级预防,控制多种危险因素,预防或减少发病。
2. 预防事件 预防急性心肌梗死和心血管事件。
3. 防后果 绿色通道以挽救心肌与生命。
4. 防复发 为二级预防。
5. 防治心力衰竭。

第六节 心肌疾病

一、心肌病

心肌病是指合并心脏功能障碍的心肌疾病,必须除外心脏瓣膜病、冠状动脉粥样硬化性心脏病、高血压心脏病、肺原性心脏病、先天性心脏病。

心肌病的分类(1995年WHO/ISF)如下:

1. 扩张型心肌病(dilated cardiomyopathy,DCM) 左心室或双心室扩张,有收缩障碍。
2. 肥厚型心肌病(hypertrophic cardiomyopathy,HCM) 左心室或双心室肥厚,通常伴有非对称性中隔肥厚。
3. 限制型心肌病(restrictive cardiomyopathy,RCM) 收缩正常,心壁不厚,单或双心室舒张功能低下及扩张容积减小。
4. 心律失常型右室心肌病(arrhythmogenic right ventricular cardiomyopathy,ARVC) 右心室进行性纤维脂肪变。

(一)扩张型心肌病

【病因】

病因尚不完全清楚,除特发性、家族遗传性外,近年认为病毒感染是其重要原因,病毒对心肌的直接损伤,或体液、细胞免疫反应所致心肌炎可导致和诱发扩张型心肌病。此外,围生期、酒精中毒、抗肿瘤药、代谢导常等多因素也可引起本病。

【病理】

左、右心室扩大,左室为甚。纤维瘢痕、钙化,常有附壁血栓,瓣膜、冠脉多无改变。光镜下显示心肌细胞肥大、变性、坏死和纤维化;电镜下显示线粒体和肌浆网病理改变。

【临床表现】

起病缓慢,多在临床症状明显时才就诊,如有气急、甚至端坐呼吸、浮肿和肝大等充血性心力衰竭的症状和体征时才被诊断。不同患者可发生栓塞或猝死。主要体征为:心脏扩大,可听到S_3奔马律,可发生各种类型的心律失常。

【实验室检查和其他检查】

未发现明确病因的免疫学、生化、形态学超微结构或微生物学标志性特征。

1. 胸部 X 线检查 心脏普遍增大,肺淤血。
2. 心电图 各种心律失常,如房颤、室内传导阻滞,心肌纤维化时有异常 Q 波,ST-T 改变。
3. 超声心动图 全心扩大尤其左室扩大,左室流出道扩大,室壁运动减弱,心室射血分数降低,二尖瓣本身无变化,但舒张期前叶振幅降低,瓣口开放极小,可有附壁血栓,二尖瓣和三尖瓣返流。
4. 心导管检查 左室舒张末压、左心房平均压和肺毛细血管楔压增高,心搏量、心脏指数降低。心室造影显示左室扩大,弥漫性室壁运动减弱,心室射血分数降低。
5. 心内膜心肌活检 心肌细胞肥大、变性、间质纤维化,特异性细胞异常的基因分析、原位杂交或多聚酶链式反应用于感染病因诊断。
6. 心脏核素检查 血池扫描示左室收缩末期和舒张末期容积增大,心搏量下降,心肌显影示灶性散在性放射性减低。
7. 免疫学检查 用酶联免疫吸附试验测定自身抗体,抗 ADP/ATP 载体、抗 β_1 受体、抗肌球蛋白重链、抗 M_2 胆碱能受体抗体。

【诊断和鉴别诊断】

临床上有心脏增大,心律失常和充血性心衰,超声示心室扩大与心脏弥漫性搏动减弱,心室射血分数降低,即应考虑有本病的可能。但应除外特异性心肌病,应与病毒性心肌炎、风心病、先心病、冠心病、高心病及心包疾病相鉴别。

【预后】

预后不良,死亡原因:心力衰竭、严重心律失常。

【治疗】

无特异性治疗。目标为控制充血性心力衰竭和心律失常,缓解免疫介导的心肌损害,延长寿命,限制体力活动、膳食及药物干预可能有助于疾病控制。心脏移植、药物 ACEI 和 β 受体阻滞剂已证实可延长寿命。

(二)肥厚型心肌病

肥厚型心肌病是指心肌非对称性肥厚,心室腔变小,左心室舒张期顺应性下降,血液充盈受阻(而收缩功能常过度)。部分存在左室流出道梗阻,亦称特发性肥厚型主动脉瓣下狭窄。

【病因】

病因未明,目前认为有 1/2 病人为常染色体显性遗传:存在 7 个基因、70 余种突变。

【病理】

心肌质块明显增厚,心腔狭小。特征性表现为非对称性室间隔肥厚,亦有均匀性肥厚及心尖部肥厚者。显微镜下特征性表现为心肌细胞肥大、形态异常和排列紊乱。

【病理生理】

心肌收缩加强,左室流出道血流加速,产生负压效应,吸引二尖瓣前叶前移;左室流出道狭窄加剧形成压力阶差和二尖瓣关闭不全。心肌耗氧增加和冠脉灌注减少,心肌缺血,心脏舒张功能减退。

【临床表现】

变化很大,可从完全无症状到猝死。常见症状有心悸,呼吸困难,胸痛,晕厥甚至猝死。流出道梗阻时与起立或运动有关,病程晚期有充血性心力衰竭。早期仅有心尖抬举样搏动和 S_4。随着病情的发展可出现:胸骨左缘第 3~4 肋间粗糙的喷射性收缩期杂音,在左室容积减少、心肌收缩力增加或射血速度增加时此杂音增强。

【实验室检查和其他检查】

1. 心电图 最常见为胸前导联 QRS 波群电压增高,T 波倒置,病理性 Q 波可出现在 Ⅱ,Ⅲ,aVF 或 $V_4 \sim V_6$,此时 T 波直立。也可有心律失常,少数病例正常。

2. 超声心动图 室间隔非对称性肥厚,舒张期室间隔厚度与左室后壁厚度之比 $\geqslant 1.3$。有梗阻者,室间隔流出道部分向左室内突出,二尖瓣前叶在收缩期前移贴近室间隔。左室腔变小。二尖瓣返流。

3. 心导管检查 左室舒张末期压力上升,左房平均压和肺静脉压上升。有梗阻者,在左室腔与流出道间有压力阶差 2.67 kPa(>20 mmHg)。心室造影示左心室肥厚,二尖瓣返流,左室腔变形。

4. 磁共振心肌显像 较准确反映心室肥厚,对特殊部位和对称性心室肥厚更具有诊断意义。

5. 胸部 X 线检查 心影增大不明显,有肺淤血征。

6. 心内膜心肌活检 心肌细胞畸形肥大,排列紊乱。

【诊断和鉴别诊断】

根据临床症状和体征,结合典型超声心动图改变诊断该病,有阳性家族史的有助于诊断,应与高血压病、冠心病、先心病、瓣膜病鉴别。

【预后】

本病的预后因人而异,从无症状到心力衰竭和猝死,成人多为猝死,原因为室性心律失常,多发于有阳性家族史;小儿多为心衰,其次猝死。随着年龄增长,可显示扩张型心肌病的症状和体征。

【治疗】

驰缓肥厚心肌,逆转心肌肥厚,延长寿命。抗心律失常,维持正常窦律,预防猝死。减轻左室流出道狭窄,缓解症状。避免使用洋地黄类药,除非发生快速室上性心律失常或收缩功能不全。利尿剂慎用。

(三)限制型心肌病

限制型心肌病是指单侧或双侧心室舒张充盈受限和舒张容量下降为特征,心脏收缩功能和室壁厚度正常或接近正常。

【病理】

心肌间质纤维化增生,心内膜及内膜下有数毫米的纤维性增厚,质地较硬,可伴有附壁血栓。

【临床表现】

早期无症状,逐渐出现酷似缩窄性心包炎症状,乏力、疲倦、呼吸困难、心悸,有颈静脉怒张、肝肿大、浮肿、腹水、S_3 奔马律等体征。然而与心包炎不同的是可触及心尖搏动。

【实验室检查和其他检查】

1. 心电图　窦速或其他心律失常,ST-T改变。
2. 心导管　舒张期心室压力曲线早期下陷,晚期高原波型,左心充盈压大于右心;左室造影示心内膜肥厚,心室腔缩小。
3. 心内膜活检　心内膜增厚,心内膜下心肌纤维化。
4. X线胸片　心影正常或轻、中度增大,有肺淤血,偶有心内膜钙化影。
5. 超声心动图　心室壁增厚,心房增大,附壁血栓,舒张期快速充盈突然终止。

【治疗和预后】

预后较差,除对症处理外无特异性治疗。

(四)心律失常型右室心肌病

心律失常型右室心肌病是指右心室正常心肌逐渐被纤维脂肪组织所取代,室壁变薄、扩张。其病因尚不清,可能与遗传有关,为常染色体显性遗传。它的主要临床表现为心律失常、晕厥、猝死、右心衰竭和无症状。治疗上以控制室性心律失常为主,可选择药物、射频或植入心脏复律除颤器。也要兼顾右心衰竭的治疗。

二、心肌炎

心肌炎(myocarditis)指心肌本身的炎性病变,在尸检中出现率为4%～10%。近年来由于风湿热和白喉等所致心肌炎逐渐减少,原因不明性即所谓特发性心肌炎相对增多,其病因现在多认为是病毒感染所致。

【病因】

感染性心肌疾病中最主要的是病毒性心肌炎(柯萨奇A,B,ECHO,脊髓灰质炎,流感和HIV病毒等),约占心肌炎的半数,其他还有细菌(如白喉等)、真菌和原虫等。另外,药物、毒物反应或中毒、放射线照射和某些全身性疾病所致的心肌损害,均可导致心肌炎症性改变。

【病理】

急性病毒性心肌炎的组织学特征为心肌细胞的融解、间质水肿,炎细胞浸润等。心内膜心肌活检能直接提供心肌病变的证据。

【临床表现和诊断】

病毒性心肌炎患者约半数于发病前1～3周有病毒感染前驱症状,如发热、全身倦怠感,即所谓"感冒"样症状或恶心、呕吐等消化道症状。然后出现心悸、胸痛、呼吸困难、浮肿甚至Adams-Stokes综合征。体检可见与发热程度不平行的心动过速,各种心律失常,可听到第三心音或杂音。或有颈静脉怒张、肺部罗音、肝大等心力衰竭体征。重症可出现心源性休克。胸部X线检查可见心影扩大或正常。心电图可见ST-T改变,R波降低,病理性Q波和各种心律失常,特别是房室传导阻滞、室性期前收缩等。血清学检查CK,AST,LDH增高,血沉加快,白细胞增多,C反应蛋白增加等有助于诊断。血清病毒中和抗体、血凝抑制抗体或补体结合抗体需反复测定。反复进行心内膜心肌活检有助于本病的诊断、病情和预后判断。但病毒感染心肌的确诊有赖于心内膜、心肌或心包组织内病毒、病毒抗原或病毒基因片段的检出。

【治疗和预后】

急性心肌炎患者应安静卧床及补充营养,通常症状在数周内即可消失,而心电图恢复正常需要几个月。一般死亡原因多为严重心律失常和心功能不全。治疗主要是针对心力衰竭,使用利尿剂、血管扩张剂、血管紧张素转换酶抑制剂。血清学证实,柯萨奇 B 组病毒感染的心肌炎患者长期随访,约有 10% 最终演变为扩张型心肌病。

(郭军凤)

第七节 心包炎

心包炎(pericarditis)是指心包脏层和壁层的炎性病变。可有多种致病因素引起,常是全身疾病的一部分或邻近组织病变蔓延而来。按病程心包炎可分为急、慢性两种。急性心包炎常伴有心包积液,慢性心包炎常引起心包缩窄。正常心包腔内约含 50 mL 液体,起润滑作用。

一、急性心包炎

急性心包炎(acute pericarditis)是指心包的脏层和壁层的急性炎症。

【病因】

1. 感染性因素　包括细菌、病毒、真菌、寄生虫、立克次体等引起的感染性疾病。
2. 非感染性因素　包括伴有某器官或组织系统疾病的心包炎(如急性心肌梗死、尿毒症、自身免疫性疾病引起的心包炎等)、物理(损伤性、放射性)、化学因素及肿瘤引起的心包炎。

【病理】

依病理变化,急性心包炎可分为纤维蛋白性和渗出性两种。

1. 纤维蛋白性心包炎　早期心包的脏层和壁层充血、肿胀、白细胞及少许内皮细胞渗出,致使心包膜不光滑,为纤维蛋白性心包炎阶段。
2. 渗出性心包炎　随着病程的进展,渗出物水分增多,称为渗出性心包炎。渗出液多为浆液纤维蛋白性,为黄而清的液体,但也可呈血性、脓性渗液。渗出液一般于 1 周至数月内吸收,但也可发生脏层和壁层粘连、增厚,逐渐形成慢性心包炎。

【临床表现】

1. 症状

(1) 全身症状　如发热、出汗、乏力及焦虑、抑郁、谵妄等。

(2) 胸痛　心前区疼痛为主要症状。

(3) 呼吸困难　病人常被迫采取坐位。烦躁不安、面色苍白、腹胀、浮肿、头晕甚至休克。

2. 体征

(1) 心包摩擦音　是纤维蛋白性心包炎特征性体征。呈抓刮样粗糙音,心脏收缩期和舒张期均可听到,于胸骨左缘 3,4 肋间最清楚。

(2) 心包积液体征:①心尖搏动减弱或消失;②心浊音界向两侧扩大;③心音遥远、心率增快;④大量心包积液时,在左肩胛骨下区可出现浊音及支气管呼吸音(Ewart征);⑤少数病人于胸骨左缘第3,4肋间可听到心包叩击音。

(3)心脏压塞体征 急性时表现为急性循环衰竭、休克等,慢性时表现为体循环淤血、奇脉等。

【实验室和其他检查】

1.化验检查 感染性者常有白细胞计数增加、血沉增快等炎性反应。

2.X线检查 心包积液量>250 mL时,可出现心脏阴影向两侧扩大、心尖搏动减弱或消失。

3.超声心动图 对诊断心包积液和观察心包积液量有重大意义,为明确诊断的主要手段。

4.心包穿刺 对心包炎性质的鉴别、解除心脏压塞及治疗心包炎均有重要价值。

【诊断】

根据临床表现、X线检查、超声心动图检查可作出伴或不伴有渗液的急性心包炎的诊断。

【鉴别诊断】

1.急性心肌梗死(AMI) 病人多有高血脂、高血压、吸烟、高血糖等冠心病易患因素,多有反复发作的心绞痛病史,心电图和心肌酶谱有AMI特征性改变。

2.右心功能不全 表现与渗出性心包炎心脏压塞相似,但右心功能不全有心脏病史及反复发作史,病程长,二者鉴别不难。

3.扩张型心肌病 以一侧或双侧心腔扩大、心肌收缩力减低、伴有充血性心力衰竭和心律失常为特征。超声心动图可帮助确诊。

【治疗】

1.病因治疗 如结核的抗痨治疗,风湿热的抗风湿治疗等。

2.解除心脏压塞 可行心包穿刺抽液。

3.对症治疗。

二、缩窄性心包炎

缩窄性心包炎是指心脏被致密增厚的纤维化心包所包围,致使心脏舒张期充盈受限从而产生血液循环障碍。在国内本病占各种心包炎的20%,以结核性最常见。发病年龄以20~40岁最多,男女之比为1.5:1。

【病因】

当前,结核性心包炎仍是缩窄性心包炎的主要原因。其次是化脓性心包炎、非特异性心包炎、需要血液透析的尿毒症性心包炎、心包恶性肿瘤、胶原系统疾病、外伤及放射性心包炎等,也可以引起本病。少数病因不明。

【病理】

心包的脏层和壁层广泛粘连、增厚和钙化,心脏活动因而受到限制,心肌可以萎缩。

【临床表现】

1.症状 呼吸困难,早期为劳力性呼吸困难,严重时呈端坐呼吸。此外,可有食欲不振、腹胀、腹痛、头晕、乏力等。

2.体征

(1)心脏体征　心尖搏动减弱或消失,心浊音界增大,心音减低或遥远。部分病人在胸骨左缘3,4肋间舒张期可听到心包叩击音,可出现期前收缩、心房颤动等。

(2)心包腔缩窄、心腔受压的表现　颈静脉怒张、肝肿大、胸腔积液、下肢浮肿,收缩压下降、脉压减小、脉搏细弱无力等。

【实验室和其他检查】

1.实验室检查　无特异性变化。可轻度贫血,肝功能损害,蛋白尿,一过性尿素氮升高等。

2.X线检查　心搏减弱或消失,心影增大,有时可见心包钙化。

3.心电图　QRS波群低电压和T波低平或倒置。此外,还可出现右心室肥厚、右束支传导阻滞及心房颤动等心电图表现。

4.超声心动图　可见心包增厚、钙化、心室容量变小、室壁活动减弱。

5.CT和MRI　是识别心包增厚和钙化的敏感和可靠方法。

【诊断】

根据既往有心包炎病史,数月或数年以后出现腹水、肝肿大、颈静脉怒张、和静脉压明显升高等体循环淤血的体征而无心脏扩大及心瓣膜杂音,应考虑诊断为缩窄性心包炎。结合脉压变小、奇脉及心包叩击音以及X线、心电图、超声心动图等检查,可确定诊断。

【鉴别诊断】

1.肝硬化腹水　本病虽有腹水与缩窄性心包炎相似,但无心包压塞的症状和体征,结合病史、体检和X线、心电图、超声心动图等检查不难鉴别。

2.心力衰竭　右心衰时体循环淤血与缩窄性心包炎相似,但后者的腹水较皮下水肿出现早及静脉压明显升高,这些表现与右心衰竭不同,加之右心衰竭时均有心脏明显增大,有时可听到心瓣膜杂音,故二者较易鉴别。

3.限制型心肌病　呼吸困难一开始就很明显,吸气时颈静脉无怒张,常能触及心尖搏动,常有二尖瓣和三尖瓣关闭不全的杂音,这些特点与缩窄性心包炎不同,有助于鉴别。

【治疗】

早期实施完全性心包切除术是本病治疗的关键。

(景　彩)

复习思考题

1.如何治疗急性心力衰竭?
2.慢性心力衰竭的临床表现是什么?
3.慢性心力衰竭的治疗原则是什么?
4.病态窦房结综合征的心电图特征有哪些?
5.阵发性室上性心动过速的心电图特征有哪些?
6.室性心动过速的心电图特征有哪些?
7.临床常见的房室传导阻滞分为哪几度?其心电图特征有哪些?

8. 二尖瓣狭窄的临床表现是什么?
9. 主动脉瓣狭窄的常见并发症有哪些?
10. 高血压病的诊断标准是什么?如何分类?
11. 冠心病分为哪几种临床类型?
12. 急性心肌梗死的临床表现是什么?如何治疗?
13. 临床常见的心肌病分为哪几类?
14. 急性心包炎的临床表现有哪些?

第三章 消化系统疾病

第一节 胃炎

胃炎(gastritis)指胃黏膜的炎症,分为急性胃炎和慢性胃炎两类。

一、急性胃炎

急性胃炎(acute gastritis)是一种常见的消化系统疾病,它由各种不同的外在和内在因素导致的胃黏膜广泛性或局限性的急性炎症,有充血、水肿、糜烂、出血等改变,甚至一过性溃疡形成。若主要病损是糜烂和出血,则称之为急性糜烂出血性胃炎。因这类炎症多由药物、急性应激造成,故亦称急性胃黏膜损害,是急性上消化道出血的常见病因之一。临床上将急性胃炎分为单纯性、糜烂性、化脓性和腐蚀性胃炎,其中以急性单纯性胃炎最为多见。

急性单纯性胃炎又称急性非特异性胃炎,是由不同病因引起的急性胃黏膜的非特异性炎症。

【病因】

1. 理化因素 烈酒、浓茶、咖啡及进食过冷、过热、粗糙食物均可损伤胃黏膜而引起炎症。某些药物,如水杨酸盐类、非甾体类抗炎药(NSAID)、肾上腺皮质激素及抗癌药等是引起发病的主要化学因素。

2. 生物因素 微生物感染或细菌毒素,其中以后者较为多见。在由于食入被细菌污染的食物而引起的急性胃炎中,以沙门菌属、嗜盐菌、致病性大肠杆菌污染较多见,常见毒素为金黄色葡萄球菌及肉毒杆菌毒素。近年因病毒感染而引起本病者也不在少数。

3. 其他 胃内异物或胃石可致本病。情绪波动、应激状态及体内各种因素引起的变态反应可作为内源性刺激而致病。

【病理】

病变可为弥漫性或局限性改变。黏膜充血水肿,表面渗出物,可有点状出血和不同程度糜烂。固有膜有淋巴细胞、中性粒细胞、浆细胞及少数嗜酸性粒细胞浸润。有不同程度的上皮细胞丧失,并见血液渗入。严重者黏膜下层水肿、充血。

【临床表现】

潜伏期约数小时至24 h。发病后表现上腹部不适、疼痛、食欲减退及恶心、呕吐等,伴肠炎者可出现腹泻。严重者可以出现发热、脱水、酸中毒,甚至引起休克。具有糜烂性病变者,可有呕血或黑粪。上腹部或脐周轻度压痛,肠鸣音亢进。

【诊断】

除根据病史、体征外,还应结合以下辅助检查:

(1)白细胞计数轻度增高。

(2)粪便检查可见黏液及少许红、白细胞。

(3)粪便培养可检出病原菌。

(4)胃镜检查:黏膜充血、水肿,轻度糜烂及出血点。

【鉴别诊断】

1. 应与急性胃炎的其他类型相鉴别。

2. 应注意与急性胰腺炎相鉴别。

【治疗】

1. 去除病因、卧床休息。

2. 酌情短期禁食或流质饮食,多饮水。停止一切对胃黏膜有刺激的饮食和药物。

3. 应用胃黏膜保护剂:如硫糖铝 1.0 g,每日 3 次;或应用胶体铋剂。

4. 腹痛者给予局部热敷或解痉剂。

5. 剧烈呕吐或脱水者,可输液纠正电解质紊乱。

6. 伴严重腹泻者可考虑给予抗生素治疗。

【预后】

本病病程短,去除病因后可自愈,故除个别由于大出血可造成严重后果外,即使不经治疗,一般预后良好。

二、慢性胃炎

慢性胃炎(chronic gastritis)指不同病因所引起的各种慢性胃黏膜炎性病变或萎缩性病变。慢性胃炎是一种常见的胃部疾患,任何年龄都可发病,但随年龄增长发病率亦见增高。自从胃镜检查在临床上广泛应用以来,通过对胃黏膜的直视观察及有选择性的活体组织检查,给慢性胃炎提供了极有价值的诊断方法,对该病的认识也有了明显的提高。根据病理组织学改变和病变在胃的分布部位,将慢性胃炎分为浅表性、萎缩性和特殊类型三大类。慢性萎缩性胃炎又可分为多灶萎缩性胃炎和自身免疫性胃炎。多灶萎缩性胃炎又称慢性胃窦炎(相当于原来的 B 型胃炎),十分常见,此型胃炎已明确绝大多数(90%)由幽门螺杆菌感染所引起,仅少数由于其他病因包括胆汁反流、非甾体抗炎药、吸烟和嗜酒等所致。自身免疫性胃炎又称慢性胃体炎(相当于原来 A 型胃炎),少见,主要由自身免疫反应引起,本型常有遗传素质参与发病,约 20% 可伴有甲状腺炎、Addison 病或白斑病。

【病因】

1. 生物因素 幽门螺杆菌(Helicobacter pylori,简称 H. pylori 或 Hp)感染与慢性胃炎密切相关,90% 以上的慢性胃炎有 Hp 感染,其致病机制可能为:①Hp 产生多种酶如尿素酶及其代谢产物氨、过氧化氢酶、蛋白溶解酶、磷脂酶 A 等,对黏膜有破坏作用;②Hp 分泌的细胞毒素如含有细胞毒素相关基因(CagA)和空泡毒素基因(VagA)的菌株,可导致胃黏膜细胞的空泡样变性及坏死;③Hp 抗体可造成自身免疫损伤。

2. 物理因素 长期饮烈酒、浓茶、咖啡及进食过冷、过热、粗糙食物均可损伤胃黏膜。

3. 化学因素　长期大量服用非甾体类抗炎药可抑制胃黏膜前列腺素的合成,破坏胃黏膜屏障,各种原因的胆汁反流均可破坏黏膜屏障。

4. 免疫因素　慢性萎缩性胃炎患者的血清中能检出壁细胞抗体(PCA),伴有恶性贫血者还能检出内因子抗体(IFA)。壁细胞抗原和PCA形成的免疫复合体在补体参与下,破坏壁细胞。IFA与内因子结合后阻滞维生素B_{12}与内因子结合,导致恶性贫血。

【病理】

1. 慢性浅表性胃炎　以胃小凹之间的固有膜内有炎性细胞浸润为特征,炎性细胞主要是浆细胞、淋巴细胞,偶有嗜酸细胞,固有膜常见充血水肿,甚至灶性出血。胃腺体没有破坏。

2. 慢性萎缩性胃炎　除见慢性浅表性胃炎的病变外,病损还累及腺体,腺体萎缩,数目减少;另外还见肠上皮化生,假幽门腺化生及不典型增生。

【临床表现】

慢性胃炎病程迁延,大多无明显症状,而部分有消化不良的表现。可有上腹饱胀不适,以进餐后为甚,和无规律性隐痛、嗳气、反酸、烧灼感、食欲不振、恶心、呕吐等。少数可有上消化道出血表现,一般为少量出血。自身免疫性胃炎可出现明显厌食和体重减轻,可伴有贫血。在有典型恶性贫血时,可出现舌炎、舌萎缩和周围神经病变,如四肢感觉异常、特别是在两足。

【诊断】

1. 消化不良症状　可有上腹部饱胀、嗳气、食欲减退、恶心等。

2. 伴有胆汁反流时可有持续性上腹部疼痛;伴有黏膜糜烂时,可出现呕血或黑粪。

3. 胃液分析　浅表性胃炎胃酸正常或偏低,萎缩性胃炎则明显降低,甚至缺乏。

4. 胃镜及活组织检查　胃镜检查并作活组织病理学检查是最可靠的诊断方法。目前胃镜诊断按悉尼标准分类有充血渗出性胃炎、平坦糜烂性胃炎、隆起糜烂性胃炎、萎缩性胃炎、出血性胃炎、反流性胃炎和皱襞增生性胃炎七种。浅表性胃炎时见黏膜充血,色泽较红,还可有黏膜水肿,两者共存呈红白相间,以红为主,黏液分泌增多,表面常见白色渗出物,有时见出血点和少量糜烂。萎缩性胃炎黏膜多呈苍白色或灰白色,弥漫性或呈灶性分布,红白相间以白为主,黏膜下血管透见,萎缩黏膜易发生糜烂和出血。

5. 血清学检查　自身免疫性胃炎血清促胃液素水平常明显升高,在有恶性贫血时更甚。血清中可测得抗壁细胞抗体(约90%)和抗内因子抗体(约75%),维生素B_{12}水平明显低下。多灶萎缩性胃炎血清促胃液素水平之下降视G细胞的破坏程度而定。血清中也可有抗壁细胞抗体的存在(约30%),但滴度低。

6. X线检查　X线钡餐造影检查常无特异性表现。对本病诊断无重要意义。

【鉴别诊断】

1. 功能性消化不良　属胃动力障碍性疾病,主要由于胃排空延迟而引起的一系列上消化道症状,如上腹饱胀、嗳气、早饱、纳差等。发病或病情加重常与精神因素有关。胃镜检查结果与主诉不平行,胃排空检查呈胃排空异常表现。

2. 消化性溃疡　呈季节性,反复发作。具有规律性上腹疼痛的特点。通过X线钡餐造影或胃镜检查,可以明确诊断。

3. 慢性胆道疾病　主要指慢性胆囊炎、胆结石症及胆道系肿瘤等。ERCP、B型超声及CT等影像学检查可提供可靠的诊断依据。

4. 胃癌　上胃肠道症状呈进行性加重,伴贫血、体重下降,粪隐血试验阳性。晚期可触及肿块。X线钡餐造影、胃镜检查可帮助明确诊断。

【治疗】

1. 饮食疗法　饮食疗法是治疗慢性浅表性胃炎的基础。饮食应节制,定时定量。食物应易消化且富有营养。避免刺激性食物及饮料。

2. 消除病因　去除各种可能的致病因素,积极治疗可引起胃黏膜损害的慢性疾病。

3. 对症治疗　应避免盲目用药和不合理用药,根据不同临床表现而适当选择治疗药物。

(1) 针对胃酸较高者　可给予 H_2 受体阻滞剂,如西米替丁、雷尼替丁及法莫替丁等,或给予质子泵抑制剂,如洛赛克或奥美拉唑。

(2) 针对低酸或胃酸正常者　给药应以胃黏膜保护剂为主,如硫糖铝,或胶体铋剂等。

(3) 胃动力药　为避免十二指肠液、胆汁反流及加速胃排空,可选择应用吗丁啉或西沙比利 10 mg,每日 3～4 次,饭前 15 min 口服。

(4) 清除幽门螺杆菌　对幽门螺杆菌相关性胃炎,应积极清除幽门螺杆菌,常用抗生素或胶体铋剂,其中胶体铋剂连服 4 周,对幽门螺杆菌的清除常可取得满意效果,如德诺,240 mg,每日 2 次,口服。

(5) 合并有恶性贫血时,注射维生素 B_{12} 可获得纠正。

【预后】

慢性浅表性胃炎,预后良好,少数可演变为萎缩性胃炎。萎缩性胃炎伴有重度肠腺化生或(和)不典型增生者有癌变可能。

第二节　消化性溃疡

消化性溃疡(peptic ulcer)主要是指发生在胃和十二指肠球部的慢性溃疡,是一种常见病、多发病。因溃疡的形成与胃酸-胃蛋白酶的消化作用有关,故名。溃疡是指黏膜缺损超过黏膜肌层者而言。临床上,消化性溃疡好发于男性,十二指肠溃疡(duodenal ulcer,DU)远较胃溃疡(gastric ulcer,GU)多见,前者的发病高峰一般比后者早 10 年。

【病因】

本病病因与发病机制较为复杂,虽然迄今尚未完全明确,但普遍认为与胃、十二指肠黏膜保护因素及损害因素的平衡失调有关。导致消化性溃疡的发病可能与以下因素有关:①幽门螺杆菌感染;②胃酸和胃蛋白酶的侵蚀能力增强;③胃黏膜屏障的破坏和黏膜抵抗力的减弱;④胃、十二指肠运动异常;⑤环境因素,包括地域、季节、饮食习惯等;⑥某些药物,尤其非甾体类抗炎药的作用;⑦遗传与精神因素等。近年来的研究提示,某些全身疾病及胃肠道激素在发病中亦起着重要的作用。

【病理】

1.形态特征　GU好发于胃小弯,尤其是胃角。DU主要见于球部,在球部的前后壁或大、小弯侧同时见有溃疡,称对吻溃疡。胃和十二指肠均有溃疡者,称复合溃疡。消化性溃疡大多数单发,少数为多发性溃疡。DU直径多小于1.0 cm,GU直径多小于2.5 cm。典型溃疡呈圆形或椭圆形,深而壁硬,边缘常有增厚或充血水肿,基底光滑,表面常覆以纤维素膜或纤维脓性膜而呈灰白或灰黄色。

2.组织病理变化　活动性溃疡周围黏膜常有炎症水肿,溃疡愈合时周围黏膜炎症水肿消退,边缘上皮细胞增生覆盖溃疡面,其下的肉芽组织纤维化,变为瘢痕,瘢痕收缩使周围黏膜皱襞向其集中。

【临床表现】

1.消化性溃疡有下列特点:①慢性过程呈反复发作,病史可达几年甚或十几年。②发作呈周期性,与缓解期相互交替。过去发作期可长达数周或数月,现因有效治疗而显著缩短。缓解期亦长短不一,短的只几周或几月,长的可几年,发作有季节性,多在秋冬和冬春之交发病,可因不良精神情绪或服消炎药物诱发。③发作时上腹痛呈节律性。

2.节律性上腹痛为主要症状　可为钝痛、灼痛、胀痛或剧痛,但也可仅饥饿样不适感。典型者有轻度或中等度剑突下持续性疼痛,可被制酸剂或进食缓解。胃溃疡(GU)呈进食-疼痛-空腹-缓解规律;十二指肠溃疡(DU)呈饥饿-疼痛-进食-缓解规律,并伴有夜间上腹部疼痛。部分病例无上述典型的疼痛,而仅表现为无规律性较含糊的上腹隐痛不适,伴胀满、厌食、嗳气、反酸等症状,多见于GU病例。

3.体征　发作期中上腹部可有局限性压痛,程度不重,其压痛的部位多与溃疡的位置基本相符。

【诊断】

除以上表现外,还应结合X线或胃镜检查。溃疡的X线征象有直接和间接两种:龛影系直接征象,良性者向外凸出于胃、十二指肠钡剂轮廓之外,在其周围常见一光滑的堤,其外为辐射状黏膜皱襞;间接征象包括局部压痛、胃大弯侧痉挛性切迹、十二指肠球部激惹及球部畸形等。间接征象只提示但不能确诊有溃疡。直接征象是诊断溃疡的重要依据。胃镜检查对消化性溃疡有确诊价值。胃镜下溃疡多呈圆形或椭圆形,直径多小于1 cm,偶也呈线状,边缘光整,底部充满灰黄色或白色渗物,周围黏膜可有肿胀充血,有时见皱襞向溃疡集中。镜下还可发现伴随溃疡的胃炎和十二指肠炎。与X线钡餐检查相比,胃镜对发现胃后壁溃疡和十二指肠巨大溃疡更为可靠。胃镜检查时应常规对溃疡边缘及邻近黏膜作多处活检,此不仅可借以区别良、恶性溃疡,还能检查幽门螺杆菌,对治疗有指导意义。由于本病经胃镜检查仍可有5%~10%的漏诊,故一般认为与X线检查可相互补充,不应偏废。

【并发症】

1.上消化道出血　表现为呕血及黑便。消化性溃疡是上消化道出血最常见的病因,约占所有病因之50%。有15%~25%的患者可并发出血,DU似比GU容易发生。有10%~15%的患者以上消化道出血为首发表现。

2.胃肠道穿孔　消化性溃疡穿孔可引起以下三种后果:①溃破入腹腔引起弥漫性腹

膜炎（游离穿孔）；②溃破至并受阻于毗邻实质性器官如肝、胰、脾等（穿透性溃疡）；③溃破入空腔器官形成瘘管。

3. 幽门梗阻或幽门不全梗阻　见于2%～4%的病例，主要由DU或幽门管溃疡引起，幽门梗阻使胃排空延迟，上腹胀满不适，疼痛于餐后加重，常伴蠕动波，并有恶心呕吐，大量呕吐后症状可暂缓解，呕吐物含发酵酸性宿食。如果清晨空腹时检查胃内有震水声，插胃管抽液量＞200 mL，则应考虑本症之存在，应进一步作X线或胃镜检查。

4. 癌变　主要指胃溃疡。长期慢性GU病史，年龄在45岁以上，症状顽固而经严格的8周内科治疗无效，且粪隐血持续阳性者，应考虑癌变可能，须作进一步检查。

【鉴别诊断】

1. 以上腹痛为主要表现者　需与慢性胃炎、十二指肠球炎、憩室炎、胆囊炎、胆结石、慢性胰腺炎等疾病相鉴别。

2. 以上腹饱胀、无明显反酸为主要表现者　需与胃癌、慢性胃炎、功能性消化不良、胆囊炎等疾病相鉴别。特别应警惕胃窦癌所致幽门梗阻与溃疡所致幽门水肿的鉴别。

3. 以上消化道出血为主要表现者　需与肝硬化、胃癌、胆道出血等疾病相鉴别。

【治疗】

治疗的目的，在于消除病因、控制症状、促进溃疡愈合、预防复发和避免并发症。

（一）一般治疗

生活要有规律，工作宜劳逸结合，要避免过度劳累和精神紧张，如焦虑不安，应予开导，必要时可给镇静剂。原则上须强调进餐要定时，避免辛辣、过咸食物及浓茶、咖啡等饮料。牛乳和豆浆能稀释胃酸于一时，但其所含钙和蛋白质能刺激胃酸分泌，故不宜多饮。如有烟酒嗜好而确认与溃疡的发病有关者，应即戒除。在服用NSAID者，应立即停服；患者未服此类药物，亦应告诫其今后慎用。

（二）药物治疗

常用抗消化性溃疡的药物有以下几类。

1. 抗酸药　即碱性药物，如碳酸氢钠、氢氧化铝、胃舒平等。液态或粉剂抗酸效果较片剂好，服用片剂时应在咽下前嚼碎。一般用法采用3～7次/日为宜。

2. 组胺H_2受体阻断剂

（1）西米替丁　200 mg，每日3次，睡前400 mg，口服。由于此药作用时间短，每天服用次数多，故目前临床上已不作为首选的H_2受体阻断剂。

（2）雷尼替丁　150 mg，早晚各1次，口服。抑酸作用强于西米替丁，服用方便，价格便宜，故作为临床常用的抑酸药。

（3）法莫替丁　40 mg，每日1次，口服。抑酸作用优于雷尼替丁，服用方便，副作用小。

（4）尼扎替丁　150 mg，每日2次。抑酸作用同雷尼替丁，服用方便，副作用小。

3. 质子泵抑制剂　壁细胞分泌酸的最后一个环节是其微泌管膜上的质子泵（H^+-K^+-ATP酶），能推动胞浆内的H^+与管腔内的K^+交换，使H^+排出细胞外。质子泵被阻断后，抑制胃酸分泌的作用远较H_2受体拮抗剂为强。现常用的质子泵抑制剂是奥美拉唑，常用剂量是20～40 mg/d，能抑制24 h酸分泌的90%，对基础和刺激后的胃酸分泌均有作用。由于此药抑酸作用强而时间长,可在 2～3 天内控制症状,并使溃疡很快愈合。在 DU 服药 2 周后溃疡愈合率可达 70%,4 周后达 90% 以上,6～8 周几乎全部愈合。吸烟可削弱 H_2 受体拮抗剂的作用,但对奥美拉唑无影响。奥美拉唑另一优点是能抑制 Hp 的生长,作用机制不明,一般副反应少,长期服用也未见任何严重不良反应。应用于临床的质子泵阻滞剂有:

(1)洛赛克(Losec)　20 mg,每日 1 次,口服。国产名奥美拉唑(Omeprazole)。

(2)兰索拉唑(Lansoprazole)　30 mg,每日 1 次,口服。

(3)潘托拉唑(Pantoprazole)　40 mg,每日 1 次,口服。

(4)雷贝拉唑(Rabeprazole)　10 mg,每日 1 次,口服。

4. 胶体次枸橼酸铋(CBS)　CBS 在酸性胃液中,能与溃疡面渗出的蛋白质相结合,形成一层保护膜覆盖溃疡。CBS 的另一特点是能杀灭 Hp,这些作用综合起来,使 CBS 成为治疗消化性溃疡的有效药物,具有溃疡愈合后复发率低和同时有胃炎消退的特点。临床用量一次为 120 mg,4 次/d,餐前服,8 周为一疗程。一般副反应少见,但服药可使大便变黑色。此药所含铋的吸收量虽少,但有积蓄作用,应避免长期服用以防中毒。

5. 前列腺素 E(PGE)　前列腺素有细胞保护作用,能促进上皮细胞 DNA 合成,并能促进黏液和 HCO_3^- 分泌而加强胃黏膜屏障;前列腺素还可与壁细胞膜上的受体结合,抑制腺苷酸环化酶,减少 cAMP 的生成,继之抑制胃酸分泌。现有两种合成的前列腺素,米索前列醇和恩前列素可供临床应用,前者剂量 200 μg,4 次/日,后者 35 μg,2 次/日。

6. 硫糖铝　是一种八硫酸蔗糖与氢氧化铝结合后形成的复合体,在酸性环境下,能离子化而形成硫酸蔗糖复合阴离子,这种复合离子可聚合成带负电的不溶性胶体,与溃疡面上带阳电的渗出蛋白质相结合,形成一覆盖溃疡的保护摸。硫糖铝的抗溃疡作用与 CBS 相仿,但不能杀灭 H. pylori。有证据还表明此药能促进内生前列腺素合成,并有减弱氧自由基的脂质过氧化反应的作用,以保护黏膜。此药能引起便秘。

7. 清除幽门螺杆菌　许多研究证实,无论是抗生素、胶体铋剂或质子泵抑制剂,单用一种药物对 Hp 的清除均无可靠的效果,Hp 根除率仅为 20% 以下。目前推荐,质子泵抑制剂(如奥美拉唑 40 mg/d)或胶体铋剂(480 mg/d)与两种抗生素(克拉霉素 500～1 000 mg/d,阿莫西林 2 000 mg/d,甲硝唑 800 mg/d 中的两种)组成的三联疗法,疗程 7 天,可取得较满意的 Hp 根除率。我国学者发现呋喃唑酮治疗消化性溃疡有效,而且有复发率低的优点。胶体铋与呋喃唑酮合用能有效地使溃疡愈合和根治 Hp。呋喃唑酮的单剂量为 100 mg,3～4 次/d,以 10～14 天为一疗程。

胃溃疡的药物治疗:胃溃疡的治疗应以保护胃黏膜、减少十二指肠液反流为主。临床上首选胃黏膜保护剂及胃动力药;亦可选用 H_2 受体阻断剂或奥美拉唑。疗程为 4～8 周。若 Hp 阳性者,可考虑给予 Hp 根除治疗。

十二指肠溃疡的治疗:应以降低胃酸为主。首选 H_2 受体阻断剂或奥美拉唑。疗程为 4～8 周。现已证实,十二指肠溃疡复发与 Hp 感染关系密切,若 Hp 阳性者,应给予 Hp 根除治疗。

(三)手术治疗

消化性溃疡的手术治疗适用于急性穿孔、幽门梗阻、大量出血和恶性溃疡。

第三节 肝硬化

肝硬化(cirrhosis of liver)是一种常见的慢性肝病,是由于一种或多种致病因素长期或反复作用于肝脏,导致的肝脏慢性、进行性、弥漫性病变,其特点是在肝细胞坏死基础上纤维化,假小叶和再生结节形成。肝硬化是我国常见疾病和主要死亡病因之一。

【病因】

1. 病毒性肝炎　在我国,病毒性肝炎是引起肝硬化的主要原因,其中主要是乙型肝炎。通常经过慢性肝炎阶段演变而来,病毒的持续存在是演变为肝硬化的主要原因。从病毒性肝炎发展至肝硬化的病程,可短至数月,长达20～30年。

2. 酒清中毒所致肝硬化,在我国虽然相对少见,但目前也有上升趋势。长期大量饮酒(每天摄入乙醇80 g达10年以上)时,乙醇及其中间代谢产物乙醛的毒性作用,引起酒精性肝炎,继而发展为肝硬化。

3. 其他原因　胆汁淤积、血吸虫病、药物及工业毒物、循环障碍、代谢紊乱、营养不良等亦是导致肝硬化的重要因素。

【病理】

在大体形态上,肝脏变形,早期肿大,晚期明显缩小,质地变硬、重量减轻,外观呈棕黄色或灰褐色,表面有大小不等的结节和塌陷区。在组织学上,正常肝小叶结构消失或破坏,被假小叶所取代,有的假小叶由再生结节构成。根据结节形态,肝硬化可分为三型:①小结节性肝硬化;②大结节性肝硬化;③大小结节混合性肝硬化。

【临床表现】

1. 症状与体征

(1)肝功能代偿期:①肝轻度肿大,质地变硬。脾轻度肿大;②面色萎黄,可见蜘蛛痣;③食欲不振、恶心、腹胀、乏力。

(2)肝功能失代偿期:A.厌食、腹胀,出血倾向及贫血,内分泌功能失调,黄疸及皮肤色素沉着。B.门静脉高压:①脾功能亢进,表现为脾肿大、白细胞及血小板数减少;②侧支循环的建立和开放,表现为食管和胃底静脉曲张、腹壁和脐周围浅静脉曲张及痔形成;③腹水形成。

2. 辅助检查

(1)血常规　代偿期可在正常范围。失代偿期可有贫血、白细胞数下降及血小板数减少。

(2)尿常规　代偿期无异常。失代偿期合并肝肾综合征时,出现尿蛋白和管型。黄疸时尿胆红素增多。

(3)肝功能检查　代偿期可正常或轻度异常。失代偿期ALT增高、白蛋白下降、球蛋白增高,A/G比例下降或倒置,γ球蛋白增高、胆固醇下降、凝血酶原时间延长、单胺氧化酶活性增高。

(4)免疫学检查　免疫球蛋白IgG增高,HBsAg阳性。

(5)腹水检查 呈漏出液,若合并有原发性腹膜炎时,可呈渗出液。
(6)食管造影检查 食管下段静脉曲张。
(7)B型超声检查 门静脉内径宽度>14 mm,脾静脉宽度>9 mm。
(8)肝穿刺 通过组织学检查可确定诊断。
(9)腹腔镜检查 可见肝表面呈结节状改变。腹腔镜下取活体组织检查,可确定诊断。

【并发症】
1. 上消化道出血。
2. 肝性脑病。
3. 肝肾综合征。
4. 感染。
5. 原发性肝癌。
6. 肝肾综合征。

【诊断】
主要依据为:
1. 病毒性肝炎、长期饮酒等有关病史。
2. 肝功能减退和门静脉高压的临床表现。
3. 质地坚硬有结节感。
4. 功能试验常有阳性发现。
5. 活组织检查见假小叶形成。

【鉴别诊断】
1. 腹水者应与结核性腹膜炎、结缔组织病、缩窄性心包炎、心源性肝硬化、肾病、肿瘤等相鉴别。
2. 上消化道出血者应与消化性溃疡、急性胃黏膜损害、胃癌、食管癌等疾病相鉴别。
3. 意识障碍者应与糖尿病、呼吸功能衰竭、各种中毒、脑血管意外、精神病等疾病鉴别。
4. 肾功能不全者应与肾病所致肾功能衰竭相鉴别。

【治疗】
1. 休息 代偿期可适当减少活动,但仍可参加工作;失代偿期应卧床休息。特别指出,避免过劳是肝硬化治疗的重要措施,应充分重视休息在治疗中的地位。
2. 饮食 给予高热量、高蛋白质、高维生素等易消化食物。肝衰者应限制蛋白质入量;腹水者应限盐;有出血倾向者应避免热、硬性食物(包括药片应研磨后服);忌烟酒。
3. 保肝药物治疗 目前尚无特效药,在肝纤维化早期应用活血化淤中药有一定疗效。
4. 腹水治疗
(1)控制水及钠盐的摄入。
(2)合理利尿 主要使用螺内酯和呋塞米,开始剂量不宜过大,利尿速度不宜过猛,以免诱发肝性脑病。在应用利尿剂的同时,注意提高血浆胶体渗透压,可输血、输血浆或白蛋白。

(3)腹腔穿刺放腹水。
(4)直接或浓缩腹水回输。
5.合并症的治疗。

【预后】

预后与病因、病变类型、肝功能代偿程度及有无并发症而有所不同。一般酒精性肝硬化较病毒性肝硬化预后好。

第四节 胰腺炎

一、急性胰腺炎

急性胰腺炎(acute pancreatitis)是由于胰腺消化酶对胰腺自身消化而引起的化学性炎症。基本病理过程是胰腺消化酶在胰腺内被激活,对胰腺本身进行消化作用而导致胰腺的急性炎症。临床上以急性上腹痛、恶心、呕吐、发热、血及尿淀粉酶增高为特点。

【病因】

酗酒是国外急性胰腺炎的主要病因;在我国,胆道疾病是最常见的病因。由于胆结石、蛔虫及胆道感染等致使壶腹部出口阻塞,Oddi 括约肌功能障碍,使之处于松弛状态,引起十二指肠液或胆汁反流入胰管激活胰酶而发病。其次,胰管疾病、胰胆或胃手术与创伤、ERCP 检查后,感染,药物等亦是导致发病的原因。酗酒、暴饮暴食引起胰液过度分泌是胰腺炎发作的重要诱因。本病多见于青壮年,女性多于男性。

【病理】

急性胰腺炎的病理分型分为急性水肿型和出血坏死型两种。临床分型取决于病因、病理类型和治疗是否及时,分为急性轻症和重症两型。轻症胰腺炎以胰腺水肿为主,症状较轻,病情有自限性,数日后即可完全缓解。重症胰腺炎胰腺出血坏死,病情重,可呈暴发性经过,易并发休克、呼吸衰竭和腹膜炎等,死亡率高达25%~40%。

【临床表现】

1.症状

(1)腹痛 95%的急性胰腺炎患者有腹痛,是本病最早出现的症状,多呈突然发作,常在饮酒和饱餐后发生,持续性伴阵发性加重。疼痛位于上腹部,可向腰背部呈带状放射,取弯腰抱膝位可减轻疼痛,不能为一般胃肠解痉药缓解,进食可加剧。

(2)恶心、呕吐及腹胀 常在进食后发生,呕吐后腹痛并不减轻,同时有腹胀,甚至有麻痹性肠梗阻。

(3)发热 多为中等程度的发热,持续3~5天,若发热持续一周以上不退或持续升高,提示合并感染或并发胰腺脓肿。

(4)黄疸 于发病1~2天出现,常为暂时性阻塞性黄疸。

(5)低血压或休克 仅见于出血坏死性胰腺炎,少数发病很快可出现低血压或休克,甚至猝死。

(6) 水电解质及酸碱平衡紊乱　可有脱水,代谢性碱中毒;代谢性酸中毒,伴血钾、血镁、血钙降低。

(7) 其他　全身并发症,如急性呼吸窘迫综合征(ARDS)、急性肾功能衰竭、心力衰竭与心律失常和胰性脑病等。

2. 体检　常有上腹部压痛、反跳痛,左侧腰部可有明显压痛及腹肌紧张。伴有肠麻痹时可出现肠鸣音减弱或消失。可出现腹水征,腹水多呈血性,其中淀粉酶明显升高。少数患者可出现 Grey-Turner 征和/或 Cullen 征。后期并发胰腺囊肿时,于上腹部可扪及肿块。因低血钙引起手足搐搦者,为预后不佳表现。

3. 辅助检查

(1) 白细胞计数升高,红细胞压积增高。

(2) 血、尿淀粉酶升高。

(3) 血清钙降低。

(4) B 超检查显示胰腺增大。

【诊断】

根据典型的临床表现和实验室检查,常可做出诊断。区别轻症与重症胰腺炎十分重要,因两者预后截然不同。

【鉴别诊断】

1. 消化性溃疡穿孔　多数有消化性溃疡病史,起病突然,腹痛剧烈,腹肌呈板状,肝浊音界消失,血清淀粉酶虽可轻度升高,但不超过 500 Somogyi 单位。X 线透视下可见膈下游离气体。

2. 胆结石与急性胆囊炎　疼痛多在右上腹,呈绞痛发作,且放射至右肩部。Murphy 征阳性。多伴黄疸。B 超、X 线检查可有胆结石或胆囊炎的征象。

3. 急性肠梗阻　多为阵发性肠绞痛样,位于脐周。伴有腹胀、肠鸣音亢进、无排气。可见肠型。腹部 X 线片可见气液平面。

4. 急性心肌梗死　有冠心病史,突发心前区压迫感或胸痛,亦有上腹痛者酷似急性胰腺炎发作。血尿淀粉酶正常,心电图显示心肌缺血或心肌梗死。血清心肌酶升高。

【治疗】

1. 内科治疗

(1) 禁食、禁水,维持水电解质平衡。

(2) 胃肠减压。

(3) 解痉镇痛　阿托品或山莨菪碱(654-2)肌肉注射,2~3 次/日,疼痛剧烈者可用度冷丁(50~100 mg)肌肉注射。

(4) 抑制胰腺分泌的药物　常用抗胆碱能药物,如阿托品或山莨菪碱肌肉注射。H_2 受体拮抗剂或质子泵抑制剂减少胃酸的分泌,如雷尼替丁或法莫替丁静脉注射或洛赛克 40 mg/d 静脉注射。各种抗酸剂如氢氧化铝、氢氧化钠等均可中和胃酸,抑制胰腺分泌。近年来认为胰升血糖素、降钙素、生长抑素、钙离子通道阻滞剂均有减少胰腺分泌的作用,以生长抑素类似物奥曲肽疗效较好,首剂 0.1 mg 静脉注射,以后每小时 25 μg 持续静脉滴注。

(5)抑制胰酶活性的药物 抑肽酶10万U,每日2次静滴。

(6)针对全身并发症给予治疗。

(7)抗菌药物治疗 出血坏死型胰腺炎患者应及时给予抗菌药物,如氧氟沙星、环丙沙星、克林霉素、亚胺培南、头孢噻肟钠等,可与甲硝唑或替硝唑联合应用。

(8)营养支持治疗 轻症者、无并发症者可不必应用营养支持治疗,对中重度病人可考虑应用胃肠外营养支持。

2.内镜下Oddi括约肌切开术(EST) 治疗胆源性胰腺炎,可用于胆道紧急减压、引流和去除胆石梗阻。

3.外科治疗 外科手术治疗适用于:①重症急性胰腺炎经内科治疗无效者;②胰腺炎并发脓肿、假囊肿或肠麻痹坏死者;③胰腺炎并发胆结石、胆囊炎者。

二、慢性胰腺炎

慢性胰腺炎(chronic pancreatitis)是指胰腺腺泡和胰管慢性进行性炎症、坏死、纤维化的病理过程,常伴有钙化、假性囊肿及胰岛细胞减少或萎缩。是由于急性胰腺炎的病因长期存在所致,胰腺炎性病变反复发作而演变成的慢性经过,最终导致慢性胰腺炎。由于缺乏特异性的临床表现及有效的检查方法,使临床诊断比较困难,部分患者常因诊断延误而失去早期治疗的机会。慢性胰腺炎分为慢性复发型胰腺炎和慢性无痛性胰腺炎两型,前者是在胰腺损伤的基础上反复急性发作,具有上腹痛的特点,是我国慢性胰腺炎的常见类型,后者为慢性胰腺炎的持续过程,很少发生腹痛,临床少见。

【病因】

病因和发病机制尚未明确,一般认为长期饮酒和胆道疾病是最常见的病因。此外,也见于遗传、自身免疫功能障碍及代谢障碍等。

【病理】

病程早期的发作期,胰腺水肿、脂肪坏死和出血而肿大,但其基本病理倾向是纤维化,胰管扩张,胰管内偶见结石形成。在静止期,覆盖胰腺的腹膜增厚、不透光,表面有结节状且隆起的白点。后期,胰腺变细、变硬,或呈不规则结节样硬化,有弥漫性纤维组织增生和钙质沉着,并可有假囊肿、胰管扩大及胰管内碳酸钙结石,胰腺小叶大小不一、结构模糊。

【临床表现】

1.腹痛 是最常见的症状,约占90%。初为间歇性后转为持续性腹痛,多位于腹部正中或左、右上腹,可放射至背、两胁、前胸等处。疼痛轻重不一,重者需用麻醉剂止痛。腹痛多因饮酒、饱食或高脂肪餐诱发。疼痛和体位变换有关,平卧位时加重,前倾坐位或弯腰、或侧卧曲腿时可减轻。随着胰腺纤维化加重,腹痛逐渐减轻甚至消失。慢性复发性胰腺炎发作时,上腹痛与急性胰腺炎相似,常伴发热和血、尿淀粉酶增高。疼痛发作频度和间隔时间不等,在间隔期内可仍有轻度持续性隐痛或腹部不适。

2.胰腺外分泌功能不全的表现 除有食欲减退、上腹部饭后饱胀不适、不耐受油腻食物外,患者还出现消瘦、营养不良、浮肿及排便次数增多、量多,严重时可呈脂肪泻。部分患者可有脂溶性维生素A、D、K、E、B_{12}缺乏,表现为夜盲症、皮肤粗糙。钙吸收障碍可导致手足搐搦、肌无力和出血倾向。

3. 胰腺内分泌功能不全的表现　约有50%的患者发生隐性糖尿病,糖耐量试验结果异常,10%～20%患者有显性糖尿病。

4. 其他　胰腺钙化、胰管结石和胰腺假性囊肿等。

【诊断】

有胆道疾病及长期饮酒史,出现上腹痛、腹泻、体重减轻等应疑及本病。结合辅助检查才能作出诊断。

【鉴别诊断】

1. 胰腺癌　诊断较困难,可通过 ERCP 获取胰液行病理检查。也可行B超引导下细针胰腺穿刺。

2. 消化性溃疡：内镜检查可鉴别。

【治疗】

慢性胰腺炎的治疗原则同急性胰腺炎,须绝对戒酒、避免饱食。发作间期应给予高热量、高蛋白、低脂肪饮食。

1. 及早去除病因　如积极治疗胆道、胆囊疾病,戒酒等。

2. 控制症状　主要是止痛,可选择阿托品或 H_2 受体拮抗剂,大剂量的胰酶制剂有时可减轻疼痛,在严重腹痛者可用麻醉药,但应尽量少用成瘾的麻醉镇痛剂。亦可采用腹腔神经丛阻滞、内镜下 Oddi 括约肌切开、胰管内置管、清除蛋白栓子或结石治疗。

3. 胰腺外分泌功能不全的治疗　选择理想的胰酶制剂给予替代治疗,包括胰酶及多酶片。

4. 合并症的治疗　对有糖尿病者可给小剂量胰岛素;由于吸收不良影响全身营养状态者,应考虑静脉营养支持疗法。

5. 手术治疗　手术适应证为:①伴有剧烈顽固性疼痛经内科治疗无效者;②胰腺有假性囊肿并发症或有结石者;③伴有可经手术治疗的胆道病变,如结石、胆管狭窄等;④慢性胰腺炎引起难以消退的胆汁淤积性黄疸;⑤不能排除胰腺癌者。

【预防】

积极治疗胆管疾病,不饮含酒精饮料,补充营养和使用胰酶制剂,控制糖尿病等对改善病人的生活质量及预后是有益的。

第五节　上消化道大出血

上消化道出血(upper gastrointestinal hemorrhage)是指屈氏韧带以上的消化道,包括食管、胃十二指肠、胰腺、胆道或胃空肠吻合术后的上段空肠等病变引起的出血。大量出血一般指在短期内的失血量超出 1 000 mL 或循环血量的20%,是临床常见急症。

【病因】

1. 食管疾病　食管炎、食管溃疡、食管贲门黏膜撕裂症(Mallory-Weiss综合征)、器械检查或异物引起损伤、放射性损伤、强酸和强碱引起化学性损伤。

2. 胃、十二指肠疾病　消化性溃疡、急慢性胃炎、胃黏膜脱垂、胃癌、急性胃扩张、十二指肠炎、残胃炎、残胃溃疡或癌。

3. 门静脉高压、食管胃底静脉曲张破裂出血、门脉高压性胃病、门静脉炎或血栓形成的门静脉阻塞、肝静脉阻塞(Budd-Chiari综合征)

4. 上消化道临近器官或组织的疾病　胆道出血、胰腺疾病累及十二指肠、胸或腹主动脉瘤破入消化道。

5. 全身性疾病在胃肠道表现出血　血液病、尿毒症、结缔组织病、应急性溃疡等。

【临床表现及诊断】

1. 呕血和/或黑便　呕血和黑便是上消化道出血的特征性表现。幽门以上出血者多表现为呕血,幽门以下出血者多表现为黑便。黑便者可无呕血,但呕血者必有黑便。

2. 出血量的判断　由于呕吐物中除含血液外,尚混有其他胃内容物,血便中含血液和粪便,故失血量不能简单地以呕吐量或黑便量来判断。一般说来,24 h内出血量达5~10 mL者仅表现为大便隐血试验阳性;失血量达50~100 mL者可出现黑便;胃内积血量达250~300 mL时,可引起呕血。呕血与黑便还与出血部位、出血速度及出血量等因素有关。贲门以上的病变,即使出血较少亦可能出现呕血。当肠蠕动缓慢时,虽有大量的出血,但早期仅有少量黑便排出,大部分血液仍积存于胃肠道内。因此,动态观察失血所导致的周围循环衰竭等临床表现是对出血量判断较为有价值的方法。临床常应用以下几种判断方法:

(1) 当出血量<400 mL时,虽有血容量减少,一般并不引起全身症状及血压下降。出血量为400~500 mL时,可出现全身症状,如头晕、心悸、乏力等。短期内出血量超过1 000 mL,可出现周围循环衰竭表现。而出血量的估计最有价值的标准则是血容量减少所导致的周围循环衰竭临床表现。应对患者的血压和心率作动态观察,结合患者接受的输血量对血压和心率恢复与稳定的效果加以判断。

(2) 输血、输液反应

轻度出血:有显性出血,但血压稳定,无须输液,或仅输500 mL液体即可使血压稳定、呕血停止、黑便次数减少,甚至大便转黄色。

中度出血:显性出血伴明显休克症状,经快速输液及输血400~1 000 mL,即可使血压稳定,周围循环衰竭得以纠正。

重度出血:输液及输血1 000 mL以上,血压仍不稳定,休克状态无明显改善。

3. 血红蛋白、红细胞计数及红细胞压积测定　上消化道大量出血后均有急性失血后贫血,但一般需经3~4 h才能表现出来。大出血2~5 h白细胞计数升高达$(10~20)\times 10^9$/L血止后2~3天恢复正常;出血24 h内网织红细胞即见升高,4~7天可达5%~15%。除此之外,还应注意出血前贫血、脱水、缺氧等因素的影响。

4. 发热　上消化道大出血后多数患者24 h内出现低热,一般不超过38.5℃,持续3~5天降至正常。

5. 氮质血症　上消化道大出血后血中尿素氮于数小时内开始上升,24~48 h可达高峰,大多不超过6.7 mmol/L,3~4日后降至正常。

6. 继续或再出血的判断

(1) 反复呕血,色转鲜红,或黑便频数、质变稀薄,伴肠鸣音亢进。

(2)周围循环衰竭的表现经补充血容量仍未见好转,或暂时改善而很快恶化。
(3)无脱水及肾功能不全的证据,而血尿素氮持续或再次升高。
(4)血红蛋白、红细胞计数与红细胞压积继续下降。
(5)血中网织红细胞持续升高。

7. 辅助检查

(1)急诊胃镜检查 出血后 24～48 h 内进行急诊胃镜检查是首选的诊断手段。

(2)选择性血管造影 是一种安全而有效的诊断措施,适用于内镜检查无阳性发现或不适宜作内镜检查者。

(3)X 线钡餐造影检查 应该指出,X 线钡餐造影检查有其局限性,不能确定是否有出血,对活动性出血者有加重出血的危险,故不宜做首选诊断措施。

(4)放射性核素检查 利用静脉注射放射性核素锝(^{99m}Tc)标记的红细胞扫描来显示胃肠出血部位。主要适用于不明原因的小肠出血。

【鉴别诊断】

1. 咯血。
2. 下消化道出血。
3. 导致上消化道出血的病因鉴别。

【治疗】

1. 一般治疗 安静休息,保持呼吸道通畅,避免血液吸入气管。
2. 补充血容量 立即开放静脉,迅速补充血容量,在扩容同时,应注意维持电解质的平衡。
3. 非静脉曲张破裂出血的治疗。

(1)冰盐水洗胃 盐水温度维持在 4℃,一次灌注 250 mL,灌入后持续 15～30 min,然后抽出。可以反复 4～5 次。

(2)胃内灌注去甲肾上腺素 将去甲肾上腺素 8 mg 与 100 mL 冰盐水混合,经胃管输入胃内,30 min 后抽出。每小时输注一次,根据出血程度的改善,可逐渐减少频度,直至停止使用。

(3)孟氏液 5%孟氏液 30 mL 从胃管中或经胃镜注入喷洒。但易引起胃痉挛伴干呕或呕吐,或腹部疼痛,需注意。

(4)抑酸药 H_2 受体阻断剂:法莫替丁 40 mg,1～2 次/日,静注;洛赛克 40 mg,1～2 次/日,静注。

(5)内镜治疗 应用激光、钛夹及注射组织粘合剂进行止血也是有效的方法。

(6)其他止血药:①凝血酶 2 000～4 000U,局部喷洒,每 4～6 h 1 次;②立止血 1～2 kU,静注、肌注或皮下注射,亦可做局部喷洒。

4. 食管胃底静脉曲张出血的治疗

(1)垂体后叶素 20 U 稀释在 200 mL 葡萄糖溶液中,快速滴注,必要时可重复使用。

(2)三腔二囊管气囊压迫止血 这种方法仍然是目前行之有效的止血措施,应用时应注意几个问题:①可采用单独胃囊充气压迫,试用结果提示,既可减轻患者痛苦,易于接受,同时也可得到较好的止血效果;②充气后必须牵拉,达到确实压迫的目的;③经放气观察12~24 h无出血时,方可考虑拔管;④拔管前需口服石蜡油,防止拔管时因粘连而引起再出血;⑤当压迫效果不满意,胃管中持续有少量新鲜血时,应考虑到有合并消化性溃疡或急性胃黏膜病变所致的急性出血的可能性,可配合应用抑酸剂。

(3)内镜治疗　内镜直视下注射硬化剂至曲张的静脉,或用皮圈套扎曲张静脉,或两种方法同时使用,不但能达到止血目的,而且可有效防止早期再出血,是目前治疗食管胃底静脉曲张破裂出血的重要手段。

(4)生长抑素　施他宁(Stilamin)250 μg,静脉注射,2~3 mg在24 h内持续静脉滴注。善得定(Sandostatin)0.1 mg,静脉注射,后在24 h内以25 μg/h的速度持续静脉滴注。

(5)外科手术或经颈静脉肝内门体静脉分流术　适合于大出血且上述方法无效时。

(马立兴)

复习思考题

1. 急性胃炎的分类及常见病因有哪些?
2. 慢性胃炎的药物治疗有哪些?
3. 消化性溃疡病的腹痛有何特点?
4. 如何根除胃肠道的幽门螺杆菌?
5. 肝硬化失代偿期有何临床表现?
6. 简述急性胰腺炎的鉴别诊断。
7. 上消化道出血有哪些诊断要点?

第四章 泌尿系统疾病

第一节 慢性肾小球肾炎

慢性肾小球肾炎(chronic glomerulonephritis)简称慢性肾炎,是由多种原因引起的一组原发于肾小球的免疫性疾病。临床特点为病程长,病程进展缓慢,有不同程度的蛋白尿、血尿、水肿、高血压以及肾功能损害,最终发展为慢性肾功能衰竭。多见于中、青年,男性多于女性。

【病因和病理】

1. 病因 病因不明,少数有急性肾炎史,占15%～20%,多数由各种肾小球疾病发展而来。发病机制主要为免疫反应过程,大部分是免疫复合物型,少数为抗肾小球基膜型。在慢性发病过程中:①肾脏病变致肾内动脉硬化、缺血,加重了肾小球损害;②高血压及健存肾单位代偿性血液灌注压升高,导致了肾小球毛细血管内静水压升高、跨膜压及滤过压升高,毛细血管壁对蛋白质的通透性增加,加剧了肾小球结构损害,久之引起健存肾小球硬化;③肾小球系膜细胞吞噬、清除免疫复合物等功能负荷过重,引起系膜增生、硬化等。

2. 病理 慢性肾炎可由多种病理类型引起,常见病理类型有系膜增生性肾小球肾炎、系膜毛细血管性肾小球肾炎、膜性肾病及局灶节段性肾小球硬化等。病变进展至后期,所有上述不同类型病理变化均可转化为程度不等的肾小球硬化,相应肾单位的肾小管萎缩、肾间质纤维化。疾病晚期肾体积缩小、肾皮质变薄,病理类型均可转化为硬化性肾小球肾炎。

【临床表现和实验室检查】

大多数病人起病隐匿,病程长,进展慢。少数病人有急性肾炎病史,病程超过1年以上发展至慢性肾炎,有些患者始发疾病即为慢性肾炎,临床表现典型,某些患者只具有1项或2项表现突出。共同的表现如下:

1. 水肿 为多数患者首发症状,水肿程度、持续时间不一,常为眼睑水肿和轻度至中度的下肢凹陷性水肿,缓解期可完全消失。

2. 血尿、蛋白尿与管型尿 不同程度的血尿,尿蛋白定量常在1～3 g/d。尿沉渣检查有多种管型。

3. 高血压 多数患者血压升高,呈持续性中等程度的升高,血压常在21.33～24.00/13.33～14.67 kPa(160～180/100～110 mmHg)。

4. 肾功能损害 随疾病进展,肾小球滤过率逐渐下降,血肌酐、尿素氮正常或轻度升高,以后出现夜尿增多、尿比重降低等肾小管功能损害。到晚期肾功能不全进一步加重发展至尿毒症。

5. 全身症状　表现为头晕、乏力、食欲不佳、腰区酸痛、贫血等。

【诊断和鉴别诊断】

凡尿化验异常(蛋白尿、血尿、管型尿)、水肿、高血压病史达一年以上,无论有无肾功能损害均应考虑此病。慢性肾炎应与下列疾病相鉴别:

1. 继发性肾小球肾炎　如狼疮肾炎、过敏性紫癜肾炎等,依据相应的系统表现及特异性实验室检查,一般不难鉴别。

2. 慢性肾盂肾炎　有尿路感染史,尿蛋白少(一般<2 g/d),尿沉渣以白细胞增多为主,有白细胞管型。尿细菌检查阳性,肾小管功能损害先于肾小球功能损害,X线静脉肾盂造影见肾盂、肾盏变形等。

3. 隐匿性肾小球肾炎　仅表现为单纯性蛋白尿和/或单纯性血尿,无水肿、高血压等临床表现,偶在查体时发现,大多数患者肾功能长期维持正常,仅少数肾功能减退转为慢性肾小球肾炎。

4. Alport综合征　常起病于青少年(多在10岁之前),患者有眼(球形晶状体)、耳(神经性耳聋)、肾(血尿,轻、中度蛋白尿及进行性肾功能损害)异常,并有阳性家族史。

【治疗】

慢性肾炎的治疗应以防止或延缓肾功能进行性恶化,改善或缓解临床症状及防治严重并发症为主要目的,而不以消除尿红细胞或轻微尿蛋白为目标。具体治疗措施如下:

1. 一般治疗　凡有明显水肿、尿蛋白量多、血尿、持续性中等度高血压者均应卧床休息。症状轻,病情稳定者可以从事轻工作,但应避免劳累、受凉、感染等。

2. 避免加重肾损害的因素　感染、劳累、妊娠及应用肾毒性药物(如氨基糖苷类抗生素)均可能损伤肾,导致肾功能恶化,应予以避免。

3. 对症治疗

(1)降压　血压升高能加速肾小球硬化,进一步破坏肾功能,因此,积极控制高血压是十分重要的环节。治疗原则:①力争把血压控制在理想水平:尿蛋白≥1 g/d,血压应控制在16.67/10.0 kPa(125/75 mmHg)以下;尿蛋白<1 g/d,血压控制可放宽到17.33/10.67 kPa(130/80 mmHg)以下;②选择能延缓肾功能恶化、具有肾保护作用的降压药物。经休息、限盐、排钠利尿治疗后,降压效果仍不理想者,可选用血管紧张素转换酶抑制剂(ACEI),如苯那普利10～20 mg,每日1次;钙离子拮抗剂如硝苯地平10 mg,每日3次;β受体阻滞剂,如普萘洛尔10～30 mg,每日3次等。必要时可联合用药。

(2)消除水肿　对于经卧床休息、低盐饮食水肿仍明显者可应用利尿药物,常用氢氯噻嗪25 mg,每日2～3次;螺内酯20 mg,每日3次,一般合用。利尿治疗效果欠佳,可选用襻利尿剂如:呋塞米每日20～120 mg,分次口服或静脉注射。对于由于血浆白蛋白低、利尿效果不佳者,可给予血浆、白蛋白提高血浆胶渗压后,联合使用呋塞米,可达到较好利尿效果。

4. 抗凝治疗　对高凝患者,长期口服抗血小板聚集药,能延缓肾功能减退,如双嘧达莫(潘生丁)先由小剂量25 mg开始,每日3次,逐渐增至100 mg,每日3次。也可用肝素或尿激酶每日2万~6万U加入10%葡萄糖500 mL中静脉滴注。

第二节 泌尿系感染

尿路感染(urinary tract infection)简称尿感,可分为上尿路感染和下尿路感染。上尿路感染主要指急、慢性肾盂肾炎,下尿路感染主要指膀胱炎和尿道炎,主要表现:发热、腰痛、尿痛、尿频、尿急等。多发生在生育期女性,男女之比为1:10。

【病因和病理】
(一)病因
1. 病原菌 最常见的致病菌是肠道内的革兰氏阴性杆菌,以大肠杆菌最多见,占60%~80%,其次为副大肠杆菌、变形杆菌、葡萄球菌、粪链球菌、产碱杆菌等。
2. 感染途径
(1)上行感染 为最常见的感染途径,多为大肠杆菌感染。女性尿道短、宽,尿道口位于会阴部,靠近肛门,细菌易沿尿路上行引起感染,尤其在性生活及导尿后。
(2)血行感染 少见。任何部位的感染细菌侵入血流,导致败血症、菌血症,均可引起尿路感染,故泌尿系感染的症状是全身中毒症状的一部分表现,常见的疾病有扁桃体炎、皮肤疖肿、外伤等。
(3)淋巴道感染 较少见。盆腔脏器的淋巴管相互交通,尤其是右升结肠与右肾淋巴管直接相交通,故盆腔脏器有炎症时(如阑尾炎、妇科炎症等)可引起尿路感染。
(4)直接感染 外伤或肾周围器官有炎症,细菌直接侵入该侧肾脏引起。
3. 易感因素 健康人的尿道口有细菌,少量细菌进入尿道不会引起发病,当机体抵抗能力降低时可引起感染,常见有以下因素:
(1)尿路梗阻,如结石、妊娠、肿瘤等。
(2)尿路损伤,如导尿、泌尿道的器械检查等。
(3)机体抵抗力降低,如糖尿病、长期使用激素等易并发本病。

(二)病理
细菌进入尿路后引起泌尿系统组织病变,急性膀胱炎时黏膜充血、上皮细胞肿胀,黏膜下组织充血、水肿、白细胞浸润,重者有点状或片状出血。急性肾盂肾炎见肾盂、肾盏黏膜充血、水肿,表面有脓性分泌物,黏膜下可有小脓肿,某些小脓肿为尖端指向肾乳头、基底伸向肾皮质、呈楔型炎症病灶,肾小管腔中有脓性分泌物、上皮细胞肿胀、坏死脱落,间质内有白细胞浸润、小脓肿形成。肾小球一般无改变。

【临床表现】
1. 肾盂肾炎
(1)急性肾盂肾炎 起病急,可有寒战发热、全身不适、纳差、恶心等。可有或无尿痛、尿频、尿急等尿路刺激征,腰痛为一侧或双侧,可向会阴部放射,查体肾区叩击痛等。老年、体弱患者机体反应差,上述症状轻微,仅感全身明显不适,精神差,无食欲。
(2)慢性肾盂肾炎 大多有急性感染史,未彻底治愈反复发作所致。该病临床表现较多,典型患者有急性肾盂肾炎史,症状反复发作,其后常感全身乏力,食欲减退,腰酸或疼痛,夜尿多,尿比重低,可有血压升高、贫血、浮肿,偶有肾小管酸中毒表现,最终将进入尿毒症期。

2. 膀胱炎　膀胱炎一般有明显的尿痛、尿频、尿急、下腹不适或疼痛,大多不发热。

3. 无症状细菌尿　是一种隐匿性尿感,即患者有细菌尿而无任何尿感症状,常在健康人群中进行筛选时,或因其他慢性肾脏病做常规尿细菌学检查时发现。孕妇有无症状细菌尿者约占5%,如不治疗,约有20%的患者以后会发生急性肾盂肾炎。

【实验室及其他检查】

1. 尿常规　取新鲜中段尿液,尿沉渣镜检白细胞>5个/高倍视野,急性期可满布视野或成堆出现,白细胞管型具有诊断意义。常有镜下血尿,极少数有肉眼血尿。

2. 细菌检查　尿细菌培养和菌落计数:用药之前或停药5天后,留取清洁、中段、晨尿,在1h内送检,尿含菌数>10^8/L为阳性;<10^7/L多为污染;10^7~10^8/L属可疑,应重复检查。

3. 尿白细胞计数　1h尿沉渣白细胞数>30万个为阳性,<20万个为阴性,介于两者之间应结合临床判断。该方法常用于多次尿培养阴性而临床又高度疑为慢性肾盂肾炎者。

4. 影像学检查　X线检查主要了解肾盂、肾盏形态,尿路有无结石、梗阻、膀胱返流等。B型超声检查肾脏大小、形态、结石、肾盂积液等。

【诊断和鉴别诊断】

尿感的诊断,不仅要靠临床症状和体征,而且还要依靠实验室检查,特别是细菌学检查。凡是有真性细菌尿者,均可诊断为尿感。真性细菌尿是指:①在排除假阳性的前提下,清洁中段尿细菌定量培养≥10^5/mL;如临床上无症状,则要求两次细菌培养均为有意义的细菌尿,且为同一菌种。②膀胱穿刺尿细菌定性培养有细菌生长。但女性有明显尿急、尿频、尿痛,且尿白细胞增多,便可疑为尿感,如尿细菌定量培养≥10^2/mL,且为尿感常见致病菌也可拟诊为尿感。下面简要介绍几种常见尿感的诊断标准。

1. 急性肾盂肾炎　根据全身表现、泌尿系统症状、尿中白细胞增多、细菌培养阳性可确诊。表现不典型者应与其他全身发热性疾患,如上呼吸道感染、阑尾炎等相鉴别。

2. 慢性肾盂肾炎　根据患者有慢性肾盂肾炎的临床表现以及尿细菌检查阳性,病史超过半年以上,X线检查有下述情况之一的应考虑诊断为本病:①肾盂、肾盏有瘢痕变形;②肾外形凹凸不平,两肾不对称缩小;③经治疗仍持续有肾小管功能减退。慢性肾盂肾炎的临床表现较为复杂,某些高度怀疑而不能确诊者需与肾结核(低热、盗汗、消瘦等结核中毒症状,多有肾外结核灶如肺结核,尿路刺激征显著而持久,尿菌培养可查见抗酸杆菌,血沉快,X线检查:肾有钙化灶或肾盏虫蚀样改变)、再发性尿感等相鉴别。

3. 膀胱炎　有明显的尿痛、尿频、尿急,下腹不适等,膀胱炎可诊断。应与尿道综合征相鉴别:该病多见于中年女性,尿痛、尿频、尿急常存在,症状时轻时重,会阴部常有不适,但尿常规检查正常,细菌培养阴性。

【治疗】

在未有药敏试验结果时,应选用对革兰氏阴性杆菌有效的抗菌药物,常用的是复方磺胺甲噁唑（复方新诺明）或喹诺酮类。膀胱炎仅要求抗菌药物尿中浓度高便可，肾盂肾炎是肾实质疾病，除尿液中浓度高外，血中药物浓度也要高。最好应用杀菌药物，如复方磺胺甲噁唑、喹诺酮类、氨基糖苷类、头孢菌素类等能达到上述目的。

1.急性肾盂肾炎 轻型宜口服有效抗菌药物14天，常用药物如上所述。较严重的急性肾盂肾炎，如发热超过38.5℃，血白细胞计数升高等全身感染中毒症状较明显者，宜采用抗菌药物静注，如庆大霉素1.5 mg/kg，每8 h 1次，或头孢哌酮钠2 g，每8 h 1次。一般用药72 h即显效，若用药72 h仍无效，应按药敏试验结果更换抗菌素。重症肾盂肾炎，有寒战、高热、血白细胞显著升高、核左移等严重的全身感染中毒症状，甚或伴有肾乳头坏死、肾周围脓肿者，常为复杂性肾盂肾炎，宜选用下述药物联合治疗：半合成广谱青霉素如氨苄西林、氨基糖苷类抗生素如庆大霉素、头孢菌素类如头孢曲松钠等静滴。在病情允许时，应尽快作有关尿路影像学检查，以确定有无尿路梗阻等因素。

2.慢性肾盂肾炎 积极寻找诱因、去除易感因素，如结石、慢性感染灶以及一些慢性病，如糖尿病、肝硬化等。抗菌药物的应用与急性肾盂肾炎基本相同，但要联合用药，疗程要长，如治疗效果不理想，尿中仍有细菌可采用长期持续小剂量法，即每晚睡前排空小便后，服用呋喃妥因50 mg，或环丙沙星0.2 g，连续服用半年至1年。

3.膀胱炎 轻者口服药物、多饮水、注意休息即可，重者应口服或静滴抗菌药物治疗，用药与急性肾盂肾炎基本相同，一般3～7天痊愈。必要时可口服小苏打以减轻尿路刺激症状。

第三节 慢性肾衰竭

慢性肾衰竭（chronic renal failure）是指由各种原因引起的一组临床综合征，它以代谢产物潴留，水、电解质、酸碱平衡失调，肾功能减退及多系统损害为主要表现。根据肾功能损害的程度可分为4期（见表2-4-1）。

表2-4-1 肾功能损害程度分期

分期	GFR(mL/min)	血 Cr(μmol/L)	症状
肾储备能力下降期	50～80	<178	原发疾病表现
氮质血症期	25～50	178～450	乏力、食欲减退、夜尿多、轻度贫血
肾衰竭期	10～25	>450	明显的消化道、贫血症状，酸中毒、低钙、高磷等
尿毒症期	<10	>707	严重的全身各系统尿毒症症状和水、电解质紊乱、酸中毒等

【病因和病理】

1.病因 各种原因的泌尿系统疾病均能破坏肾的正常结构和功能，晚期均可引起慢性肾衰竭。如慢性肾小球肾炎引起者占50%～60%,慢性肾盂肾炎占15%～20%,其余可见于多囊肾、肾结核、肾血管疾病及遗传性肾炎等。全身性疾病,如糖尿病肾病、高血压性肾小球动脉硬化、狼疮性肾炎、多发性骨髓瘤及长期服用镇痛药等均可引起。

发病机制目前尚未明确,主要有以下学说:①健存肾单位学说:肾实质疾病导致相当数量的肾单位破坏,残余肾单位必须超负荷工作代偿,以维持机体正常需要。但若肾实质疾病持续进行,健存肾单位越来越少,即使倾尽全力,也难达到人体最低需求时,就会发生肾衰竭。②矫枉失衡学说:当疾病持续进展,健存肾单位的数量日趋减少,不能完成机体需要时,机体要产生新的对策,来矫正这种不平衡,使机体处于暂时的平衡状态,但新的对策又使机体出现新的不平衡,如肾小球滤过率下降,尿磷排出减少,致血磷升高,血钙降低,促使甲状旁腺激素(PTH)分泌增加,动员骨钙入血,维持血液中钙、磷平衡,但随病情进展,出现继发性甲状旁腺功能亢进,引起肾性骨病。③尿毒症毒素学说:由于绝大部分肾实质破坏,肾脏不能有效地排泄多种代谢产物、降解某些激素,使其积聚体内,引起某些尿毒症症状。这些毒素包括小分子物质胍类、胺类、酚类,中分子物质(如多肽)、大分子物质(PTH)。

但是,目前多数学者认为:当肾单位破坏至一定数量,剩下的"健存"肾单位的代谢废物排泄负荷增加,以维持机体正常的需要。因而代偿性发生肾小球毛细血管的高灌注、高压力和高滤过(肾小球内"三高")。而肾小球内"三高"可引起:①肾小球上皮细胞足突融合,系膜细胞和基质显著增生,肾小球肥大,继而发生硬化;②肾小球内皮细胞损伤,诱发血小板聚集,导致微血栓形成,损害肾小球而促进硬化;③肾小球通透性增加,使蛋白尿增加而损伤肾小管间质。上述过程不断进行,形成恶性循环,使肾功能不断进一步恶化。这被认为是一切慢性肾脏病发展至尿毒症的共同途径。

2.病理 各种类型的肾脏疾病,病变进展至后期,所有不同类型的病理变化发展为肾小球硬化、肾小管萎缩、间质纤维化,肾脏体积缩小呈固缩肾。

【临床表现】

1.各系统症状

(1)消化道表现 是最早最常见的症状,表现为厌食、恶心、呕吐、腹泻或便秘,口腔有尿臭味,消化性溃疡的发生率比正常人高,严重者可有消化道出血。

(2)心、血管系统表现 高血压最常见,长期高血压引起心肌肥厚、心脏扩大、心律失常等。少数可发生高血压脑病,眼底检查见视网膜动脉硬化、渗出和出血,可影响视力。心脏受损到一定程度常出现心力衰竭,而且也是慢性肾衰竭死亡的主要原因之一。尿毒症毒素刺激心包可引起尿毒症性心包炎,听诊有心包摩擦音。

(3)呼吸系统表现 代谢产物潴留引起尿毒症性支气管炎、肺炎、胸膜炎。有左心衰竭或血容量增多者可发生尿毒症性肺水肿。

(4)造血系统表现 慢性肾衰竭患者均有程度不同的贫血,轻者血红蛋白为100 g/L,重者可低于50 g/L。贫血的原因:肾脏产生促红细胞生成素减少,尿毒症毒素使红细胞寿命缩短,有抑制红细胞生成的物质存在,造血原料如叶酸、铁等缺乏。患者也常有出血表现,如鼻出血、牙龈黏膜出血、皮肤淤斑、女性月经量多等。

(5)精神、神经系统表现 早期头痛、注意力不集中、记忆力下降、失眠;以后逐渐出现周围神经病变：下肢感觉异常、麻木,触觉、痛觉功能减退,呈袜套样分布,时有下肢疼痛不适,无处安放为不宁腿综合征。并常有肌肉无力,以近端肌肉受累为主。

(6)肾性骨营养不良症(简称肾性骨病)　是指尿毒症时骨骼改变的总称。以常见顺序排列包括：纤维囊性骨炎、肾性骨软化症、骨质疏松症和肾性骨硬化症。肾性骨病可引起骨痛、行走不便和自发性骨折。但在透析前有症状者不及10%,然而,骨X线片约有35%发现异常,而骨活检检查约有90%可发现异常。

(7)皮肤表现　皮肤干燥、脱屑、色素沉着,常有皮肤瘙痒、蚁走感,系钙盐沉着于皮肤和周围神经末梢和继发性甲状旁腺功能亢进所致。尿素自汗中排出,沉积于皮肤表面,形成结晶称尿素霜。

2.水、电解质及酸碱平衡失调的表现

(1)脱水或水肿　尿毒症患者对水的调节能力降低,易发生脱水或水肿。当水摄入不足、呕吐、腹泻及肾小管浓缩功能减退、回吸收液体减少时可出现脱水,重者引起低血压表现。当水摄入量过多而肾脏排水能力降低时可致水潴留,引起稀释性低钠血症。尿毒症晚期肾小球滤过功能及肾小管浓缩稀释功能已严重损害,更易发生水肿。

(2)低钠或高钠血症　尿毒症时肾对钠的调节功能、肾小管重吸收钠的能力降低,当摄入钠盐减少、腹泻、应用利尿剂不当时易引起低钠血症(血钠<130 mmol/L),表现为疲乏无力、表情淡漠、厌食、低血压、神志恍惚甚至昏迷。若钠摄入过多,可导致高钠血症,引起水肿、高血压、心力衰竭等。

(3)低钾、高钾血症　尿毒症患者呕吐、腹泻、长期应用排钾利尿药物等,则易发生低钾血症(<3.5 mmol/L),表现为肌无力、腹胀、心律失常等。尿毒症患者常有酸中毒,在酸中毒时钾离子由细胞内逸出细胞外,使血钾升高。当补钾过多或长期应用保钾利尿剂、输库存血等可引起高钾血症(>5.5 mmol/L),表现为嗜睡、四肢无力、心律失常等,心电图示 T 波高尖,P-R 间期延长及 QRS 波群增宽等。

(4)低钙、高磷血症　尿毒症时磷由尿中排出减少,血磷升高。具有活性的 1,25-二羟维生素 D_3 减少,使肠钙吸收减少,易导致低钙血症(<2.1 mmol/L)。高血磷、低血钙引起继发性甲状旁腺功能亢进,后者引起骨质脱钙、纤维性骨炎等肾性骨病。

(5)高镁血症　尿毒症时高镁血症较少见,应用镁剂、感染、少尿和酸中毒等均可引起,一般与高钾血症同时发生,出现血管扩张(皮肤潮红、灼热感、血压下降等),重者呼吸麻痹、昏迷。

(6)代谢性酸中毒　慢性肾衰竭时酸性代谢产物排泄障碍而潴留,肾小管泌 H^+ 功能缺陷和小管制造 NH_4^+ 的能力差,造成血 HCO_3^- 浓度下降,引起酸中毒。表现为食欲差、恶心、呕吐、嗜睡、呼吸深快,重者呼吸深而大呈 Kussmaul 呼吸。

3.代谢、内分泌紊乱和免疫功能低下的表现

(1)蛋白质、糖、脂肪代谢紊乱　尿毒症时,因长期食欲差、蛋白尿等原因,机体常呈负氮平衡、低蛋白血症。某些尿毒症患者空腹血糖、葡萄糖耐量实验发生改变,可有血糖升高或自发性低血糖。血甘油三酯、低密度脂蛋白增高,高密度脂蛋白降低,长期高脂血症加速肾小球硬化,使肾功能进一步恶化。

(2)内分泌紊乱　尿毒症时灭活激素的功能减低,使多种激素增加,如甲状旁腺激素、

降钙素、胃泌素等增高;甲状腺素、肾上腺皮质激素减少及性腺功能减退,表现为女性月经失调,男性阳痿等。

(3)继发感染 尿毒症患者免疫功能低下,易发生感染,以呼吸道、泌尿系感染、皮肤感染常见,感染可引起败血症,使尿毒症病情加重,感染也是慢性肾衰竭患者死亡的重要原因之一。

【实验室检查】

1. 血常规 红细胞数减少,血红蛋白多在 80 g/L 以下,亦有 50 g/L 左右,一般为正细胞正色素性贫血,感染时白细胞数增高,血小板计数一般正常或偏低。

2. 尿常规检查 比重一般在 1.010～1.012 之间,尿蛋白一般为＋～＋＋,晚期肾小球绝大部分已毁损,尿蛋白反而减少,甚至阴性。

3. 肾功能检查 肾小球功能:内生肌酐清除率(Ccr)降低,血尿素氮(BUN)、血肌酐(Cr)升高;肾小管功能:酚红排泄率下降,尿 β_2-微球蛋白和溶菌酶升高。

【影像学检查】

肾 B 型超声有助于确定肾的位置、大小、形态以及有无积液、结石等。

【诊断和鉴别诊断】

凡具有明显的尿毒症临床表现,血肌酐和尿素氮升高,双肾对称性缩小者,慢性肾衰竭诊断通常不难。部分过去病史不明确者,有时需要和急性肾衰竭相鉴别。并力求找出导致肾功能恶化的可逆因素,如感染、高血压等,以减缓肾衰竭进展的程度。

1. 基础疾病的诊断 早期肾衰的基础疾病诊断较易,这主要是肾影像学检查和肾活检危险性较小,而诊断意义较大。晚期肾衰则较难,但仍是重要的,因一些基础疾病可能仍有治疗价值,如狼疮肾炎、肾结核、缺血性肾病、止痛药肾病等。

2. 寻找促使肾衰竭恶化的因素 肾有强大的储备能力,当肾功能只有正常肾功能的 25%～50%时,通常患者仍无肾衰症状。但在此时若稍加重其损害,则患者即可迅速出现肾衰症状。促使肾功能恶化的因素有:①血容量不足:可使肾小球滤过率下降,加重肾衰;②感染:常见的是呼吸道感染、尿路感染等;③尿路梗阻:最常见的是尿路结石;④心力衰竭和严重心律失常;⑤肾毒性药物:如使用氨基糖甙类抗生素等;⑥急性应激状态:如严重创伤、大手术等;⑦高血压:如恶性高血压或高血压降压过快过剧;⑧高钙血症、高磷血症或转移性钙化。

【治疗】

(一)积极治疗基础疾病和使肾衰竭恶化的因素

有些引起肾衰的基础疾病在治疗后肾衰有可逆性。例如狼疮肾炎的尿毒症,若肾活检示病变中度慢性化而活动性指数高者,经治疗后肾功能会有所改善。

(二)延缓慢性肾衰竭的进展

应在早期进行。

1. 消除病因 感染、高血压、肾毒性药物的使用、循环血容量改变或尿路梗阻引起的,应针对具体病因进行治疗。

2. 减轻氮质血症,调整饮食

(1)休息 休息可减少蛋白质分解,减轻肾脏负担,病情重者应卧床休息。

(2)饮食 低盐、低脂、低优质蛋白、高热量、多维生素、易消化的食物为佳。优质低蛋白质饮食(每天给予 0.6 g/kg 的蛋白质)有利于纠正负氮平衡,减轻消化道症状,防治高磷、高钾血症和代谢性酸中毒。作为热卡(每天至少需要 125.6 kJ/kg 的热量)主要来源的主食,应选含植物蛋白少的食物,如麦淀粉(澄面)等。

(3)必需氨基酸(EAA)疗法 长期低蛋白饮食不能满足机体对必需氨基酸的需要,亦难纠正负氮平衡。EAA 疗法可使体内尿素氮合成蛋白质并再被利用,降低血尿素氮、降低血磷。用该疗法时,蛋白质摄入量为每日 20 g 左右。α-酮酸制剂(肾灵,商品名开同),经氨基化转变为必需氨基酸,不含氮,能获得 EAA 疗法同样疗效。

3. 纠正水、电解质和酸碱平衡失调

(1)水、钠平衡 有水肿、高血压者,应限制盐和水的摄入。如水肿较重,可给予呋塞米 20 mg,每日 3 次。如水肿伴有稀释性低钠血症时,则要严格限制水的摄入。如水、钠平衡失调严重,对常规治疗无效时,应紧急行透析治疗。

(2)低钾血症和高钾血症治疗 低钾血症应口服氯化钾或枸橼酸钾 1~2 g,每日 3 次。高钾血症多在酸中毒时发生,轻者停用含钾药物,应用呋塞米利尿排钾,当血钾≥6.5 mmol/L 时,紧急采用下列措施:①静脉滴注碳酸氢钠;②10% 葡萄糖酸钙 10~20 mL,静脉缓慢注射;③静脉滴注胰岛素和高渗葡萄糖;④血液透析。

(3)高磷和低钙血症治疗 限制含磷食物(如动物内脏、蛋黄等)。肾衰患者常有低血钙,轻者可口服碳酸钙;血钙降低明显或搐搦者,可用 10% 葡萄糖酸钙 10~20 mL,静脉缓慢注射,必要时可服用活性维生素 D_3 制剂(如罗钙全),提高血钙并防治肾性骨病。

(4)纠正代谢性酸中毒 轻度酸中毒者给予碳酸氢钠 1~2 g 口服,每日 3 次,使二氧化碳结合力保持在 20 mmol/L 左右;当其降至 13.5 mmol/L 以下时,应静脉补碱,补碱速度不宜过快,防止纠正酸中毒后发生低血钙、低血钾。

4. 对症治疗

(1)胃肠道症状 恶心、呕吐,可用多潘立酮 10 mg 口服,每日 3 次。消化道出血可用肾上腺素 8 mg 加入冷生理盐水 250 mL,分次口服,或静脉滴注西米替丁 0.4~0.6 g。失血量大时可少量多次输注新鲜血液。

(2)高血压 对于容量依赖性高血压,应利尿、排钠,减少血容量,必要时可应用透析超滤脱水。对于肾素依赖性高血压,常用降压药物有血管紧张素 Ⅱ 受体拮抗剂(如洛沙坦等)、Ca^{2+} 阻断剂(如硝苯地平等)、β 受体阻断剂(如普奈洛尔等)、ACEI(如卡托普利等)。血压升高明显,需静脉滴注硝普钠,使血压维持在 17.33~18/10.67~11.33 kPa(130~135/80~85 mmHg)。

(3)贫血和出血倾向 慢性肾衰贫血患者,应适当补充铁剂、叶酸,并给予促红细胞生成素皮下注射,也可输少量浓缩红细胞以改善肾性贫血。有出血倾向时,除静注止血药(止血敏、立止血等)外,严重者可输注血小板。

(4)心力衰竭 其治疗方法与一般心力衰竭治疗相同,特别应注意的是应用较大剂量呋塞米以清除钠、水潴留,必要时作透析超滤。可使用洋地黄类药物,但疗效常不佳。

(5)控制感染 感染时应及时使用有效抗生素,按肾小球滤过率下降的情况调整用药剂量,慎用对肾有损害的药物。

(三)中医药疗法

在西医治疗的基础上,进行辨证论治,加用中药,有一定疗效。主证为肝肾阴虚者,可用六味地黄丸合二至丸加减;气阴两虚者,可用参芪地黄汤加减,有淤血者,加活血化淤药。但在上述所有方剂中,均一律加入大黄(后下)(9~12 g),并随患者的个体差异进行剂量调整,务使每日排软便2次为度。研究表明大黄能延缓肾衰的进展。

(四)透析疗法

透析疗法可替代肾的排泄功能,但不能替代肾的内分泌和代谢功能。血液透析和腹膜透析疗效相近,但各有其优缺点,在临床应用上可互为补充。凡患者血肌酐大于707 μmol/L,并有明显尿毒症症状,经治疗不能缓解时,均应透析治疗。①血液透析。一般每周透析2~3次,每次4 h,透析次数依肾衰程度而定。血液透析以清除小分子物质为主(血肌酐等)。②腹膜透析疗法。利用腹膜作为半透膜,清除血中尿毒症毒素等有害物质,腹膜透析法清除中分子物质优于血液透析。

(五)肾移植

肾移植是治疗晚期尿毒症的有效方法,近年肾移植的疗效改善了很多,特别是尸体肾,在应用环孢素后,移植肾的存活率有较大的提高。据文献报告,移植肾的1年存活率约为85%,5年存活率约为60%。HLA配型佳者,移植肾的存活时间长。肾移植后要使用大量免疫抑制剂,因而并发感染者增加,恶性肿瘤的发病率增加。

(薛凌宇)

复习思考题

1. 慢性肾小球肾炎的临床表现是什么?
2. 慢性肾小球肾炎时高血压的治疗原则是什么?
3. 尿路感染的感染途径有哪几种?
4. 如何治疗急性肾盂肾炎?
5. 如何治疗慢性肾盂肾炎?
6. 慢性肾衰竭临床分期及其主要临床表现是什么?
7. 试述引起慢性肾衰竭病情加重的因素有哪些?
8. 慢性肾衰竭时出现高钾血症应如何处理?

第五章 血液系统疾病

第一节 贫血

贫血(anemia)指外周血单位容积内血红蛋白浓度、红细胞计数、血细胞比容低于同年龄、同性别、同地区健康参考值的下限,其中血红蛋白浓度更为重要。在我国,一般认为,成年男性血红蛋白<120 g/L,女性<110 g/L,孕妇<100 g/L 可以诊断为贫血。临床常见的贫血有以下几种:

一、缺铁性贫血

铁是血红素合成的必需物质。当体内贮存铁用尽,影响了血红素合成导致的贫血称为缺铁性贫血(iron deficient anemia,IDA)。好发于育龄妇女、婴幼儿和儿童,是贫血中最多见的一种类型。与铁的丢失过多、摄入不足、需要量增加及吸收障碍有关。外周血红细胞形态特征为小细胞低色素。

【病因与发病机制】

1.铁代谢

健康成人体内含铁总量为 3~4.5 g,一部分来自衰老破坏的红细胞释放出的铁,称为内源性铁,可被反复利用。另一部分来自食物,称为外源性铁,普通饮食吸收到体内的铁每日为 0.5~1.5 mg。铁吸收的主要部位是十二指肠和空肠上段,铁被吸收后与转铁蛋白结合被输送到骨髓的幼红细胞,用于合成血红蛋白。未被利用的铁以铁蛋白和含铁血黄素的形式贮存于肝细胞和单核—巨噬细胞系统内,当机体对铁的需要增加或铁丢失时再被利用。铁通过胃肠、泌尿系统和皮肤脱落的上皮细胞排泄,每日排泄铁量为 0.5~1 mg,与进量持平。

2.病因

(1)慢性失血 因体内的铁主要存在于血红蛋白中,慢性失血就成为缺铁性贫血最常见原因,常见的有消化道出血、钩虫病、痔疮及女性月经过多。

(2)需要量增加而摄入不足 见于婴幼儿、青少年生长发育快,妇女月经、妊娠、哺乳需铁量增加。

(3)吸收障碍 胃切除术、萎缩性胃炎可至胃酸分泌减少,胃空肠吻合术后失去铁吸收的最佳部位,慢性腹泻使得食物在肠道停留时间过短均可影响铁的吸收。

【临床表现】

1.原发病的表现 如消化性溃疡、痔疮及功能性子宫出血等。

2. 贫血的一般表现　由于血红蛋白的主要功能是携带氧气,所以贫血主要表现为组织器官缺氧。可见皮肤黏膜苍白、倦怠、乏力、心慌、气短、头晕、耳鸣、眼花、食欲减退、腹胀、女性月经失调,严重者出现心力衰竭。

3. 含铁酶活性降低的表现　口炎、舌炎、胃酸缺乏、吞咽困难、皮肤干燥、毛发干枯及脱落、指甲扁平易裂、甚成反甲,儿童、青少年发育迟缓、容易兴奋、烦躁、易感染,少数患儿出现异食癖,如吃粉笔、泥块等。

【实验室检查】

1. 血象　在贫血的中晚期呈典型小细胞低色素性贫血,即红细胞与血红蛋白均减少,以血红蛋白减少更为明显。白细胞与血小板基本正常。网织红细胞正常或轻度增加。

2. 骨髓象　骨髓涂片做铁染色可反映体内贮存铁情况,是诊断缺铁性贫血敏感且可靠的方法。缺铁性贫血时细胞内外铁均减少,据此可与其他类型小细胞低色素性贫血鉴别。显微镜下表现为增生性贫血,无特异性。

3. 血清铁蛋白　也是反映体内贮存铁的指标,但易受其他因素的影响。一般认为血清铁蛋白<20 μg/L 表示贮存铁减少,<12 μg/L 为贮存铁耗尽。

4. 血清铁、总铁结合力　此试验操作繁杂费时,临床不常用。缺铁性贫血时,血清铁降低,血清转铁蛋白饱和度降低,总铁结合力升高。

【诊断和鉴别诊断】

1. 诊断　根据病史、临床表现、结合血象特点一般可作出初步诊断。确诊需做骨髓铁染色、血清铁蛋白、血清铁、总铁结合力等检查。在没有复杂实验室检查的条件下,铁剂治疗试验是确诊的另一种方法,一般在服药前需查血红蛋白和网织红细胞计数做对照,服用铁剂 5～10 天后网织红细胞升高,血红蛋白 2 周后增高。对铁剂治疗出现此反应,可确诊为缺铁性贫血。确诊后,应尽快查明原因。

2. 鉴别诊断　与其他小细胞性贫血鉴别。

(1) 铁幼粒细胞性贫血　是一种先天或后天由于铁利用障碍所致的贫血,多见于中、老年人,骨髓铁染色见环形铁幼粒细胞增多,血清铁及铁蛋白增高,总铁结合力降低。

(2) 珠蛋白生成障碍性贫血　是一种遗传性疾病,有家族史,自幼发病,外周血易见靶形红细胞,血清铁及铁蛋白增高,血红蛋白电泳异常。

(3) 慢性感染性贫血　常有慢性感染性病灶,虽血清铁降低,但血清铁蛋白正常,骨髓铁染色阳性,血清总铁结合力不增高。

【治疗原则】

1. 病因治疗　积极治疗原发病,尽可能去除导致缺铁的原因。

2. 铁剂治疗　首选口服铁剂,常用铁剂有富马酸铁和琥珀酸亚铁,口服铁剂两周后血红蛋白上升,血象完全恢复约需两个月。血红蛋白恢复正常后仍需继续服用小剂量铁剂3～6 个月,以补充贮存铁。对口服铁剂不能耐受者,可选注射铁剂,常用制剂有右旋糖酐铁和山梨醇枸橼酸铁。因注射铁剂副作用大,临床较少。

二、再生障碍性贫血

再生障碍性贫血(aplastic anemia, AA)简称再障,是一种由于化学、物理、生物及不明原因引起的骨髓造血组织显著减少,造血功能衰竭的疾病。外周血三系血细胞减少,临床表现为贫血、出血、感染。约半数以上患者原因不明,称其为原发性再障。查明原因者,称为继发性再障。

【病因和发病机制】

1. 病因

(1) 化学因素　一类是药物,如氯霉素等抗生素、磺胺药、解热去痛药、抗甲亢药、抗糖尿病药、抗结核药、安眠镇静药及抗肿瘤药等。另一类是化工品,如苯、有机砷、染发剂、有机溶剂及杀虫药。

(2) 物理因素　各种电离辐射,如X线、放射性核素等,均可干扰骨髓细胞的生成。

(3) 生物因素　病毒性肝炎及各种严重的感染可引起再障。

2. 发病机制　至今未能完全阐明,较为肯定的有

(1) 造血干细胞缺乏或缺陷　各种血细胞均由造血干细胞分化而来,干细胞被称为造血的"种子"。当上述病因导致干细胞受损,使其数量减少及功能缺陷,均可影响骨髓造血。

(2) 造血微环境受损　造血微环境包括骨髓的微循环及基质成分,骨髓的微循环为骨髓造血提供营养物质,排泄代谢废物。骨髓的基质细胞分泌及释放造血因子,支持和调节造血细胞的生长和发育,被形容为"土壤"。上述病因可使造血微环境受损,从而影响干细胞的增殖。

(3) 免疫功能异常　发现部分再障患者骨髓或外周血抑制性T淋巴细胞增多,实验还证明某些再障患者存在血清抑制因子(干扰素)均可致干细胞增殖分化功能下降。

3. 病理　全身红骨髓总容量显著减少,代之以脂肪组织。重型再障病变广泛而严重,慢性型呈渐进性、向心性萎缩,先累及髂骨,后是脊突与胸骨。全身淋巴组织包括脾、淋巴结均有不同程度萎缩。

【临床表现】

主要是由于全血细胞减少引起的贫血、出血和感染。根据临床特点的不同分为以下三型。

1. 慢性再障　起病缓,多以贫血来就诊,感染轻,多为呼吸道感染,严重感染者少见,出血多在皮肤黏膜,除女性月经过多外,很少有内脏出血。病程长。

2. 重型再障Ⅰ型　又被称为急性再障,起病急,多以严重出血和/或高热来就诊,不仅有皮肤、黏膜出血,还常有内脏出血,如便血、血尿等,颅内出血常危及生命。感染严重,多为持续高热,不易控制,常见呼吸道感染、口腔黏膜感染及败血症等。出血和感染互相影响加重病情,预后差。

3. 重型再障Ⅱ型　起病时为慢性再障,病程中病情加重,临床表现、血象及骨髓象变化与急性再障相同,称为重型再障Ⅱ型。

【实验室检查】

1. 血象　呈全血细胞减少,早期三种细胞减少不一定平行,贫血多呈正常细胞型,网织红细胞显著降低。白细胞减少主要是中性粒细胞,淋巴细胞百分数相对增高,病程中多有血小板减少。重型再障血象须符合①网织红细胞<0.01,绝对值<15×10^9/L;②中性

粒细胞绝对值<0.5×10^9/L；③血小板<20×10^9/L。

2. 骨髓象 重型再障因红骨髓急剧广泛减少，故多部位骨髓穿刺为增生明显减低或极度减低，红系、粒系细胞明显减少，巨核细胞不易找到，非造血细胞相对增多。而慢性再障仍有部分红骨髓，故不同穿刺部位骨髓增生情况可不一致，从增生减低至增生活跃不等，在增生活跃部位可见晚幼红细胞增多，但巨核细胞明显减少。

【诊断与鉴别诊断】

1. 诊断

(1)临床有贫血、出血、感染，一般无脾肿大。

(2)全血细胞减少，网织红细胞绝对值减少。

(3)骨髓至少一部位增生减低(如增生活跃，需有巨核细胞明显减少、骨髓小粒非造血细胞增多。有条件者应作骨髓活检)。

(4)能除外引起全血细胞减少的其他疾病。

(5)一般抗贫血药物治疗无效。

2. 鉴别诊断

(1)阵发性睡眠性血红蛋白尿(PNH) 是一种获得性溶血性贫血，可表现为全血细胞减少，但临床上可出现血红蛋白尿、黄疸及脾大，实验室检查网织红细胞增多，骨髓红系增生活跃，酸溶血(Ham)试验、糖水溶血试验、尿含铁血黄素试验阳性可资鉴别。

(2)骨髓增生异常综合征(MDS) 是一组与白血病的发生密切有关的病态造血疾病，临床上也可表现为贫血、出血、感染，常有全血细胞减少，与再障很相似，但骨髓象显示增生活跃且有病态造血，可与再障区别。

(3)恶性组织细胞病 是一种造血系统恶性肿瘤，常有贫血、高热、严重的出血，外周血表现为全血细胞减少，与重型再障类似，但常有肝脾肿大、黄疸，骨髓中有异常组织细胞可资鉴别。

(4)其他 巨幼细胞贫血、脾功能亢进等也常有全血细胞减少，骨髓细胞学改变均与再障有较大的不同，可与再障区别。

【治疗原则】

1. 去除病因 避免与有害化学和放射性物质接触，避免使用对骨髓有毒性作用的药物。

2. 支持对症治疗 注意环境及个人卫生，避免交叉感染，一旦感染，针对性选用抗生素。皮肤黏膜出血可选糖皮质激素、酚磺乙胺(止血敏)加液静滴，内脏出血或血小板<20×10^9/L时应输浓缩的血小板。当血红蛋白<60 g/L，且伴有心功能不全时，需输浓缩红细胞，尽量不输全血，尽量减少输血的次数，避免血色病发生。

3. 雄激素 可以刺激骨髓造血，是治疗慢性再障首选的药物，常用司坦唑(康力龙)及丙酸睾丸酮，3~6个月后评价疗效，有效者可用至血象恢复正常，再用维持量继续治疗。因其可导致肝损害，每月需检测肝功能。

4. 中医药 再障属中医学的"虚劳"、"血证"等范畴，脾肾亏虚是导致气血不足、生血障碍的根本原因，在雄激素治疗的同时，采用分健脾补肾、活血化淤，可以增加疗效。

5. 免疫抑制剂 环孢素是目前治疗再障疗效较为肯定的药物。可与雄激素合用治疗慢性再障。重型再障可选用抗淋巴细胞球蛋白(ALG)或抗胸腺细胞球蛋白(ATG),可单用,也可与环孢素同用。此外,还可用大剂量甲泼尼龙、大剂量丙种球蛋白冲击治疗。

6. 造血因子　包括粒细胞集落刺激因子(G-CSF)、粒—单细胞集落刺激因子(GM-CSF)及促红细胞生成素(EPO)。主要与免疫抑制剂配合使用治疗重型再障。

7. 干细胞移植　用于40岁以下的重型再障有合适供髓者。在疾病的早期,未经输血、未发生感染者成功率高。

三、自身免疫性溶血性贫血

由于红细胞破坏过多,超过骨髓的代偿能力所发生的贫血,称为溶血性贫血(溶贫)。自身免疫性溶血性贫血(autoimmune hemolytic anemia, AIHA),指由于免疫调节紊乱,产生自身抗体,吸附于红细胞表面,导致红细胞破坏过多的一种溶血性贫血。是获得性溶贫中最重要的一种,可以发生在各个年龄组,根据抗体作用于红细胞所需的温度不同,可分为温抗体和冷抗体两种类型,本节仅讨论温抗体型 AIHA。

【病因和发病机制】

1. 病因　原因不明者,称其为原发性自身免疫性溶血性贫血,约占45%,继发性者占55%。原因有:

(1)造血系统肿瘤,如白血病、淋巴瘤及多发性骨髓瘤等。

(2)其他自身免疫性疾病,如系统性红斑狼疮、类风湿性关节炎、甲状腺机能亢进及溃疡性结肠炎等。

(3)免疫缺陷性疾病,如低丙球蛋白血症及免疫缺陷综合征。

(4)感染性疾病,如儿童病毒感染。

2. 发病机理　不明原因及上述原因所导致免疫功能紊乱,产生相应的抗自身红细胞的抗体,主要为IgG,少数为IgM,吸附在红细胞表面,使红细胞致敏,在单核-吞噬细胞系统内被吞噬破坏而发生溶血。

【临床表现】

温抗体型 AIHA 以女性多见,尤其是原发性者,一般起病缓慢,逐渐出现贫血的一般症状,如皮肤黏膜苍白,疲乏无力等,还可以出现黄疸及轻、中度脾肿大。病毒感染后发生的 AIHA,特别是儿童,可急性发病,表现寒战、高热、腰背痛、呕吐、腹泻,甚至出现肾功能不全、休克、昏迷。继发性 AIHA 常伴有原发病的临床表现。

【实验室检查】

1. 血象　血红蛋白与红细胞减少,多为正细胞性贫血。可见球形红细胞及幼红细胞。网织红细胞增多,是 AIHA 的特征。慢性溶血者白细胞正常,急性溶血者白细胞增多。血小板多正常。

2. 骨髓象　骨髓增生活跃,以幼红细胞增生为主,可见轻微巨幼样变。

3. 胆红素代谢　总胆红素升高,非结合胆红素升高,尿胆红素阴性,尿胆原阳性。

4. 抗人球蛋白试验　直接试验阳性,是诊断AIHA的重要指标。

【诊断与鉴别诊断】

1. 诊断

(1) 近4个月内无输血史或用特殊药物史。有贫血、黄疸等溶贫的临床表现。有网织红细胞增多,非结合胆红素升高,尿胆红素阴性,尿胆原阳性等支持溶贫的实验室检查。如直接抗人球蛋白试验阳性,可诊断为 AIHA。

(2) 如直接抗人球蛋白试验阴性,临床上有溶贫的表现,糖皮质激素治疗或脾切除有效,也可诊断 AIHA。

2. 鉴别诊断

(1) 阵发性睡眠性血红蛋白尿(PNH) 这也是一种较常见的获得性溶血性贫血,也有贫血、黄疸、脾大等一般溶贫的临床表现。与 AIHA 不同的是,部分病人晨起时出现酱油色尿(血红蛋白尿),抗人球蛋白试验阴性,酸溶血、蔗糖溶血、蛇毒因子溶血或含铁血黄素试验,至少有一项阳性。

(2) 遗传性球形红细胞增多症 是一种红细胞膜蛋白基因异常引起的遗传性溶血性贫血,具有溶贫的基本特征,脾脏是红细胞破坏的主要场所,根据阳性家族史,外周血球形红细胞>10%,红细胞渗透脆性增高,可做出诊断。AIHA 外周血可见少量球形红细胞,抗人球蛋白试验阳性可资鉴别。

(3) Evans 综合征 有 10%~20% AIHA 患者,伴有特发性血小板减少性紫癜,具有两病的表现,称其为 Evans 综合征。

【治疗原则】

1. 病因治疗 积极治疗原发病。

2. 糖皮质激素 是治疗 AIHA 的首选药物,多选泼尼松口服,激素有效时,1 周后红细胞增加,黄疸消失。待血红蛋白和红细胞恢复正常,激素逐渐减量,激素服药 3 周无效,更换其他治疗。

3. 脾切除 因为脾脏是抗体产生的场所,又是致敏红细胞破坏的器官,所以对于激素治疗无效者,副作用明显不能耐受者或每日泼尼松用量>10 mg 才能维持缓解者,均有脾切除的指证。

4. 免疫抑制剂 激素和脾切除均不能缓解者,脾切除有手术禁忌者及每日泼尼松用量>10 mg 才能维持缓解者,可选免疫抑制剂治疗。如硫唑嘌呤、环磷酰胺、甲氨喋呤、环孢素、大剂量丙种球蛋白等。

第二节 白血病

一、概述

白血病(leukemia)是一类造血干细胞的恶性疾病,以一种或多种白细胞异常增生伴分化成熟障碍,使正常造血功能衰竭,并浸润其他组织器官为特征,临床上表现为不同程度的贫血、出血、感染及肝、脾、淋巴结肿大。它是 35 岁以下年龄组死亡率最高的疾病。

【病因和发病机制】

人类白血病的病因至今不完全清楚。

1. 病毒 已经证实人类T淋巴细胞病毒Ⅰ型、EB病毒及HIV病毒感染人体后,整合并潜伏在宿主细胞内,在不良理化因素作用下被激活,从而表达、诱发白血病,也可通过性生活及输血而传播。

2. 电离辐射 一次大剂量或多次小剂量的接触射线,均可致白血病。如日本广岛和长崎受原子弹袭击后,幸存者中白血病发病率明显高于正常人群,强直性脊柱炎、真性红细胞增多症患者接受小剂量多次放疗,白血病发病率也较对照组高。

3. 化学因素 苯及其衍生物、抗癌药的烷化剂、氯霉素、保泰松及其他致染色体畸变的化学物质,均有致白血病作用。此类原因引起的白血病常为急非淋白血病。

4. 遗传因素 白血病有一定的家族倾向,某些染色体的异常与白血病有关,如慢性粒细胞白血病出现Ph^1染色体;某些遗传性疾病,如先天性愚型,白血病发病率较高。

【分类】

1. 骨髓白血病细胞分化程度和自然病程分类

(1) 急性白血病 起病急,进展快,自然病程一般在6个月以内。骨髓中白血病细胞分化停滞在原始和早幼阶段。在我国急性白血病较慢性白血病多见。

(2) 慢性白血病 起病缓,进展慢,自然病程一般为数年。骨髓中白血病细胞分化停滞在接近成熟的阶段。以中晚幼阶段的细胞增生为主。

2. 急性白血病FAB(法、美、英国)分类

这种分类法是根据骨髓细胞形态不同进行分类的,是最基本的分类法,对指导治疗、判断预后具有重要价值。

(1) 急性淋巴细胞白血病分为三型 L_1以小细胞为主,儿童多见,预后较好。L_2以大细胞为主,大小不一,成人多见,预后较差。L_3以大细胞为主,大小一致,预后最差。

(2) 急性非淋巴细胞白血病分为八型 M_0(急性髓细胞白血病微分化型),M_1(急性粒细胞白血病未分化型),M_2(急性粒细胞白血病部分分化型),M_3(急性早幼粒细胞白血病),M_4(急性粒-单细胞白血病),M_5(急性单核细胞白血病),M_6(红白血病),M_7(急性巨核细胞白血病)。

3. MICM分型

M指骨髓细胞形态学,I指免疫学,C指染色体核型,M分子生物学。因在光学显微镜下对细胞形态的识别能力有限,故将四者结合起来将使急性白血病的分型更加完善。

二、急性白血病

急性白血病(acute leukemia)中急性非淋巴细胞白血病(acute nonlymphoblastic leukemia)多于急性淋巴细胞白血病(acute lymphoblastic leukemia),成人急性非淋巴细胞白血病多见,儿童急性淋巴细胞白血病多见。起病急缓不一,急者多因高热、严重出血来就诊,缓者以贫血或轻微出血为就诊原因。

【临床表现】

1. 骨髓造血功能受损

(1) 贫血　由于白血病细胞的增生,正常造血受到抑制,患者出现进行性贫血。

(2) 出血　主要因血小板减少,可以发生在全身各部位,轻者表现为皮肤紫癜、淤斑、鼻衄、牙龈出血及月经过多,重者可有呕血、血便、血尿、咯血,甚至颅内出血,常为致死原因。早幼粒细胞白血病易合并弥散性血管内凝血(DIC),导致全身广泛性出血。

(3) 发热　半数患者以发热起病,白血病本身因高代谢的缘故,可引起低热,高热多由感染所致。感染的发生与中性粒细胞减少、免疫功能缺陷、医院感染等有关。病原体可见细菌、病毒、支原体及真菌等。感染可发生在全身各系统,严重时致败血症,是致死的另一个原因。

2. 组织器官受浸润

(1) 淋巴结和肝脾肿大　主要见于急性淋巴细胞白血病,纵隔淋巴结肿大常见于T淋巴细胞白血病。

(2) 骨和关节　儿童多见四肢骨和关节疼痛,成人则出现胸骨和肋骨疼痛。胸骨下端压痛,具有诊断意义。骨膜上出现无痛性肿块,称为绿色瘤,多见于粒细胞性白血病,可发生在颅骨、胸骨及肋骨等处,若发生在眼眶周围,可引起眼球突出、复视及失明。

(3) 皮肤和口腔　常见于急性粒-单或单核细胞白血病,皮肤受累可出现斑丘疹、肿块及结节。口腔浸润可出现牙龈肿胀及口腔溃疡。

(4) 中枢神经系统白血病(CNS-L) 常见于急性淋巴细胞白血病,其发生与化疗药物难以透过血-脑脊液屏障,使得隐藏在中枢神经系统的白血病细胞不能被杀灭有关。可发生于病程的各个阶段,缓解期更多见,成为复发的根源,表现为头痛、头晕、颈项强直,甚至抽搐、昏迷。周围神经也可受累,出现相应症状。

(5) 睾丸　与CNS-L发生的机制、时期相同,可表现为一侧睾丸的无痛性肿胀。

【实验室检查】

1. 血象　红细胞和血红蛋白减低,多为正细胞性贫血。血小板减少。白细胞数可高可低可正常,$>100\times10^9$/L 者称为高白细胞性白血病。白细胞增高者可见白血病细胞(原始和幼稚细胞),但白细胞不增高者,外周血常找不到原始和幼稚细胞,易误诊。

2. 骨髓象　是白血病确诊的主要依据。骨髓增生极度活跃或明显活跃,白血病性原始细胞占非红系细胞30%以上。因正常造血细胞受抑制,幼红细胞及巨核细胞少见。根据骨髓受累细胞形态,配合细胞化学染色进行FAB分类。

3. 免疫学检查　根据白血病细胞表面免疫学标记,区分出淋与非淋两类急性白血病,并将急性淋巴细胞白血病分为T细胞系与B细胞系,还可进一步将T细胞和B细胞淋巴细胞白血病分为若干个亚型。

4. 染色体检查　多数患者有染色体异常,60%以上白血病有特异性染色体异常,对白血病的分型提供了细胞遗传学依据,对于指导治疗、推测预后具有重要价值。

5. 骨髓细胞培养　急性非淋巴细胞白血病,骨髓粒-单核系祖细胞(CFU-GM)集落形成受抑制,缓解后集落恢复生长,复发前集落又减少。对估计疗效、预测复发有意义。

6. 脑脊液检查　中枢神经系统白血病时,脑脊液压力升高,白细胞数增多,蛋白增多,糖减少,涂片中可找到白血病细胞。

【诊断和鉴别诊断】

1.诊断

(1)临床上表现为贫血、出血、感染、肝脾淋巴结肿大、骨痛等。

(2)外周血表现为血红蛋白、红细胞、血小板减少,白细胞不定。

(3)骨髓象表现为白血病性原始细胞占非红系细胞30%以上。诊断明确后,为了选择恰当的治疗方案和判断预后,还要进行准确地分类分型。

2.鉴别诊断 因白血病临床表现无特异性,与许多疾病有共同临床表现,故需与骨髓异常增生综合征、再障、巨幼细胞贫血、传染性单核细胞增多症、特发性血小板减少性紫癜、恶性组织细胞病相鉴别。但白血病的骨髓改变均与上述疾病不同,通过骨髓检查都可以鉴别。

【治疗原则】

1.一般治疗 注意环境与个人卫生,宜住单人病房,避免交叉感染。一旦发生感染,应取合适的标本做培养,及早进行抗菌治疗。化疗后的粒细胞缺乏,可加用粒细胞集落刺激因子(G-CSF)或粒—单核细胞集落刺激因子(GM-CSF)静脉或皮下注射。贫血严重,可输浓缩红细胞;出血者,给予止血敏等止血药,严重者,可输浓缩血小板。化疗后白血病细胞大量破坏,使血尿酸增高,易在肾小管形成结石,导致尿酸性肾病,甚至发生肾功能衰竭。瞩患者多饮水,碱化尿液,口服别嘌呤醇 0.1～0.2 g,1 日 3 次。

2.化学治疗 急性白血病诊断明确后,体内的白血病细胞约为 $10^{12}/L$,短时间内积极用药,也就是诱导缓解治疗:使病情得到完全缓解,体内的白血病细胞仍有 $10^8 \sim 10^9/L$,所以必须经过巩固强化和维持治疗,才能最大限度地杀灭白血病细胞,延长无病生存期,争取治愈,因此白血病化疗总过程持续 3～5 年。急性淋巴细胞白血病的化疗,常用 VLDP(长春新碱、门冬酰胺酶、柔红霉素、泼尼松)方案。急性非淋巴细胞白血病的化疗,常用 DA(柔红霉素、阿糖胞苷),早幼粒细胞白血病用全反式维 A 酸。

3.造血干细胞移植 根据干细胞来源不同可分为:①骨髓移植:包括异基因骨髓移植、同基因骨髓移植和自身骨髓移植;②外周血干细胞移植;③脐带血干细胞移植;④胎肝干细胞移植。选择的时机均在第一次缓解后。

三、慢性粒细胞白血病

慢性白血病中,国内最多见为慢性粒细胞白血病(chronic myeloid leukemia,简称慢粒),多发于中年,男性略多于女性,临床以脾大、白细胞异常增多和出现 Ph 染色体为特征。

【临床表现】

1.慢性期 起病缓慢,早期可无症状,逐渐出现乏力、低热、多汗等代谢亢进的表现。脾大为最明显的特征,常可平脐甚至达盆腔,与白细胞数成正比。多数患者有胸骨压痛。半数患者有轻度肝大。慢性期一般为 1～4 年,逐渐发展为加速期。

2.加速期 可出现发热、骨痛、贫血、出血及脾迅速增大,此期可持续数月到数年。

3.急变期 是慢粒的终末期,表现同急性白血病,治疗效果差,往往数月死亡。

【实验室检查】

1.血象 白细胞总数显著增多,以中幼、晚幼和杆状核粒细胞居多,伴有嗜酸、嗜碱性粒细胞增多。红细胞、血红蛋白和血小板在慢性期正常,加速期渐减少,急变期明显减少。

2. 骨髓象　骨髓增生极度活跃,以粒细胞为主,分类与外周血相似。加速期后红细胞系及巨核细胞减少。

3. 其他　有90%以上患者出现特征性的Ph染色体,血清维生素B_{12}浓度及其结合力显著增高。血及尿中尿酸、血清乳酸脱氢酶、溶菌酶增高。

【诊断和鉴别诊断】

根据巨脾,外周血白细胞总数升高,可见中晚幼粒细胞,骨髓增生极度活跃象及Ph染色体阳性等特点,可做出诊断。需与肝硬化、晚期血吸虫病等原因所致的脾大相鉴别,需与严重感染和恶性肿瘤引起的类白血病反应相鉴别,以上疾病除原发病的特点外,骨髓象多可鉴别。骨髓增殖性疾病,如原发性骨髓纤维化和原发性血小板增多症,临床上与慢粒更相似,骨髓活检及染色体检查为鉴别诊断提供重要依据。

【治疗原则】

1. 化学治疗　化疗可以迅速控制血象,改善症状,但对患者存活期无明显改善。首选羟基脲,还可选白消安(马利兰)及联合化疗。

2. α-干扰素　可使少数患者实现细胞、分子遗传学缓解,与小剂量阿糖胞苷或羟基脲同用疗效更好。

3. 格列卫(伊马替尼)　它是一种酪氨酸激酶抑制剂。实现了分子靶向治疗的目标。使更多患者实现细胞、分子遗传学缓解,但价格昂贵,多数患者难以承受。

4. 骨髓移植　同种异基因骨髓移植应在慢性期缓解后尽早施行,以45岁以下者为宜。其3～5年无病存活率为60%。

5. 慢粒急变的治疗　可根据急变类型按相应的急性白血病化疗方案治疗,但缓解率低且缓解期短,中数缓解期约为4个月。

第三节　淋巴瘤

淋巴瘤(lymphoma)是原发于淋巴结或其他淋巴组织的恶性肿瘤。组织病理学分为霍奇金病和非霍奇金淋巴瘤两大类,我国以非霍奇金淋巴瘤多见。临床上以进行性、无痛性淋巴结肿大为主要表现,常伴发热及肝脾大,晚期有贫血和恶病质。城市发病多于农村,男性多于女性,各年龄组均可发病,以20～40岁为多见。

【病因和发病机制】

迄今尚不清楚。可能与病毒感染有关,从Burkitt淋巴瘤和部分霍奇金病患者的血清中可以发现EB病毒。能够导致成人T淋巴细胞白血病的人类T淋巴细胞病毒,也可导致T细胞淋巴瘤。患者的免疫功能缺陷也与淋巴瘤的发病有关,先天性或获得性免疫缺陷症及长期应用免疫抑制剂者,淋巴瘤的发病率均高于正常人群。

【临床表现】

1. 霍奇金病

青年发病多见,常以进行性无痛性颈部或锁骨上淋巴结肿大为首发症状,其次为腋下和腹股沟淋巴结肿大。肿大的淋巴结可活动也可粘连，融合成块，质坚而有弹性。深部淋巴结肿大可引起邻近器官压迫症状，如咳嗽、气短、腹痛及腹块等。有30%～50%患者以不明原因的持续或周期性发热而就诊，伴有盗汗、乏力和消瘦。部分患者，特别是女性患者以局部或全身皮肤瘙痒为重要表现。饮酒后淋巴结痛，为霍奇金病所特有。部分患者易发带状疱疹。少数患者出现淋巴结外器官浸润，如肝脾大、肺实质浸润、胸腔积液、骨痛和脊髓压迫症等。

2. 非霍奇金淋巴瘤

随年龄增长而发病增多。大多也以浅表淋巴结肿大为首发表现，但较霍奇金病少见。发热、消瘦、盗汗等全身症状出现于疾病的晚期。淋巴结以外器官易受侵犯，明显多于霍奇金病，咽淋巴环病变可出现鼻塞、鼻衄及吞咽困难，胃肠受累表现为腹痛、腹泻和腹块，皮肤损害出现皮下结节、浸润性斑块、溃疡等，脑膜受累可出现与脑膜炎相同的症状，累及脊髓可引起截瘫、尿潴留等，骨髓受累可并发白血病。此外，骨、肾、肺、胸膜、心包等都可受侵犯而出现相应临床表现。

3. 临床分期与分组

Ⅰ期：病变限于一个淋巴结区（Ⅰ）或淋巴结以外单一器官（I_E）。

Ⅱ期：病变累及横膈同侧两个或更多淋巴结区（Ⅱ），或局限器官受累伴横膈同侧一个以上淋巴结区受侵犯（II_E）。

Ⅲ期：横膈上下都有淋巴结病变（Ⅲ），或同时伴有结外器官、组织的局限性受累（III_E）或伴脾受累（III_S），或结外器官及脾都受累（III_{ES}）。

Ⅳ期：病变侵犯多处淋巴结以外的部位如骨髓、胃肠、皮肤、骨骼、胸膜、肺、肝、肾等，伴或不伴淋巴结受累。

根据有无全身症状，各期又可分为A，B两个组。A组无全身症状，B组有全身症状，指发热在38℃以上，6个月内体重减轻10%以上及盗汗。

【辅助检查】

1. 淋巴结病理检查　淋巴结病理切片、淋巴结印片及淋巴结穿刺物涂片是确诊最可靠的手段，并可进行病理分类，据此选择治疗方案、推测预后。

2. 血象与骨髓象　常有轻或中度贫血。白细胞数正常或增多，常有淋巴细胞增多。血小板早期正常，晚期减少。部分患者并发急性淋巴细胞白血病，则有相应改变。

3. 其他　疾病活动期可有血沉增快，血清乳酸脱氢酶增高。偶有抗人球蛋白试验阳性。骨髓受累时血清碱性磷酸酶和血钙升高。B超、CT、磁共振有助于淋巴瘤的临床分期。

【诊断和鉴别诊断】

1. 诊断　对进行性无痛性淋巴结肿大，应考虑淋巴瘤的可能。淋巴结的病理检查可确诊，并进行病理分类。

2. 鉴别诊断　结核性淋巴炎可以出现淋巴结肿大，但多局限于颈部，容易粘连，晚期软化溃破形成窦道。结外淋巴瘤需与相应系统的肿瘤鉴别。以发热为主要表现的淋巴瘤需和结核病、败血症、风湿性疾病等鉴别。

【治疗原则】

1. 放射治疗　霍奇金淋巴瘤的Ⅰ，II_A组患者，可采用高能射线扩大照射，能取得较好的疗效。其余均须联合化疗，必要时配合局部放疗。

2.化学治疗　霍奇金病Ⅰ期、Ⅱ期B组及Ⅲ期、Ⅳ期患者，侵袭性非霍奇金淋巴瘤即便是Ⅰ期、Ⅱ期患者均需联合化疗。霍奇金病常选用 MOPP（氮芥、长春新碱、丙卡巴肼、泼尼松）及 ABVD（阿霉素、博莱霉素、长春新碱、甲氮咪胺）方案。惰性非霍奇金淋巴瘤，不主张积极化疗，侵袭性非霍奇金淋巴瘤常选用 CHOP（环磷酰胺、阿霉素、长春新碱、泼尼松）。

3.自体骨髓移植　是中晚期淋巴瘤很有前景的治疗。

第四节　特发性血小板减少性紫癜

特发性血小板减少性紫癜（idiopathic thrombocytopenic purpura，ITP）是临床常见的出血性疾病。由于自身抗血小板抗体的存在，使得骨髓巨核细胞成熟障碍，血小板受到破坏，外周血血小板减少，临床以出血为主要表现，分为急、慢两型。

【病因和发病机制】

1.病因

(1)病毒与细菌感染不直接导致 ITP，但与 ITP 发病有关，急性型常有上呼吸道感染的前驱病史，慢性型感染常诱发和加重症状。

(2)因 ITP 多发于生育期女性，故推测雌激素与本病有关。

2.发病机制　病毒抗原刺激机体产生抗体，或是血小板结构抗原发生变化产生自身抗体，称为血小板相关抗体（PAIg），抗体可以直接作用于血小板，使其被破坏而寿命缩短。抗体也可抑制骨髓巨核细胞，使其成熟障碍。抗体主要在脾脏产生，同时脾脏也是血小板破坏的主要场所，雌激素增加脾对血小板的吞噬和破坏作用。

【临床表现】

1.急性型

(1)多发于儿童，无性别差异。

(2)发病前1～2周常有病毒感染史。

(3)起病急骤，可伴有畏寒、发热。

(4)出血突然发生，广泛而严重，可有分布不均的皮肤淤点、紫癜及淤斑，可见鼻衄、牙龈出血等黏膜出血，重者表现为呕血、血便、血尿、咯血等内脏出血，若发生颅内出血可危及生命。

(5)脾一般不大。

(6)多数于半年内缓解，少数迁延成慢性。

2.慢性型

(1)多发于40岁以下的女性。

(2)起病隐袭，多无前驱病史。

(3)出血表现轻，以皮肤黏膜为主，内脏出血少见，但月经过多常见。

(4)常有轻度脾大。

(5)反复发作，病程长。

【实验室检查】

1. 血象 血小板减少,急性型常小于 $20\times10^9/L$,慢性型为 $(30\sim80)\times10^9/L$,失血的程度与血小板的减少成正比,失血多可出现血红蛋白及红细胞的下降,白细胞多正常。

2. 骨髓象 巨核细胞数量增多或正常,成熟障碍,以颗粒型为主,产生血小板巨核细胞明显减少。

3. 其他 血小板相关免疫球蛋白增高,90%以上患者为PAIgG。用放射性核素测定,血小板寿命较正常明显缩短。

【诊断和鉴别诊断】

1. 诊断:①临床有出血的表现;②多次化验血小板减少;③骨髓巨核细胞正常或增多,伴成熟障碍;④PAIg增高。

2. 鉴别诊断 须与继发性血小板减少症鉴别。如再生障碍性贫血、急性白血病、系统性红斑狼疮等。骨髓象的不同有助于鉴别。

【治疗原则】

1. 一般治疗 避免外伤,给予局部止血,应用酚磺乙胺(止血敏)等止血药,对月经过多者可给予丙酸睾丸酮等药物治疗。

2. 糖皮质激素 为本病的首选治疗,常用泼尼松口服,重者可用地塞米松或甲泼尼龙静脉滴注,待血小板升至 $50\times10^9/L$ 改口服泼尼松。

3. 脾切除 能够消除血小板抗体的产生及血小板被破坏的场所,所以是治疗本症的方法之一。适应证:①系统激素治疗6个月以上无效者;②泼尼松每日用量需>30 mg才能控制出血者;③对糖皮质激素治疗有禁忌者;④放射核素脾区扫描指数增高者。禁忌证:①因其他疾病不能耐受手术者;②妊娠期患者;③2岁以下患者。术后1~3天血小板上升,1周左右恢复正常,维持2个月以上者为有效。近年来用脾动脉栓塞替代脾切除取得良好的效果。

4. 免疫抑制剂 不首选此方法,适用于激素和脾切除疗效不佳或激素及脾切除禁忌者。选用的药物有长春新碱、环磷酰胺、硫唑嘌呤及环孢素。

5. 其他 中药、达那唑、氨肽素对ITP的治疗也有一定的疗效。

6. 重症处理 对血小板 $<20\times10^9/L$ 者,因其易发生内脏出血,病人应住院治疗,严格卧床,有严重出血或需紧急手术时,可输血小板悬液,暂时提高血小板数。也可静脉滴注大剂量丙种球蛋白,通过封闭单核巨噬细胞系统的Fc受体,抑制抗体产生。采用血浆置换可清除血中的PAIg。

(周 丽)

复习思考题

1. 何为缺铁性贫血?在比较简单的试验条件下如何诊断缺铁性贫血?
2. 铁剂服用的注意事项有哪些?如何观察疗效?
3. 何为原发性再障?何为继发性再障?何为慢性再障?何为重型再障?
4. 再障的发生与哪些因素有关?诊断标准有哪些?
5. 如何诊断自身免疫性溶血性贫血?

6. 自身免疫性溶血性贫血的治疗原则是什么?
7. 急性白血病的临床特点有哪些? 其主要诊断方式是什么?
8. 慢性白血病的临床特点有哪些? 其主要治疗方法有哪些?
9. 淋巴瘤的临床分期、分组与治疗方法有哪些?
10. 急、慢性特发性血小板减少性紫癜的异同有哪些?
11. 特发血性小板减少性紫癜主要的治疗方法有哪些?

第六章　内分泌系统疾病

第一节　甲状腺功能亢进症

甲状腺功能亢进症（甲亢）系各种病因所致的甲状腺激素分泌过多导致的临床综合征。在各种病因中，以 Graves 病（又称毒性弥漫性甲状腺肿，GD）为最常见，其次是自主性高功能甲状腺结节及多结节性甲状腺肿伴甲亢（又称 Plummer 病），其他病因所致甲亢较少见。

【病因与病理】

1. 病因　本病病因未完全阐明，目前认为与自身免疫反应密切相关，可能是由于患者体内的 Ts 细胞的免疫监护和调节功能有遗传缺陷，当遭遇精神刺激、感染等应激时，体内的免疫稳定性被破坏，"禁株"细胞失去控制，引起甲状腺刺激性免疫球蛋白的 B 细胞增生，在 Th 细胞的辅助下分泌大量自身抗体所致。这种抗体叫甲状腺刺激性抗体（TSAb），能从大多甲亢患者血清内检出，如甲亢治疗停药后 TSAb 持续阳性则可导致复发。GD 有一定的家族倾向，并与一定 HLA 类型有关，但不同地区和人种的 HLA 易感类型并不相同。一般认为，本病以遗传易感为背景，在感染、精神创伤等因素作用下，诱发体内的免疫功能紊乱。

2. 病理

(1) 甲状腺　多不同程度的弥漫性对称性肿大，或有峡部肿大。质软至韧，包膜光滑透亮，甲状腺内血管增生充血，滤泡增生，处于辅助性 T 细胞（TH）分泌亢进状态，同时，滤泡间的淋巴组织也有不同程度的增生。

(2) 眼　浸润性突眼患者的球后有脂肪浸润，纤维组织增生，GAG 及黏多糖沉积，透明质酸增多，并且有淋巴细胞及浆细胞浸润。

(3) 胫前黏液性水肿　可见黏蛋白样透明质酸沉积，并有肥大细胞、吞噬细胞和成纤维细胞浸润。

【诊断依据】

(一) 症状

临床表现本病多见于女性，男女之比为 1：(4~6)，发病年龄以 20~40 岁多见。起病缓慢，精神刺激为重要诱因。典型病例表现为高代谢症群，甲状腺肿大和突眼征。

1. 高代谢症状　怕热多汗，食欲亢进，消瘦，疲乏无力，皮肤湿暖等。

2. 精神神经系统　神经过敏、好言多动、性情急躁，易怒，失眠，注意力不集中。甚至表现为躁狂或抑郁，可有手、舌震颤。

3. 心血管系统　可有心悸、胸闷等。

4. 消化系统　食欲亢进,但体重明显下降,肠蠕动增快,吸收不良而大便次数增多。

5. 运动系统　大多有肌肉软弱无力的情况。

(二) 体征

1. 一般体征　大多病人消瘦,皮肤湿暖。

2. 甲状腺　甲状腺肿大是甲亢重要体征之一。肿大的甲状腺两侧上、下极可闻及血管杂音,杂音显著时可触及震颤。少数病人亦可无甲状腺肿大。触及一或多个结节,则可能为结节性甲状腺肿伴甲亢。肿大程度与甲亢程度不成正相关。

3. 眼征　分非浸润性突眼(突眼度小于18 mm),临床表现为眼裂增宽、瞬目减少(S-Tellwag征)和浸润性突眼,后者突眼度一般在18 mm以上。

4. 心血管体征　心动过速、心律失常(以心房颤动为多)等体征最常见;亦可有甲亢性心脏病及心力衰竭等体征。常见体征:脉压差增大,心率快,心音(S_1)增强。可有周围血管征:水冲脉、毛细血管搏动征等。

5. 神经系统　眼睑、舌、手指可有细震颤。

6. 胫前黏液性水肿　少数病人有局限性胫前黏液性水肿,这是Graves病的特征性体征之一。

(三) 实验室检查

1. 基础代谢率(BMR)　正常范围是$-10\%\sim+15\%$,其增高程度与病情轻重相符。临床上以$+15\%\sim+30\%$为轻型,$+31\%\sim+60\%$为中型,$>+61\%$为重型。BMR=(脉率+脉压-111)%。

2. 甲状腺激素测定

(1) 血清游离T_3(FT_3)、游离T_4(FT_4)　FT_3、FT_4水平不受妊娠期甲状腺激素结合球蛋白(TBG)影响,是诊断甲亢的重要指标。特异性高于总T_3和总T_4。

(2) 血清总三碘甲状腺原氨酸(TT_3)、总甲状腺素(TT_4)水平的升高。在一般情况下,甲亢病人血清TT_3、TT_4、FT_3、FT_4是平行升高,部分病人可仅表现TT_3,TT_3升高,而TT_4,FT_4正常,或呈相反变化,则分别提示为T_3甲亢或T_4甲亢。

(3) 血清促甲状腺激素(TSH)　TSH水平是诊断甲亢最敏感的指标。甲亢病人升高的T_3,T_4反馈性抑制垂体TSH分泌,致TSH水平明显低于正常范围下限或测不出。正常或高于正常范围,提示为垂体性甲亢(TSH甲亢)。

(4) 甲状腺碘摄取率(RAIU)　RAIU是诊断甲亢的有用指标,但不能反映病情轻重和疗效。甲亢病因不同,RAIU可显示不同变化,如碘甲亢、药源性甲亢、亚急性甲状腺炎所致甲亢,RAIU不是增高而是降低。

(5) T_3抑制试验、TRH兴奋试验等。

3. 甲状腺自身抗体TSH受体抗体(TRAb),包括甲状腺兴奋性抗体(TSAb)和甲状腺阻断性抗体(TSBAb)是诊断GD的重要指标。甲状腺球蛋白抗体(TGAb)、微粒体抗体(TMAb)滴度显著增高对桥本甲亢诊断有重要价值。Graves病TMAb,TGAb增高程度不及前者。

(四)影像学检查

甲状腺超声和核素扫描（ECT），垂体X线摄片及CT扫描。

【鉴别诊断】

甲亢应与下列疾病鉴别：神经官能症；单纯性甲状腺肿；嗜铬细胞瘤；更年期综合征；更年期妇女常有阵发性皮肤潮热伴出汗、情绪不稳、失眠等与甲亢相似的症状，但无甲状腺肿大，甲状腺功能正常可助鉴别。

【治疗原则】

目前治疗甲亢的主要手段是减少甲状腺激素合成，方法有三种：抗甲状腺药物（ATD）治疗、甲状腺大部切除术、放射性碘治疗。这三种方法各有利弊，医生必须根据病人的具体情况和意愿选择合适的治疗方案。休息、饮食及调整精神神经系统功能也是治疗甲亢的重要措施之一，不可缺少，只有采取综合性治疗措施，医患密切配合，才有助于提高和巩固疗效。

(一)一般治疗

1. 休息　包括精神和体力休息两方面，症状控制后仍应避免过度劳累和精神紧张。

2. 饮食　给予高热量、高营养、足量维生素和钙、磷等，以补充高代谢之消耗。忌碘饮食。

3. 对症治疗　对焦躁不安、失眠的病人，可用各种镇静剂。治疗早期可给予普萘洛尔以改善儿茶酚胺敏感性增高而引起的一系列症状，若有甲亢性心脏病伴心力衰竭应慎用，哮喘病人禁用。

(二)甲亢治疗

1. 药物治疗

(1)抗甲亢药物治疗　硫脲类有甲基硫氧嘧啶(MTU)、丙基硫氧嘧啶(PTU)。咪唑类有他巴唑(MM)、甲亢平(CMZ)。作用机制主要是抑制甲状腺激素的合成。有轻度免疫调节作用。PTU在外周组织中可减少T_4转变成T_3。开始治疗剂量应根据病情轻重决定，待临床症状控制或T_3、T_4恢复正常后开始减量。疗程为1.5～2年或更长。副作用有药疹、肝脏损害、白细胞减少，严重者可发生粒细胞缺乏症，一旦发生，应立即停药并及时处理。抗甲亢药物疗效肯定，安全、方便，不造成甲状腺永久性损害。缺点为疗程长，停药后复发率高，且复发率与疗程长短密切相关，因此疗程应力求长些。

(2)碘剂　仅用于甲亢手术治疗前准备及甲亢危象的治疗。常用复方碘溶液。碘化物对碘的有机化有短期急性抑制效应，使甲状腺激素合成减少，并抑制甲状腺激素释放。起效快，但这种作用不能持久，长期应用可使症状加重或复发。

2. 甲状腺大部切除术　治愈率较高，但并发症多，可造成甲状腺不可逆性损害而导致永久性甲减，因此必须严格掌握适应证和禁忌证，术前应用药物作充分准备。使甲状腺功能基本恢复正常，避免术中、术后并发症发生。

3. 放射性^{131}I治疗　选择性破坏甲状腺组织，永久减少甲状腺激素的合成。这是治疗甲亢最简便、持久、缓解率最高的方法。本法主要缺点是甲减的远期发生率高，而且与^{131}I的剂量有关，因此应根据甲亢的病因、甲状腺大小、病情轻重等多种因素测算合适的剂量。另一不良反应是放射性甲状腺炎引起一过性甲亢症状加重，甚至发生甲亢危象，因此在^{131}I治疗前应给予抗甲亢药物或普萘洛尔治疗。

上述治疗甲亢的三种方法都非常有效,相对安全,选择何种治疗方法为最佳,则决定于医生对治疗方法掌握的熟练程度以及病人的年龄、甲状腺肿的大小和类型、病情轻重及病程长短、有无并发症或合并症等多种因素,如儿童及青少年、轻中度甲状腺肿、妊娠妇女、首次发病而病程较短的甲亢病人以抗甲亢药物治疗为好。结节性甲状腺肿伴甲亢、甲状腺肿大明显的Graves病、经抗甲亢药物长期治疗复发者可选手术或^{131}I治疗,前者以手术治疗为最佳。甲状腺大部切除后复发的病人适合抗甲亢药物或^{131}I治疗。妊娠、哺乳期的女性病人^{131}I治疗属绝对禁忌。

第二节 糖尿病

糖尿病是由于胰岛素分泌缺陷或胰岛素作用缺陷而引起以慢性血糖水平升高为特征的代谢疾病群。分Ⅰ型,Ⅱ型和其他特殊类型糖尿病。随着生活水平的提高,糖尿病的发病率逐年增加,它已成为发达国家继心血管和肿瘤之后第三大非传染性疾病。目前,全球有超过1.5亿糖尿病患者,我国现有糖尿病患者约3 000万,居世界第二。

【病因及病理生理】

1.病因

(1)Ⅰ型糖尿病:①由于胰岛B细胞发生细胞介导的自身免疫反应性损伤而引起。②有HLA某些易感基因,体液中存在有针对胰岛B细胞的抗体,如谷氨酸脱羧酶抗体(glutamic acid decarboxylase antibody,GAD65);酪氨酸磷酸酶样蛋白抗体(protein tyrosine phosphatase,IA-2);胰岛细胞自身抗体(islet cell antibody,ICA);胰岛素自身抗体(insulin autoantibody,IAA)。③可伴随其他自身免疫疾病。

(2)Ⅱ型糖尿病 本病有明显的家族史,一般认为系染色体多基因隐性遗传。并有如下学说:①胰岛素受体学说。本型肥胖者胰岛素受体数目少,影响胰岛素充分发挥效应,而加重胰岛负担,引起糖尿病。②葡萄糖受体学说。认为胰岛B细胞上的葡萄糖受体对葡萄糖的应激反应降低。③Pyke学说。认为对内源性神经多肽过度敏感,而引起交感神经兴奋及肾上腺素分泌亢进,致使肝糖原输出增多,胰岛素释放抑制。④双激素学说。认为是由于胰岛素缺乏合并胰升血糖素相对增加所致。

2.病理生理 糖尿病的代谢紊乱主要由胰岛素的生物活性或效应的绝对或相对不足引起。患糖尿病时,葡萄糖在肝、肌肉和脂肪组织的利用减少以及肝糖原输出的增多是发生高血糖的主要原因。在脂肪代谢方面,由于胰岛素不足,脂肪组织摄取葡萄糖及从血浆中移除甘油三脂减少,脂肪合成减少。现在有研究证明,大量的脂肪在肌肉、肝和胰岛B细胞的积聚是Ⅱ型糖尿病的重要发病原因。若胰岛素极度缺乏,则会使脂肪组织大量分解产生大量酮体,导致酮症酸中毒。

【诊断依据】

1.症状 糖尿病患者由于胰岛素相对或绝对不足,摄入的葡萄糖机体不能充分利用,出现以高血糖为主的一系列代谢紊乱。典型临床表现为多尿、多饮、多食、消瘦,称之为

"三多一少"症状。病程中往往伴发急性或慢性并发症。急性并发症为糖尿病酮症酸中毒和高渗性非酮症性糖尿病昏迷,乳酸性酸中毒。慢性并发症为糖尿病心脏病,糖尿病血管病变,糖尿病肾病,糖尿病视网膜病变、神经病变、皮肤、肌肉、关节病变。另外,容易出现感染等并发症。

2.体征 若无并发症存在一般无阳性体征。

3.实验室检查 1997年,美国糖尿病协会(ADA)提出新的糖尿病诊断标准:症状+随机血糖≥11.1 mmol/L(200 mg/dL),或空腹血糖≥7.0 mmol/L(126 mg/dL),或葡萄糖耐量试验(OGTT)中2 h血浆葡萄糖(2HPG)≥11.1 mmol/L(200 mg/dL)。如果症状不典型,则需要改天复查证实。一般不做第三次OGTT试验。(注:空腹是指至少8 h没有热量的摄入;随机是指一天中任意时间而不管上次进餐时间。)

【鉴别诊断】

主要排除其他原因引起的尿糖阳性、血糖升高或糖耐量减低。如内分泌疾病:肢端肥大症,甲亢。胰腺疾病:胰腺炎,胰腺癌,胰腺切除术后。颅脑疾病:脑出血,脑肿瘤。消化系统疾病:胃空肠疾病,肝硬化。药物性:肾上腺皮质激素,女性避孕药,雌激素。肾性糖尿:主要是肾糖阈降低引起,血糖正常。

【治疗原则】

(一)一般治疗

一般治疗是指对糖尿病患者的教育,这是一个重要的基本措施。应该使糖尿病患者认识到糖尿病是终身疾病,要坚持治疗。要让患者学习糖尿病的基础知识和一些基本的治疗,如测量尿糖、血糖,学会注射胰岛素,正确的饮食控制和体育锻炼。口服降糖药的注意事项等,还要讲究卫生,预防感染。

(二)饮食治疗

饮食治疗也是一项基本的治疗措施。对于Ⅰ型糖尿病病人,在合适的总热量、食物成分、规则的饮食安排等措施的基础上,配合胰岛素治疗可以使血糖控制良好。而对于Ⅱ型糖尿病病人,尤其是肥胖者,饮食治疗有利于减轻体重、改善高血糖、调节血脂、控制高血压,并且能减少降血糖药物的用量。对于具体的饮食控制要依据个人的身高制定出每天需要的总热量,然后计算出碳水化合物、蛋白质、脂肪的数量,转换为食物,每天合理分配。

(三)运动疗法

应进行有规律的适量运动。根据年龄、体力、病情、性别等条件进行。运动疗法能缓解轻中度高血压、高血脂;有助于Ⅱ型糖尿病病人减肥,减轻胰岛素抵抗;减少患心血管疾病的危险,改善血糖代谢;降低Ⅰ型糖尿病病人胰岛素的用量;减少血小板凝集因子、降低血栓形成机会,改善心肺功能,促进全身代谢。

(四)口服降糖药

分双胍类,促胰岛素分泌剂(磺脲类和非磺脲类),a-葡萄糖苷酶抑制剂,噻唑烷二酮类。

1.促胰岛素分泌剂

(1)适应证 口服降糖药主要用于治疗Ⅱ型糖尿病;确诊后,经饮食控制和体育锻炼2~3个月,血糖仍不佳者可采用;如已用胰岛素治疗的糖尿病其用量在20~30 U以下者;因对胰岛素不敏感,胰岛素每日用量超过300 U者,亦可加用。

(2)禁忌证 Ⅰ型糖尿病;Ⅱ型糖尿病合并严重感染、酮症酸中毒、高渗性昏迷、进行大手术、伴有肝肾功能不全及合并妊娠者。

(3)常用药物为 第一代磺脲类:甲磺丁脲(D860)、氯磺丙脲;第二代磺脲类:格列苯脲(优降糖)、格列齐特(达美康)、格列吡嗪(美吡达)、格列喹酮(糖适平)。

2.双胍类(biguanides) 增强机体对胰岛素的敏感性;加强外周组织对葡萄糖的摄取;抑制肝内糖异生;减少肠道葡萄糖的吸收;不刺激胰岛素的分泌;增强纤溶作用,抑制纤溶激活物抑制物(PAI);单独应用不引起低血糖。

(1)适应证 Ⅱ型糖尿病,肥胖、血胰岛素偏高者尤为适宜;磺脲类继发性失效的Ⅱ型糖尿病改用或加用此药;Ⅰ型糖尿病胰岛素治疗血糖不稳定,辅用二甲双胍,有助于稳定血糖,减少胰岛素用量。

(2)常见药物 苯乙双胍(降糖灵),我国以往采用,目前已较少应用,应用不慎可引起乳酸性酸中毒。二甲双胍,目前国际、国内主要应用的双胍类,引起乳酸性酸中毒的机会较少,但仍应警惕。

3.α-葡萄糖苷酶抑制剂(AGI) 延缓肠道碳水化合物的吸收,降低餐后高血糖;减轻餐后高血糖对B细胞的刺激作用;增加胰岛素敏感性。常用药物:阿卡波糖、伏格列波糖。

4.噻唑烷二酮类(thiazolidinedione,TZD) 为胰岛素增敏剂,减轻外周组织对胰岛素的抵抗。常用药物:罗格列酮、吡格列酮。

(五)胰岛素(insulin,Ins)治疗

1.适应证:①Ⅰ型糖尿病;②糖尿病酮症酸中毒,高渗性昏迷和乳酸性酸中毒伴高血糖;③合并重症感染、消耗性疾病、视网膜病变、肾病、神经病变、急性心梗、脑血管意外;④因伴发病需外科治疗的围手术期;⑤妊娠和分娩;⑥Ⅱ型糖尿病患者经饮食及口服降糖药治疗未获良好控制;⑦全胰腺切除引起的继发性糖尿病。

2.常见胰岛素制剂 分速效胰岛素、中效胰岛素、长效胰岛素,其中速效常见制剂为普通胰岛素(动物)、诺和灵 R 等,中效常见制剂为万苏林、诺和灵 N 等。

(六)胰岛素泵

胰岛素泵(continuous subcutaneous insulin infusion,CSII)是一种内装有短效胰岛素的微电脑动力装置,体积为 BP 机大小,它完全模仿胰岛素的持续基础分泌和进餐时的脉冲式释放,随时释放人体所需胰岛素,因此,象一个简单的"人工胰脏",又叫"持续皮下胰岛素注射 CSII"。近年来,国内外已应用胰岛素泵强化治疗糖尿病,为目前胰岛素疗法中的最佳方式。

(七)胰腺移植和胰岛细胞移植

是糖尿病很有前景的治疗方法,对象多为Ⅰ型糖尿病,可解除对胰岛素依赖,改善生活质量,但需使用免疫抑制剂,仍有待进一步研究。

(宋 晓)

复习思考题

1. 糖尿病的诊断标准是什么?
2. 胰岛素治疗的适应证有哪些?
3. 在甲亢治疗过程中,我们应该观察病人的哪些指标的变化?
4. 简述目前Graves病的发病机制。
5. 药物治疗甲亢的适应证有哪些,常用的药物有哪几种?

第七章 神经系统与精神疾病

第一节 急性感染性多发性神经炎

急性感染性多发性神经炎又称为急性炎症性脱髓鞘性多发性神经病(acute inflammatory demyelinating polyneuropathies，AIDP)或 Guillain-Barre 综合征(GBS)，是可能与感染有关和免疫机制参与的急性或亚急性特发性多发性神经病。

【流行病学】

GBS 的年发病率为(0.6~1.9)/10 万，男性略高于女性，各年龄组均可发病。美国发病年龄有 16~25 岁与 45~60 岁双峰现象，欧洲发病趋势与之相似。我国尚没有系统的流行病学资料，但是发病年龄以儿童和青壮年多见。

【病因及发病机制】

1. GBS 的确切病因不清，可发生于感染性疾病、疫苗接种和外科处理后，也可以没有明显的诱因。临床和流行病学显示，与先期的空肠弯曲菌感染有关。

2. 分子模拟机制认为，GBS 发病是由于病原体某些成分与周围神经组分相似，机体免疫系统发生错误的识别，产生自身免疫性 T 细胞和自身抗体，产生针对周围神经组分的免疫应答，引起周围神经脱髓鞘。

3. 细胞因子在 GBS 的发病中也起着至关重要的作用，促炎性细胞因子和抑炎性细胞因子的平衡影响着疾病的发生、发展和转归。

【病理】

主要病理改变在运动及感觉神经根、后根神经节，周围神经及颅神经，以神经根及神经丛的改变最为明显，组织学特征为局限性、阶段性髓鞘脱失和伴有血管周围及神经内膜的淋巴细胞、单核细胞及巨噬细胞的浸润。

【临床表现】

1. 病前感染史　多数患者病前 1~4 周有胃肠道或呼吸道感染症状或疫苗接种史。

2. 急性或亚急性起病，症状多于数日至 2 周达到高峰。

3. 主要症状与体征　肢体对称性弛缓性瘫痪，感觉障碍轻，可有手套、袜套样感觉障碍。

4. 自主神经功能紊乱症状较明显，如窦性心动过速、心律失常、体位性低血压、皮肤潮红等。

5. 少数患者出现脑神经麻痹，如双侧面神经瘫、球麻痹等。

6. 分型

(1)经典格林-巴利综合征(AIDP)。

(2)急性运动轴索型神经病(AMAN) 为纯运动性,特点是病情重,多有呼吸肌受累,24～48 h内迅速出现四肢瘫,肌萎缩出现早,病残率高,预后差。

(3)急性运动感觉轴索型神经病(AMSAN) 发病同AMAN相似,病情常更严重,预后差。

(4)Fisher综合征 眼外肌麻痹、共济失调和腱反射消失三联征。

(5)不能分类的GBS 全自主神经功能不全和极少数复发型GBS。

【辅助检查】

1. 脑脊液蛋白-细胞分离是本病特征性表现,蛋白数增高而细胞数正常,出现于病后2～3周。

2. 电生理检查可发现运动及感觉神经传导速度(NCV)明显减慢,F波或H反射延迟或消失,F波异常代表神经近端或神经根损害,对GBS的诊断具有意义。

【诊断及鉴别诊断】

1. 诊断标准

(1)病前感染史或疫苗接种史。

(2)急性或亚急性起病。

(3)肢体对称性弛缓性瘫痪,末梢型感觉障碍,脑神经受损。

(4)脑脊液蛋白-细胞分离。

(5)早期F波或H反射延迟或消失,NCV明显减慢。

2. 鉴别诊断 GBS应与低血钾型周期性瘫痪、脊髓灰质炎以及功能性瘫痪等鉴别。

【治疗】

1. 病因治疗:①血浆交换;②免疫球蛋白静脉滴注;③皮质类固醇治疗。

2. 辅助呼吸 当患者出现气短、肺活量降至1 L以下或动脉氧分压低于9.33 kPa(70 mmHg)时可行辅助呼吸。

3. 对症治疗和预防并发症。

【预后】

本病呈自限性,单相病程,多于发病4周时症状和体征停止进展,经数周和数月后恢复,极少数复发-缓解,70%～75%的病人完全恢复,25%的患者遗留轻微的神经功能缺损,5%的患者死亡,通常死于呼吸衰竭。

(辛 立 王敬茹)

第二节 急性脑血管病

急性脑血管疾病(acute cerebrovascular diseases,ACVD)是指在脑血管壁病变或血流障碍基础上发生的急性脑循环障碍并迅速导致局限性或弥漫性脑功能缺损的临床事件。ACVD是神经系统常见病和多发病,死亡率约占所有疾病的10%,是目前人类疾病三大死亡原因之一,50%～70%的存活者遗留瘫痪、失语等严重残疾,给社会和家庭带来沉重负担。

急性脑血管疾病分类方法不同：①依据神经功能缺失持续时间，不足 24 h 者称为短暂性脑缺血发作，超过 24 h 者称为脑卒中。②依据病理性质可分为缺血性卒中和出血性卒中。前者又称为脑梗死，包括脑血栓形成和脑栓塞；后者包括脑出血和蛛网膜下腔出血。

脑卒中危险因素包括：①高血压；②心脏病；③糖尿病；④短暂性脑缺血发作（TIA）和脑卒中史；⑤吸烟和酗酒；⑥高脂血症；⑦高同型半胱氨酸血症；⑧其他：体力活动减少、饮食（高盐及动物脂肪高摄入）、超重、药物滥用、口服避孕药。这些危险因素是可以干预的，可降低脑卒中发病率。预防应针对主要危险因素进行综合防治。

一、短暂性脑缺血发作

短暂性脑缺血发作（transient ischemic attack，TIA）是指一过性局灶性脑缺血导致突发短暂性、可逆性的神经功能障碍。

【病因与病理】

1. 病因　尚不完全清楚，主要有：
(1) 微栓子学说。
(2) 脑血管狭窄、痉挛或受压。
(3) 血流动力学改变。
(4) 血液成分改变。
2. 病理　脑组织一般不发生病理改变。

【诊断依据】

1. 一般特征　多发于中、老年人（50～70 岁），男性较多。具有反复发作性、短暂性、局限性、不遗留后遗症之特点。通常在 30 min 内完全恢复。常合并高血压、糖尿病、心脏病、高脂血症或颈椎病。

2. 症状体征
(1) 颈内动脉系统 TIA　可出现对侧单肢无力或轻偏瘫、偏身感觉障碍、对侧同向性偏盲；眼动脉交叉瘫；Horner 征交叉瘫；主侧半球受累出现失语症。
(2) 椎-基底动脉系统 TIA　常见眩晕、平衡障碍，大多不伴耳鸣。可出现复视，小脑性共济失调，意识障碍，面、口周麻木及交叉性感觉障碍，交叉性瘫痪，跌倒发作，短暂性全面性遗忘症，皮质盲。

3. 实验室检查　可发现糖尿病、高脂血症。

4. 影像学检查
(1) EEG、CT 或 MRI 检查大多正常，部分病例在 MRI 可显示片状缺血灶。部分病例可见陈旧性脑梗死。
(2) 数字减影血管造影（DSA），可见颈内动脉粥样硬化斑块、狭窄等。
(3) 彩色经颅多普勒（TCD）脑血流检查，可显示血管狭窄、动脉粥样硬化斑。发作频繁的 TIA 病人可行微栓子监测。
(4) 单光子发射计算机断层扫描（SPECT）可发现局部脑灌流量减少程度及缺血部位，正电子发射断层扫描（PET）可显示局灶性代谢障碍。

(5)颈椎 X 线片可见颈椎退行性变,尤其注意钩突关节增生。

【鉴别诊断】

1. 可逆性缺血性神经功能缺损(RIND)或小卒中。
2. 短暂发作性神经疾病,如局灶性癫痫;内耳性眩晕;晕厥和阿-斯综合征。

【治疗原则】

TIA 治疗目的是消除病因,减少及预防复发,保护脑功能,防止脑梗死发生。

1. 病因治疗　消除微栓子来源和血液动力学障碍。
2. 药物治疗

(1)抗血小板聚集药。

(2)抗凝药物。

(3)血管扩张药、扩容药。

(4)近期频繁发作的 TIA 可用溶栓剂。

(5)脑保护治疗。

(6)中药活血化淤治疗。

3. 手术治疗　血管造影证实为中至重度狭窄病变,颈动脉内膜切除术可减少颈内动脉 TIA 或发生卒中风险。介入治疗对颈动脉狭窄的疗效正在评价中。

4. 预防 TIA 复发应重视致病因素的治疗。已发生 TIA 的患者或高危人群可长期服用抗血小板药。

【预后】

约有 1/3 发展为脑梗死,1/3 继续发作,1/3 可自行缓解。

二、脑血栓形成

脑血栓形成(cerebral thrombosis,CT)是脑梗死最常见的类型,是脑动脉主干或皮质支动脉粥样硬化导致血管壁增厚、管腔狭窄闭塞和血栓形成,引起脑局部血流减少或供血中断、脑组织缺血缺氧导致软化坏死,出现局灶性神经系统症状体征。

【病因与病理】

1. 病因

(1)动脉粥样硬化　是本病基本病因,导致动脉粥样硬化性脑梗死,常伴高血压病。

(2)其他原因的血管病变　包括动脉炎,先天、遗传性血管病变等。

(3)很难找到确切病因,可能的病因包括脑血管痉挛、来源不明的微栓子等。

(4)血流动力学改变。

2. 病理

(1)病理　脑缺血一般形成白色梗死,梗死区脑组织软化、坏死,伴脑水肿和毛细血管周围点状出血。大面积脑梗死可发生出血性梗死。

(2)病理生理　急性脑梗死病灶由中心坏死区及周围的缺血半暗带组成。缺血半暗带损伤仍然可逆。脑梗死区血流再通后存在有效时间即再灌注时间窗为 6 h 之内。如果脑血流再通超过此时间窗时限,脑损伤可继续加剧,产生再灌注损伤。抢救缺血半暗带的关键是超早期溶栓治疗,减轻再灌注损伤,核心是积极采取脑保护措施。

【诊断依据】

1. 一般特征　多见于中老年人。常在安静或睡眠中发病，部分病例有 TIA 前驱症状，局灶性体征多在发病后 10 余小时或 1～2 日达到高峰。

2. 症状体征　常见的脑梗死临床综合征包括以下一些：

（1）大脑中动脉闭塞综合征　主干闭塞导致病灶对侧中枢性面舌瘫与偏瘫、偏身感觉障碍及偏盲（三偏）；优势半球受累出现失语症，非优势半球出现体象障碍。皮质支闭塞导致病灶对侧偏瘫和感觉障碍，面部、上肢为重。深穿支闭塞导致对侧中枢性均等性偏瘫，偏身感觉障碍。

（2）大脑前动脉闭塞综合征　可导致对侧偏瘫和感觉障碍，下肢重于上肢；大小便失禁；精神症状、强握及吸吮反射；优势半球病变可出现失语。

（3）大脑后动脉闭塞综合征　可引起对侧同向性偏盲。导致丘脑梗死，出现丘脑综合征。

（4）椎-基底动脉闭塞综合征　脑干梗死，出现眩晕、四肢瘫、针尖样瞳孔、眼球凝视偏瘫侧、昏迷和高热等。导致小脑梗死，常见眩晕、共济失调等。可出现脑干受压和颅内压增高症状。

（5）小脑后下动脉或椎动脉闭塞综合征　也称延髓背外侧（wallenberg）综合征，是脑干梗死最常见类型。可导致眩晕、呕吐、眼球震颤；交叉性感觉障碍；同侧 Horner 征；饮水呛咳、吞咽困难和声音嘶哑；同侧小脑性共济失调。

3 实验室检查　有利于病因诊断。腰穿检查通常脑压及脑脊液（CSF）常规正常。出血性脑梗死者脑脊液中有红细胞。

4. 影像学检查

（1）CT 检查　应常规进行，多数发病 24 h 后逐渐显示低密度梗死灶。

（2）MRI　可清晰显示早期缺血性梗死、脑干及小脑梗死等。

（3）DSA　可发现血管狭窄及闭塞部位，显示动脉炎等。

（4）TCD　可发现颈动脉及颈内动脉狭窄，动脉粥样硬化斑或血栓形成。

【鉴别诊断】

1. 其他急性脑血管病，见表 2-7-1。

表 2-7-1　急性脑血管病鉴别诊断

	脑血栓	脑栓塞	脑出血	蛛网膜下腔出血
发病年龄	多为 60 岁以上	青壮年	50～60 岁	中青年
病因	脑动脉粥样硬化	风心病、心房纤颤	高血压脑动脉硬化	脑动脉瘤或血管畸形
诱因	血流慢、血压下降	无或激动、用力	情绪激动、用力	情绪激动、用力
起病速度	较缓（时或天）	急骤最急（秒或分）	急（分或时）	急（分）
起病血压	正常　降低或增高	多正常	明显增高	增高或正常

(续表)

	脑血栓	脑栓塞	脑出血	蛛网膜下腔出血
全脑症状	无或轻	有,短暂	持续较重	明显(以脑膜刺激征为主)
局灶征	有	有	有	无
颅脑CT	低密度病灶	低密度病灶可有出血	高密度病灶	蛛网膜下腔高密度病影
DSA	大动脉狭窄或闭塞	可有大动脉闭塞	大动脉一般通畅	脑动脉瘤或血管畸形

2. 颅内占位病变。

【治疗原则】

1. 急性期治疗原则

(1) 超早期治疗　力争在3~6 h治疗时间窗内溶栓治疗,并降低脑代谢、控制脑水肿及保护脑细胞,挽救缺血半暗带。

(2) 个体化治疗。

(3) 防治并发症。

(4) 整体化治疗,减少复发率和降低病残率。

2. 治疗方法

(1) 对症治疗　调控血压;预防并发症;减轻缺血性脑水肿;控制血糖。

(2) 超早期溶栓治疗　恢复梗死区血流灌注,减轻神经元损伤,挽救缺血半暗带。

①静脉溶栓疗法　掌握溶栓适应证、绝对禁忌证、溶栓并发症。

②动脉溶栓疗法。

(3) 脑保护治疗。

(4) 抗凝治疗　为防止血栓扩展、进展性卒中、溶栓治疗后再闭塞等可以短期应用。

(5) 降纤治疗。

(6) 抗血小板治疗。

(7) 有条件的医院应组建卒中单元。

(8) 急性期不宜使用或慎用血管扩张剂、脑细胞营养剂脑活素等,宜在脑卒中亚急性期(2~4周)使用。中药制剂均有活血化淤作用。

(9) 外科治疗　对重症行减压术可以挽救生命。

(10) 康复治疗。

(11) 预防性治疗。

三、脑栓塞

脑栓塞(cerebral embolism)是指各种栓子随血流进入颅内动脉使血管腔急性阻塞,引起相应供血区脑组织缺血坏死及脑功能障碍。

【病因与病理】

1. 病因　根据栓子来源可分为心源性、非心源性、来源不明性。

2. **病理** 栓塞性脑梗死多为多灶性,可伴脑炎、脑脓肿、局限性动脉炎和细菌性动脉瘤等。寄生虫性栓子在栓塞处可发现虫体或虫卵。合并出血性梗死发生率约为30%。

【诊断依据】

1. **一般特征** 以青壮年多见。非风湿性心房纤颤以老年人多见。多在活动中发病,起病急骤,在数秒至数分钟达到高峰。多是完全性卒中,起病时发生癫痫发作较常见。

2. **症状体征** 出现血管闭塞表现同脑血栓形成。体征稳定或一度好转后又出现加重提示栓塞再发或继发出血。大多数病人伴有风心病、冠心病和严重心律失常等,或心脏手术、长骨骨折、血管内介入治疗等栓子来源体征。

3. **实验室检查** 可发现感染性、癌性来源。腰穿血性脑脊液或脑脊液中白细胞数增高,有助于出血性脑梗死或感染性栓塞的诊断。

4. **影像学检查**:①CT和MRI检查 可显示缺血性梗死或出血性梗死改变。②心电图 确定心肌梗死、心律失常等证据。③彩超 可证实存在心源性栓子,可评价颈动脉管腔狭窄程度及动脉斑块。

【鉴别诊断】

应注意与血栓性脑梗死、脑出血鉴别。

【治疗原则】

1. 一般治疗与脑血栓形成相同。心源性脑栓塞发病后数小时内可用血管扩张剂。

2. 抗凝治疗 预防随后发生栓塞性卒中。

3. 气栓的处理 患者应取头低、左侧卧位,高压氧治疗。脂肪栓处理可用扩容剂、血管扩张剂静脉滴注。

4. 原发病治疗 房颤可用抗心律失常药物;感染性栓塞需选用足量有效的抗生素治疗。

四、脑出血

脑出血(intracerebral hemorrhage,ICH)是指原发性脑实质出血。

【病因与病理】

1. **病因**:①高血压性脑出血 是最常见的病因,长期高血压可促使深穿支动脉发生微小动脉瘤,血压骤升使动脉破裂;②其他病因 包括脑动脉粥样硬化,血液病,以及脑淀粉样血管病、动脉瘤、动静脉畸形等。

2. **病理** 约有70%的高血压性脑出血发生在基底节区。大脑中动脉深穿支豆纹动脉破裂最常见。血肿周围脑组织受压,较大血肿可引起脑组织和脑室移位、变形和脑疝形成。急性期后小出血灶形成胶质瘢痕,大出血灶形成中风囊。

【诊断依据】

1. **一般特征** 常发生于50~60岁,男性略多,冬春季易发。通常在活动和情绪激动时发病,常在数分钟至数小时达到高峰。出血后血压明显升高。

2. **症状体征** 常见临床类型及特点

(1)基底节区出血 典型可见三偏体征(病灶对侧偏瘫、偏身感觉缺失和偏盲等),大量出血向内破入脑室,向下扩展损伤丘脑下部和脑干,可引起相应症状。

(2)脑叶出血 常出现头痛、呕吐及脑膜刺激征,癫痫发作较常见。并有相应脑叶的症状。

(3)脑桥出血 大量出血患者于数秒至数分钟内陷入昏迷、四肢瘫痪和去大脑强直发作等,通常在48h内死亡。小量出血表现交叉性瘫痪或共济失调性轻偏瘫,可无意识障碍,可较好恢复。

(4)小脑出血 起病突然,数分钟内出现头痛、眩晕、频繁呕吐和平衡障碍等,大量出血可在12～24h内陷入昏迷和脑干受压征象,可因枕骨大孔疝死亡。

3.实验室检查 有助于鉴别诊断和了解全身状况。脑脊液检查可发现脑压增高,CSF呈洗肉水样。须注意脑疝风险。

4.影像学检查

(1)CT检查 首选CT检查,可显示圆形或卵圆形均匀高密度血肿等。

(2)MRI检查 可发现CT不能确定的脑干或小脑小量出血,超急性期(0～2h)血肿,与脑梗死不易区别。

(3)DSA 有助于病因诊断。

【鉴别诊断】

1.其他类型脑卒中,参见表2-7-1。

2.外伤性脑出血。

3.中毒及代谢性疾病昏迷。

【治疗原则】

减轻脑水肿,调控血压,防治并发症,减少神经功能残疾程度和降低复发率。

1.内科治疗:(1)一般治疗 维持生命体征,预防并发症。(2)调控血压。(3)控制血管源性脑水肿。(4)并发症防治:①抗感染;②处理应激性溃疡;③纠正低钠血症;④控制痫性发作;⑤控制中枢性高热;⑥预防下肢深静脉血栓形成。

2.外科治疗 可挽救重症患者生命及促进神经功能恢复。

3.康复治疗 病情稳定后宜尽早进行。

五、蛛网膜下腔出血

蛛网膜下腔出血(subarachnoid hemorrhage,SAH)通常为脑底部动脉瘤或脑动静脉畸形破裂,血液直接流入蛛网膜下腔所致,又称自发性SAH。脑实质或脑室出血、外伤性出血流入蛛网膜下腔为继发性SAH。

【病因与病理】

1.病因 包括:①颅内先天性粟粒样动脉瘤:约占75%,多见于30岁以上的成年人;②动静脉畸形:多见于青年人;③梭形动脉瘤:高血压、动脉粥样硬化所致;④其他如脑底异常血管网(Moyamoya病)等。

2.病理 先天性粟粒样动脉瘤多位于前循环,常在动脉瘤弯隆处破裂。蛛网膜下腔血液沉积在脑底池和脊髓池中,覆盖于颅底血管、神经和脑表面。蛛网膜呈无菌性炎症反应。

【诊断依据】

1.一般特征 多见于青壮年,突发起病,发病多有激动、用力或排便等诱因。出血常引起血压急骤上升。

2. **主要症状** 头痛,典型表现是突发异常剧烈全头痛。短暂意识丧失很常见,严重者突然昏迷并短时间死亡。老年 SAH 患者临床表现常不典型。

3. **体征** 出现脑膜刺激征。不同部位动脉瘤可出现相应部位的局灶性体征具有定位意义;20%患者眼底可见玻璃体下片块状出血,对诊断具有提示性。

4. **常见并发症**:①再出血;②脑血管痉挛;③扩展至脑实质内的出血;④急性或亚急性脑积水;⑤少数患者发生癫痫发作,低钠血症;⑥应激性溃疡。

5. **实验室检查** 有助于寻找其他出血原因。若 CT 扫描不能确定 SAH,可行腰穿和 CSF 检查,肉眼呈均匀一致血性脑脊液。

6. **影像学检查**:(1)颅脑 CT 首选 CT 检查,安全、敏感,并可早期诊断。显示裂、池高密度出血征象。(2)DSA 为 SAH 病因诊断提供可靠证据,是制定合理外科治疗方案的先决条件。(3)TCD 可监测 SAH 后脑血管痉挛。

【鉴别诊断】

1. 其他急性脑血管病:参见表 2-7-1。
2. 颅内感染。

【治疗原则】

防止再出血,防止脑血管痉挛,去除病因,防治并发症。

1. **内科治疗**

(1)一般处理 绝对卧床休息 4~6 周,避免诱发动脉瘤再破裂。防止并发症。

(2)脱水降颅压治疗,有脑疝形成趋势者可行颞下减压术和脑室引流。

(3)预防再出血 应用抗纤溶药。

(4)防止脑血管痉挛 应用钙通道拮抗剂。

(5)放脑脊液疗法。

2. **手术治疗** 是根除病因、防止复发的有效方法。

【预后】

动脉瘤再出血病死率在 50%以上。介入治疗使本病预后有了明显改善。 (胡冬梅)

第三节 癫痫

【概念】

癫痫(epilepsy)是慢性反复发作性短暂脑功能失调综合征,以脑神经元异常放电引起反复痫性发作为特征,是发作性意识丧失的常见原因。

【病因及发病机制】

1. **病因**

(1)特发性癫痫及癫痫综合征 除可疑遗传倾向外,无其他明显病因。

(2)症状性癫痫及癫痫综合征 是各种明确或可能的中枢神经系统病变所致。

(3)隐源性癫痫 临床表现提示为症状性癫痫,但未找到明确病因。

(4)状态关联性癫痫发作 这类病人发作与特殊状态有关。

2.发病机制 极为复杂,影响因素颇多,主要包括:年龄、遗传因素、睡眠、内环境改变、脑功能状态等。

【癫痫发作分类及临床表现】

1.部分(局灶)性发作

(1)单纯性 无意识障碍。

(2)复杂性 有意识障碍。

(3)部分性发作继发泛化 由部分性发作起始发展为全面性发作

2.全面(泛化)性发作 包括强直-阵挛、强直、阵挛、肌阵挛发作(抽搐性),失神(典型失神与非典型失神),失张力发作(非抽搐性)。

3.不能分类的癫痫发作

【诊断方法】

1.主要根据患者发作史,可靠目击者提供的详细发作过程和表现非常重要。

2.脑电图(EEG)是诊断癫痫最重要的辅助检查方法,发现痫性放电可以临床确诊;必要时可通过视频脑电监测发作表现及同步脑电图记录证实。

3.神经影像学检查。

【鉴别诊断】

首先与其他发作性疾病鉴别:低血糖症、假性癫痫发作(pseudoepileptic seizures)、发作性睡病(narcolepsy)、晕厥(syncope)等;其次应注意鉴别不同发作类型:①某些复杂部分性发作仅有意识障碍或以意识障碍为主,须与失神发作鉴别;②复杂部分性发作伴各种运动症状须与强直—阵挛性发作鉴别。

【治疗原则】

1.药物治疗的一般原则

(1)确定是否用药。

(2)正确选择药物:癫痫常用药物及其选择见表2-7-2。

(3)尽量单药治疗。

(4)注意药物用法。

(5)个体化治疗及长期监控。

(6)严密观察不良反应。

(7)坚持长期规律治疗。

(8)掌握停药时机及方法。

以下情况可考虑联合用药:①难治性癫痫患者试用多种单药治疗方案无效;②患者有多种发作类型;③Lennox-Gastaut综合征患者在逐一试用单药治疗无效时可联合用药,最好选用作用原理、代谢途径及副作用不同的药物。常用抗癫痫药物(AEDs)及其选择见表2-7-2。

表 2-7-2　常用抗癫痫药物(AEDs)及其选择表

发作类型	一线 AEDs	二线或辅助 AEDs
单纯及复杂部分性发作、部分性发作继发 GTCS	卡马西平、丙戊酸钠、苯妥英钠、苯巴比妥、扑痫酮	氯硝西泮
GTCS	卡马西平、苯巴比妥、丙戊酸钠、苯妥英钠、扑痫酮	乙酰唑胺、奥沙西泮、氯硝西泮
特发性大发作合并失神发作	首选丙戊酸钠、其次苯妥英钠或苯巴比妥	
继发性或性质不明的 GTCS	卡马西平、丙戊酸钠、苯妥英钠	
失神发作	丙戊酸钠、乙琥胺	乙酰唑胺、氯硝西泮
强直性发作	卡马西平、苯巴比妥、苯妥英钠	奥沙西泮、氯硝西泮、丙戊酸钠
失张力性和典型失神发作	奥沙西泮、氯硝西泮、丙戊酸钠	乙酰唑胺、卡马西平、苯妥英钠
肌阵挛性发作	丙戊酸钠、乙琥胺、氯硝西泮	乙酰唑胺、奥沙西泮、氯硝西泮
婴儿痉挛症	促肾上腺皮质激素(ACTH)、强的松、氯硝西泮	
有中央-颞部或枕部棘波的良性儿童期癫痫	卡马西平或丙戊酸钠	
Lennox-Gastaut 综合征	首选丙戊酸钠,次选氯硝安定	

2.手术治疗

(1)掌握手术适应证。

(2)常用方法包括:①前颞叶切除术:是难治性复杂部分性发作最常用的经典手术;②颞叶以外脑皮质切除术:是治疗部分性发作的基本方法;③癫痫病灶切除术;④大脑半球切除术;⑤胼胝体部分切除术;⑥多处软脑膜下横切术:适用于部分性发作致病灶位于脑重要功能区的。

【癫痫持续状态及其治疗原则】

1.癫痫持续状态(status epilepticus)　或称癫痫状态,是癫痫连续发作之间意识尚未完全恢复又频繁再发,或癫痫发作持续 30 min 以上不自行停止。分为两大类:全面性发作持续状态和部分性发作持续状态。通常是指全面性强直-阵挛发作持续状态。

2.治疗　从速控制发作是治疗的关键,否则可危及生命,同时给予有效的支持、对症治疗,如保持呼吸道通畅、纠正酸碱平衡、电解质紊乱,预防或治疗感染等。防治脑水肿可用20%甘露醇250 mL 快速静脉滴注,或地塞米松 10~20 mg 静脉滴注;高热可物理降温。

(1)控制发作可选用下列药物:安定(地西泮)、10%水合氯醛、氯硝安定(氯硝西泮)、异戊巴比妥钠、利多卡因;

(2)控制发作后应使用长效 AEDs 过渡和维持。

(袁　慧)

第四节 震颤麻痹

震颤麻痹(paralysis agitans)即帕金森病(Parkinson disease,PD),是一种较常见的锥体外系疾病,临床特点为肢体震颤、肌强直和运动减少,病程进展缓慢。最新研究表明我国患病率约女性1.6%,男性1.7%。

【病因与病理】

1. 病因及发病机制　病因迄今未明,目前认为可能与老化、环境和遗传等多种因素有关,家族性PD与α-核蛋白基因及Parkin基因突变相关。

2. 病理及生化病理

(1) 病理改变　在黑质和黑质纹状体通路,黑质致密部多巴胺(DA)能神经元变性、缺失最显著,胞浆内出现嗜酸性包涵体(Lewy小体)。

(2) 生化病理　黑质-纹状体通路是脑内最重要的DA递质通路,DA与乙酰胆碱(Ach)两种神经递质的平衡是调节基底节环路活动的基础。PD纹状体DA含量降低,导致Ach系统功能相对亢进,使皮质运动功能的易化作用被削弱,产生肌张力增高、动作减少等症状。

【诊断依据】

1. 症状　多在60岁以后发病,起病隐袭,缓慢发展,一侧或两侧肢体缓慢出现震颤、发紧发硬感,动作笨拙,走路下肢沉重,出现拖步。

2. 体征

(1) 静止性震颤　常为典型首发症状,拇指与食指呈4~6次/秒的搓丸样动作,安静或休息时明显,随意运动时减轻。

(2) 肌强直　屈肌与伸肌同时受累,被动运动时阻力始终增高为铅管样强直;如伴震颤则在均匀阻力中断续停顿,为齿轮样强直。

(3) 运动迟缓　表现随意动作减少,如始动困难和运动迟缓,面部表情少,双眼凝视,瞬目减少(面具脸);手指精细动作困难,小写征。

(4) 姿势步态异常　站立呈屈曲体姿,走路下肢拖曳或小步态,启动困难,上肢摆动减少或消失,转弯时平衡障碍,晚期起立困难,慌张步态。

(5) 其他　Myerson征,讲话缓慢,流涎,吞咽困难,自主神经症状如直立性低血压等,晚期可出现认知障碍、抑郁和视幻觉等。

3. 实验室检查及影像学检查　血、脑脊液常规化验均无异常,CT、MRI检查亦无特征性所见。分子生物学及功能显像检测如PET或SPECT有一定意义。

【鉴别诊断】

最常见与帕金森综合征相鉴别。部分病人有帕金森病样表现,但多有明确病因可寻,如脑外伤、脑卒中、脑炎、药物中毒等;还需和特发性震颤、变性性帕金森综合征、帕金森叠加综合征等鉴别。

【治疗原则】

1. 药物治疗

(1) 抗胆碱能药物　适于震颤较重而年龄较轻者,常用安坦等。

(2) 金刚烷胺　促进 DA 在神经末梢释放。可改善少动、强直、震颤等,单独或与安坦合用。

(3) 左旋多巴(L-Dopa)及复方左旋多巴　是治疗 PD 最有效的药物。

(4) DA 受体激动剂　年轻患者可单用,疗效逊于美多巴,一般与之合用。

(5) 单胺氧化酶 B 抑制剂　阻止 DA 降解,增加脑内 DA 含量。

(6) 儿茶酚-氧位-甲基转移酶抑制剂　抑制 L-Dopa 外周代谢。

2. 立体定向手术　如苍白球、丘脑毁损术和深部脑刺激术(DBS),适应证是药物治疗失效、不能耐受或出现运动障碍患者,但需配合药物治疗。

3. 康复治疗作为辅助手段对改善症状起一定作用。

(袁　慧)

第五节　周期性麻痹

周期性麻痹又称为周期性瘫痪(period paralysis),是以反复弛缓性肌无力或麻痹发作为特点的一组疾病,发作时可伴血钾水平异常,发作间期肌力正常;可分为三型:低血钾型、高血钾型和正常血钾型。低钾型最多见,本节重点介绍低血钾型周期性瘫痪。

【病因和发病机制】

低血钾型周期性瘫痪(hypokalemic periodicparalysis, HoPP)是常染色体显性遗传钙通道病,可为家族性,我国多为散发病例。部分 HoPP 病例与甲状腺功能亢进有关,称为甲亢性周期性瘫痪。

HoPP 属于骨骼肌钙通道病,HoPP 是 $1q^{32}$ 染色体编码二氢吡啶受体的基因突变所致,临床病变具有遗传异质性,也与 $11q^{13}-q^{14}$ 和 $17q^{23.1}-q^{25.3}$ 位点突变有关。

高血钾和正常血钾型周期性瘫痪属于骨骼肌钠离子通道病,致病基因位于 $17q^{23.1}-q^{23.5}$ 的 SCN4A(编码骨骼肌钠通道的 α-亚单位)。

【病理】

低血钾型周期性瘫痪主要病变是肌浆网空泡化,肌原纤维被圆形或卵圆形空泡分隔,空泡内含透明液体及少数糖原颗粒。电镜下可见空泡由肌浆网终末池和横管扩张形成。病变晚期可见肌纤维变性。

【临床表现】

1. 低血钾型周期性瘫痪任何年龄均可发病,以青壮年(20~40 岁)发病居多,男性多于女性,随年龄增长发作次数减少。通常在夜晚或晨醒时发病,肌无力常由双下肢开始,延及双上肢,为双侧对称四肢软瘫,近端较重;肌张力减低,腱反射减弱或消失。口咽肌和头面肌极少累及,眼球运动也不受影响,发作一般持续 6~24 h,个别病例长达 1 周。发作间期正常。

2. 本病的诱因包括饱餐(尤其过量进食碳水化合物)、酗酒、过劳、剧烈运动、寒冷、感染、创伤、情绪激动、焦虑和月经,以及注射胰岛素、肾上腺素、皮质类固醇或大量输入葡萄糖等。

3. 甲亢性周期性瘫痪在我国多见,男性居多。本病发作与甲亢的严重程度无关。临床表现与低血钾型类同。

4. 散发性病例发作期血清钾一般降至 3.5 mmol/L 以下,可低至 1～2 mmol/L,尿钾也减少,血钠可升高。心电图可呈典型低钾性改变。

【诊断及鉴别诊断】

1. 诊断　HoPP 根据发作性及临床表现、发作时伴血清钾降低、补钾及醋氮酰胺治疗有效等可确诊,须注意有否家族史。

2. 鉴别诊断

(1) HoPP 散发性病例需排除其他疾病引起的反复低血钾。

(2) 高血钾型周期性瘫痪(hyperkalemic periodicparalysis,HyPP)为常染色体显性遗传,许多家系有 $17q^{23.1}-q^{23.5}$ 染色体 α 亚单位钠通道基因(SCN4A)缺陷。发病年龄早(10岁之前),男女比例相等。多在运动后发作,饥饿、寒冷和摄入钾可诱发。肌无力常从下肢开始,并累及躯干和上肢,严重者累及颈肌和眼外肌。发作通常为时短暂,持续不足 1 h,每日至每年发作数次。

(3) 正常血钾型周期性瘫痪(nomalkalemicperiodicparalysis)为常染色体显性遗传或遗传方式未定。本型罕见。本病多在 10 岁前发病,表现为发作性肌无力,多发生于夜间或晨起时,严重发作时甚至不能移动肢体,但呼吸和吞咽极少受累。发作持续时间长,数日至数周,通常为 10 天以上。

【防治】

1. 发作的治疗　HoPP 急性发作可口服 10%氯化钾或 10%枸橼酸钾 20～50 mL,24 h 总量 10 g,分次服,无效时可继续加量,直至病情好转后逐渐减量;重症病例用 10%氯化钾 10～15 mL 加入 500 mL 输液中静脉滴注,并口服补钾。

2. 预防性治疗。

(辛　立　王敬茹)

第六节　精神分裂症

精神分裂症(schizophrenia)是一组病因未明的精神疾病。具有思维、情感、行为等多方面的障碍,以精神活动和环境不协调为特征。通常意识清晰,智能尚好,部分病人可出现认知功能损害。多起病于青壮年,常缓慢起病,病程迁延,有慢性化倾向和衰退的可能,但部分病人可保持痊愈或基本痊愈状态。

【流行病学】

精神分裂症可见于各种社会文化和各个社会阶层中,在成年人口中的终生患病率在 1%左右。

【病因和发病机制】

1. 遗传因素　精神分裂症分子遗传机制十分复杂,目前染色体区域定位研究方面主要集中区域是 6p,22q,8p,13q,候选基因方面比较支持 DRD3 基因、5-HT2A 基因和 COMT 基因。

2. 神经病理学及大脑结构的异常。
3. 神经生化方面的异常
(1)多巴胺(DA)假说。
(2)氨基酸类神经递质假说。
(3)5-羟色胺(5-HT)假说。
(4)细胞因子及其受体在精神分裂症中的作用。
4. 子宫内感染和产伤。
5. 神经发育病因学假说。
6. 社会心理因素。

【临床表现】
1. 感知觉障碍　精神分裂症最突出的感知觉障碍是幻觉,以幻听最为常见。
2. 思维及思维联想障碍
(1)妄想　最多见的妄想是被害妄想与关系妄想,可见于各个年龄层。
(2)被动体验　在精神分裂症患者中,常常会出现精神与躯体活动自主性方面的问题。
(3)思维联想障碍精神分裂症患者在交谈中忽视常规的修辞、逻辑法则,在言语的流畅性和叙事的完整性方面往往出现问题。
3. 情感障碍　主要表现为情感迟钝或平淡。
4. 意志与行为障碍
(1)意志减退。
(2)紧张综合征以病人全身肌张力增高而得名,包括紧张性木僵和紧张性兴奋两种状态。

【临床分型】
1. 可根据精神分裂症的临床特征将其划分为偏执型、紧张型、青春型、单纯型。
2. 精神分裂症以临床现象学为基础进行的分型还可以分为未分化型、衰退型和精神分裂症后抑郁型。
3. Crow 将精神分裂症按阳性、阴性症状群分为：Ⅰ型精神分裂症（阳性精神分裂症）；Ⅱ型精神分裂症（阴性精神分裂症）；混合型精神分裂症。阳性症状指精神功能的异常或亢进,包括幻觉、妄想、明显的思维形式障碍、反复的行为紊乱和失控,阴性症状指精神功能的减退或缺失,包括情感平淡、言语贫乏、意志缺乏、无快感体验、注意障碍。

【诊断及鉴别诊断】
1. 精神分裂症诊断中必须考虑的因素
(1)起病。
(2)前驱期症状。
(3)症状学。
2. CCMD-3 中精神分裂症的诊断标准

(1)症状标准　至少有下列2项,并非继发于意识障碍、智能障碍、情感高涨或低落,单纯型精神分裂症另规定:①反复出现的言语性幻听;②明显的思维松弛,思维破裂、言语不连贯,或思维贫乏或思维内容贫乏;③思想被插入、被撤走、被播散、思维中断,或强制性思维;④被动、被控制,或被洞悉体验;⑤原发性妄想(包括妄想知觉、妄想心境)或其他荒谬的妄想;⑥思维逻辑倒错、病理性象征性思维,或语词新作;⑦情感倒错,或明显的情感淡漠;⑧紧张综合征、怪异行为,或愚蠢行为;⑨明显的意志减退或缺乏。

(2)严重标准　自知力障碍,并有社会功能严重受损或无法进行有效交谈。

(3)病程标准:①符合症状标准和严重标准至少已持续1个月,单纯型另有规定;②若同时符合精神分裂症和心境障碍的症状标准,当情感症状减轻到不能满足心境障碍症状标准时,分裂症状需继续满足精神分裂症的症状标准至少2周以上,方可诊断为精神分裂症。

(4)排除标准　排除器质性精神障碍及精神活性物质和非成瘾物质所致精神障碍。尚未缓解的精神分裂症病人,若又罹患本项中前述两类疾病,应并列诊断。

3.鉴别诊断

(1)脑器质性及躯体疾病所致精神障碍。

(2)心境障碍。

(3)神经症。

【病程与预后】

精神分裂症在初次发病缓解后可有不同的病程变化,在第一次发作的精神分裂症患者中,有75%可以治愈,约有20%可保持终生健康。

【治疗与康复】

1.药物治疗

(1)经典药物　主要通过阻断D_2受体起到抗幻觉妄想的作用。按临床特点分为低效价和高效价两类。前者以氯丙嗪为代表;后者以氟哌啶醇为代表。

(2)非经典药物　通过平衡阻滞5-HT与D_2受体,起到治疗作用。代表药物有利培酮、奥氮平、奎硫平、氯氮平等。

2.心理治疗。

3.放射治疗。

4.心理与社会康复。

(辛　立　王敬茹)

第七节　神经症

神经症又称神经官能症,是一组轻性大脑功能失调的疾病总称。它包括神经衰弱、癔症、焦虑症、强迫症、恐怖症、抑郁性神经症、疑病症等。

一、神经衰弱

【诊断依据】

1.起病与精神因素有密切关系。

2. 有易于兴奋、易于疲劳和衰竭及伴随植物神经功能紊乱的临床特点。
3. 病程有反复波动和迁延的倾向,波动常与精神因素包括心理反应有关。
4. 躯体、神经系统检查和化验检查未发现相应的病理改变或其他精神疾病。

【治疗原则】

1. 精神治疗　把疾病的知识交给病人,调动他们战胜疾病的主观能动性,为巩固疗效建立合理生活制度,加强体质锻炼,克服不健康的性格。

2. 药物治疗　如失眠者可给予艾司唑仑 2 mg,每晚口服;情绪障碍者可选用黛力新 2 片,早餐后服,或丁螺环酮 10 mg,每日三次口服;中药有安神口服液、百乐眠胶囊等。

二、癔症

【诊断依据】

1. 具有癔病性格。
2. 急剧和持久的精神因素是重要的发病原因,以后发病可联想初次发病情景而引起。
3. 突然起病和突然消失,而无残留症状。症状的产生和消失与暗示、自我暗示密切联系。
4. 症状多样,在情感爆发和精神发作时,带有鲜明的情感色彩;其躯体功能障碍,检查未见与临床症状相应的阳性体征。
5. 病人对躯体症状常泰然漠视,而精神发作时防御反应存在。

【治疗原则】

1. 暗示疗法　在语言暗示的同时,对症可选用针刺、注射用水肌肉注射,10% 葡萄糖酸钙静脉注射,电兴奋治疗等。

2. 催眠疗法　医生用一般语言催眠或用 2.5% 硫喷妥钠作静脉缓慢注射,诱导病人进入催眠状态后再进行语言暗示。

3. 药物治疗　对癔症性精神发作或兴奋状态,抽搐发作时需做紧急处理。给予氯丙嗪 25～50 mg 肌肉注射或氟哌啶醇 5 mg 肌肉注射,安定 10～20 mg 肌肉注射。

三、焦虑症

【诊断依据】

1. 女性多见,多于 20～40 岁者发病。
2. 临床表现为焦虑发作,并伴有植物神经机能紊乱及运动性不安。
3. 排除其他躯体疾病及精神疾病引起焦虑状态。神经系统检查和化验检查无阳性发现。

【治疗原则】

1. 精神治疗　向病人说明疾病的性质,解除病人对焦虑发作的精神负担和心理恐惧,树立治疗疾病的信心。

2. 药物治疗　发作时可选用阿普唑仑 0.4 mg,或地西泮 2.5 mg,或丁螺环酮 5 mg,每日 2～3 次;抗抑郁药如多虑平、盐酸氟西汀、盐酸帕罗西汀等均有抗焦虑作用,根据病人的情况可选用。

3. 松弛疗法　气功、太极拳、站桩均可有使全身松弛作用。

四、抑郁性神经症

【诊断依据】

1. 常因社会心理因素而起病,病程至少 1 年以上,具有抑郁人格特征。
2. 临床表现持久的情绪低落、苦闷,但描述生动具体。伴有焦虑和躯体症状,工作、学习和生活无明显影响。
3. 有自知力,能主动求治。
4. 排除重性抑郁症或其他精神障碍。实验室检查无阳性表现。

【治疗原则】

1. 首要治疗是心理治疗,可进行认知疗法。
2. 在心理治疗基础上应用抗抑郁药,如多虑平每日 50~100 mg 分 2 次服,盐酸氟西汀、盐酸帕罗西汀 20 mg,早饭后服等,帮助提高情绪及减轻焦虑。
3. 抗抑郁药有调整睡眠作用,但亦可用艾司唑仑(舒乐安定)等催眠。
4. 某些中成药,如安神补脑液对改善睡眠有一定帮助。　　　　(袁　慧　孙保亮)

复习思考题

1. 简述急性感染性多发性神经炎的临床表现。
2. 简述急性感染性多发性神经炎的诊断标准。
3. 简述脑血管疾病的危险因素。
4. 简述短暂性脑缺血发作的病因和发病机制。
5. 蛛网膜下腔出血和脑出血的鉴别要点是什么?
6. 脑出血和脑血栓形成应如何进行鉴别?
7. 脑血栓形成急性期的治疗原则是什么?
8. 延髓背外侧综合征的临床表现有哪些?
9. 蛛网膜下腔出血的常见并发症和防治措施是什么?
10. 简述大脑中动脉闭塞后的临床表现。
11. 癫痫发作分类及临床表现是什么?
12. 何谓癫痫持续状态?其治疗原则是什么?
13. 帕金森病的主要临床表现是什么?
14. 治疗帕金森病的主要药物及副作用有哪些?
15. 简述低血钾型周期性瘫痪的临床表现。
16. 简述精神分裂症的临床表现和分型。
17. 简述精神分裂症的诊断标准。
18. 简述癔病的主要临床表现。
19. 抑郁症的治疗原则是什么?

第八章 传染病及理化因素所致疾病

第一节 急性一氧化碳中毒

一氧化碳(CO)是无色、无味的气体,比重 0.967。吸收过量的 CO 后可发生急性一氧化碳中毒(acute carbon monoxide poisoning)。

【病因和发病机制】

1. 病因 在生产、生活中若长时间接触高浓度一氧化碳后可发生中毒,年老、多病及体弱者更易发生,产生一氧化碳的环境很多,如炼钢、炼焦、火车、汽车排出的废气,煤气管灶漏气,燃气热水器使用不当等。

2. 发病机制 一氧化碳经呼吸道进入人体后,与血液中的血红蛋白结合,形成稳定的碳氧血红蛋白,随血流分布于全身。因 CO 与 Hb 亲和力比 O_2 与 Hb 的亲和力大 240 倍,故 CO 一经吸入即与 O_2 争夺与血红蛋白结合,使血红蛋白的带氧功能大大降低,从而导致组织器官缺氧。

【临床表现】

1. 轻度中毒 血液 COHb 浓度高于 10%,患者可有恶心、呕吐、头晕、头痛、乏力、嗜睡、意识模糊。

2. 中度中毒 血液 COHb 浓度高于 30%,患者昏迷,瞳孔对光反射和角膜反射可迟缓,对疼痛刺激可有反应,面色潮红,口唇呈樱桃红色。

3. 重度中毒 血液 COHb 浓度高于 50%,深昏迷,各种反射消失,可呈去大脑皮层状态,可有脑水肿,伴有惊厥,呼吸抑制,可有休克和严重的心肌损害,出现心律失常,可并发肺水肿,上消化道出血,脑局灶损害,出现锥体系或锥体外系损害体征,皮肤可出现大水泡和红肿,可并发横纹肌溶解症(rhabdomyolysis)。

4. 迟发性脑病 部分病人苏醒后可出现下述表现:痴呆状态、谵妄状态或去大脑皮质状态,震颤麻痹综合征,偏瘫,病理反射阳性或小便失禁,失语,失明,继发性癫痫。

【诊断和鉴别诊断】

根据较高浓度一氧化碳接触史,急性发生的中枢神经损害的症状和体征,结合血液 COHb 及时测定的结果,可作出急性 CO 中毒诊断。

急性 CO 中毒引起的昏迷应与脑血管意外、脑膜脑炎、脑震荡、糖尿病酮症酸中毒以及其他中毒引起昏迷相鉴别。仔细询问病史,结合临床表现及实验室检查,不难鉴别。

【治疗】

1. 迅速脱离中毒现场,将病人移至空气流通的地方,保持呼吸道通畅。

2. 吸氧 吸入氧气可加速 CO-Hb 解离,迅速纠正缺氧状态。宜用 8～10 L/min 高流量吸氧,高压氧治疗能增加血液中溶解氧,迅速纠正缺氧。

3. 防治脑水肿 急性中毒后 2～4 h 可出现脑水肿,24～48 h 内达高峰,因此可用甘露醇、高渗糖交替静脉用药,也可酌情使用利尿剂,同时注意水和电解质平衡。

4. 治疗感染和控制高热,发热者可采用物理降温,选择广谱抗生素。

5. 促进脑细胞代谢,可适当补充三磷酸腺苷、细胞色素 C、辅酶 A 及各类维生素等。

【预防要点】

加强预防一氧化碳中毒的卫生宣传,认真执行安全生产制度和操作规程,对生产生活环境中的煤气设备,要经常检修,防止漏气,要有良好的通风,加强个人防护,进入高浓度 CO 的环境工作时,要戴防毒面具,并宜两人同时工作,以便监护和互助。

第二节 病毒性肝炎

病毒性肝炎(viral hepatitis)是由多种病毒引起,以肝脏炎症和坏死病变为主的一组传染病。按病原分类,目前已发现的病毒性肝炎共有 5 型,即甲、乙、丙、丁、戊型。

【病原学】

(一)甲型肝炎病毒(hepatitis A viral, HAV)

直径为 27 nm,无包膜,球型。核衣壳由 32 个壳粒组成 20 面体,内含单股 RNA,由 700 个核苷酸组成。只有一个血清型和 1 个抗原系统。感染后早期出现 IgM 抗体,一般可持续 3～6 个月,IgG 抗体则可持续多年。HAV 能耐受 60℃ 1 h,10～20 h 部分灭活;100℃ 10 min 全部灭活。实验动物狨猴及黑猩猩易感,且可传代。在多种人或猴细胞株中可以生长、复制和传代。在细胞培养中 HAV 生长缓慢,接种后约需 4 周才可检出抗原。

(二)乙型肝炎病毒(hepatitis B viral,HBV)

HBV 是嗜肝 DNA 病毒,完整的病毒直径 42 nm,又名 Dane 颗粒,外壳球状与管状亚单位中含表面抗原(HBsAg),核心部分含有 HBcAg,部分双股的 DNA 和 DNA 聚合酶(DNAP)和 e 抗原(HBeAg),是病毒复制的主体。

感染 HBV 后最早 1～2 周,最迟于 11～12 周血中首先出现 HBsAg,表示感染 HBV 的间接标记,HBsAg 刺激人体产生表面抗体(抗-HBs),即表示对 HBV 有免疫力。急性 HBV 感染时血中 HBsAg 持续时间大多为 1～6 周,最长可达 20 周,HBsAg 消失,呈自限过程,抗-HBs 出现于 HBsAg 转阴后一段时间,维持约 10 年。HBsAg 有 10 个亚型,主要 adr,adw,ayr,ayw 4 种,国内以 adr 为主,其次 adw。

核心抗原(HBcAg)和核心抗体(抗-HBc),HBcAg 存在于受感染的肝细胞核内和血液中的 HBV 颗粒,HBcAg 和 DNAP 两者都是病毒复制标记。抗-HBc IgM 只存在于乙型肝炎急性期和慢性肝炎急性发作期,有鉴别诊断意义。抗-HBc IgG 出现较迟,可维持多年。低水平的 HBV 感染,HBsAg 滴度低时,血清中可出现单独抗-HBc 阳性。

e 抗原与 e 抗体 HBeAg 是一种可溶性蛋白抗原,在血清中出现稍后于 HBsAg,而消失在 HBsAg 稍前,是 HBV 活动性复制和有传染性的重要标记,它与 HBV,DNA 和 DNAP 意义相同。HBVDNA 位于 HBV 的核心部位,与 HBeAg 几乎同时出现,是 HBV 感染最直接、特异和灵敏的指标。

HBVDNA 聚合酶(DNA Polymerase,DNAP)是反映 HBV 复制能力的指标。

(三)丙型肝炎病毒 (hepatitis C viral,HCV)

为正链 RNA 病毒,直径为 36~62 nm,根据核苷酸序列同源程序,HCV 可分为若干个基因型和亚型。分为 6 个(1~6)型。HCV 为多变异的病毒。猩猩、狨猴对 HCV 均易感,接种 HCV 后 4~8 月,可产生抗-HCV。人感染 HCV 后可在肝细胞中和血液中检出 HCV-RNA,HCVAg 和抗-HCV。HCV 对一般化学消毒剂敏感,加热 100℃ 5 min 灭活。

(四)丁型肝炎病毒 (hepatitis D viral,HDV)

又称 δ 抗原,为一种缺陷性 RNA 病毒,在血液中由 HBsAg 包被,形成 35~37 nm 颗粒。感染者肝细胞、血液及体液中可检出 HDVAg,抗-HDV IgM,抗-HDV IgG 和 HDVRNA。

(五)戊型肝炎病毒 (hepatitis E viral,HEV)

为线状单股正链 RNA 病毒,直径 27~32 nm,可在戊型肝炎患者潜伏期末和急性期之初粪便中检出 HEV。在 HEV 感染者血中可检出抗-HEV。

【流行病学】

1. 传染源　甲型肝炎和戊型肝炎传染源是急性期患者和隐性感染者。血中出现 HAV 主要见于黄疸发生之前 14~21 日,黄疸发生后患者血液通常无传染性。甲型肝炎患者在起病前 2 周至起病后 1 周随粪便排出病毒最多,传染性最强。急、慢性(含肝炎后肝硬化)乙型、丙型、丁型肝炎患者和病毒携带者为主要传染源。血液中 HBeAg,HBVDNA 阳性和 DNAP 增高时是乙型肝炎患者和病毒携带者传染性最.强的时期。血液中抗-HCV 阳性表示丙型肝炎具有传染性。急性感染 HDV 后病毒血症持续 5~25 日(平均为 15 日),此期传染性最强。

2. 传播途径　甲型肝炎和戊型肝炎都以粪-口为主要传播途径。HBV,HCV 和 HDV 以血液传播为主,输入被病毒污染的血液和血制品、或使用染有病毒的注射器材及医疗器具等。母婴传播,包括经胎盘、分娩、哺乳、喂养等方式感染 HBV。家人与患者之间、医患之间的日常生活接触也是重要的传播途径。

3. 人群易感性　人类对各型肝炎普遍易感。甲型肝炎以幼儿、学龄前儿童发病最多。随着年龄增长,由于隐性感染,绝大多数成年人血中可检出抗-HAV,甲型肝炎病后免疫力一般认为维持终身。HBV 感染多发生于婴幼儿及青少年,且为无黄疸型多见,感染后对有同一亚型 HBsAg 的病毒可获得持久免疫力,但对其他亚型免疫力不完全。30 岁以后,我国近半数的人可检出抗-HBs,故 HBV 感染多发生于婴幼儿及青少年。丙型肝炎多见于成年人。戊型肝炎以青壮年发病为多。

4. 流行特征　病毒性肝炎遍及全球,甲型肝炎秋冬季发病较多,乙型、丙型、丁型呈散发,无明显的季节性。戊型肝炎则多发生于雨季或洪水之后的夏秋季。

【发病机制】

1. 甲型肝炎　HAV 经口进入人体胃肠道、进入血流,定位于肝脏。在肝内繁殖复制引起病毒血症。HAV可能通过免疫介导而不直接引起肝细胞损伤。肝脏病变由细胞免疫及体液免疫病理所造成。

2. 乙型肝炎　HBV侵入人体，迅速到达血流至肝脏。HBV主要由于机体的免疫应答所致，但也不排除病毒本身引起的组织损伤的可能性。也侵及其他组织，包括胰、肾脏、脾脏、淋巴结、睾丸、皮肤、血管、骨髓及白细胞等。急性自限性HBV感染时，主要以细胞免疫双重识别作用导致肝细胞溶解。与此同时，淋巴细胞介导的免疫系统促使B细胞释放抗-HBs而达到清除HBV的效果。在严重损害的乙型肝炎患者血清中，肿瘤坏死因子(TNF)及白细胞介素(IL-1,IL-6)水平均显著增高。

3. 丙型肝炎　在HCV感染过程中，HCV变异能力很强，可能是导致血清HCV浪潮式升高与慢性化原因之一。

【病理解剖】

五型肝炎的病理解剖改变除甲、戊两型不转为慢性外，其余各型基本相同。

(一)急性肝炎

早期为肝细胞变性为气球样变(ballooning degeneration)。其次为肝细胞嗜酸性变性，形成嗜酸性小体(eosinophilic body)。汇管区大单核和淋巴细胞浸润。肝血管壁库普弗(Kupffer)细胞增生。

(二)慢性迁延型肝炎

肝细胞失去索状排列，肝细胞膜增厚，胞浆空虚，形成铺路石状。汇管区纤维组织增生，且易恢复，淋巴细胞浸润。

(三)慢性活动性肝炎

肝细胞坏死严重，常发生碎屑状坏死。肝小叶中心区与汇管区连成一片时，称为桥状坏死(bridging necrosis)，伴有大量的浆细胞浸润。胶原及纤维组织增生形成结节，反复进行导致肝硬化。

(四)急性重型肝炎

以肝脏缩小、大量肝细胞坏死、网状纤维支架塌陷、肝细胞淤胆为特征。

(五)亚急性重型肝炎

可呈多种形态变化，如片状坏死、桥状坏死或汇管区肝细胞坏死。可见肝细胞再生和胶原、纤维组织再生，形成再生结节，易发生为坏死后肝硬化。慢性重型肝炎在慢性活动性肝炎的基础上出现亚急性重型肝炎的病理改变。

(六)淤胆型肝炎

有轻度的肝脏炎症，还有显著的毛细胆管淤胆现象。毛细胆管扩张，有胆栓形成，肝细胞内出现小点状色素颗粒。

1. 黄疸　以肝细胞性黄疸为主。肝细胞摄取、结合和排泄胆红素的能力降低。肝细胞损害，胆小管内胆栓形成，炎症细胞压迫肝内小胆管，导致管壁破裂，胆汁反流入血窦。因此，大多数病例都有不同程度的肝内梗阻性黄疸。

2. 肝性脑病　血氨及其他毒性物质的贮积；支链氨基酸与芳香族氨基酸比例失调，支链氨基酸正常或减少，芳香族氨基酸明显升高，干扰了中枢神经系统的代谢，假性神经递质取代了正常的神经介质，引起精神神经障碍。此外，脑水肿、低血钾、低血钠以及低血糖等都可诱发或加重肝昏迷。

继肝功能衰竭后,肝细胞坏死可导致由肝合成的多种凝血因子缺乏、血小板减少;重型肝炎 DIC 时,消耗凝血因子和血小板,可引起出血。急性肾功能不全时可出现肝肾综合征,肝功不良时低蛋白血症,醛固酮过多时,钠潴留出现腹水。

【临床表现】

潜伏期甲型肝炎为 2~6 周,平均为 1 个月左右;乙型肝炎为 6 周至 6 个月;丙型肝炎为 15~150 日,平均为 50 日;戊型肝炎为 10~70 日,平均为 40 日;丁型肝炎潜伏期尚未确定,可能相当于乙型肝炎的潜伏期。

(一)急性肝炎(acute viral hepatitis)

1. 急性黄疸型肝炎　病程为 2~4 个月。

(1)黄疸前期　起病较急,畏寒、发热、全身乏力、食欲不振、厌油、恶心、呕吐、腹痛、肝区痛、腹泻、尿色逐渐加深,重则呈浓茶色。少数病例以发热、头痛、上呼吸道症状等为主要表现。本期持续 1 周左右。

(2)黄疸期　于尿色加深后,巩膜、皮肤相继黄色加深,1~2 周内达高峰。黄疸初现时,发热及胃肠道症状可短期加剧,但迅即好转。黄疸显著者可有皮肤瘙痒、心率缓慢、大便色变浅等。肝大,右肋下 1~3 cm,质地软,有压痛及叩击痛,部分病例可伴有轻度脾大。本期病程为 2~6 周。

(3)恢复期　黄疸逐渐消退,食欲增加,肝脾回缩,大多于 1~2 月恢复,少数病例乏力等可持续较长时间。

2. 急性无黄疸型肝炎　较黄疸型为多,约占急性肝炎病例 90% 以上。主要表现为乏力、食欲不振、腹胀、肝区不适或隐痛等,部分患者有恶心、呕吐、腹泻、头晕、头痛和低热。大多数病例肝大,偶有脾大,病程中无黄疸。一部分患者并无明显症状,而于查体时被发现。病程约为 3 个月,本型可见于五型肝炎的任何一种,是一轻型肝炎。无黄疸型症状不明显,不易发现,成为重要的传染源。

(二)慢性肝炎(chronic viral hepatitis)

仅见于乙、丙、丁型三型肝炎。

1. 慢性迁延性肝炎　急性肝炎病程超过半年,具有急性肝炎症状、体征及肝功能改变,多无黄疸,病情未达到慢性活动性肝炎的程度,可诊断为慢性迁延性肝炎。

2. 慢性活动性肝炎　急性肝炎病情继续发展,病程超过一年仍有明显的症状,全身乏力、消瘦、面部及下肢浮肿等,可有黄疸、蜘蛛痣、肝病面容、肝掌、腹水及进行性脾大等。肝功能反复不正常,或波动明显。肝大明显,质地较硬。部分病人可有肝外脏器损害,如关节炎、肾炎、脉管炎、皮疹及干燥综合征等。病程中发生的亚急性肝坏死,临床表现与亚急性重型肝炎相同,称为慢性活动性肝炎的重型。

(三)重型肝炎(hepatitis gravis)

1. 急性重型肝炎　多数以通常的急性黄疸型开始,病情急剧恶化,黄疸迅速加深,肝脏明显缩小。于起病 10 日内出现精神症状,如烦躁、错乱、谵妄、嗜睡、扑翼样震颤、昏迷、抽搐等,后期多因肝、肾功能衰竭、脑水肿及脑疝等死亡。病程不超过 3 周。

2. 亚急性重型肝炎　又称亚急性肝坏死。起病 10 天以上 8 周以内,肝炎症状急剧加重,黄疸迅速加深,明显的出血现象、浮肿、腹水,后期发生肝性脑病(hepatic encephalopathy)、肝肾综合征(hepato-renal syndrome)。能够恢复的患者,易发展为肝炎后肝硬化。

3. 慢性重型肝炎　表现同亚急性重型肝炎,但有慢性肝炎或肝炎后肝硬化病史、体征和严重的肝功能损害。预后差,病死率高。

(四)淤胆型肝炎 (cholestatic viral hepatitis)

又称毛细胆管型肝炎或称胆汁淤积型肝炎,以梗阻性黄疸为主要表现,胃肠道症状很轻,有皮肤瘙痒、大便色浅及肝肿大。化验除血清谷丙转氨酶轻度或中度增高外,血清胆红素、碱性磷酸酶、γ-谷氨酰转肽酶、胆固醇均明显增高。黄疸可持续数月至一年以上,极少数病例发展为胆汁性肝硬化。

妊娠妇女患病毒性肝炎,病情较重,消化道症状重,发生大出血及肝功能衰竭者较多。妊娠晚期发生病毒性肝炎时,可引起早产、死胎或新生儿窒息。HBsAg 阳性伴有 HBeAg 阳性者传染给胎儿相当高。小儿病毒性肝炎,起病急,黄疸前期较短,胃肠道和呼吸道症状明显,肝脾大明显,但肝脏损害容易修复,病情恢复较快。但是 1 岁内的小儿发生肝功能衰竭者较多,预后较差。60 岁以上老年人患病毒性肝炎者以淤胆型较多见。黄疸程度较深,持续时间较长,易有并发症,重型也较多,预后较差。

肝炎病程中或肝炎常伴有许多合并症,如血液病(血小板减少性紫癜、粒细胞缺乏症、再障性贫血、溶血性贫血等)、肾炎、胆系感染、心肌炎、结节性动脉周围炎、糖尿病、脂肪肝和肝炎高胆红素血症等。

【实验室检查】

(一)肝功能检查

1. 血清酶测定　各种血清酶中以谷丙转氨酶(ALT)升高对肝炎有诊断价值。重型肝炎常有黄疸迅速加深而 ALT 反而下降的酶胆分离现象。其他血清酶如碱性磷酸酶(ALP)和 γ-谷氨酰转肽酶(γ-GT),在肝炎的恢复期、慢性肝炎及梗阻性黄疸时明显升高。胆碱酯酶活性显著降低,对重型肝炎有一定诊断价值。

2. 蛋白代谢功能检测　慢性活动型肝炎和肝硬化时血清白蛋白降低,球蛋白升高,白蛋白与球蛋白比值(A/G)降低或倒置,对诊断有一定价值。

3. 胆红素代谢功能检测　尿胆红素和尿胆原检查,血清胆红素定量和直接胆红素定量等,有助于确定有无黄疸及性质、程度等,用于诊断。

4. 其他　凝血酶原时间长短与肝损害程度成正比,有助临床观察病情轻重。

(二)肝炎病毒标记检测

1. 甲型肝炎　任何一项阳性,都是 HAV 感染标志:①急性感染病人血清中抗-HAV IgM 阳性。②急性期、恢复期双份血清抗-HAV IgG 效价呈 4 倍以上升高;③潜伏期末及发病 2 周内从粪便中检测 HAVRNA 阳性。

2. 乙型肝炎　HBV 感染间接标记:①HBsAg 阳性,表明存在 HBV 感染;抗-HBs 阳性表明对 HBV 有免疫力。②HBeAg 阳性表明存在 HBV 活动性复制,提示传染性较大;抗-HBe 阳性表示 HBV 复制处于低水平或复制已停止。③HBcAg 在血清中检测不到,在含有完整 Dane 颗粒血清中,提取 Dane 颗粒经特殊处理及肝细胞核中可检测到 HBcAg 阳性,表示活动性复制,传染性较大,也是 HBV 感染的直接指标。抗-HBc IgM 阳性表明HBV急性活动期；抗-HBc IgG 阳性表明过去感染。

HBV直接标记：①PCR法检测HBVDNA阳性表明HBV有活动复制,传染性较大,血中有完整的Dane颗粒；②DNAP阳性表明有活动性复制。

3. 丙型肝炎：①PCR法检测HCVRNA阳性表明HCV感染；②用ELISA法检测抗-HCV及抗-HCV IgM 阳性表明HCV感染急性期,具有传染性,愈后可消失。

4. 丁型肝炎　常用ELISA或RIA法检测血清中HDVAg和抗-HDV,阳性表明感染丁型肝炎。慢性HDV感染时抗-HDV IgG持续升高。HDVRNA检出是丁型肝炎直接感染指标。

5. 戊型肝炎　用PCR法检测粪便中HEVRNA阳性,表明戊型肝炎病毒感染；用ELISA和RIA法检测血清中抗-HEV IgM和抗-HEV IgG阳性,两者均可为近期感染的标记。

(三) 其他

深度黄疸或发热患者,尿中可出现蛋白、红细胞、白细胞或管型。急性肝炎初期白细胞总数正常或略高,黄疸期白细胞总数减少,分类淋巴及大单核细胞升高,可见异常淋巴细胞。

(四) 肝穿活组织检查

可了解肝脏的病理变化及进展情况,对慢性迁延型和慢性活动型进行鉴别诊断,以及有无脂肪肝、肝硬化等病变,均有重要价值。

【诊断】

1. 流行病学资料　当地的流行情况,与肝炎病人有密切接触史,或半年内曾接受输血、血液制品及消毒不严格的注射、预防接种、针刺治疗等。

2. 临床表现　近期内出现黄疸、乏力、食欲不振、厌油、腹胀、肝大等,慢性患者以上症状持续半年以上者。

3. 实验室及病原学检查　五型肝炎均在急性感染期检到相应的病毒病原及相应的抗体标记物以明确病原学诊断。参照肝功血清酶及蛋白、凝血酶原时间等项目做出病毒性肝炎的诊断。

慢性肝炎、重型肝炎及淤胆型肝炎根据临床特点,一般诊断并不困难。

【鉴别诊断】

1. 急性黄疸型肝炎　主要与其他引起黄疸的疾病相鉴别。钩端螺旋体病（黄疸出血型）除有接触疫水史、球结合膜充血、腓肠肌痛、腹股沟淋巴结肿、大出血及肾损害外,还有血培养及血清学、病原学阳性确诊。传染性单核细胞增多症,临床症状类似肝炎,但嗜异性凝集试验阳性,血清中可测出EB病毒,特异性IgM阳性。药物性肝损害,有应用引起肝损害的药物,如磺胺药、异烟肼、氯丙嗪等；中毒性药物肝损害与应用剂量有关；变态反应性药物肝损害,常有发热、皮疹、关节痛、嗜酸性粒细胞增多。败血症、伤寒、斑疹伤寒、疟疾、流行性出血热、粟粒性结核等都可有肝大、黄疸及肝功能异常。

2. 急性无黄疸型和慢性肝炎　应与能够引起ALT升高或肝脾肿大的疾病鉴别。如伤寒、流行性出血热、血吸虫病、华支睾吸虫病、梨形鞭毛虫胆道感染、药物中毒性肝损害、脂肪肝等。

3.急性重型肝炎 要与其他原因如药物等引起的肝衰竭鉴别。

4.淤胆型肝炎 需与肝外梗阻性黄疸鉴别,B型超声、钡餐透视、造影均可鉴别诊断。

【预后】

急性肝炎多在3个月内恢复健康,甲型、戊型多不转为慢性。部分乙型、丙型和丁型肝炎转为慢性肝炎。少数慢性肝炎和肝硬化患者发生原发性肝细胞癌。大部分慢性肝炎能够痊愈。重型肝炎病情危重,预后不良,病死率达70%。淤胆型肝炎病程较长。静止性肝硬化可较长时间维持生命,活动性肝硬化预后不良。

【治疗】

病毒性肝炎治疗原则以适当休息、合理营养为主,辅以适当药物治疗。应防止过度劳累和精神刺激,避免饮酒和使用有肝损害的药物,过多的肝炎药物治疗常适得其反。

(一)休息

急性期应卧床休息,待症状明显减轻时允许患者每日轻微活动1~2 h,以不觉疲劳为度。逐渐增加活动,临床症状消失、肝功恢复正常后仍应休息1~2个月。定期复查,可考虑恢复工作。慢性肝炎活动期仍应休息,病情稳定后逐渐增加活动量,保证正常的规律生活和充分睡眠,不可参加剧烈活动。

(二)饮食

急性肝炎应给予适合患者口味的清淡饮食,保证摄入足够的热量和维生素,摄入适量蛋白质(每日每千克体重1~2 g)。食量过少者可静脉补充葡萄糖及维生素C。慢性活动性肝炎特别具有肝硬化倾向者,饮食中适当增加蛋白质,亦应避免体重增加过多。避免给患者大量糖类,以免诱发糖尿病。

(三)"保肝"药物

非特异性保肝药物,包括维生素类(B族、C、E、K等),促进解毒功能药物葡醛内酯(肝泰乐)等;促进代谢药(肌苷、ATP、辅酶A等);还有水飞蓟宾(益肝灵)、门冬氨酸钾镁、齐墩果酸、复合磷酸酯酶、核苷酸等。慢性肝炎谷丙转氨酶持续不降者,可用联苯双酯、强力宁、甘利欣等降酶药,在数月内逐渐减量至停止,以免发生反跳现象。

(四)其他药物

淤胆型肝炎、重型肝炎可用肾上腺皮质激素治疗。乙型、丙型、丁型肝炎可用免疫促进剂治疗,如胸腺肽、特异性免疫核糖核酸(iRNA)、转移因子(TF)、辅酶Q、猪苓多糖等;同时抗病毒治疗,药物有干扰素、阿糖腺苷(Ara-A)、无环鸟苷(acyclovir)、拉米夫啶等,抗病毒药也可联合用药,疗程较长,效果更佳。

(五)中医中药

急性黄疸型肝炎属阳黄症,可分热重、湿重和湿热并重三型。热重者可用茵陈蒿汤、栀子柏皮汤加减。湿重者用胃苓汤加减。湿热并重者以茵陈蒿汤与胃苓汤合方加减治疗。黄疸较重者可服用茵陈栀子金花汤等。急性无黄疸型肝炎有胸闷、胁痛、脉弦者,可用逍遥散加减治疗。慢性肝炎的治疗应以化淤、理气、养阴、清热为主。

(六)重型肝炎的治疗

1.一般治疗和支持疗法 避免诱发肝昏迷的一切因素,如使用强利尿剂、大量腹腔放液及高蛋白饮食等,不能进食者静脉输注葡萄糖,补充足够的维生素B,C和K。静脉输入人血浆白蛋白或新鲜血浆。注意维持水和电解质平衡,不能饮食者每天应补钾 3 g 以上,可试用强的松每日 40 mg,或静脉滴注地塞米松 10～20 mg,疗程为 7～10 天。

2. 肝昏迷

(1)氨中毒的防治 无蛋白或低蛋白饮食,口服氟哌酸以抑制肠道细菌;酸化肠道用食醋 30 mL 加水 100 mL 保留灌肠,保持大便通畅。口服乳果糖,每次 20 g,每日 2～3 次,降低肠道 pH 值。静脉滴注乙酰谷氨酰胺,每日 0.5～1 g,或精氨酸,每日 10～20 g。

(2)恢复正常的神经递质 左旋多巴 200～600 mg,静脉滴注,有一定效果。

(3)维持氨基酸的平衡 肝昏迷患者血中支链氨基酸与芳香族氨基酸的比值,常由正常的 3.0～4.0 下降至 1.0 以下。由于大量芳香族氨基酸可引起神经功能紊乱,可用支链氨基酸 250～500 mL 静脉滴注,每日一次。疗程为 14～21 日,对慢性重型肝炎疗效较好。

(4)防治脑水肿 及早应用脱水剂,如甘露醇和速尿,必要时两者合用,以提高疗效,但注意水电解质平衡。

(5)促进肝细胞再生 胰高血糖素 1 mg 与胰岛素 10 U 加入葡萄糖液静脉滴注,每日 1 次,疗程 14 天。促肝细胞生长因子(P-HCF)每日 160～200 mg,疗程 1 个月,有一定疗效。人胎肝细胞悬液静脉滴注。

3. 腹水 用双氢克尿噻、安体舒通、氨苯喋啶利尿药,也可用速尿静脉注射,但注意水电解质紊乱。有低蛋白血症者,应给白蛋白或血浆。

4. 出血 应及早给予止血药、血浆或凝血因子等,一旦发生 DIC,可考虑用肝素疗法。

5. 继发感染 尽早明确感染部位和致病菌,及时选用有效抗感染药物,以迅速控制感染。

6. 肝肾综合征 禁用损害肾脏药物。利尿药应用。低蛋白补白蛋白或血浆,补液每天 1 000 mL 左右。

(七)淤胆型肝炎的治疗

在用保肝药物的同时,强的松每日 40～60 mg,口服,或静脉注射地塞米松 10～20 mg,2 周后血清胆红素显著下降,逐步减量。

【预防】

(一)管理传染源

1. 隔离病人 急性甲肝、戊肝应按肠道传染病隔离至发病后 3 周。

2. 病毒携带者的管理 对无症状 HBV 和 HCV 携带者进一步检测传染指标,若 HBeAg、HBVDNA、HBV-DNAP、HCVRNA 阳性者应禁止参加直接入口的食品加工工作、献血和托幼工作。

(二)切断传播途径

1. 加强饮食、饮水、环境卫生管理,提高个人卫生水平。服务行业的公用茶具、面巾和盆,均应做好消毒处理。

2. 加强消毒工作,防止医源性污染 注射器具均使用一次性注射器及输液器,做好用后处理工作。管理好献血员,HBsAg 阳性、HCVRNA 阳性,抗-HCV 阳性者均不能献血。严格输血、血浆和使用其他血液制品的适应证。阻断母婴传播,肌注特异性高效价乙肝免疫球蛋白。

(三)保护易感人群

1. 接触甲型肝炎的易感儿童,肌注丙种球蛋白有一定的保护作用。易感人群接种甲型肝炎减毒活疫苗。

2. 乙型肝炎　新生儿接种乙型肝炎疫苗的同时,如联合使用高效价抗-HBV IgG 注射,可提高保护率至 95%。凡是 HBsAg 阳性母亲生下的婴儿都应在分娩后立即接种乙型肝炎疫苗,注射 3 次后保护率约为 80%。

第三节　流行性出血热

流行性出血热(eoidemic hemorrhagic fever,EHF)亦称肾综合征出血热(hemorrhagic fever withrenal syndrome,HFRS),是由流行性出血热病毒引起的一种自然疫源性疾病。以全身小血管损害为主要病变,特征有发热、出血、低血压和肾损害等。

【病原学】

流行性出血热病毒属 RNA 型,直径为 85～110 nm,呈圆球状,外有包膜。有 6 个血清型,我国流行的主要是Ⅰ型(又称汉滩型,野鼠型,Hantann virus),病情属重型和Ⅱ型(又称汉城型,家鼠型,Seoul virus),病情属中型。病毒可在乳鼠,A549(人肺癌)细胞和绿猴肾细胞中增殖传代。病毒对乙醚、氯仿和戊二醛敏感,加热 56℃ 30 min 和紫外线照射均可灭活。

【流行病学】

1. 传染源　农村传染源是黑线姬鼠,城市主要传染源是大家鼠和褐家鼠,病人一般不起传染源作用。

2. 传播途径　多认为多种途径传播。病毒的排泄物污染易感者皮肤、病毒通过皮肤创口侵入;病鼠的排泄物污染尘埃或食物,经呼吸道或消化道侵入。革螨或恙螨也可作为传染媒介传播本病。

3. 人群易感性　普遍易感。感染后获得较持久免疫力,第二次患病罕见。

全年均可发病,明显季节性,北方 10～12 月份,南方为 11 月至次年 1 月份;或在 5～7 月份出现小高峰,发病者年龄多在 20～50 岁之间。

【发病机制】

病毒侵入人体后,形成病毒血症。由于免疫反应使全身广泛小血管损害。血管壁通透性增加,造成休克、出血、急性肾功衰竭等一系列病理生理变化。

【临床表现】

潜伏期一般为 7～14 天,可短至 4 天,长至 60 天,以两周多见。典型病例具有五期经过。

1. 发热期　以畏寒、发热起病,体温迅速上升,可达 39～40℃,全身中毒症状,剧烈头痛、腰痛和眼眶痛,称"三痛",肾区叩击痛,重者可烦躁、嗜睡及谵语等。早期即可出现胃肠道症状,食欲不振、恶心、呕吐及腹痛,少数可腹泻。病人呈酒醉貌。黏膜出血点多见于软腭和球结膜,皮肤出血点多见于腋下、胸大肌外缘、前胸和肩背部。额面、眼结膜、颈部及上胸部发红、球结膜和眼睑水肿。束臂试验大多阳性。病情重者可有大片淤斑、鼻出血或腔道出血。热程多数为3~7天,体温下降后,全身中毒症状并不减轻,反而加重。

2. 低血压休克期 一般发生于4~6病日,伴随体温降低、血压渐下降。表现为面色苍白、四肢厥冷、脉细弱或不能触及。脉压差变小,四肢发凉、口唇及肢端发绀、皮肤湿冷、烦躁、气急和尿少等休克症状。并促进DIC、脑水肿、ARDS和急性肾功衰竭发生。

3. 少尿期 24 h尿量少于1 000 mL者为少尿倾向,少于400 mL者为少尿,不足50 mL者为无尿。本期临床表现为尿毒症、酸中毒和水电解质紊乱。重者出现高血容量综合征和肺水肿。表现为厌食、恶心、呕吐、腹胀、腹泻,常有顽固性呃逆。出血倾向加重,可有便血、呕血、咯血等腔道大出血。代谢性酸中毒、呼吸呈深大,也出现神经精神症状,烦躁、嗜睡、谵妄、昏迷。水钠潴留加重组织水肿或腹水,电解质紊乱以高血钾为常见,也可出现低钠、低氯。出现高血容量综合征易并发心力衰竭、肺水肿、脑水肿。少尿期一般发生于5~8病日,持续2~5天。

4. 多尿期 一般出现于第9~14天,本期分3个阶段:①移行期每日尿量由500 mL增至2 000 mL;②多尿早期每日尿量超过2 000 mL;③多尿后期尿量每日超过3 000 mL,并逐日增加。随着氮质血症的改善,症状逐渐好转,个别病人可出现脱水、低血钠或低血钾等。本期持续一周,长者达30天以上。

5. 恢复期 尿量恢复正常,夜尿逐渐消失,体力开始恢复。但少数仍可有软弱无力、头昏、腰酸等症状,一般不留后遗症。

【诊断】

(一)流行病学资料

如两个月内到过流行地区,流行季节有鼠类接触史。

(二)临床表现

起病急,发热伴"三痛"和胃肠道等症状,有醉酒貌、皮肤黏膜出血点、肾区叩击痛等,出现五期经过。

(三)实验室检查

1. 血常规 发热期和低血压期,Hb,RBC计数增高,白细胞计数早期正常或偏低,第3~4天升高,并可出现异形淋巴细胞。血小板在病程早期可明显下降。

2. 尿常规 早期出现蛋白、伴血尿和管型。出现尿中膜状物,呈白色不透明的卷筒状条索。

3. 肾功能检查 在病程第3~4天,病人血中BUN,Cr升高,少尿期达高峰,以后逐渐下降,升高程度与病情成正比。

4. 肝功能检查 多数病人肝功能异常,以ALT升高最多见。

5. 血清学检查:①血清中特异抗体检测 IgM型抗体以1:20效价为阳性,IgG抗体以1:40效价为阳性。相隔1周抗体效价上升4倍或以上有诊断价值。②抗原检测 近有采用聚体链反应(PCR)直接检测病毒抗原。

【鉴别诊断】

1. 发热期 应与其他急性发热性疾病鉴别。如上呼吸道感染、流行性感冒、败血症、斑疹伤寒、伤寒、流行性脑脊髓膜炎、钩端螺旋体病等。

2. 低血压休克期应与其他感染性休克鉴别。

3. 出血需与血小板减少性紫癜、过敏性紫癜、急性白血病鉴别。

4. 少尿期须与急性肾炎、肾盂肾炎等鉴别。

【治疗要点】

(一)发热期

卧床休息,记出入量。高热量、高维生素饮食。高热者物理降温,勿用大剂量解热剂,可用皮质激素。

1. 控制感染　利巴韦林(ribavirin) 1 g/d,用 3~5 天。

2. 液体疗法　用平衡盐液每日液量按排出量加 1 500 mL,也可用 0.9% 氯化钠。酸中毒者用碱性液体。外渗明显者用低分子右旋糖酐,20% 甘露醇。

3. 出血治疗　及早给予维生素 C,维生素 K、止血散及云南白药,DIC 出现时用潘生丁,必要时用肝素。

(二)低血压休克期

1. 补充血容量　液体应晶胶结合,以平衡盐为主。胶体液用低分子右旋糖酐、甘露醇、血浆和白蛋白。

2. 纠正酸中毒　主要用 5% 碳酸氢钠 5 mL/kg,根据 CO_2-CP 结果补充,根据病情每日 1~4 次。

3. 血管活性药物　经补液纠酸血压仍不稳定者可用血管活性药物。多巴胺 10~20 mg/100 mL 静滴,间羟胺单独或联合应用。

4. 其他　吸氧,心功能不全者用强心剂,合并用利尿剂,配合血管活性药物可选用地塞米松。

(三)少尿期

1. 维持水、电解质及酸碱平衡　补液量以前一日尿量及吐泻量加 600 mL 为宜。限制补钾,适当补充钙剂,代谢性酸中毒者适当补碱性液体。

2. 限制蛋白质摄入,控制氮质血症。不能进食者静注葡萄糖,每日 150~200 g,配合适量胰岛素,亦可用能量合剂。

3. 利尿剂　20% 甘露醇 125 mL,1~2 次/日,用药后若尿量少于 30 mL/h,应停用,改用速尿 60~100 mg/次。利尿酸钠 25~50 mg/次,静脉推注。

4. 导泻疗法　20% 甘露醇 125 mL,口服,2 次/日。50% 硫酸镁 40 mL,口服。大黄、芒硝各 30 g 用开水 100 mL 浸泡 15 min,冲服。

5. 透析疗法　上述治疗无效、氮质血症重、高血容量综合征者可采用结肠透析、腹膜透析和血液透析疗法。

6. 控制感染　有发热等继发感染征象,选用有效对肾脏无毒或低毒的抗感染药物。

(四)多尿期

1. 维持水电解质平衡　多尿后期液量无需限制,给予适量液体电解质,以口服为主,不能进食可静脉注射。

2. 防治继发感染,易发呼吸道和泌尿道感染。发生感染后应及时诊治,忌用对肾脏有毒抗生素。加强支持疗法,增加蛋白质摄入,促进机体恢复。

(五)恢复期

增加营养,休息1～3个月后逐步恢复劳动,定期复查肾功能、血压和垂体功能。

【预防】

1. 疫情监测,人群监测。做好鼠密度、易感人群监测。
2. 防鼠灭鼠　开展群众性灭鼠活动,采用器械、药物反复灭鼠降低野鼠及家鼠密度。
3. 切断传播途径　防止鼠类排泄物污染食品,不用手接触鼠类及排泄物,防止被鼠咬伤。
4. 疫苗注射　疫苗试用于临床,将推广使用。

第四节　急性有机磷农药中毒

有机磷杀虫药(organophosphorous insecticides)大都呈油性或晶状,色泽由淡黄至棕色,稍有挥发,且有蒜味。难溶于水,可溶于有机溶剂中,在碱性条件下易分解失效。属有机磷酸酯类化合物,对人畜的毒性主要是对乙酰胆碱酯酶的抑制,可出现一系列的毒蕈碱样、烟碱样和中枢神经系统等症状。严重者可因昏迷和呼吸衰竭而死亡。

【病因和发病机制】

(一)中毒原因

1. 生产过程中引起中毒　由于设备不完善,或生产过程未按操作规程,农药通过皮肤和呼吸道吸收而中毒。
2. 运输、保管及使用中毒　由于个人防护不严,违犯操作规程而引起中毒。
3. 生活性中毒　由于误服、自服或摄入被杀虫药污染的水源或食物,也有因误用农药驱虫治疗皮肤病引起中毒的。

(二)中毒机制

有机磷农药可经消化系、呼吸系及皮肤黏膜侵入人体,吸收后迅速分布全身各脏器,以肝内浓度最高,24 h内通过肾排泄,故体内并无蓄积,对人畜的毒性作用是与乙酰胆碱酯酶的酯解部位结合或磷酰化胆碱酯酶,后者较稳定,且失去分解乙酰胆碱能力。乙酰胆碱的积聚可引起胆碱能神经先兴奋后抑制,出现相应的中毒症状。体内胆碱能神经包括:①交感和副感神经节前纤维;②副交感神经节后纤维;③一些控制汗腺分泌和血管收缩的交感神经节后纤维;④横纹肌的运动神经肌肉接头;⑤中枢神经系统。

【临床表现】

1. 皮肤吸收中毒　多在接触后2～6 h出现全身症状,可出现过敏性皮炎、水泡、脱皮。口服中毒在10 min至2 h内出现症状,且发展迅速。
2. 毒蕈碱样症状(muscarinic symptoms)　系由副交感神经末梢兴奋所致,表现为恶心、呕吐、腹泻、流涎、多汗、流泪、流涕、尿频、大小便失禁、心跳减慢、瞳孔缩小、支气管痉挛和分泌物增加,重者出现肺水肿。
3. 烟碱样症状(nicotinic symptoms)　系交感神经节前纤维和横纹肌兴奋所致,表现为眼睑、面、舌、四肢出现肌纤维颤动,甚至全身肌肉强直性痉挛。而后发生肌力减退和瘫痪,甚至周围性呼吸衰竭。

4. 中枢神经系统症状 可表现为头痛、头晕、乏力、烦躁、共济失调、抽搐和昏迷。急性中毒可分三度:①轻度:头痛、头晕、恶心、呕吐、多汗、视力模糊、瞳孔缩小;②中度:除上述症状外,还有肌束震颤,瞳孔明显缩小,轻度呼吸困难,轻度意识障碍;③重度:除上述症状外,可出现肺水肿,脑水肿;呼吸麻痹,昏迷。

【实验室检查】

1. 全血胆碱酯酶活力测定 正常人该值为100%。有机磷中毒时,胆碱酯酶活力下降,降至70%～50%为轻度中毒,50%～30%为中度中毒,30%以下为重度中毒。

2. 尿中有机磷杀虫药分解产物测定有助于有机磷杀虫药中毒的诊断。

【诊断和诊断依据】

根据有机磷农药接触史,病人呼吸有蒜味,皮肤、衣物、呕吐物的有机磷气味,以及典型的中毒表现,不难作出诊断。如有全血胆碱酯酶活力降低更可确诊。

【治疗】

(一)迅速清除毒物

立即离开现场,脱去污染的衣物。用大量清水或肥皂水清洗被污染的毛发和皮肤,用2%碳酸氢钠或生理盐水冲洗污染的眼部;口服中毒者,立即用清水、2%碳酸氢钠(敌百虫中毒忌用)或1:5 000高锰酸钾(对硫磷忌用)反复洗胃至清为止,再用硫酸钠导泻。

(二)解毒药的应用

1. 抗胆碱药 主要用药为阿托品,该药可阻断乙酰胆碱对副交感神经和中枢神经系统毒蕈碱受体的作用,对缓解毒蕈碱症状和对抗呼吸中枢抑制有效。轻度中毒 1～2 mg 皮下注射,每 1～2 h 一次;中度中毒开始 2～4 mg 静脉注射,以后每半小时 1～2 mg 静脉注射;重度中毒立即给予 3～10 mg 静脉注射,以后每 10～30 min,2～5 mg 静脉注射;直至毒蕈碱样症状明显好转或患者出现"阿托品化",可减量或延长给药间隔时间。阿托品化的指标为:瞳孔较前散大,口干,皮肤干燥和颜面潮红,肺部湿罗音消失及心率加快。

2. 胆碱酯酶复活药 常用的药物有解磷定(pralidoxime iodide,PAM)、氯磷定(pralidoxime methylchloride,PAM-Cl)、双复磷(obidoxiom,DMO$_4$)和双解磷(trimedoxiom,TMB$_4$)。该类药物对解除烟碱样毒性作用较明显,对已老化的胆碱酯酶无复活作用,因此,对慢性胆碱酯酶抑制的疗效不理想。轻度中毒,解磷定 0.4 g 静滴或氯磷定 0.25～0.5 g 肌内注射,必要时 2 h 后重复 1 次;中度中毒,解磷定 0.8～1.2 g 静滴以后,0.4 g 每 2 h 1 次,共 3 次。或氯磷定 0.5～0.75 g 肌内注射,以后每 0.5 g 肌内注射,每 2 h 1 次,一共 3 次;重度中毒,解磷定 1.2～0.6 g 静脉滴注,以后每小时静滴 0.4 g,6 h 后如病情好转可停药,或氯磷定 0.75～1 g 稀解后缓解慢静脉注射,半小时后可重复 1 次,以后每小时静脉滴注 0.25 g,6 h 后如病情好转可停药。

(三)对症治疗

1. 维持呼吸功能 保持呼吸道通畅,给予吸氧,纠正肺水肿及适时应用人工呼吸器。

2. 用脱水剂和肾上腺糖皮质激素治疗脑水肿,用升压药纠正休克,积极治疗心律失常、心搏骤停、水电解质和酸碱平衡失调。

3. 严重病人可输新鲜血以补充胆碱酯酶。
4. 适当应用抗生素,以预防肺部感染。

(四)预防

在生产和使用有机磷农药时,要加强劳动防护。在日常生活中,要加强有机磷农药的管理,防止误服。

第五节 细菌性痢疾

细菌性痢疾(Bacillary dysentery)简称菌痢,是由痢疾杆菌引起的肠道传染病,多发生于夏秋季节,主要病变为结肠黏膜的弥漫性炎症,临床特征为发热、腹痛、腹泻、里急后重及脓血便等。

【病原学】

痢疾杆菌属志贺氏菌属(genus shigellae),革兰氏染色阴性,无鞭毛。按其生化反应和抗原结构分为四个群即 A(1~15),B,C(1~18),D 群及 47 个血清型。A 群为志贺菌,B 群为福氏菌、C 群为鲍氏菌、D 群为宋内氏菌。流行菌群不断变迁,我国一直以 B 群福氏菌为主要流行群,其次为 D 群,近年来部分地区以 A 群流行为主,欧美国家以 D 群为优势菌。各种菌群均产生内毒素为主要致病因素。A 群还产生外毒素,具有神经毒、细胞毒和肠毒素作用,引起严重的临床表现。痢疾杆菌对各种化学消毒剂敏感。在外界环境中生存力较强,在瓜果、蔬菜及污染物上存活 1~2 月,但对理化因素抵抗力较弱。

【流行病学】

1. 传染源 痢疾病人及带菌者。
2. 传播途径 通过消化道传播。痢疾杆菌从病人及带菌者粪便排出,污染食物、水、生活用具(品)或手,经口传入易感者,亦可通过苍蝇传播。
3. 易感性 普遍易感,病后可获得一定免疫力。各群、各亚型之间无交叉免疫力。
4. 流行特征 本病全年均可发生,有明显的季节性,夏秋季多见。

【发病机制与病理解剖】

痢疾杆菌经口进入人体,未被胃酸杀灭的少量活菌进入肠腔,也可被肠腔的免疫机制(IgA)抑制和排斥。当抵抗力下降时(全身及局部),痢疾杆菌生长繁殖致病。具有侵袭力的菌株引起菌痢。痢疾杆菌侵入肠上皮细胞进入固有层,在繁殖过程中,引起炎症反应和小血管循环障碍,从而引起肠上皮细胞缺血、缺氧而发生变性、坏死,坏死细胞脱落形成浅表溃疡。炎症和细菌毒素使黏膜通透性增加,刺激肠壁自主神经,引起肠道功能紊乱,肠蠕动失调和肠痉挛,表现为腹痛、腹泻、脓血便等症状。直肠括约肌受到炎症刺激产生里急后重感,内毒素吸收产生全身的中毒症状。痢疾杆菌很少入血循环。

病变常累及整个结肠,以乙状结肠、直肠最为显著,重者可累及回肠末端。主要为弥散性纤维蛋白渗出性炎症。结肠弥散性充血、水肿、黏膜坏死形成不规则溃疡,镜下见上皮细胞坏死,中性粒细胞和吞噬细胞浸润。重者肠黏膜广泛剥落形成溃疡。慢性菌痢由于反复发作,黏膜水肿增厚、增生形成息肉、纤维瘢痕组织,偶可引起肠腔狭窄。

中毒性菌痢发病机制尚不明,特异体质对细菌毒素呈强烈过敏反应,引起以急性微循环障碍为主的病理生理变化,出现感染性休克、DIC、脑水肿等,其肠道病变很轻,轻度水肿和充血,很少有溃疡。但全身血管痉挛,以脑部为著。大脑和脑干有水肿、细胞浸润、点状出血,肾上腺出血和萎缩等。

【临床表现】

潜伏期为数小时至 7 天,一般为 1～2 天。本病轻重不一,分为三型,急性与慢性两期。

(一)急性菌痢

1. 普通型(典型) 起病急,有畏寒、发热、乏力、恶心、呕吐等全身中毒症状,体温可达 39℃,幼儿可有惊厥。起病数小时后出现腹痛、腹泻和里急后重。一日排便十数次至数十次,量少。腹部压痛以左下腹较著,肠鸣音亢进。病程为 1～2 周。

2. 轻型 全身中毒症状轻,低热,恶心呕吐,腹痛不著,左下腹可有压痛,腹泻每日数次,里急后重较轻。可能不治而愈,亦可演变为慢性。

3. 中毒型 严重毒血症、休克或中毒性脑病为主要临床表现。起病急骤、高热达 40℃以上,精神萎靡、嗜睡、烦躁等神经系统症状,迅速出现面色苍白、皮肤花纹状、四肢厥冷、发绀、血压下降和少尿、无尿等休克表现。脑水肿严重者,表现惊厥、昏迷、呼吸衰竭及脑疝等。腹泻轻或无,出现较晚。痢疾症状不明显,易延误诊断,但用直肠拭子或生理盐水采集粪便检查,可见大量的脓细胞和红细胞。

(二)慢性菌痢

凡菌痢病程达两个月以上未愈者即为慢性。如急性期未经及时治疗、年老体弱、原有慢性疾患以及感染耐药菌株等。

1. 慢性隐匿型 有痢疾史,无临床症状,但乙状结肠镜检查有异常发现,大便培养仍可阳性。不易被发现,为重要传染源。

2. 慢性迁延型 急性菌痢迁延不愈,常有腹痛、腹胀、大便成形或较稀、带有黏液或脓血,左下腹压痛,可触及乙状结肠。贫血时体质衰弱,劳动力下降。

3. 急性发作型 急性菌痢后病情相对稳定,但肠道病变未愈,可因某种因素如饮食不当、受凉、过度劳累导致机体抵抗力减弱而引起急性发作,发热、腹痛及腹泻,大便频繁、呈脓血状,但比急性期程度较轻。

【诊断】

(一)流行病学资料

多发生于夏秋季节,有不洁饮食史或菌痢接触史。

(二)临床表现

急性期患者多有发热、腹痛、腹泻及里急后重等,左下腹部压痛,黏液脓血便。慢性病人以往有急性发作史。

(三)实验室检查

1. 血象 白细胞数升高,通常为 $(10～20)\times10^9/L$,中性粒细胞明显增高。

2. 粪便检查 粪便量少,呈黏液脓血便,无臭味。镜检可见大量脓细胞和红细胞。约 30% 病例可见巨噬细胞,更有助于诊断。

粪便培养痢疾杆菌阳性,是可靠的确定诊断指标。

3.其他 乙状结肠镜或纤维结肠镜检查,可见黏膜弥散充血、水肿和黏液脓性分泌物,有许多浅表溃疡。慢性期黏膜呈颗粒状,有溃疡及息肉形成。

【鉴别诊断】

1.阿米巴痢疾 呈散发性,缓慢起病,毒血症的症状不明显,腹痛及里急后重较轻,右下腹压痛;粪便量多,呈暗红色果酱样,黏液和脓血,腥臭味。粪便中找到活动性阿米巴滋养体或包囊体。

2.细菌性胃肠炎型食物中毒 有进剩余食物或不洁食物史,集体发病,呕吐较著,腹泻常呈水样便,脓血便与里急后重均不见,在剩余食物、呕吐物和粪便中可检出致病菌。如沙门氏菌、副溶血性弧菌、变形杆菌、致病性大肠杆菌和空肠弯曲菌等。

3.病毒性腹泻 多种病毒可引起腹泻,如轮状病毒、柯萨奇病毒及肠道病毒等。具有流行性,多见于小儿,有发热、呕吐、腹泻等。大便呈稀水样,无血可带黏液,电镜分离病毒明确诊断。

4.中毒性菌痢与流行性乙型脑炎鉴别。

5.慢性菌痢需与结肠癌、血吸虫病、败血症鉴别。

【治疗】

(一)急性菌痢

1.一般治疗 卧床休息,清淡无刺激性流质饮食。脱水者补液,纠正水电解质及酸碱平衡紊乱及对症处理。

2.病原治疗

(1)复方磺胺甲噁唑(复方新诺明) 成人每次2片,每日2次;5～12岁每次服儿童片2～4片,每日2次;2～5岁每次服儿童片1～2片,每日2次;疗程5～7日。磺胺药过敏或肝肾功能不良者忌用。

(2)吡哌酸 成人每日2 g,分2次服,5～7天为一疗程。诺氟沙星(氟哌酸)0.2 g,每日3次口服,5～7天为一疗程。

此外,亦可选用庆大霉素、卡那霉素、氨苄青霉素、多粘菌素等治疗。

(二)中毒型菌痢

1.降温止惊 如阿司匹林、扑热息痛、安乃近等,并配合适当的镇静剂,如安定、水合氯醛等,轻者采用物理解温,使体温控制在38℃以下,解除高热引起的惊厥,减轻脑缺氧和脑水肿,防治呼吸衰竭。频繁惊厥者,可用亚冬眠疗法,氯丙嗪和异丙嗪按每千克体重各1 mg肌注或静脉注射,每4～6 h重复用药1次,视病情续用或停用。

2.抗休克 扩充血容量及纠正酸中毒,低分子右旋糖酐500 mL(小儿10～15 mL/kg)快速静脉滴注,输注葡萄糖盐水,同时5%碳酸氢钠3～5 mL/kg纠正酸中毒。在扩充血容量的基础上应用山莨菪碱,成人每次10～30 mg,儿童每次0.2～2 mg/kg静脉输入,每5～15 min一次,休克纠正后停药。可短期应用肾上腺皮质激素。

3.脑型 20%甘露醇,每次1～2 g/kg快速静脉推入,6～8 h重复。呼吸衰竭时应用呼吸兴奋剂及人工呼吸器。

【预防】

以切断传播途径为主。

1. 管理传染源　及时隔离,彻底治疗至粪便培养细菌阴性。
2. 切断传播途径　做好三管一灭(管水、管粪、管理饮食及消灭苍蝇)。
3. 保护易感人群　口服F2a型"依链株"(为在含链球菌培养基上反复传代的无毒菌株)活菌苗。还有多价依链株活菌。

第六节　中暑

中暑(heat illness)是由高温环境引起的,以体温调节中枢功能障碍、汗腺功能衰竭和水、电解质丢失过多为特点的疾病。根据发病机制和临床表现不同,中暑可分为热射病(heat stroke)、热痉挛(heat cramp)和热衰竭(heat exhaustion)。

【病因】

环境高温是致病原因。在室温过高,超过35℃,炉窑等热源强辐射下从事一定时间的劳动;炎夏烈日下暴晒等,如无足够的防暑降温措施,都可发生中暑。即使气温不很高,但湿度较高和通风不良,在此种环境下从事重体力劳动,也可发生中暑。患者年老、体衰、疲劳、肥胖、饮酒、饥饿、脱水、失盐、穿着不透风,以及患有发热、甲状腺功能亢进、糖尿病、心血管疾病、先天性汗腺缺乏症等疾病,服用阿托品及其他抗胆碱能药物而影响汗腺分泌等情况,均可成为炎夏发生中暑的诱因。

【发病机制】

正常人的体温一般恒定在36~37℃。这是在下丘脑体温调节中枢控制下,产热与散热平衡的结果。①在产热方面,人体产热主要来自体内氧化代谢过程中产生的基础热量。肌肉收缩、运动和不自主的寒战也能产生热量。人体每千克体重蓄积3.89 J(0.93 cal)热量,足以使体温提高1℃;②在散热方面,在通常室温(15~25℃),人体散热主要靠辐射(60%),其次为蒸发(25%)和对流(12%),少量为传导(3%)。周围环境温度超过皮肤温度时,人体散热只能靠出汗以及皮肤和肺泡表面的蒸发。每蒸发1 g水,可散失2.4 kJ(0.58 kcal)热量。人体散热还通过循环血流将深部组织的热量带至皮下组织,并通过扩张的皮肤血管散热。因此,皮肤血管扩张和经皮肤血管的血流越多,散热越快。皮肤血管扩张可使皮肤温度较深部组织低1℃。

高温对人体各系统有不同的影响:

1. 体温调节　在高温条件下,血液循环和汗腺功能对调节体温起主要作用。高温超过一定限度,产热量大于散热量时,体温调节中枢失控,可突然出现高热而发生热射病。此时汗腺功能发生障碍,出汗减少可加重高热。
2. 中枢神经系统　高温对中枢神经系统有抑制作用,导致注意力不集中,对外界反应迟钝,肌肉工作能力降低,动作准确性和协调性差。
3. 心血管系统　由于散热的需要,皮肤血管扩张,血液重新分配,同时心排血量增多,结果心负荷加重。最终导致心功能减弱,心排血量降低,输送到皮肤血管的血液量减少而影响散热。

4. 水盐代谢 出汗是高温作业中的主要散热途径。一般认为一个工作日的出汗量高达6 L为生理最高限度，而汗中氯化钠含量为0.3%～0.5%。因此，在高温下作业时，大量出汗伴有盐的丢失。丢失水分过多可引起循环障碍而发生热衰竭。丢失盐过多和补盐不足可引起肌肉痉挛而发生热痉挛。

5. 消化系统 高温引起血液重新分配，使消化道血流量减少。胃蠕动减弱，胃液分泌减少而影响食欲。同时为了解渴而大量饮水，加上出汗丢失大量氯离子。胃酸度降低，可引起消化不良和其他胃肠道疾病。

6. 泌尿系统 高温时出汗多和心排血量降低，可使肾血流量减少和肾小球滤过率下降，导致肾功能减退。

7. 其他 高温时血清丙氨酸转氨酶、天冬氨酸转氨酶、乳酸脱氢酶、肌酸磷酸激酶增高，甲状腺素分泌减少。当体温>42℃时，蛋白质可变性；当体温>50℃时，数分钟后所有细胞均死亡。

【病理】

中暑患者尸体解剖发现原发病理变化为神经细胞坏死，主要在小脑和大脑皮质，特别是Purkinze细胞消失。数日后死亡的患者，病变区有胶质细胞浸润；休克和循环衰竭的病理表现：脑充血、水肿和散在性出血点，胸膜、腹膜和小肠有出血点，肝小叶有中心坏死，肾有缺血表现和肾小管退行性变。

【临床表现】

1. 热射病(heat stroke) 亦称中暑高热。高热、无汗和昏迷是本病的特征。往往在高温环境下工作数小时后发病；老年人、体弱者和慢性病患者常在夏季气温持续高温数天后发病。先驱症状有全身软弱、无力、头晕、头痛、恶心、多汗。不久体温突然升高，可高达40℃以上。出现嗜睡、谵妄和昏迷，皮肤干热、无汗、潮红或苍白。周围循环衰竭时出现紫绀、脉搏加快、脉压增宽、血压下降，可有心律失常。呼吸快而浅，后期呈潮式呼吸。可出现抽搐。瞳孔缩小，后期散大，对光反应迟钝或消失。严重患者可出现休克、心力衰竭、肺水肿、脑水肿、肝肾功能衰竭或弥散性血管内凝血。头部直接受太阳辐射引起的热射病称日射病。

实验室检查有白细胞总数和中性粒细胞比例增高，尿中出现蛋白和管型。血尿素氮、血清丙氨酸转氨酶、天冬氨酸转氨酶、乳酸脱氢酶增高。可有酸中毒、轻度低钠血症、低钾血症。心电图可见各种心律失常和S-T段压低、T波改变等不同程度的心肌损害。

2. 热痉挛(heat cramp) 在高温下进行强体力劳动，大量出汗后突然肌肉痉挛，往往在工作放松或冷水淋浴后发生。明显的肌肉痉挛伴有收缩痛。肌痉挛好发生于活动较多的四肢肌肉和腹肌等，尤以腓肠肌为著，常呈对称性，时而发作，时而缓解。严重的肌肉痉挛可引起横纹肌溶解症。患者意识清楚，体温一般正常。实验室检查见血清钠、氯降低，血清肌酸磷酸激酶增高。

3. 热衰竭(heat exhaustion) 热衰竭多发生于饮水不够的老年人、体弱者和婴儿，也见于从事高温作业的新工人，补够盐而补水不足者。因体内常无过量热蓄积，一般无高热。患者先有头痛、头晕、多汗、恶心、呕吐。继有口渴、疲乏、无力、焦虑、胸闷、面色苍白、冷汗淋漓、轻度脱水、脉搏细弱或缓慢、血压下降、心律不齐。可有晕厥,并有手足抽搐。重者出现循环衰竭。实验室检查可有血液浓缩、高钠血症以及轻度氮质血症。

在临床上,热射病、热痉挛和热衰竭可同时存在,不能截然区分。

【诊断】

中暑的诊断结合季节、气温和临床表现并不困难。热射病应与乙型脑炎、中毒性肺炎、中毒性菌痢、疟疾等发热性疾病相鉴别。热痉挛伴发腹痛者应与急腹症鉴别。热衰竭应与消化道和宫外孕等内出血,低血糖以及其他能引起虚脱和低血压的疾病鉴别。

【治疗】

热衰竭和热痉挛患者应转移到通风阴凉处休息。热痉挛患者口服凉盐水和含盐饮料或静脉注射生理盐水,可迅速好转。有循环衰竭者由静脉补给生理盐水并加葡萄糖液和氯化钾,一般患者在 30 min 至数小时内即可恢复。热射病如不及时采取有效的抢救措施,死亡率可高达 5%～30%。热射病情况危急,应积极救治。

1. 物理降温 将患者浸于 4℃水浴中,按摩四肢皮肤,使皮肤血管扩张和加速血液循环。随时测量肛温,将肛温降至 38.5℃时,暂时停止降温,转移到室温 25℃以下的环境中,继续观察。体温如有回升,应立即再用 4℃或 11℃凉水擦浴,加用风扇吹风,或在头部、腋窝、腹股沟放置冰袋以免体温回升。后法亦适用于不能耐受 4℃浸浴、昏迷不醒、老年、体弱以及有心血管疾病的病人,以免在 4℃浸浴过程中发生寒战而加重心脏负担,引起严重的心律失常和心力衰竭。

2. 药物降温 氯丙嗪能调节体温中枢功能,降低代谢,抑制机体产热,阻断交感神经,扩张血管,松弛肌肉和降低氧消耗。氯丙嗪可协助物理降温,避免寒战。剂量 25～50 mg 加入 500 mL 溶液中静脉滴注 1～2 h。用药过程中观察血压。血压下降时,应减慢滴速或停药。

3. 支持疗法 保持呼吸道通畅并给氧。补液不宜过速以免发生心力衰竭。纠正酸中毒和电解质紊乱。低血压可用升压药。心力衰竭用西地兰。疑有脑水肿和早期急性肾功能衰竭患者,试用甘露醇和利尿药。急性肾功能衰竭患者可进行血液透析。发生弥散性血管内凝血时应及时治疗。积极防治感染和褥疮。

【预防】

1. 加强防暑的卫生宣传教育 夏季向居民宣传防暑知识。居处通风,降低室温,适当饮用防暑饮料。产妇、老年人、体衰、慢性病患者应特别注意防暑措施。一旦出现中暑症状应及时治疗。

2. 厂矿加强防暑降温措施,改善劳动条件 隔离热源,通风,降低车间温度。提高机械化、自动化以替代繁重的人工操作。合理调整作息时间,饮用防暑饮料。执行高温作业就业禁忌证的规定。

(田 红)

复习思考题

1. 试述急性一氧化碳中毒的临床表现。
2. 慢性乙型肝炎病毒标记物有哪些?

3. 简述病毒性肝炎的鉴别诊断。
4. 简述病毒性肝炎的治疗要点。
5. 试述流行性出血热的临床表现。
6. 简述流行性出血热的治疗要点。
7. 简述急性有机磷农药中毒的临床表现及治疗。
8. 简述细菌性痢疾的鉴别诊断。
9. 简述中暑的临床表现。

第三篇 儿科常见疾病

第三章 小野阡夫政

第一章 儿科基础

第一节 小儿年龄分期

儿童的生长发育是一个连续渐进的动态过程,在这个过程中,随着年龄的增长,儿童的解剖、生理和心理等功能在不同的阶段表现出与年龄相关的规律性,故在实际工作中将其分为若干期。

【胎儿期】

从受精卵形成到胎儿出生,共40周。胎儿的周龄即为胎龄,分胚胎期:受精卵形成至8周;胎儿期:胎龄8周至出生。母亲妊娠期受外界不利因素影响,易致胎儿畸形、流产或宫内发育不良等。

【新生儿期】

自胎儿娩出脐带结扎至生后28天。此期生长发育快,发病率及病死率高。此外,分娩过程中的损伤、感染延续存在,先天性畸形也常在此期表现。

【婴儿期】

自出生后28天到一周岁。此阶段生长迅速,自身免疫功能未成熟,易发生各种感染及传染性疾病。

【幼儿期】

自一周岁至满三周岁。此期生长速度较前稍减慢,智能发育迅速,此阶段消化系统功能仍不完善,而断乳及辅食添加均在此期完成,故应注意喂养适宜。此期活动范围广,意外伤害发生率高,应注意防护。

【学龄前期】

自3周岁至6~7岁入小学前。此期匀速生长,智能发育更趋完善,可塑性强。此期应注意培养良好生活习惯。

【学龄期】

自6~7岁至青春期前。此期体格稳步增长,各系统器官发育已接近成人水平,脑形态发育基本完成,智能发育进一步成熟,理解分析思维能力完善,发病率降低。此期应开始接受系统的文化教育。

【青春期】

年龄范围一般从10~20岁,女孩较男孩早2年左右。此期生长发育再次加速,出现第二次生长高峰,生殖系统发育并渐趋成熟。

第二节 小儿生长发育

人的生长发育是指从受精卵到成人的成熟过程。生长是指儿童身体各器官、系统的长大,发育是指细胞、组织、器官的分化与功能成熟,两者紧密相连。

一、生长发育规律

1. 生长发育是一个连续的过程,但有阶段性。
2. 各系统器官生长发育不平衡:如神经系统发育较早,生殖系统发育较晚。
3. 生长发育遵循由上到下、由近及远、由粗到细、由简单到复杂、由低级到高级的一般规律。
4. 生长发育具有个体差异,在一定范围内受遗传、环境等因素的影响。

二、影响生长发育的因素

1. 遗传因素　皮肤、头发颜色、面貌特征、身材高矮等可受父母的影响,某些严重影响生长的遗传代谢缺陷病、内分泌障碍等,更直接与遗传有关。
2. 营养　影响体重、身高、免疫、智力等。
3. 疾病　疾病对生长发育的阻扰作用十分明显。
4. 孕母情况　胎儿在宫内的发育受孕母的生活环境、疾病、营养、情绪等因素的影响。
5. 儿童自身的生活环境　在一定程度上决定儿童生长发育的状况。

三、体格生长

(一)体格增长的常用指标

1. 体重　各器官、系统、体液的总重量。

我国1995年城区调查结果显示男婴出生体重为 3.3 ± 0.4 kg,女婴出生体重为 3.2 ± 0.4 kg,约在出生后3~4天体重可下降至最低(3%~9%),称为生理性体重下降,以后逐渐回升。

婴幼儿童期体重计算公式(kg)

<6个月:体重 = 出生体重 + 月龄×0.7;
7~12月:体重 = 6 + 月龄×0.25;
1~6周岁:体重 = 年龄×2+8;
7~12周岁:体重 =(年龄×7-5)/2。

2. 身高　头顶到足底的总长度。

新生儿出生时身高约为50 cm,出生后第1年增长约25 cm,1岁时约75 cm,生后第2年增长10 cm,2岁时约85 cm。2岁以后身高每年增长5~7 cm。

2~12周岁身高计算公式(cm):身高=年龄×6 +77

3. 坐高　头顶到坐骨结节的长度。

4. 头围 枕骨结节到眉弓上方绕头一周。新生儿出生时为 33～34 cm，1 周岁达 46 cm，其中前半年长 8～10 cm，后半年长 2～4 cm。第二年头围增长速度减慢约为 2 cm，2 周岁时达 48 cm，3～5 周岁约为 50 cm，15 周岁后达成人水平，为 54～58 cm。2 岁内测量最有价值。

5. 胸围 两乳头下方绕胸一周。出生时 32 cm，比头围小 1～2 cm；1 周岁时，胸围等于头围约 46 cm；1 周岁后，胸围大于头围，大于头围的数就是其年龄数。

6. 上臂围 肩峰到尺骨鹰嘴突连线的中点绕臂一周。代表上臂肌肉、骨骼、皮下脂肪和皮肤的发育水平，1 岁以内增长迅速，1～5 岁增长缓慢，可用来评价 5 岁以下儿童营养状况：>13.5 cm，营养良好；12.5～13.5 cm，营养中等；<12.5 cm，营养不良。

四、与体格生长有关的其他系统的发育

(一) 骨骼发育

头颅骨发育：

1. 颅缝 出生时分离，3～4 月闭合。
2. 前囟 出生时 1.5～2 cm，3 个月最大为 2.5 cm，6 个月最小为 1 cm，1 岁至 1 岁半闭合。
3. 后囟 出生时很小或已闭合，最迟 6～8 周闭合。

脊柱发育：新生儿脊柱平直或微后凸；3 个月抬头形成颈椎前凸；6 个月会坐形成胸椎后凸；一周岁会走形成腰椎前凸；6～7 岁，三个自然弯曲由韧带固定。

长骨发育：骨化中心出现可反映长骨的生长成熟程度。出生时腕部尚无骨化中心，股骨远端及胫骨近端已出现骨化中心，因此判断长骨的生长，婴儿早期应摄膝部 X 线骨片，年长儿摄腕部 X 线骨片，1～9 岁腕部骨化中心的数目约为其岁数加 1。

(二) 牙齿发育

萌牙时间为 4～6 个月，2 岁以内牙齿数目为月龄 -(4～6)，1 岁半至 2 岁出齐，换牙时间约为 6 周岁，乳牙 20 枚，恒牙为 28～32 枚。

复习思考题

1. 简述小儿各年龄分期。
2. 简述小儿生长发育的规律和影响因素。
3. 判断小儿生长发育的指标有哪些？

第二章 新生儿疾病

第一节 概念

一、新生儿分类

1. 按胎龄分类
   - 足月儿:胎龄 37~42 w
   - 早产儿:胎龄<37 w
   - 过期儿:胎龄≥42 w

2. 按体重分类
   - 正常出生体重儿(NBW):出生体重为 2 500~4 000 g
   - 低出生体重儿(LBW):出生体重<2 500 g
   - 极低出生体重儿(VLBW):出生体重<1 500 g
   - 超低出生体重儿(ELBW):出生体重<1 000 g
   - 巨大儿:出生体重>4 000 g

3. 根据体重与胎龄的关系分类
   - 小于胎龄儿(SGA):BW<同胎龄平均体重第 10 百分位
   - 适于胎龄儿(AGA):BW 在同胎龄平均体重第 10~90 百分位
   - 大于胎龄儿(LGA):BW>同胎龄平均体重第 90 百分位

4. 根据生后周龄分类
   - 早期新生儿:生后 1 周
   - 晚期新生儿:生后 2~4 周

5. 高危儿 指已发生或可能发生危重疾病而需要监护的新生儿。

正常足月新生儿(normal term infant):是指胎龄≥37 周和<42 周,出生体重≥2 500 g 和≤4 000 g,无畸形或疾病的活产婴儿。

二、新生儿几种特殊生理状态

1. 生理性黄疸。
2. 乳腺肿大。
3. 新生儿红斑及粟粒疹。

新生儿的护理:应注意保暖、皮肤护理、合理喂养及预防接种。

第二节 新生儿窒息

新生儿窒息(asphyxia of newborn)是指婴儿出生时无呼吸或呼吸抑制者;若出生时无窒息,而数分钟后出现呼吸抑制者亦属窒息。

【病因与病理】

(一)病因

1. 孕母因素　孕母全身性疾病、严重贫血和急性感染等;产科疾病;孕母吸毒、吸烟或被动吸烟等;孕母年龄≥35岁或＜16岁及多胎妊娠等。

2. 分娩因素　脐带受压、打结、绕颈等;手术后高位产钳臀位抽出术、胎头吸引不顺利等;产程中的麻醉、镇痛剂和催产药使用不当。

3. 胎儿因素　早产儿、小于胎龄儿、巨大儿等;各种畸形,如后鼻孔封锁、喉蹼、肺膨胀不全、先天性心脏病等;羊水或胎粪吸入致使呼吸道堵塞;宫内感染所致神经系统受损等。

(二)病理

1. 呼吸改变　初为原发性呼吸暂停,给氧或适当刺激可纠正,若缺氧持续存在,进入继发性呼吸暂停,可致死亡。

2. 各器官血流在窒息初期进行重新分布以确保生命器官如心脑肾等的供血。缺氧持续,生命器官供血减少,心脑受损。各器官均受到缺氧缺血的伤害。

3. 血液生化及代谢改变　表现为PaO_2降低,pH值下降及混合性酸中毒。窒息应激下,初期血糖增高,后期血糖降低;可致低钙、低钠及高胆红素血症。

【诊断依据】

胎儿缺氧早期胎动增加,胎心≥160次/分;晚期胎动减少或消失,胎心率变慢,羊水污染。生后1 min Apgar评分8~10分者无窒息,4~7分为轻度,0~3分为重度。国外用出生后5 min评分小于7分或经辅助呼吸1 min以上建立自主呼吸者为窒息,1 min评分反应生后即刻状态,作为复苏依据,5 min评分可提供预后情况。

【并发症】

新生儿窒息的并发症有:①心源性休克,心衰和持续胎儿循环;②羊水或胎粪吸入综合征;③肾功能衰竭,肾静脉栓塞;④缺氧缺血性脑病和颅内出血;⑤酸中毒,低血糖,电解质紊乱;⑥坏死性小肠结肠炎,应激性溃疡;⑦黄疸加重。

【治疗】

1. 复苏方案　采用国际通用的ABCDE方案。A(airway):尽量吸尽呼吸道黏液;B(breathing):建立呼吸;C(circulation):维持正常循环,保持足够心搏出量;D(drugs):药物治疗;E(evaluation):评价。

前三项最为重要,其中A是根本,通气是关键。复苏应严格按照上述步骤,呼吸、心率和皮肤颜色是窒息复苏评估的三大指标。

2. 复苏步骤和程序

(1)最初复苏步骤:①保暖;②摆好体位,肩部用布卷垫高2~3 cm,使颈部轻微伸仰;

③婴儿娩出后立即吸净口、鼻、咽黏液;④温热干毛巾揩干头部及全身,减少散热;⑤触觉刺激。

(2)建立呼吸:①触觉刺激后如出现正常呼吸,再评估心率,如心率>100次/分,再评估肤色,如红润或仅手足青紫可观察。②如无规律呼吸或心率<100次/分,应立即用复苏气囊进行面罩正压通气。通气频率40~60次/分,呼吸与心率比为1:2,压力为2~3 kPa(200~300 mmH$_2$O),以可见胸动和听诊呼吸音正常为宜。③15~30 s后,再评估心率,如心率>100次/分,出现自主呼吸可评估肤色,吸氧或观察;④如无规律性呼吸或心率<100次/分,需进行气管插管正压通气。

(3)维持正常循环 如气管插管正压通气30 s后,心率<60次/分或心率在60~80次/分不再增加,应同时进行胸外心脏按压,用中食指或双拇指按压胸骨体下1/3处,频率为100~120次/分(每按压3次,正压通气一次),按压深度为2~3 cm,或胸廓前后径的一半。

(4)药物治疗:①肾上腺素:经胸外心脏按压30 s后,心率仍<80次/分或心率为0,应立即给与1:10 000肾上腺素0.1~0.3 mL/kg,静脉推注或气管内注入,5 min后可重复一次。②扩容剂:给药30 s后,如心率<100次/分,并有血容量不足表现时,给予全血、血浆、5%白蛋白或生理盐水等,剂量为每次10 mL/kg,于5~10 min以上静脉输注。③碳酸氢钠:经上述处理效果不明显,确定或考虑有代谢性酸中毒,可给予5%碳酸氢钠3~5 mL/kg,加等量5%葡萄糖液,缓慢静脉推注(在5~10 min)。④多巴胺或多巴酚丁胺:有循环不良者可加用,剂量为5~20 μg/(kg·min),静脉点滴。使用时应从小剂量开始,根据病情逐渐增加剂量,最大不超过20 μg/(kg·min)。多巴酚丁胺是多巴胺的衍生物,能增强心脏的收缩力、增加心搏出量,但不增快心率,不影响周围血管的扩张和收缩。⑤纳络酮(naloxone):用于其母产前4~6 h用过吗啡类麻醉或镇痛药所致新生儿呼吸抑制时,每次0.1 mg/kg,静脉或气管内注入,间隔0.5~1 h可重复1~2次。

第三节 新生儿黄疸与溶血病

一、新生儿黄疸

新生儿黄疸(neonatal jaundice)是因胆红素在体内积聚而引起皮肤或其他器官黄染。

【黄疸分类】

1.生理性黄疸:①黄疸于生后2~5天出现,足月儿在14天内消退,早产儿可延迟至3~4周;②一般情况良好,不伴有其他临床症状;③血清胆红素<221 μmol/L(12 mg/dL),结合胆红素<34 μmol/L(2 mg/dL)。

2.病理性黄疸:①黄疸出现过早,在24 h内出现;②黄疸程度重,血清胆红素足月儿>221 μmol/L(12.9 mg/dL),早产儿>257 μmol/L(15 mg/dL),或每日上升>85 μmol/L(5 mg/dL);③黄疸持续过久,足月儿>2周,早产儿>4周;④黄疸进行性加重,或退而复现;⑤血清结合胆红素>34 μmol/L(2 mg/dL)。

【常见原因】

1. 感染性:①新生儿肝炎,大多因病毒经胎盘传给胎儿或经产道时被感染,以巨细胞病毒(CMV)最常见、乙型肝炎病毒等多见。常在生后1~3周或更晚出现黄疸。黄疸重时,粪便色浅或灰白,尿色深黄;患儿可有厌食、呕吐,肝轻或中度肿大。②新生儿败血症:大肠杆菌多于金葡菌。可因中毒性肝炎、溶血而发生黄疸,有感染中毒表现。

2. 非感染性:①新生儿溶血症,因母婴血型不合所致。②胆道闭锁。多由宫内病毒感染所致,黄疸常在生后2周始被注意,呈进行性加重,粪色由浅黄转为白色,肝大明显,3个月后逐渐发展为肝硬化。③母乳性黄疸。多于生后4~7天出现,2~3周达高峰,血清胆红素可大于342 μmol/L(20 mg/dL),停止哺乳3天如黄疸下降即可进行确诊。本症因母乳内β-葡萄糖醛酸苷酶活性较高,使胆红素在肠道重吸收增加而致母乳性黄疸。④遗传性疾病:红细胞6-磷酸葡萄糖脱氢酶(G-6-PD)缺陷等病。⑤药物性黄疸,如由维生素K3、磺胺药、消炎痛等引起者。

二、新生儿溶血病

新生儿溶血病(hemolytic diease of the mewborn)系指母、婴血型不合引起的新生儿同种免疫性溶血。以ABO血型不合新生儿溶血病为最常见,其次为Rh血型系统。

【病因与病理】

1. ABO血型不合　母多为O型,新生儿是A型或B型;如母为AB型或婴儿为O型则均不会发生本症。ABO溶血病有40%~50%发生于第一胎。

2. Rh血型不合　主要发生在母亲Rh阴性、胎儿Rh阳性的情况。Rh抗原强弱次序是D>E>C>c>e,故RhD溶血症常见,其次为RhE溶血症。Rh溶血病一般不出现在第一胎、且未输过血的母亲身上发生。极少数未输过血的Rh阴性母亲在首次妊娠时也会发生Rh溶血病。

【诊断依据】

(一)临床表现

1. 黄疸　77%以上的Rh溶血病在24 h内出现黄疸,而ABO溶血病仅27.7%,第2~3天出现者更多。黄疸迅速加重,血清胆红素很快上升。

2. 贫血　程度不一,重者可有心力衰竭,有些Rh溶血病患儿到3~6周才出现溶血。

3. 肝脾肿大　重症胎儿水肿时有明显肝脾肿大。

4. 胆红素脑病(核黄疸)　一般发生在生后第2~7天,尤其是早产儿。出现嗜睡,喂养困难,吸吮无力,拥抱反射减弱或消失,肌张力减低,1/2~1天后很快出现凝视、肌张力增高、角弓反张、前囟隆起、呕吐、尖叫、惊厥,常有发热。如不及时治疗,1/3~1/2患儿死亡,幸存者吸吮及对外界反应逐渐恢复,呼吸好转,肌张力恢复正常,但常逐渐出现手足徐动症,听力下降、智能落后、眼球运动障碍等后遗症。

(二)实验室检查

血红蛋白下降、网织红细胞和有核细胞增高、血清未结合胆红素增高,可助判断有无溶血,测母婴血型、行血清特异抗体检查。

1. Rh溶血病　患儿红细胞直接抗人球蛋白试验阳性即可确诊;应再用患儿血清与各

标准细胞(CCDee,ccDEE,ccDee,CcdEe,ccdee)作抗人球蛋白间接试验测患儿抗体类型,明确患儿系 RhD、RhE 或其他 Rh 溶血病。

2. ABO溶血病　因患儿红细胞上的抗体结合较少,故抗人球蛋白试验常为阴性或弱阳性,有改良法可提高阳性率;患儿血清游离抗体阳性表明母血抗体已进入胎儿;抗体释放试验阳性即可确诊。

【治疗】

1. 产前处理　对 Rh 阴性且既往有死胎流产史的孕妇,血 Rh 抗体效价由低上升至 1:32以上时,测定羊水胆红素增高,且羊水中的磷脂酰胆碱/鞘磷脂比值≥2,表明胎儿已成熟,可考虑提前分娩,以减轻胎儿受累。对孕母血中 Rh 抗体不断增高者,可给予反复血浆置换治疗以换出抗体,减轻胎儿溶血。胎儿水肿或胎儿 Hb<80 g/L 而胎儿尚未成熟者可行宫内输血,直接将与孕妇血清不凝结的浓缩红细胞在 B 超监测下注入脐血管;孕妇在预产期前 1～2 周口服苯巴比妥 90 mg/d,以诱导胎儿葡萄糖醛酸转移酶的产生。

2. 新生儿处理　重点是降低胆红素,防止胆红素脑病。

(1) 光照疗法　光疗使 4Z,15Z-胆红素转变成 4Z,15Z-胆红素和光红素,两者均不需与葡萄糖醛酸结合即可从胆汁、尿液排出。

(2) 换血疗法　换血指证:产前已明确诊断,出生时血红蛋白低于 120 g/L,伴水肿、肝脾大和心力衰竭者;生后 12 h 内胆红素上升每小时>12 μmol/L(0.75 mg/100 mL)者,或已达到 342 μmol/L(20 mg/dL)者;早产儿或上一胎溶血严重者,尤其伴有缺氧、酸中毒、败血症等时,指证应放宽。换血血源选择:Rh 血型与其母亲相同,ABO 血型与患儿相同的血液;ABO 溶血病可用 O 型红细胞加 AB 型血浆或用抗 A、抗 B 效价不高的 O 型血,用血与母亲血清无凝集反应。换血量为 150～180 mL/kg(约为患儿全血量的 2 倍)。

(3) 药物治疗　输血浆 25 mL/次或白蛋白 1 g/kg,可减少胆红素脑病的发生;纠正酸中毒;肝酶诱导剂,常用苯巴比妥或尼可刹米。

复习思考题

1. 简述新生儿的分类。
2. 简述新生儿窒息的病因和治疗。
3. 简述新生儿生理性黄疸和病理性黄疸有什么区别?
4. 简述新生儿溶血病的治疗。

第三章 呼吸系统疾病

第一节 上呼吸道感染

急性上呼吸道感染(acute upper respiratory infection AURI)是由各种病原引起的上呼吸道炎症,俗称"感冒",是儿科最常见的疾病,它主要侵犯鼻、鼻咽和咽部,统称为上呼吸道感染。

【病因】

各种病毒和细菌均可引起,其中以病毒为多见,约占90%以上,主要有呼吸道合胞病毒、流感病毒、副流感病毒、腺病毒、柯萨奇病毒、埃可病毒、单纯疱疹病毒、EB病毒等,病毒感染后可继发细菌感染,最常见为溶血性链球菌,其次为肺炎球菌、流感嗜血杆菌等,肺炎支原体亦可引起。

【诊断依据】

(一)临床表现

1. 一般类型上感　婴幼儿局部症状不显著而全身症状重,可骤然起病,高热、咳嗽、食欲差,可伴呕吐,腹泻,烦躁,甚至高热惊厥。年长儿症状较轻,可有鼻塞、流涕、发热、咽痛等,部分患儿在发病早期可有阵发性脐周痛,考虑与发热所致肠痉挛或肠系膜淋巴结炎有关。

体检可见咽部充血,扁桃体肿大,颌下淋巴结肿大、触痛等,肠道病毒所致者可见皮疹。病程为3~5天。

2. 两种特殊类型上感

(1)疱疹性咽峡炎(herpangina)　系柯萨奇A组病毒所致,好发于夏秋季,表现为高热、咽痛、流涎、厌食、呕吐等。体检咽部充血,咽腭弓、软腭等处有2~4 mm大小的疱疹,周围有红晕,疱疹破溃后形成小溃疡,病程为1周左右。

(2)咽-结合膜热(pharyngo-conjunctival fever)　系腺病毒3,7型所致,好发于春夏季,以发热、咽炎、结膜炎为特征。体检咽部充血,一侧或两侧滤泡性结膜炎,颈部、耳后淋巴结肿大,病程为1~2周。

(二)实验室检查

病毒感染者白细胞计数正常或偏低,中性粒细胞减少,淋巴细胞计数相对增高,病毒分离和血清学检查可明确病原;细菌感染者白细胞计数可增高,中性粒细胞增高,在使用抗菌药物前行咽拭子培养可发现致病菌,链球菌引起者于感染2~3周后ASO滴度可增高。

【鉴别诊断】

1. 流行性感冒　由流感病毒、副流感病毒所致,有明显流行病史,全身症状重,上呼吸道卡他症状可不明显。

2. 急性传染病早期　如麻疹、流脑、猩红热、百日咳等的前驱症状多与上感相似,应结合流行病史、临床表现及实验室检查综合分析。

3. 急性阑尾炎　上感伴腹痛者应与本病鉴别,本病腹痛部位以右下腹为主,呈持续性,有腹肌紧张和固定压痛点,外周血白细胞及中性粒细胞增高。

【治疗】

1. 一般治疗　休息,多饮水,注意呼吸道隔离,防止并发症。

2. 病因治疗　常用抗病毒药物,若继发细菌感染或出现并发症者可选用抗生素

3. 对症治疗　高热可口服乙酰氨基酚或布洛芬,亦可配合物理降温。高热惊厥者可予镇静止惊。咽痛可含服咽喉片。

第二节　肺炎

肺炎(pneumonia)是由不同病原体或其他因素(吸入或过敏反应等)所致的肺部炎症,其临床以发热、咳嗽、气促、呼吸困难和肺部细湿罗音为主要表现。肺炎是婴幼儿时期重要的常见病,回顾性调查表明,小儿肺炎为我国小儿第一位死亡原因。

【病因与病理】

1. 病因　病原体多为细菌和病毒,或为混合性感染。其中细菌以肺炎双球菌最为多见,金黄色葡萄球菌、溶血性链球菌、B型流感杆菌、大肠杆菌和副大肠杆菌亦较常见。病毒以呼吸道合胞病毒、腺病毒、流感病毒和副流感病毒为多见。其他有衣原体、支原体、真菌、原虫等。

2. 病理　主要以肺泡炎症为主,支气管壁与肺泡间质炎性病变较轻。肺泡毛细血管扩张充血,肺泡壁水肿,肺泡内有大量中性粒细胞、红细胞、纤维素渗出液及细菌。炎症通过肺泡间通道和细支气管向邻近组织蔓延,呈小片状的灶性炎症,小病灶可互相融合扩大。当小支气管、毛细支气管发生炎症时,管腔更加狭窄导致管腔部分或完全阻塞,引起肺气肿或肺不张。细菌性肺炎以肺实质受累为主,病毒性肺炎以肺间质受累为主,亦可累及肺泡。

【诊断依据】

1. 主要症状

(1)发热　热型不定,多为不规则发热,亦可为弛张热或稽留热。新生儿、重度营养不良患儿体温可不升。

(2)咳嗽　较频繁,在早期为刺激性干咳,极期咳嗽反而减轻,恢复期咳嗽有痰。

(3)气促　多在发热、咳嗽后出现。

(4)全身症状　精神不振、食欲减退、烦躁不安、轻度腹泻或呕吐。

2. 体征

(1) 呼吸增快　40~80次/分，并可见鼻翼扇动和三凹征。
(2) 发绀　口周、鼻唇沟和指趾端发绀，轻症病儿可无发绀。
(3) 肺部罗音　早期不明显，可有呼吸音粗糙、减低，以后可闻及较固定的中、细湿罗音，以背部两侧下方及脊柱两旁较多，于深吸气末更为明显。肺部叩诊多正常，病灶融合时，可出现实变体征（语颤增强、叩诊浊音、呼吸音减弱或有管性呼吸音）。

3. 重症肺炎的表现　重症肺炎由于严重的缺氧及毒血症，除呼吸系统改变外，可发生循环、神经和消化系统功能障碍。

【鉴别诊断】
1. 急性支气管炎　全身症状轻，一般无明显的呼吸困难及缺氧症状，肺部闻及中湿罗音，多不固定，随咳嗽而改变。
2. 急性粟粒性肺结核　粟粒性肺结核也可表现高热、气促、咳嗽、紫绀等与肺炎相似症状，但肺部罗音常不明显。根据有结核病接触史、结核菌素试验阳性及X线检查肺部呈粟粒状阴影可资鉴别。
3. 支气管异物　有异物吸入史，突然出现呛咳，并结合胸部X线检查可以区别，必要时可行纤支镜检查。
4. 支气管哮喘　婴幼儿和儿童哮喘可无明显喘息发作，主要表现为持续性咳嗽，抗炎治疗效果不佳，患儿具有过敏体质，肺功能激发和舒张试验有助于鉴别。

【治疗】
1. 一般治疗和护理　病室应保持空气流通，室温维持在20℃左右，湿度以60%为宜。给予足量的维生素和蛋白质，经常饮水及少量多次进食。保持呼吸道通畅，避免交叉感染。
2. 氧气疗法　最常用鼻前庭导管持续吸氧，氧流量为0.5~1 L/min，氧浓度不超过40%，直至缺氧消失方可停止。新生儿或鼻腔分泌物多者，以及经鼻导管给氧后缺氧症状不缓解者，可用口罩、鼻塞、头罩或氧气帐给氧，面罩给氧流量为2~4 L/min，氧浓度为50%~60%。严重缺氧出现呼吸衰竭时，应及时用呼吸器间歇正压给氧或持续正压给氧以改善通气功能。
3. 抗感染治疗
(1) 抗生素　使用原则：①在使用抗菌药物前应采集咽拭子、鼻咽分泌物或下呼吸道吸取物进行细菌培养和药物敏感试验，以便指导治疗。在未获培养结果前，可根据经验选择敏感的药物。②选用的药物在肺组织中应有较高的浓度。③重症患儿宜静脉联合用药。

用药时间：一般应持续至体温正常后5~7天，症状、体征消失后3天停药。支原体肺炎至少使用抗菌药物2~3周。葡萄球菌肺炎在体温正常后2~3周可停药，一般总疗程≥6周。

(2) 抗病毒治疗：①三氮唑核苷（病毒唑）：可滴鼻、雾化吸入、肌注和静脉点滴，肌注和静点的剂量为10~15 mg/(kg·d)，可抑制多种RNA和DNA病毒；②α-干扰素（interferon-α，IFN-α）：常用基因工程α-干扰素肌注，5~7天为一疗程，亦可雾化吸入。
4. 对症治疗　咳嗽有痰者，不可滥用镇咳剂，因抑制咳嗽而不利于排痰。为避免痰液阻塞支气管,可选用祛痰剂如复方甘草合剂、10%氯化胺溶液、吐根糖浆、敌咳糖浆等。痰液黏稠可用 α-糜蛋白酶 5 mg 加生理盐水 15~20 mL 超声雾化吸入,也可用鱼腥草雾化吸入。干咳影响睡眠和饮食者,可服用 0.5% 可待因糖浆,每次 0.1 mL/kg,每日偶用 1~3 次,该药能抑制咳嗽反射,亦能抑制呼吸,故不能滥用或用量过大。美沙芬(Dextromethorphan)每次 0.3 mg/kg,每日 3~4 次,有镇咳作用,但不抑制呼吸。　　　　（李　静）

复习思考题

1. 怎样诊断小儿急性上呼吸道感染?
2. 小儿肺炎应与哪些疾病进行鉴别?
3. 简述小儿肺炎的治疗原则。

第四章　循环系统疾病

第一节　先天性心脏病

先天性心脏病是胎儿时期心脏血管发育异常而致的心血管畸形。其发病率占出生活产婴儿的0.8%。近30年来，由于心导管检查、心血管造影术及超声心动图等的应用以及在低温麻醉和体外循环下心脏直视手术的发展，许多先天性心脏病得到准确的诊断，多数获得彻底根治。部分新生儿时期复杂的心脏畸形也能及时诊断并予以手术治疗。

【病因】

先天性心脏病的病因尚未完全明确，目前仍认为由遗传因素和环境因素共同作用所致。遗传方面主要为染色体异常或多基因突变引起。环境方面与下列因素有关：①孕早期宫内感染，如风疹、流行性感冒、腮腺炎和柯萨奇病毒感染等；②孕妇接触放射线、服用药物（抗癌药、抗癫痫药等）；③孕妇患代谢性疾病（糖尿病、高钙血症等）；④引起宫内缺氧的慢性疾病；⑤妊娠早期酗酒、吸毒等。

【分类】

先天性心脏病的种类很多，临床上根据心脏左、右两侧及大血管之间有无血液分流分为以下三大类。

(一) 左向右分流型（潜伏紫绀型）

左向右分流型如室间隔缺损、动脉导管未闭和房间隔缺损等。

(二) 右向左分流型（紫绀型）

右向左分流型如法洛氏四联症、大动脉错位等。

(三) 无分流型（无紫绀型）

无分流型如肺动脉瓣狭窄和主动脉缩窄等。

一、房间隔缺损

房间隔缺损（atrial septal defect）约占先天性心脏病发病总数的20%左右。根据解剖部位的不同，分为第一孔型（原发孔）缺损、第二孔型（继发孔）缺损和静脉窦型缺损。

【血流动力学改变】

出生时及新生儿早期，右心房压力略高于左心房，血流自右向左分流，可有暂时性青紫。随着肺循环血流量的增加，左心房压力超过右心房，分流转为自左向右。右心房不但接受上、下腔静脉回流的血液，同时还接受由左心房分流的血液，导致右心室舒张期负荷过重，使右心房、右心室增大，肺循环血流量增多，而左心室、主动脉及整个体循环的血流量减少。

【诊断依据】

1. 症状与体征　婴儿期房间隔缺损常无症状。多由常规体格检查或闻及杂音而就诊。儿童期表现为乏力、活动后气促、易患呼吸道感染。分流量大者因体循环血量不足而影响发育,表现为体格瘦小、乏力、多汗和活动后气促,并因肺循环充血而易患支气管炎。当哭闹、患肺炎或心力衰竭时,出现暂时青紫。查体可见心前区隆起,心尖搏动增强。胸骨左缘第Ⅱ～Ⅲ肋间听到(2～3)/6级收缩期喷射性杂音,向两肺传导。

2. X线检查　心脏外形正常或扩大,以右心房、右心室扩大为主,肺动脉段突出,主动脉结变小。肺血管影增多,肺门影增大,可见肺门"舞蹈征"。

3. 超声心动图　显示右心房、右心室腔扩大,室间隔与左心室后壁呈同向运动,房间隔连续中断。声学造影可见右心房右心室与左心房同时显影。

4. 心电图　电轴右偏和不完全右束支传导阻滞。

5. 心导管检查　右心导管检查右心房血氧饱和度比上下腔静脉高10%有诊断意义。

【治疗与转归】

房间隔缺损宜在学龄前予以手术修补。亦可通过介入性心导管手术关闭缺损,但术后可能留有部分残余分流。

房间隔继发孔缺损的自然闭合率整体上为87%。在3个月以前诊断的缺损<3 mm,在1岁半内可100%的自然闭合;缺损在3～8 mm的1岁半内有80%以上可自然闭合;缺损在8 mm以上者很少有自然闭合者。

二、动脉导管未闭

动脉导管未闭(patent ductus arteriosus,PDA)占先天性心脏病发病总数的15%。胎儿期动脉导管开放是胎儿血液循环的重要通道。

【血流动力学】

动脉导管未闭产生主动脉向肺动脉的血液分流,分流量的多少取决于导管口径的粗细及主、肺动脉之间的压力阶差。肺动脉同时接受右心室和经导管分流来的血液,肺循环血流量增加,流至左心的血量增加,导致左心房扩大,左心室肥厚扩张。长期的肺血流量增加,引起肺小动脉管壁增厚、硬化,管腔变细,晚期形成阻塞性肺动脉高压。当肺动脉压力超过主动脉时出现反向(自右至左)分流,下半身出现紫绀和杵状趾。

【诊断依据】

1. 症状与体征　动脉导管细小者临床可无症状。动脉导管粗大者出现咳嗽、气急、喂养困难及生长发育落后等。体格检查胸骨左缘第二肋间听到粗糙响亮的连续性"机器"样杂音,占整个收缩期与舒张期,杂音向左锁骨下、颈部和背部传导。可扪及震颤。患儿舒张压降低,脉压差增宽,并可出现周围血管体征,如水冲脉、甲床毛细血管搏动等。

2. X线检查　肺门血管影增粗,肺野充血;分流量大者可见左心室、左心房大,肺动脉段突出,主动脉弓多有增大。

3. 心电图　显示不同程度的左心室、左心房肥大,伴有肺动脉高压时可合并右心室肥大。

4. 超声检查　显示左室、左房内径增宽,主动脉内径增大。在降主动脉与肺动脉之间可见动脉导管的存在。

5. 心导管检查　可发现肺动脉血氧含量较右心室高,导管可由肺动脉经未闭的动脉导管进入降主动脉。

【治疗与转归】

6个月以后的动脉导管多不能自行关闭,可采用手术结扎或介入性治疗进行封堵。理想的手术年龄是6个月至7岁。此时血管组织柔韧,手术操作方便,危险性小。早产儿动脉导管未闭合并呼吸窘迫综合征及心力衰竭,可试用吲哚美辛促使动脉导管关闭。

三、法洛四联症

法洛四联症(tetralogy of Fallot)是小儿最常见的紫绀型先天性心脏病,发病率占所有先天性心脏病的10%。法洛四联症由四个畸形组成:①右心室流出道梗阻;②室间隔缺损;③主动脉骑跨;④右心室肥厚。

【血流动力学】

由于肺动脉口狭窄,血液进入肺循环受阻,引起右心室代偿性肥厚,右心室压力增高。缺损大者两心室压力可相等,出现双相分流,右心室的静脉血直接或经室间隔缺损进入主动脉。主动脉同时接受左心室和部分右心室的血液,使动脉血与静脉血在主动脉内混合并被输送到全身,造成动脉血氧含量的下降,临床上出现紫绀和红细胞增多症。肺血减少使血液氧含量减少,进一步加重紫绀。体循环血量增加,静脉回流量也增加,右心房负担加重,因而扩大。

【诊断依据】

1. 症状

(1) 紫绀　患儿于生后数月内出现紫绀,多见于毛细血管丰富的浅表部位。活动后出现气促,剧烈活动如哭闹、情绪激动、体力劳动等,可出现气促及青紫加重。

(2) 蹲踞　患儿运动后常有蹲踞现象。

(3) 缺氧发作　表现为呼吸加深、加快,紫绀逐渐加重,严重者甚至发生昏厥、抽搐及脑血管意外。

2. 体征　患儿生长发育落后,有紫绀和杵状指趾。心脏听诊在胸骨左缘Ⅱ～Ⅲ肋间听到(2～3)/6级收缩期喷射性杂音,杂音的响度与肺动脉口狭窄程度有关,狭窄越严重杂音越轻;肺动脉第二音减弱、分裂或消失。

3. X线检查　心影正常或稍大,心尖圆钝上翘,肺动脉段凹陷,主动脉增宽,构成典型的"靴形心"。肺野清晰。

4. 心电图　电轴右偏,右心室肥厚伴劳损,V_1导联呈Rs或R型,少数病例有右心房肥大。

5. 超声心动图　主动脉内径增宽,骑跨于室间隔上,室间隔与主动脉前壁连续中断,右心室流出道变窄,叠加彩色可见心室收缩期蓝色和红色讯号分别从右室和左室进入主动脉和对方心室。

6. 心导管检查　右心室压力升高,右心室与肺动脉间有明显压力阶差;有时导管由右室插入主动脉或左室,表明有主动脉骑跨或室缺。

7.实验室检查 红细胞记数和血红蛋白显著增高;动脉血氧饱和度降低。

【治疗原则】

1.外科治疗 只能通过手术治疗。分为姑息性手术和根治性手术。

2.内科治疗 缺氧发作时应立即吸氧、镇静、取屈膝位,并给予5%碳酸氢钠和普奈洛尔静注。

四、肺动脉瓣狭窄

【病理解剖】

依据病变累及的部位不同,分为两种类型:

1.典型肺动脉瓣狭窄 肺动脉瓣三个瓣叶交界处互相融合,瓣膜开放受限,瓣口狭窄;瓣叶结构完整,瓣环正常,肺动脉干呈狭窄后扩张。

2.发育不良型肺动脉瓣狭窄 肺动脉瓣叶形态不规则且明显增厚或呈结节状,瓣叶间无粘连,瓣叶启闭不灵活,瓣环发育不良,肺动脉干不扩张或发育不良。

【病理生理】

右室向肺动脉射血遇到瓣口狭窄的困阻,必须提高收缩压方能向肺动脉泵血,收缩压提高程度与狭窄的严重性成正比。右室血流进入肺脏困难,导致右心室肥厚,严重狭窄时,右室壁极度增厚使心肌供血不足,引起右心衰竭。

【诊断依据】

1.症状 轻度狭窄可完全无症状。重度狭窄者中度体力活动出现呼吸困难、乏力,突有晕厥甚至猝死。部分患者活动时感胸痛或上腹痛。

2.体征 心前区较饱满,搏动弥散。胸骨左缘二、三肋间触及收缩期震颤并向胸骨上窝和胸骨左缘下部传导。胸骨左缘上部闻及(4~5)/6级喷射性收缩期杂音,传导广泛。

3.X线检查 轻中度狭窄时心脏大小正常,重度狭窄仅轻度增大。心衰时明显增大,主要为右室和右房扩大。狭窄后的肺动脉扩张为本病特征性改变。

4.心电图 显示右房扩大,P波高耸。右室肥大电轴右偏。狭窄严重时出现T波倒置、S-T段压低。

5.超声心动图 显示肺动脉瓣的厚度、收缩时的开启情况及狭窄后的扩张。

6.心导管检查 右心室压力明显升高,肺动脉压力降低。

【治疗原则】

严重肺动脉瓣狭窄患儿应接受球囊瓣膜成形术,如无该术适应证,应接受外科瓣膜切开术。

第二节 病毒性心肌炎

病毒性心肌炎是病毒侵犯心脏所引起,以心肌炎性病变为主要表现的疾病。在儿童发病率较高,其危害性也较大,严重影响儿童健康。

【病因与病理】

1. 病因 引起心肌炎的病毒有20余种,以柯萨奇病毒乙组(1～6型)最常见,埃可病毒、脊髓灰质炎病毒、腺病毒、传染性肝炎病毒、流感和副流感病毒、麻疹病毒、单纯疱疹病毒、流行性腮腺炎病毒、鼻病毒等也可引起心肌炎。

2. 病理 急性心肌炎病理改变轻重不等。轻者以局灶性病变为主,重者多呈弥漫性病变。心脏呈不同程度的扩大、增重。镜检可见病变部位的心肌纤维变性或断裂,心肌细胞溶解、水肿、坏死。间质有不同程度水肿以及淋巴细胞、单核细胞和少数多核细胞浸润。病变以左室及室间隔最显著,可波及心包、心内膜及传导系统。

【诊断依据】

症状:发病前1～3周多有上呼吸道或肠道病毒感染症状,如发热、咳嗽、呕吐、腹泻、肌肉酸痛等。随后出现心前区不适,胸闷、胸痛、心悸、头晕、乏力、恶心、呕吐、食欲减退等;小婴儿表现为烦躁不安、拒食、多汗、面色苍白等。重症患者可发生心源性休克,表现极度烦躁不安、面色灰白、皮肤发花、四肢湿冷及末梢发绀。

体征:安静条件下出现心动过速,个别表现为心动过缓,心律不齐。合并心包炎者心界多有明显扩大。心尖区第一音低钝,部分有奔马律,伴心包炎者可听到一过性心包摩擦音。危重病人表现脉搏微弱,血压下降;两肺出现细湿啰音;肝脾肿大,提示循环衰竭。

心电图:多数表现为 ST-T 改变、Q-T 间期延长,低电压,窦房、房室或室内传导阻滞,过早搏动,束支传导阻滞,部分可有阵发性心动过速,心房扑动或颤动,甚至心室颤动。

X线检查:心脏大小正常或轻、中度扩大,心搏减弱,肺淤血或肺水肿,有时可见少量胸腔积液。

超声心动图:轻者无改变,重者心腔扩大,左室后壁及室间隔运动幅度减低,心泵功能降低。

实验室检查:早期血清 AST,LDH,CK-MB 升高或心肌肌钙蛋白(cTnT)阳性。并可从咽部、粪便、血液中分离病毒。恢复期血清病毒抗体滴度比急性期有4倍以上升高。

【诊断标准】

1. 临床诊断依据

(1)心功能不全、心源性休克或心脑综合征。

(2)心脏扩大(X线、超声心动图检查具有表现之一)。

(3)心电图改变:以 R 波为主的2个或2个以上主要导联(Ⅰ,Ⅱ,aVF,V_5)ST-T 改变持续4天以上伴动态变化;窦房传导阻滞、完全性右或左束支阻滞,成联律、多形、多源、成对或并行性早搏,非房室结及房室折返引起的异位性心动过速,低电压(新生儿除外)及异常 Q 波。

(4)CK-MB 升高或心肌肌钙蛋白阳性。

2. 病原学诊断依据

(1)确诊指标 患儿心内膜、心肌、心包(活检、病理)或心包穿刺液检查,发现以下之一者可确诊心肌炎有病毒引起。①分离到病毒;②用病毒核酸探针查到病毒核酸;③特异性病毒抗体阳性。

(2)参考依据 有以下之一者结合临床可考虑心肌炎有病毒引起。①自患儿粪便、咽拭子或血液中分离出病毒,且恢复期血清同型抗体滴度较第一份血清升高或降低4倍以上;②病程早期患儿血中特异性IgM抗体阳性;③用病毒核酸探针自患儿血中查到病毒核酸。

3. 确诊依据

(1)具备临床诊断依据2项,可临床诊断为心肌炎。发病同时或发病前1~3周有病毒感染的证据支持诊断。

(2)具备病原学确诊依据之一,可确诊为病毒性心肌炎,具备病原学参考依据之一,可临床诊断为病毒性心肌炎。

(3)凡不具备确诊依据,应给予必要的治疗或随诊,根据病情变化确诊或除外心肌炎。

【鉴别诊断】

应与风湿性心肌炎、中毒性心肌炎、先天性心脏病、原发性心肌病相鉴别。

【治疗原则】

目前病毒性心肌炎尚无特效的治疗方法,主要采取综合治疗措施。

1. 休息 卧床休息可减轻心脏负荷,减少心肌耗氧量,有助于炎症的吸收,使病变细胞得到修复。

2. 饮食 宜进食富含维生素和蛋白质且易于消化的食物,应少食多餐,以免增加心脏的负荷。

3. 镇静吸氧 对哭闹、烦躁不安者应用镇静剂,有缺氧症状者给予氧气吸入。

4. 抗病毒治疗:①干扰素或干扰素诱导剂。能够阻断病毒复制和调节细胞免疫功能,可预防和治疗心肌炎。②其他抗病毒药物。阿昔洛韦,中药黄芪等。

5. 保护心肌:①抗氧化剂的应用。维生素C、E和辅酶Q_{10}等。②营养心肌的药物。具有加强心肌营养、改善心肌功能、对心肌损伤有修复作用。

6. 肾上腺皮质激素的应用 皮质激素的应用尚有争论,多数认为病程早期及轻症病例不必使用;病情严重,如心脑综合征、心源性休克、Ⅱ度以上房室传导阻滞、严重心力衰竭等应立即使用,剂量宜大,病情缓解减量停药;反复发作或病情迁延者,可能与自身免疫有关,故主张使用。

复习思考题

1. 先天性心脏病分几型?各列举两个代表性疾病。
2. 简述房间隔缺损的诊断依据。
3. 法乐四联症包括哪几个畸形?
4. 简述病毒性心肌炎的诊断标准。

第五章 泌尿系统疾病

第一节 急性肾小球肾炎

急性肾小球肾炎(acute glomerulonephrits，AGN)是不同病因所致的感染后免疫反应引起的弥漫性肾小球炎性病变。绝大多数为链球菌感染后所致，称为急性链球菌感染后肾小球肾炎，即急性肾炎。

【病因及病理】

1. **病因** 目前已明确本病与 A 组 β 溶血性链球菌的致肾炎菌株感染有关。具体抗原可能为：①菌体细胞上的 M 蛋白；②细菌胞体内的水溶性蛋白质即内链球菌素；③A 组溶血性链球菌 12 型致"肾炎菌株协同蛋白"。抗原抗体反应引起肾小球的免疫损伤而致病。

2. **病理** 光镜下可见肾小球体积增大，毛细血管内皮细胞增殖、肿胀，管腔发生程度不等的阻塞。系膜细胞增殖肿胀，伴中性及嗜酸粒细胞、单核细胞浸润，纤维蛋白沉积，肾小球毛细血管血流受阻，引起缺血、肾小球滤过率降低。电镜下可见电子致密物呈"驼峰"样在上皮细胞下沉积，基底膜密度不匀，部分变薄、断裂，上皮细胞有足突融合现象。免疫荧光检查可见 C_3 及 IgG 沿肾小球毛细血管襻和/或系膜区沉积。

【诊断依据】

1. **典型表现**

(1) 水肿 见于 70%～90% 病例，常在晨起时眼睑水肿。重者 2～3 天遍及全身，呈非凹陷性。

(2) 血尿 50%～70% 病人有肉眼血尿，持续 1～2 周转镜下血尿。

(3) 蛋白尿 常为轻、中等度蛋白尿。有 20% 达肾病水平。

(4) 高血压 30%～80% 病例有血压增高。

(5) 少尿或无尿 尿量在水肿时减少，持续 1～2 周后逐渐增加，少尿时尿比重稍增高。少数病例尿量明显减少，少于 300 mL，甚至无尿。

2. **严重表现**

(1) 循环充血 常发生于急性肾炎起病后的 1～2 周内。病人表现为少尿，水肿加重，咳嗽、气急，并出现呼吸困难，不能平卧，肺底闻及水泡音或哮鸣音；心界扩大，心率加快，第一心音变钝和奔马律；肝大，颈静脉怒张。

(2) 高血压脑病 多发生在疾病早期，血压突然上升之后，血压多在 20～21.33/13.33～14.67 kPa(150～160/100～110 mmHg)。年长儿可诉说头痛、呕吐、复视或一过性失明,严重者出现惊厥、昏迷。

(3)急性肾功能衰竭　常发生在疾病早期,出现尿少、尿闭等症状,引起暂时氮质血症、电解质紊乱和代谢性酸中毒,一般持续3~5日。

3.非典型表现

(1)无症状性急性肾炎　在有"致肾炎菌株"的链球菌流行时,有些患儿仅有镜下血尿而无其他临床表现,但ASO抗体增高,补体C_3降低。

(2)肾外症状性急性肾炎　患儿有水肿、高血压,甚至有严重循环充血或高血压脑病,而尿改变轻微或正常。

(3)以肾病综合征表现的急性肾炎　临床表现似肾病综合征,症状持续时间长,肾活检病理类似急性肾炎。

4.实验室检查

(1)尿常规检查　尿蛋白在＋至＋＋＋之间,镜检除有红细胞外,可有透明颗粒或红细胞管型,早期可见白细胞和上皮细胞。

(2)血液检查　常有轻、中度贫血。白细胞轻度升高或正常,血沉加快,多于2~3个月恢复正常;抗链球菌溶血素O(ASO)抗体于链球菌感染后10~14天升高,3~5周达高峰,3~6个月恢复正常。有80%~90%的病人血清补体C_3下降,94%的病例第8周恢复正常。明显少尿时血尿素氮和肌酐升高。

【鉴别诊断】

1.其他病原体感染引起的肾小球肾炎　可从原发感染灶及各自临床特点相鉴别。

2.IgA肾病　表现反复发作性肉眼血尿,多在上呼吸道感染后24~48 h出现,常无水肿、高血压、血C_3正常。确诊靠肾活检免疫病理诊断。

3.慢性肾炎急性发作　无明显前驱感染,除有肾炎症状外,常有贫血,肾功能异常,尿比重减低,尿改变以蛋白增多为主。

4.特发性肾病综合征　患儿呈急性起病,有明确的链球菌感染证据,血清C_3降低,肾活检病理为毛细血管内皮增生性肾炎者有助于急性肾炎的诊断。

5.其他　应与急进性肾炎或其他系统性疾病引起的肾炎相鉴别,如紫癜性肾炎、狼疮性肾炎等。

【治疗原则】

1.休息　急性期卧床休息,到肉眼血尿消失、水肿减退、血压正常,可下床做轻微活动。血沉正常可复学,尿沉渣绝对计数正常后可恢复体力活动。

2.饮食　有水肿高血压者限盐和水。有氮质血症者限蛋白摄入。

3.抗感染　有感染灶时用青霉素10~14天。

4.对症治疗

(1)利尿　经控制水盐入量仍水肿少尿者可适量应用利尿剂。

(2)降压　经休息、控制水盐摄入、利尿而血压仍高者给予降压药。

5.严重循环充血的治疗

(1)纠正水钠潴留,恢复正常血容量。

(2)有肺水肿者除一般对症治疗外加用血管活性药物。

(3)难治病例采用腹膜透析或血液透析。

6.高血压脑病的治疗 原则上选用降压效果强而迅速的药物,有惊厥者缓慢静脉注射镇静药。

7.急性肾功能衰竭的治疗 严格限制液体入量。每日补液量＝前一日尿量＋不显性失水＋异常丢失量－内生水量。注意纠正水电解质紊乱;供给足够热量,减少组织蛋白分解。及时利尿,必要时采取透析治疗。

第二节 肾病综合征

肾病综合征是由多种原因引起肾小球滤过膜通透性增加,导致大量血浆白蛋白自尿中丢失而引起的一种临床综合征。

【病因与病理】

1.病因 目前尚未明确。有事实证明与免疫反应有关。①肾小球毛细血管壁结构或电化学改变导致蛋白尿。②肾小球基底膜有免疫球蛋白和补体成分沉积,免疫损伤滤过膜的正常屏障作用而发生蛋白尿。③滤过膜屏障损伤与细胞免疫失调有关。

2.病理

(1)大量蛋白尿 由于肾小球滤过膜通透性增加,导致大量低分子量的蛋白质(主要是白蛋白)由尿中丢失,形成蛋白尿。

(2)低蛋白血症 是血浆蛋白自尿中大量丢失的直接结果,也与血浆蛋白从肾小球滤出后被肾小管吸收分解增加有关。

(3)高脂血症 低蛋白血症引起肝脏合成蛋白增加,合成的大分子脂蛋白难以从肾脏排出而发生。此外,与脂蛋白酶活性下降致脂蛋白清除率降低有关。

(4)水肿 大量蛋白尿致血浆蛋白下降、胶体渗透压降低,血浆内水分自血管内转入组织间隙,造成水肿;液体转移引起血容量下降,通过容量和压力感受器使抗利尿激素、肾素—血管紧张素—醛固酮分泌增加,交感神经活动增强,导致水钠潴留。

【诊断依据】

1.症状与体征 起病隐匿,常无明显诱因。30%有病毒或细菌感染史。患儿常有疲惫、厌食、苍白和精神萎靡等症状。

水肿:开始见于眼睑,以后遍及全身,呈凹陷性。重者可有胸水或腹水。尿量减少,颜色变深;15%的病人有短暂的镜下血尿;大多数病人血压正常。

2.实验室检查

(1)尿常规 尿蛋白＋＋＋至＋＋＋＋,尿沉渣可见透明管型。24 h尿蛋白定量＞50 mg/kg,多为小分子量的白蛋白。

(2)血液检查 血浆总蛋白下降,白蛋白常＜25 g/L,白蛋白、球蛋白比值倒置。血胆固醇＞5.7 mmol/L。血沉多增快;IgG、IgA降低,IgM增高;肾功能及补体C_3因临床类型而异。

【并发症】

1. 感染 是本征最常见的合并症。以呼吸道感染最为常见,其次为皮肤、泌尿道感染和原发性腹膜炎等。

2. 电解质紊乱和低血容量 常见有低钠、低钾、低钙血症。表现为厌食、乏力、懒言、嗜睡、血压下降甚至休克、抽搐。由于低蛋白血症,血浆胶体渗透压下降、显著水肿、出现血容量不足。

3. 血栓形成 高凝状态易导致动、静脉血栓形成,以肾静脉血栓形成常见,表现为突发腰痛、出现血尿或血尿加重,少尿甚至发生肾功能衰竭。

4. 急性肾衰竭 5%微小病变型肾病可并发急性肾衰竭。

5. 肾小管功能障碍 大量蛋白尿的重吸收,可导致肾小管功能损害。

【临床分型与鉴别诊断】

1. 临床分型 分为单纯性肾病综合征和肾炎性肾病综合征。具有大量蛋白尿、低蛋白血症、高胆固醇血症、高度水肿四大特征者为单纯性肾病综合征;除四大特征外,还有:①2周内3次以上离心尿检查RBC≥10个/HPF,并证实为肾小球性血尿;②反复或持续高血压,学龄儿≥17.33/12 kPa(130/90 mmHg),学龄前儿童≥16/10.67 kPa(120/80 mmHg);③肾功能不全;④持续低补体血症。具有以上四项之一者或可诊断肾炎性肾病综合征。

2. 鉴别诊断

需与继发性肾病综合征、部分非典型链球菌感染后肾炎、系统性红斑狼疮性肾炎、紫癜性肾炎相鉴别。

【治疗原则】

1. 一般治疗

(1)休息 无需严格限制活动,严重水肿、高血压者卧床,但应经常变换体位,预防血管栓塞并发症。

(2)饮食 水肿患儿要低盐饮食,严重水肿、高血压时应无盐饮食;并适当限水;适量优质蛋白;注意补充维生素D及钙剂。

(3)防治感染。

(4)利尿剂的应用 在大量利尿时必须注意防止发生低血容量性休克和体位性低血压。

2. 激素疗法 是目前肾病综合征治疗的首选药物。

中长程疗法:泼尼松2 mg/kg/d(最大剂量60 mg/d),分次给药,4～8周(或尿蛋白阴转后2周)后,改为2 mg/kg隔日早餐后顿服,继服4周,以后每2～4周减2.5～5 mg,直至停药。总疗程:中程疗法6个月,长程疗法9个月。

短程疗法:泼尼松2 mg/kg/d,最大量60 mg/d,分次口服,尿蛋白阴转后2周,改为1.5 mg/kg隔日晨顿服,4～6周后骤然停药,总疗程8～12周。

3. 免疫抑制剂 环磷酰胺:①2～2.5 mg/kg/d,分2～3次口服,8～12周;累积量<250 mg/kg;②冲击治疗:500～750 mg/m²,静脉滴注。每2周1次,6～12次为一疗程。总量不超过150 mg/kg,同时给以水化。

(陈述英)

复习思考题

1. 简述急性肾小球肾炎的诊断依据和治疗原则。
2. 简述肾病综合征的诊断依据和治疗原则。

第六章 神经系统疾病

第一节 病毒性脑炎、脑膜炎

病毒性脑炎和病毒性脑膜炎均是指多种病毒引起的颅内急性炎症。由于病原体致病性能和宿主反应过程的差异,形成不同类型疾病。若炎症过程主要在脑膜,临床重点表现为病毒性脑膜炎。主要累及大脑实质时,则以病毒性脑炎为临床特征。大多患者具有病程自限性。

【病因】

可引起中枢神经病毒感染的病毒甚多,其中有80%为肠道病毒,其次为虫媒病毒、腺病毒、单纯疱疹病毒、腮腺炎病毒和其他病毒等。虽然当前在多数患者尚难确定其病原体,但从其临床和实验室资料,均能支持急性颅内病毒感染的可能性。

【病理】

脑膜和/或脑实质广泛性充血、水肿,伴淋巴细胞和浆细胞浸润。可见炎症细胞在小血管周围呈袖套样分布;血管周围组织神经细胞变性、坏死和髓鞘崩解。病理改变大多弥漫分布,但也可在某些脑叶突出,呈相对局限倾向。单纯疱疹病毒常引起额叶为主的脑部病变。在有的脑炎患者,见到明显脱髓鞘病理表现,但相关神经元和轴突却相对完好。此种病理特征,代表病毒感染激发的机体免疫应答,提示"感染后"或"过敏性"脑炎的病理学特点。

【诊断依据】

(一)临床表现

1. 病毒性脑膜炎

急性起病,或先有上感或前驱传染性疾病。主要表现为发热、恶心、呕吐、软弱、嗜睡。年长儿会诉头痛,婴儿则烦躁不安,易激惹。一般很少有严重意识障碍和惊厥。可有颈项强直等脑膜刺激征。但无局限性神经系统体征。病程大多在1~2周内。

2. 病毒性脑炎

(1)大多数患儿在弥漫性大脑病变基础上主要表现为发热、反复惊厥发作、不同程度意识障碍和颅压增高症状。惊厥大多呈全身性,但也可有局灶性发作,严重者呈惊厥持续状态。患儿可有嗜睡、昏睡、昏迷、深度昏迷,甚至去皮质状态等不同程度意识改变。若出现呼吸节律不规则或瞳孔不等大,要考虑颅内高压并发脑疝可能性。部分患儿尚伴偏瘫或肢体瘫痪表现。

(2)有的患儿病变主要累及额叶皮层运动区,临床则以反复惊厥发作为主要表现,伴或不伴发热。多数为全部性或局灶性强直-阵挛或阵挛性发作,少数表现为肌阵挛或强直性发作。也可出现痫性发作持续状态。

(3)若脑部病变主要累及额叶底部、颞叶边缘系统,患者则主要表现为精神情绪异常,如躁狂、幻觉、失语,以及定向力、计算力与记忆力障碍等。伴发热或无热。多种病毒可引起此类表现,但由单纯疱疹病毒引起者最严重,该病毒脑炎的神经细胞内易见含病毒抗原颗粒的包涵体,有时被称为急性包涵体脑炎,常合并惊厥与昏迷,病死率高。

其他还有以偏瘫、单瘫、四肢瘫或各种不自主运动为主要表现者。不少患者可能同时兼有上述多种类型表现。当病变累及锥体束时出现阳性病理征。

(二)辅助检查

1.脑电图　以弥漫性或局限性异常慢波背景活动为特征,少数伴有棘波、棘慢综合波。

慢波背景活动只能提示异常脑功能,不能证实病毒感染性质。某些患者脑电图也可正常。

2.脑脊液检查　外观清亮,压力正常或增加。白细胞数正常或轻度增多,分类计数以淋巴细胞为主,蛋白质大多正常或轻度增高,糖含量正常。涂片和培养无细菌发现。

3.病毒学检查　部分患儿脑脊液病毒培养及特异性抗体测试阳性。恢复期血清特异性抗体滴度高于急性期4倍以上有诊断价值。

【诊断和鉴别诊断】

大多数病毒性脑膜炎或脑炎的诊断有赖于排除颅内其他非病毒性感染、Reye综合征等常

见急性脑部疾病后确立。少数患者若明确地并发于某种病毒性传染病、或脑脊液检查证实特异性病毒抗体阳性者,可直接支持颅内病毒性感染的诊断。

1.颅内其他病原感染　主要根据脑脊液外观、常规、生化和病原学检查,与化脓性、结核性、隐球菌脑膜炎鉴别。此外,合并硬膜下积液者支持婴儿化脓性脑膜炎。发现颅外结核病灶和皮肤PPD试验阳性有助结核性脑膜炎诊断。

2.Reye综合征　因急性脑病表现和脑脊液无明显异常使两病易相混淆,但依据Reye综合征无黄疸而肝功明显异常、起病后3～5天病情不再进展、有的患者血糖降低等特点,可与病毒性脑膜炎或脑炎鉴别。

【治疗】

本病缺乏特异性治疗,但由于病程为自限性,急性期正确的支持与对症治疗,是保证病情顺利恢复、降低病死率和致残率的关键,主要包括以下治疗原则:

1.维持水、电解质平衡与合理营养供给。对营养状况不良者给予静脉营养剂或白蛋白。

2.控制脑水肿和颅内高压。

3.控制惊厥发作及严重精神行为异常。

4.抗病毒药物　无环鸟苷,每次5～10 mg/kg,每8 h 1次。或其衍生物丙氧鸟苷,每次5 mg/kg,每12 h 1次。两种药物均需连用10～14天,静脉滴注给药。主要对单纯疱疹病毒作用最强,对其他如水痘-带状疱疹病毒、巨细胞病毒、EB病毒也有抑制作用。

第二节 热性惊厥

热性惊厥是一种小儿常见急症。大多数预后良好,少数可形成脑损伤。与癫痫密切相关,有明显的家族遗传特征。有2‰～4‰的5岁以下的小儿曾患热性惊厥。

【诊断依据】

1.临床表现 大多数热性惊厥发生于最初24 h以内,多数患儿是在体温升高时发作。有的惊厥可发生在退热期。发热的程度与惊厥没有绝对正相关。只有1/3或1/4的病儿在同一热病过程中发作两次以上。有的反复发作热性惊厥的病儿,每次发作的热度有逐渐下降的趋向。惊厥发作的表现主要是不典型的全身性发作,多为阵挛性,少见强直性。

(1)典型热性惊厥首次发病年龄在4个月至3岁,最后复发年龄不超过6～7岁。发热在38.5℃以上,先发热后惊厥。惊厥多发生于发热24 h以内。惊厥表现为全身性抽搐,伴有意识丧失,持续不过数分钟,发作后很快清醒。无中枢神经系统感染及其他脑损伤。可伴有呼吸或消化系统等急性感染。

(2)复杂型的高热惊厥可见于小儿任何年龄,6个月以下和6个月以上均可见到。惊厥时间常在10 min以上,复发次数多,可有神经系统异常,两周后脑电图仍异常,有的可能转变成癫痫及其他神经系统后遗症。

2.辅助检查 单纯性高热惊厥的病人惊厥发作两周后脑电图正常;脑脊液检查正常;体格和智力发育史正常。复杂性的高热惊厥两周后脑电图仍异常。

【治疗】

高热惊厥的治疗,要从止惊、退热、治疗原发病、预防复发四方面着手。

(1)高热惊厥发作时应立刻止惊及退热,纠正缺氧,迅速控制感染。

(2)选用地西泮0.5 mg/kg,静脉注射。

(3)用5%水合氯醛50 mg/kg灌肠。

(4)用苯巴比妥5～8 mg/kg,肌注。

(5)呈高热持续状态时的处置同癫痫持续状态。

(6)维持治疗对单纯型或复杂型高热惊厥均有效。复发率可减少2/3。多数学者主张只有一次单纯型高热惊厥且发育及神经系统正常的小儿不须进行维持用药。只对复杂型高热惊厥发作后长期服药。复杂型高热惊厥或具备高热惊厥转变为癫痫的危险因素两条以上时,应考虑维持治疗。

用药方法:首选苯巴比妥,3～5 mg/(kg·d),有条件时争取做血浓度测定。控制发作后至少服药2年,再渐停药。一旦高热惊厥已续发无热惊厥,则按癫痫进行系统治。

(殷宪敏)

复习思考题

1. 简述病毒性脑炎脑膜炎的病理改变和治疗原则。
2. 简述热性惊厥的诊断依据和治疗原则。

第七章 其他疾病

第一节 营养性维生素D缺乏性佝偻病

营养性维生素D缺乏性佝偻病(rickets of vitamin D deficiency)是由于儿童体内维生素D不足,使钙、磷代谢紊乱而产生的一种以骨骼病变为特征的全身慢性营养性疾病。

【病因与病理】

1. 围生期维生素D不足　母亲妊娠期,特别是妊娠后期维生素D营养不足,如母亲严重营养不良、肝肾疾病、慢性腹泻,以及早产、双胎均可使婴儿的体内贮存不足。

2. 日照不足　因紫外线不能通过玻璃窗,婴幼儿被长期过多的留在室内活动,使内源性维生素D生成不足。

3. 生长速度快　婴儿生后生长发育快,需要维生素D增多。

4. 食物中补充维生素D不足　因天然食物中含维生素D较少,即使纯母乳喂养,婴儿若户外活动少,亦易患佝偻病。

5. 疾病影响　胃肠道或肝胆疾病影响维生素D吸收,肝、肾严重损害可致维生素D羟化障碍,$1,25-(OH)_2D$生成不足而引起佝偻病。长期服用抗惊厥药物可使体内维生素D不足,如苯妥英钠、苯巴比妥等。糖皮质激素有对抗维生素D对钙的转运作用。

长期严重维生素D缺乏造成肠道吸收钙、磷减少和低血钙症。细胞外液钙、磷浓度不足破坏了软骨细胞正常增殖、分化和凋亡的程序;钙化管排列紊乱,使长骨髓线失去正常的形态,成为参差不齐的阔带,钙化带消失;骨基质不能正常矿化,成骨细胞代偿增生,碱性磷酸酶分泌增加,骨样组织堆积于干骺端,向两侧膨出形成"串珠"、"手足镯"。骨膜下骨矿化不全,成骨异常,骨皮质被骨样组织替代,骨膜增厚,骨质疏松;颅骨骨化障碍而颅骨软化,颅骨骨样组织堆积出现"方颅"。临床即出现一系列佝偻病症状和血生化改变。

【诊断依据】

1. 初期(早期)　多见于6个月以内,特别是3个月以内的婴儿。多为神经兴奋性增高的表现,如易激惹、烦闹、汗多刺激头皮而摇头等。此期骨骼X线可正常,或钙化带稍模糊;血清$25-(OH)D_3$下降,甲状旁腺素(PTH)升高。血钙下降,血磷降低,碱性磷酸酶正常或稍高。

2. 活动期(激期)　早期维生素D缺乏的婴儿未经治疗,继续加重,出现PTH功能亢进,钙、磷代谢失常的典型骨骼改变。6个月龄以内婴儿颅骨可有压乒乓球样的感觉。6月龄以后,颅骨软化消失。额骨和顶骨中心部分常常逐渐增厚,至7~8个月时,变成"方盒样"头型即方头(从上向下看)。肋骨与肋软骨交界处可及圆形隆起,形成佝偻病串珠;

手腕、足踝部亦可形成钝圆形环状隆起,称手、足镯。1岁左右形成"鸡胸样"畸形;严重佝偻病小儿胸廓可有肋膈沟或郝氏沟。小儿开始站立与行走后双下肢负重,可出现严重膝内翻("O"型)或膝外翻("X"型)。患儿会坐与站立后,因韧带松弛可致脊柱畸形。严重低血磷使肌肉糖代谢障碍,使全身肌肉松弛,肌张力降低和肌力减弱。此期血生化除血清钙稍低外,其余指标改变更加显著。X线显示长骨钙化带消失,干骺端呈毛刷样、杯口状改变;骨髓软骨盘增宽。可有骨干弯曲畸形或青枝骨折,骨折可无临床症状。

3. 恢复期　以上任何期经日光照射或治疗后,临床症状和体征逐渐减轻或消失。血钙、磷逐渐恢复正常,碱性磷酸酶约需1~2月降至正常水平。治疗2~3周后骨骼X线改变有所改善,出现不规则的钙化线,以后钙化带致密增厚,逐渐恢复正常。

4. 后遗症期　多见于2岁以后的儿童。因婴幼儿期严重佝偻病,残留不同程度的骨骼畸形。无任何临床症状,血生化正常,X线检查骨铬干骺端病变消失。

【鉴别诊断】

维生素D缺乏性佝偻病应与黏多糖病、软骨营养不良、脑积水、低血磷抗维生素D佝偻病、远端肾小管性酸中毒、低血钾症状、维生素D依赖性佝偻病、肾性佝偻病、肝性佝偻病等鉴别。

【治疗】

目的在于控制活动期,防止骨骼畸形。治疗的原则应以口服为主;一般剂量为每日50~100 μg(2 000~4 000 U),或1,25-(OH)$_2$D,1个月后改预防量400 U/d。大剂量维生素D与治疗效果无正比例关系,不缩短疗程,与临床分期无关。因此,大剂量治疗应有严格的适应证。当重症佝偻病有并发症或无法口服者可大剂量肌肉注射维生素D 20万~30万U一次,3个月后改预防量。治疗1个月后应复查,如临床表现、血生化与骨铬X线改变无恢复征象,应与抗维生素D佝偻病鉴别。除采用维生素D治疗外,应注意加强营养,及时添加其他食物,坚持每日户外活动。如果膳食中钙摄入不足,应补充适当钙剂。

第二节　小儿腹泻

小儿腹泻,或称腹泻病,是一组由多病原、多因素引起的以大便次数增多和大便性状改变为特点的消化道综合征,是我国婴幼儿最常见的疾病之一。6个月至2岁婴幼儿发病率高,一岁以内约占半数,是造成小儿营养不良、生长发育障碍的主要原因之一。

【病因与病理】

(一)感染因素

肠道内感染可由病毒、细菌、真菌、寄生虫引起,以前两者多见,尤其是病毒更常见。

肠道外感染有时亦可产生腹泻症状,如患中耳炎、上呼吸道感染、肺炎、泌尿系感染、皮肤感染或急性传染病时,可由于发热、感染原释放的毒素、抗生素治疗、直肠局部激惹(膀胱感染)作用而并发腹泻。有时病原体(主要是病毒)可同时感染肠道。

滥用抗生素也可引起腹泻,有学者称之为抗生素相关性腹泻(AAD)。

(二)非感染因素

1. **饮食因素**：①喂养不当可引起腹泻，多为人工喂养儿；②过敏性腹泻，如对牛奶或大豆(豆浆)过敏而引起腹泻；③原发性或继发性双糖酶(主要为乳糖酶)缺乏或活性降低，肠道对糖的消化吸收不良而引起腹泻。

2. **气候因素**　气候突然变化、腹部受凉使肠蠕动增加；天气过热消化液分泌减少，或由于口渴饮奶过多等都可能诱发消化功能紊乱致腹泻。

导致腹泻的机制有：肠腔内存在大量不能吸收的具有渗透活性的物质——"渗透性"腹泻，肠腔内电解质分泌过多——"分泌性"腹泻，炎症所致的液体大量渗出——"渗出性"腹泻及肠道运动功能异常——"肠道功能异常"性腹泻等。但临床上不少腹泻并非由某种单一机制引起，而是在多种机制共同作用下发生的。

【诊断依据】

(一)急性腹泻

(1) **轻型**　常由饮食因素及肠道外感染引起。起病可急可缓，以胃肠道症状为主，食欲不振，偶有溢乳或呕吐，大便次数增多，常见白色或黄白色奶瓣和泡沫。无脱水及全身中毒症状，多在数日内痊愈。

(2) **重型**　多由肠道内感染引起。常急性起病，也可由轻型逐渐加重、转变而来，除有较重的胃肠道症状外，还有较明显的脱水、电解质紊乱和全身感染中毒症状，如发热、精神烦躁或萎靡、嗜睡，甚至昏迷、休克。①胃肠道症状。食欲低下，常有呕吐，严重者可吐咖啡色液体；腹泻频繁，大便每日10余次至数10次，多为黄色水样或蛋花样便，含有少量黏液，少数患儿也可有少量血便。②水、电解质及酸碱平衡紊乱。

(二)迁延性、慢性腹泻

病因复杂，感染、营养物质过敏、酶缺陷、免疫缺陷、药物因素、先天性畸形等均可引起。以急性腹泻未彻底治疗或治疗不当、迁延不愈最为常见。

应与下列疾病鉴别。

1. **"生理性腹泻"** 多见于6个月以内婴儿，外观虚胖，常有湿疹，生后不久即出现腹泻，除大便次数增多外，无其他症状，食欲好，不影响生长发育。

2. **导致小肠消化吸收功能障碍的各种疾病**，如乳糖酶缺乏、葡萄糖-半乳糖吸收不良、失氯性腹泻、原发性胆酸吸收不良、过敏性腹泻等，可根据各病特点进行粪便酸度、还原糖试验等检查加以鉴别。

3. **细菌性痢疾**　常有流行病学病史，起病急，全身症状重。便次多、量少，排脓血便伴里急后重，大便镜检有较多脓细胞、红细胞和吞噬细胞，大便细菌培养有志贺氏痢疾杆菌生长可确诊。

4. **坏死性肠炎**　中毒症状较严重，腹痛、腹胀、频繁呕吐、高热，大便呈暗红色糊状，渐出现典型的赤豆汤样血便，常伴休克。腹部立、卧位X线摄片呈小肠局限性充气扩张，肠间隙增宽，肠壁积气等。

【治疗】

原则为：调整饮食，预防和纠正脱水，合理用药，加强护理，预防并发症。

(一)急性腹泻的治疗

1.饮食疗法　强调继续饮食,满足生理需要,补充疾病消耗,以缩短腹泻后的康复时间。以母乳喂养的婴儿继续哺乳,暂停辅食;人工喂养儿可喂以等量米汤或稀释的牛奶或其他代乳品,由米汤、粥、面条等逐渐过渡到正常饮食。有严重呕吐者可暂时禁食 4～6 h(不禁水)。待好转后继续喂食,由少到多,由稀到稠。

2.纠正水、电解质紊乱及酸碱失衡

(1)口服补液　口服补液盐(ORS)可用于腹泻时预防脱水及纠正轻、中度脱水。轻度脱水口服液量为 50～80 mL/kg,中度脱水为 80～100 mL/kg,于 8～12 h 内将累积损失量补足。脱水纠正后,可将 ORS 用等量水稀释按病情需要随意口服。因 ORS 为 2/3 张液,故新生儿和有明显呕吐、腹胀、休克、心肾功能不全等患儿不宜采用口服补液。

(2)静脉补液　适用于中度以上脱水、吐泻严重或腹胀的患儿。输用溶液的成分、量和滴注持续时间必须根据不同的脱水程度和性质决定,一般轻度脱水为 90～120 mL/kg、中度脱水为 120～150 mL/kg,重度脱水为 150～180 mL/kg。对少数营养不良,肺炎、心、肾功能不全的患儿尚应根据具体病情分别作较详细的计算。等渗性脱水用 1/2 张含钠液、低渗性脱水用 2/3 张含钠液、高渗性脱水用 1/3 张含钠液。若临床判断脱水性质有困难时,可先按等渗性脱水处理。

第二天及以后的补液主要是补充继续损失量(防止发生新的累积损失)和生理需要量,继续补钾,供给热量。一般可改为口服补液。若腹泻仍频繁或口服量不足者,仍需静脉补液。

3.药物治疗

(1)控制感染　一般不用抗生素。如伴有明显中毒症状不能用脱水解释者,尤其是对重症患儿、新生儿、小婴儿和衰弱患儿(免疫功能低下)应选用抗生素治疗。

(2)微生态疗法　常用双歧杆菌、嗜酸乳杆菌、粪链球菌、需氧芽胞杆菌、腊样芽胞杆菌制剂。

(3)肠黏膜保护剂　如蒙脱石粉。

(4)避免用止泻剂。

(二)迁延性和慢性腹泻治疗

1.积极寻找引起病程迁延的原因,针对病因进行治疗,切忌滥用抗生素,避免顽固的肠道菌群失调。

2.预防和治疗脱水,纠正电解质及酸碱平衡紊乱。

3.营养治疗　此类病儿多有营养障碍,继续喂养对促进疾病恢复,如肠黏膜损伤的修复、胰腺功能的恢复、微绒毛上皮细胞双糖酶的产生等,是必要的治疗措施,禁食对机体有害。

4.药物治疗

(1)抗生素　仅用于分离出特异病原的感染患儿,并根据药物敏感试验选用。

(2)补充微量元素和维生素　如锌,铁,烟酸,维生素 A,B_{12},B_1,C 和叶酸等,有助于肠黏膜的修复。

(3)应用微生态调节剂和肠黏膜保护剂。

5. 中医辨证论治有良好疗效,并可配合中药、推拿、捏脊、针灸和磁疗等。

第三节 营养性贫血

一、营养性缺铁性贫血

营养性缺铁性贫血(nutritional iron deficiency anemia，NIDA)是由于体内铁缺乏导致血红蛋白合成减少所致。临床上以小细胞低色素性贫血、血清铁蛋白减少和铁剂治疗有效为特点。缺铁性贫血是小儿最常见的一种贫血,以婴幼儿发病率最高,严重危害小儿健康,是我国重点防治的小儿常见病之一。

【病因与病理】

1. 先天储铁不足　早产、双胎或多胎、胎儿失血和孕母严重缺铁等均可使胎儿储铁减少。

2. 铁摄入量不足　人乳、牛乳、谷物中含铁量均低,如不及时添加含铁较多的辅食,容易发生缺铁性贫血。

3. 生长发育因素　婴儿期生长发育较快,如不及时添加含铁丰富的食物,则易致缺铁。

4. 铁的吸收障碍　食物搭配不合理可影响铁的吸收。慢性腹泻时不仅铁的吸收不良,而且铁的排泄也增加。

5. 铁的丢失过多　正常婴儿每天排泄铁量相对比成人多。每 1 mL 血约含铁 0.5 mg,长期慢性失血可致缺铁,如肠息肉、美克尔憩室、肠疝、钩虫病等可致慢性失血,用不经加热处理的鲜牛奶喂养的婴儿可因对牛奶过敏而致肠出血(每天失血约为 0.7 mL)。

缺铁主要对血液系统的影响　缺铁时血红素生成不足,进而血红蛋白合成也减少,导致新生的红细胞内血红蛋白含量不足,细胞浆减少,细胞变小;而缺铁对细胞的分裂、增殖影响较小,故红细胞数量减少程度不如血红蛋白减少明显,从而形成小细胞低色素性贫血。

缺铁可影响肌红蛋白的合成,并可使多种含铁酶(如细胞色素酶、单胺氧化酶、核糖核甘酸还原酶、琥珀酸脱氢酶等)的活性减低,因而产生一些非造血系统的表现。缺铁还可引起组织器官的异常,如口腔黏膜异常角化、舌炎、胃酸分泌减少、脂肪吸收不良和反甲等。此外,缺铁还可引起细胞免疫功能降低,易患感染性疾病。

【诊断依据】

(一)临床表现

1. 一般表现　皮肤黏膜逐渐苍白,以唇、口腔黏膜及甲床较明显。易疲乏,不爱活动。年长儿可诉头晕、眼前发黑、耳鸣等。

2. 髓外造血表现　由于髓外造血,肝、脾可轻度肿大;年龄愈小、病程愈久、贫血愈重,肝、脾肿大愈明显。

3. 非造血系统症状

(1) 消化系统症状　食欲减退,少数有异食癖(如嗜食泥土、墙皮、煤渣等);可有呕吐、腹泻;可出现口腔炎、舌炎或舌乳头萎缩;重者可出现萎缩性胃炎或吸收不良综合征。

(2) 神经系统症状　表现为烦躁不安或萎靡不振,精神不集中,记忆力减退,智力多数低于同龄儿。

(3) 心血管系统症状　明显贫血时心率增快,严重者心脏扩大甚至发生心力衰竭。

(4) 其他　因细胞免疫功能降低,常合并感染。可因上皮组织异常而出现反甲。

(二)实验室检查

1. 外周血象　血红蛋白降低比红细胞数减少明显,呈小细胞低色素性贫血。外周血涂片可见红细胞大小不等,以小细胞为多,中央淡染区扩大。平均红细胞体积(MCV)<80 fL,平均红细胞血红蛋白量(MCH)<26 pg,平均红细胞血红蛋白浓度(MCHC)<300 g/L。网红细胞数正常或轻度减少。个别极严重者可有血小板减少。

2. 骨髓象　呈增生活跃,以中、晚幼红细胞增生为主。各期红细胞均较小,胞浆少,染色偏蓝,显示胞浆成熟程度落后于胞核。

3. 有条件可做有关铁代谢的检查　如血清铁蛋白(SF),红细胞游离原卟啉(FEP),血清铁(SI)、总铁结合力(TIBC)和转铁蛋白饱和度(TS)和骨髓可染铁涂片等。

【鉴别诊断】

注意和地中海贫血、异常血红蛋白病、维生素B_{12}缺乏性贫血、铁粒幼红细胞性贫血等鉴别。

【治疗】

1. 一般治疗　加强护理,保证充足睡眠;避免感染,控制感染;重度贫血者注意保护心脏功能;适当增加含铁质丰富的食物,注意饮食的合理搭配。

2. 去除病因　对饮食不当者应纠正不合理的饮食习惯和食物组成,有偏食习惯者应予纠正。如有慢性失血性疾病,如钩虫病、肠道畸形等,应予及时治疗。

3. 铁剂治疗

(1) 口服铁剂　铁剂是治疗缺铁性贫血的特效药,若无特殊原因,应采用口服法给药;临床均选用二价铁盐制剂。常用的口服铁剂有硫酸亚铁(含元素铁20%)、富马酸铁(含元素铁33%)、葡萄糖酸亚铁(含元素铁12%)、琥珀酸亚铁(含元素铁35%)、力蜚能(含元素铁46%)等,口服铁剂的剂量为元素铁每日4~6 mg/kg,分3次口服,一次量不应超过元素铁1.5~2 mg/kg;以两餐之间口服为宜,同时服用维生素C,可增加铁的吸收。服用铁剂期间禁用牛奶、茶、咖啡及抗酸药等。血红蛋白恢复正常后再继续服用铁剂6~8周,以增加铁储存。

(2) 注射铁剂　注射铁剂较容易发生不良反应,甚至可发生过敏性反应致死,故应慎用。

4. 输红细胞　输注红细胞的适应证是:①贫血严重,尤其是发生心力衰竭者。②合并感染者。③急需外科手术者。贫血愈严重,每次输注量应愈少。Hb在30 g/L以下者,应采用等量换血方法;Hb在30~60 g/L者,每次可输注浓缩红细胞4~6 mL/kg;Hb在60 g/L以上者,不必输红细胞。

二、营养性巨幼细胞贫血

营养性巨幼细胞贫血（nutritional megaloblastic anemia）是由于维生素 B_{12} 和/或叶酸缺乏所致的一种大细胞性贫血。其主要临床特点是贫血、神经精神症状、红细胞的胞体变大、骨髓中出现巨幼细胞、用维生素 B_{12} 和/或叶酸治疗有效。

【病因与病理】

(一)维生素 B_{12} 缺乏的原因

1. 摄入量不足　单纯母乳喂养而未及时添加辅食的婴儿，尤其是乳母长期素食或患有维生素吸收障碍疾病者，可致维生素 B_{12} 摄入不足。偏食或仅进食植物性食物也可出现维生素 B_{12} 不足。

2. 吸收和运输障碍　维生素 B_{12} 任何一个环节异常均可致维生素 B_{12} 缺乏。

3. 需要量增加　生长发育较快，严重感染者如维生素 B_{12} 摄入量不足所需即可致缺乏。

(二)叶酸缺乏的原因

1. 摄入量不足　单纯羊乳或牛乳喂养而未及时添加辅食的婴儿可致叶酸缺乏。

2. 药物作用　长期应用广谱抗生素、抗叶酸代谢药物（如甲氨喋呤、巯嘌呤等）以及长期服用抗癫痫药（如苯妥英钠、扑痫酮等）也可导致叶酸缺乏。

3. 吸收不良　慢性腹泻、小肠病变、小肠切除等可致叶酸肠吸收障碍。

4. 需要增加　早产儿、慢性溶血等对叶酸的需要增加。

5. 代谢障碍　遗传性叶酸代谢障碍、某些参与叶酸代谢的酶缺陷也可致叶酸缺乏。

体内叶酸经叶酸还原酶的还原作用和维生素 B_{12} 的催化作用后变成四氢叶酸，后者是 DNA 合成过程中必需的辅酶，维生素 B_{12} 或叶酸缺乏都可致四氢叶酸减少，进而引起 DNA 合成减少。导致细胞核的发育落后于胞浆（血红蛋白的合成不受影响）的发育，使红细胞的胞体变大，形成巨幼红细胞。维生素 B_{12} 缺乏时，可导致中枢和外周神经髓鞘受损，因而出现神经精神症状。维生素 B_{12} 缺乏还可使中性粒细胞和巨噬细胞吞噬细菌后的杀灭细菌作用减弱，使组织、血浆及尿液中甲基丙二酸堆积，后者是结核杆菌细胞壁成分的原料，过多时有利于结核杆菌生长，故维生素 B_{12} 缺乏者对结核杆菌易感性增高。

叶酸缺乏主要引起情感改变，偶见深感觉障碍，其机制尚未明了。

【诊断依据】

(一)临床表现

1. 一般表现　多呈虚胖或颜面轻度浮肿，毛发纤细稀疏、黄色，严重者皮肤有出血点或淤斑。

2. 贫血表现　皮肤常呈现腊黄色，睑结膜、口唇、指甲等处苍白，偶有轻度黄疸；疲乏无力，常伴有肝、脾肿大。

3. 精神神经症状　可出现烦躁不安、易怒等症状。维生素 B_{12} 缺乏者表现为表情呆滞、目光发直、对周围反应迟钝，嗜睡、不认亲人，少哭不笑，智力、动作发育落后甚至生长发育倒退。重症病例可出现不规则性震颤、甚至抽搐，感觉异常，共济失调，踝阵挛和

Barbinski 征阳性等。叶酸缺乏不发生神经系统症状,但可导致神经精神异常。

4.消化系统症状　常出现较早,如厌食、恶心、呕吐、腹泻和舌炎等。

(二)实验室检查

1.外周血象　呈大细胞性贫血,MCV>94 fL,MCH>32 pg。血涂片可见红细胞大小不等,以大细胞为多,易见嗜多色性和嗜碱点彩红细胞,可见巨幼变的有核红细胞,中性粒细胞呈分叶过多现象。网织红细胞、白细胞、血小板计数常减少。

2.骨髓象　增生明显活跃,以红细胞系增生为主,粒、红系均出现巨幼变,表现为胞体变大、核染色质粗而松、副染色质明显。中性粒细胞的胞浆空泡形成,核分叶过多。巨核细胞的核有过度分叶现象。

3.血清维生素 B_{12} 和叶酸测定　血清维生素 B_{12} 正常值为 200～800 ng/L,<100 ng/L 为缺乏。血清叶酸水平正常值为 5～6 μg/L,<3 μg/L 为缺乏。

4.其他　血清乳酸脱氧酶(LDH)水平明显升高。维生素 B_{12} 缺乏者血清胆红素水平中等程度升高,尿甲基丙二酸含量增高。

【治疗】

1.一般治疗　注意营养,及时添加辅食;加强护理,防止感染;震颤明显而不能进食者可用鼻饲数天。

2.去除病因　对引起维生素 B_{12} 和叶酸缺乏的原因应予去除。

3.维生素 B_{12} 和叶酸治疗　有精神神经症状者,应以维生素 B_{12} 治疗为主,如单用叶酸反而有加重症状的可能。维生素 B_{12} 500～1 000 μg 一次肌注或每次肌注 100 μg,每周 2～3 次,连用数周,直至临床症状好转,血象恢复正常为止。当有神经系统受累表现时,可予每日 1 mg,连续肌注 2 周以上。由于维生素 B_{12} 吸收缺陷所致的患者,每月肌注 1 mg,长期应用。

叶酸口服剂量为 5 mg,每日 3 次,连续数周至临床症状好转、血象恢复正常为止。同时口服维生素 C 有助叶酸的吸收。因使用抗叶酸代谢药物而致病者,可用甲酰四氢叶酸钙(calc leucovrin)治疗。先天性叶酸吸收障碍者,口服叶酸剂量应增至每日 15～50 mg 才有效。

(殷宪敏)

复习思考题

1.简述维生素 D 缺乏性佝偻病的病因和诊断依据。
2.简述维生素 D 缺乏性佝偻病的治疗。
3.简述小儿腹泻病的治疗原则。
4.简述营养性缺铁性贫血的病因和治疗原则。
5.简述叶酸和维生素 B_{12} 缺乏性贫血的病因和治疗原则。

第四篇　外科常见疾病

第一章　普通外科疾病

第一节　甲状腺疾病

一、单纯性甲状腺肿(simple goiter)

【病因与病理】

1. 病因

(1)甲状腺素原料(碘)缺乏　饮水和食物中含碘量不足是地方性甲状腺肿最常见的病因。

(2)甲状腺激素合成和分泌障碍　合成甲状腺激素所需的酶系先天缺陷,某些药物或食物可通过抑制肠道对碘的吸收、导致甲状腺摄碘或甲状腺激素的合成与释放不足等而导致甲状腺肿大。

(3)甲状腺素需要量增高　青春发育期、妊娠期或绝经期的妇女,由于对甲状腺素的需要量暂时性增高,发生的轻度弥漫性甲状腺肿,称为生理性甲状腺肿。这种甲状腺肿大常在成年或妊娠以后自行缩小。

2. 病理　本病最显著的病理变化为滤泡高度扩张,充满大量胶体;上皮细胞增生,可形成乳头样,滤泡壁细胞扁平萎缩。早期阶段,扩张的滤泡均匀散布,引起弥漫性甲状腺肿;随着病变的继续发展,扩张的滤泡逐渐集合为大小不等的结节,最后变成结节性甲状腺肿。部分结节因供血不足而内部液化,或微血管破坏而出血,变为囊肿样,含褐色液体,其边缘部分组织可纤维化、钙化。少数的结节型甲状腺肿可发生癌变。

【临床表现】

本病起病缓慢,女性高于男性。

1. 甲状腺肿大　一般无全身症状,早期甲状腺多为轻中度、对称、弥漫性肿大,表面光滑、质软,无压痛,无震颤和血管杂音,随吞咽上下移动,无明显自觉症状。病程越长,肿大愈明显,可出现结节性肿大,在肿大腺体的一侧或两侧可触及多个(或单个)结节,结节大小和软硬可不均,有的结节较硬。发生囊肿样变的结节内并发囊内出血时,可引起结节迅速增大。

2. 压迫症状　肿大的甲状腺、尤其是胸骨后的甲状腺肿,易引起压迫症状。压迫气管可引起刺激性干咳,受压过久还可使气管软骨变性、软化引起呼吸困难甚至窒息;压迫食管可引起吞咽困难;压迫喉返神经可引起声音嘶哑;压迫交感神经引起霍纳(Horner)综合征;压迫颈深部大静脉可引起头颈部静脉回流障碍,出现面部青紫色肿胀及颈、胸部表浅静脉扩张。

另外,部分结节性甲状腺肿继发甲状腺功能亢进,也可发生恶变。

【治疗原则】

1. 青春期或妊娠期的生理性甲状腺肿,大多无需治疗,宜多食含碘丰富的食物,如海带、紫菜等。

2. 缺碘者,应补充碘剂。多食含碘丰富的食物,在地方性甲状腺肿流行地区可采取碘化食盐防治。

3. 无明显诱因,小于20岁的单纯甲状腺肿病人,可给予小量甲状腺素治疗。

4. 有以下情况时,应及时施行甲状腺大部切除术治疗:①因气管、食管或喉返神经等受压引起临床症状,经内科治疗无效者;②胸骨后甲状腺肿;③巨大甲状腺肿影响生活、工作者;④结节性甲状腺肿继发功能亢进者;⑤结节性甲状腺肿疑有恶变者。

二、甲状腺癌

甲状腺癌(thyroid carcinoma)是最常见的甲状腺恶性肿瘤,80%以上属生物学特性较好的腺癌。

【病理】

1. 乳头状癌　约占成人甲状腺癌的60%。多见于30~45岁的女性,恶性程度较低,较早出现颈淋巴结转移,但预后较好。

2. 滤泡状腺癌　约占20%,常见于50岁左右中年人,中度恶性,肿瘤生长较快且有侵犯血管倾向,预后不及乳头状癌。

3. 未分化癌　约占15%,多见于70岁左右老年人,高度恶性,发展迅速,预后很差,平均一般存活3~6个月。

4. 髓样癌　仅占5%,可有家族史,中等恶性,可兼有颈淋巴结侵犯和血行转移。预后不及乳头状癌,较未分化癌略好。

【临床表现】

早期无明显自觉症状,仅颈前区出现硬性无痛性肿块,质地硬而固定、表面不平。腺体在吞咽时上下移动性小。未分化癌可在短期内出现上述症状,除肿块增长明显外,还伴有侵犯周围组织的特性。晚期可产生声音嘶哑,呼吸、吞咽困难和交感神经受压引起Horner综合征(病侧瞳孔缩小、上眼睑下垂、眼球内陷、同侧头面部无汗等),侵犯颈丛神经出现耳、枕、肩等处疼痛及远处器官转移等表现,未分化癌发生较早。有的甲状腺癌可在颈部肿块发现之前就发现颈部淋巴结转移,当病人甲状腺肿块不明显,因发现转移灶而就医时,应想到甲状腺癌的可能。髓样癌病人应排除Ⅱ型多发性内分泌腺瘤综合征(MEN-Ⅱ)的可能。对合并家族史和出现腹泻、颜面潮红、低血钙时注意不要漏诊。

【诊断】

主要根据病史、临床表现:凡甲状腺结节质硬、不光滑、增长较快、随吞咽上下移动且辐度变小;颈部淋巴结肿大或出现对周围器官的压迫症状;非地方性甲状腺肿流行区,14岁以下儿童发现甲状腺肿块;甲状腺结节存在多年,短期内明显增大等均应首先考虑甲状腺癌的可能。

在诊断中应注意与慢性淋巴细胞性甲状腺炎鉴别。后者表现为甲状腺弥漫性肿大,腺体虽硬,表面较平,无明显结节;可摸到肿大的锥体叶,颈部多无肿大的淋巴结。慢性甲状腺炎虽也可压迫气管、食管,引起轻度呼吸困难或吞咽困难,但一般不压迫喉返神经或颈交感神经节。鉴别困难时,可行穿刺细胞学检查。

【治疗】

各型甲状腺癌的恶性程度及转移途径有所不同,治疗应酌情而定。手术切除是除未分化癌以外各型甲状腺癌的主要治疗方式。

1. 乳头状腺癌　乳头状腺癌恶性程度低,如果癌肿尚局限在腺体内,没有颈淋巴结转移,可将患侧腺体、连同峡部全部切除,对侧腺体大部切除,不需行颈淋巴结清除术。如已有颈部淋巴结转移,则应同时清除患侧的颈部淋巴结。

2. 滤泡状腺癌　滤泡状腺癌早期手术切除的原则与乳头状腺癌相同。颈部淋巴结已有转移者多数也已有远处转移,即使颈淋巴结清除术也不能获得满意疗效。对已有远处血运转移者,有条件时,将全部甲状腺切除后,可试用放射性碘治疗。

3. 未分化癌　未分化癌的恶性程度高,发展迅速,通常在发病 2～3 个月后即出现压迫症状或远处转移,故一般不用手术治疗,放射性碘的疗效也不满意,通常采用外放射治疗。

4. 髓样癌　髓样癌不同于未分化癌,应积极采用手术,一般行患侧甲状腺及峡部全切加对侧腺叶大部切除,同时清除颈部淋巴结。

第二节　乳房疾病

一、乳腺囊性增生病

乳腺囊性增生病又称慢性囊性乳腺病(简称乳腺病,mastopathy)、小叶增生症,是一种非炎症、非肿瘤的腺内组织增生。常见于 30～50 岁的女性。

【病因和病理】

本病的发生,一是与卵巢功能失调、体内女性激素代谢障碍有关,因黄体素分泌减少,雌激素量相对增多,使乳腺实质增生过度和复旧不全;二是部分乳腺实质成分中女性激素受体的质和量异常,使乳房各部分的增生程度参差不齐。

其病理形态复杂,增生可发生于腺管周围并伴有大小不等的囊肿形成;或腺管内表现为不同程度的乳头状增生,伴乳管囊性扩张;也有发生于小叶实质者,主要为乳管及腺泡上皮增生。

【临床表现】

突出的表现是乳房胀痛和肿块,特点是部分病人具有周期性。疼痛与月经周期有关,往往在月经前疼痛加重;月经来潮后减轻或消失,有时整个月经周期都有疼痛。体检发现一侧或双侧乳腺有弥漫性增厚,可局限于乳腺的一部分,也可分散于整个乳腺,肿块呈颗粒状、结节状或片状,大小不一,质韧而不硬,增厚区与周围乳腺组织分界不明显。少数病人可有乳头溢液,为黄绿色、棕色或血性液体。本病病程较长,发展缓慢。

【治疗】

目前对乳腺囊性增生病尚无有效的治疗方法。多数病人在发病数月至数年后常能自行缓解。

1.非手术治疗:①耐心向病人解释,消除其顾虑。用胸罩托起乳房,以改善局部血液循环。②中医中药治疗。可用疏肝理气、调整卵巢功能的中药或中成药。③疼痛明显而影响工作、学习、生活时,可酌情选用维生素 E,5%碘化钾口服。性激素睾丸酮类或雌激素拮抗剂等,对软化结节、缓解疼痛有一定效果,但可干扰体内激素的自身调控,故不宜常规应用,仅在疼痛严重才考虑应用。

对局限性乳腺囊性增生病,应在月经后 1 周至 10 天内复查,若肿块变软、缩小或消退,则可予以观察并继续中药治疗。若肿块无明显消退者,或在观察过程中,对局部病灶有恶性病变可疑时,应予切除并作快速病理检查。

2.手术治疗 对近期内肿块尤其是单个肿块迅速增大、疼痛失去周期性、乳头溢出血性液体、有乳癌家族史而年龄偏大的患者,可行患乳肿块病理检查,若恶变则按乳癌处理。

二、乳腺癌

乳腺癌(breast cancer)是女性最常见的恶性肿瘤之一,近年来呈逐年上升趋势。

【病因】

乳腺癌的病因尚不清楚。通常认为乳癌发病的易患因素包括:①乳癌家族史(尤其是生母或同胞姊妹患有乳癌);②月经初潮早于 12 岁;③绝经晚于 52 岁;④40 岁以上未孕;⑤第一胎足月产晚于 35 岁;⑥另一侧乳房曾患乳癌;⑦上皮增生活跃的乳腺囊性增生病;⑧营养过剩、肥胖、脂肪饮食。

【转移途径】

1.直接浸润 癌细胞直接沿导管或筋膜间隙蔓延,继而侵及 Cooper 韧带、皮肤、胸筋膜、胸肌等周围组织。

2.淋巴转移 可循乳房淋巴液的四个输出途径扩散,其中主要途径有:①癌细胞经胸大肌外侧缘淋巴管侵入同侧腋窝淋巴结,然后侵入锁骨下淋巴结以至锁骨上淋巴结,进而可经胸导管(左)或右淋巴管侵入静脉血流而向远处转移;②癌细胞向内侧淋巴管,沿着乳内血管的肋间穿支引流到胸骨旁淋巴结,继而达到锁骨上淋巴结,并可通过同样途径侵入血流。

3.血运转移 早期乳腺癌也可发生血运转移。癌细胞可经淋巴途径进入静脉,也可直接侵入血循环而引起远处转移。常见的远处转移依次为肺、骨、肝。

【临床表现】

1.乳房肿块 早期表现是患侧乳房出现无痛、单发的小肿块,常常为患者无意中发现而就医。肿块质硬,表面不光滑,与周围组织分界不很清楚,在乳房内不易被推动。随着肿瘤增大,可引起乳房局部隆起。

2.皮肤改变 随乳癌增大,可致肿瘤表面皮肤凹陷,也可呈"桔皮样"改变。癌肿向外生长,皮肤可溃破而形成菜花状溃疡。

3. 乳头改变　邻近乳头或乳晕的癌肿可把乳头牵向癌肿一侧，并可使乳头回缩或凹陷。

4. 区域淋巴结肿大　乳腺癌淋巴转移最初多见于腋窝。肿大淋巴结质硬、无痛、可被推动；以后数目增多，并融合成团，甚至与皮肤或深部组织粘着、固定。晚期病人，锁骨上淋巴结或对侧腋窝淋巴结肿大。胸骨旁淋巴结位置较深，手术探查时才能确定有无转移。

(五) 远处转移

乳腺癌转移至肺、骨、肝时，可出现相应的症状。例如，肺、胸膜转移可出现胸痛、气急、咳嗽、咯血等；骨转移出现局部疼痛，可发生病理性骨折；肝转移可出现肝肿大、黄疸等。

(六) 特殊类型乳癌

1. 隐性乳癌：因原发癌灶很小，乳内尚未触及肿块，已有腋淋巴结或远处转移，乳房摄片、腋淋巴结活检等有助于诊断，治疗与预后同一般乳癌。

2. 炎性乳腺癌：以妊娠期和哺乳期的年轻妇女多见。由于皮肤淋巴管、浅静脉被癌细胞阻塞，乳房迅速增大，呈炎症样表现。检查见乳房弥漫性肿大、乳头内陷、局部皮肤发红、水肿、增厚、粗糙、表面温度升高，但无明显肿块。此型恶性程度极高，转移早而广泛，预后极差。

3. 乳头湿疹样乳腺癌：多见于 50 岁以上的妇女。乳头乳晕处皮肤呈慢性湿疹样病变。乳头有瘙痒、烧灼感，以后出现乳头和乳晕的皮肤变粗糙、糜烂如湿疹样，鲜红肉芽创面上覆盖黄褐色鳞屑样痂皮，有浆液、血性液渗出，皮肤变硬，边界清楚。部分病例于乳晕区可触及肿块。恶性程度低，发展慢，较晚发生腋淋巴结转移。

4. 男性乳癌：发病年龄在 60 岁左右，病初乳头或乳晕下出现小而边界不清的硬块，极易忽略。继而较快生长，与皮肤、胸肌粘连，且疼痛、乳头内陷、局部溃烂、卫星结节、乳头溢血、骨转移等均较女性乳癌发生早。

【诊断】

对中年以上妇女，乳房内发现单个无痛性肿块，均应考虑乳癌的可能。为了早期诊断，由熟练的外科医生进行体检和乳房 X 钼靶摄片（能显示 1 cm 左右的癌灶）。凡触及单个乳房肿块或乳房 X 钼靶摄片疑有恶变者，最简便的确诊方法是将肿块完整切下送病理学检查。对怀疑乳癌的患者最好收入住院，经充分准备后，将肿块完整切除，送快速病理检查，若为乳癌，则立即行根治术。

诊断时应与下列疾病鉴别：

1. 纤维腺瘤(fibroadenoma)　常见于青年妇女，肿瘤大多为圆形或椭圆形，边界清楚，活动度大，发展缓慢，一般易于诊断。但 40 岁以后的妇女不要轻易诊断为纤维腺瘤，必须排除恶性肿瘤的可能。

2. 乳腺囊性增生病　多见于中年妇女，特点是乳房胀痛、肿块可呈周期性，与月经周期有关。肿块或局部乳腺增厚与周围乳腺组织分界不明显。可观察 1 至数个月经周期，若月经来潮后肿块缩小、变软，则可继续观察；如无明显消退，可考虑作手术切除及活检。

【治疗】

乳癌治疗原则为采取综合治疗，根据其病程分期、恶性程度（细胞分化程度）和全身状态、重要器官功能情况,选择治疗方案。手术治疗是乳腺癌的主要治疗方法之一,辅助以化学药物、内分泌、放射、免疫、生物治疗。

1. 手术治疗 近20年来Fisher对乳腺癌的生物学行为作了大量研究,提出乳腺癌自发病开始即是一个全身性疾病。因而主张缩小手术范围,而加强术后综合辅助治疗。

(1)乳腺癌根治术 手术应包括整个乳房、胸大肌、胸小肌、腋窝及锁骨下淋巴结的整块切除。手术创伤较大,故术前必须明确病理诊断,对未确诊者应先将肿瘤局部切除,立即进行冰冻切片检查,如证实是乳腺癌,随即进行根治术。

(2)乳腺癌扩大根治术 即在上述乳腺癌根治术的基础上,同时切除胸廓内动、静脉及其周围的淋巴结(即胸骨旁淋巴结)。

(3)乳腺癌改良根治术 有两种术式,一是保留胸大肌、切除胸小肌;二是保留胸大、小肌。根据大量病例观察,Ⅰ,Ⅱ期乳腺癌应用根治术及改良根治术的生存率无明显差异,且该术式保留了胸肌,术后外观效果较好,目前已成为常用的手术方式。

(4)全乳房切除术 手术范围必须切除整个乳腺,包括腋尾部及胸大肌筋膜。该术式适宜于原位癌、微小癌及年迈体弱不宜作根治术者。

(5)保留乳房的乳腺癌切除术 手术包括完整切除肿块及腋淋巴结清扫。肿块切除时要求肿块周围包括适量正常乳腺组织,确保切除标本的边缘无肿瘤细胞浸润。术后必须辅以放疗、化疗。

关于手术方式的选择目前尚有分歧,但没有一个手术方式能适合各种情况的乳腺癌。手术方式的选择还应根据病理分型、疾病分期及辅助治疗的条件而定。

2. 化学药物治疗 一般认为辅助化疗应予术后早期应用,联合化疗的效果优于单药化疗,辅助化疗应达到一定剂量,治疗期不宜过长,以6个月左右为宜,能达到杀灭亚临床型转移灶的目的。浸润性乳腺癌伴腋淋巴结转移者是应用辅助化疗的指证。对腋淋巴结阴性者是否应用辅助化疗尚有不同意见。有人认为除原位癌及微小癌外均用辅助化疗。

3. 内分泌治疗 早在1896年就有报道应用卵巢切除治疗晚期及复发性乳腺癌。近年来,多应用三苯氧胺(TAM)进行治疗。临床应用表明,该药可降低乳腺癌术后复发及转移,对雌激素受体(ER)、孕激素受体(PgR)阳性的绝经后妇女效果尤为明显。同时可减少对侧乳腺癌的发生率。

4. 放射治疗 是乳腺癌重要的辅助性局部治疗。目前根治术后不作常规放疗,而对复发高危病例,放疗可降低局部复发率,提高生存质量。指证如下:①病理报告有腋中或腋上组淋巴结转移者;②阳性淋巴结占淋巴结总数1/2以上或有4个以上淋巴结阳性者;③病理证实胸骨旁淋巴结阳性者(照射锁骨上区);④原发灶位于乳房中央或内侧而作根治术后,尤其是腋淋巴结阳性者。

待伤口愈合后即开始放疗效果较好,超过1个月后放疗多已不能消灭局部残存的癌细胞。无腋窝淋巴结转移的早期乳癌术后一般不必放疗,以免损害患者的免疫功能。此外,放疗对炎性乳癌、孤立性局部复发癌或骨转移剧痛患者亦有一定的疗效。

第三节 腹股沟疝

腹股沟疝分为直疝和斜疝。凡疝囊经过腹壁下动脉外侧的腹股沟管的内环(深环、腹环)突出,斜行经过腹股沟管于外环(皮下环、浅环)穿出,并可进入阴囊者,称为腹股沟斜疝(indirect inguinal hernia)。凡疝囊经腹壁下动脉内侧的直疝三角区直接由后向前突出,不经过内环,也不进入阴囊者,称为腹股沟直疝(direct inguinal herina)。

【发病机制】

1. 腹股沟斜疝　有先天性和后天性两种。

(1) 先天性斜疝　由于胚胎期睾丸下降过程中,将腹膜向前推移,形成腹膜鞘突,并随睾丸一并降入阴囊。在婴儿出生后不久,鞘突便自行萎缩闭锁,而遗留一纤维索带。如鞘突不闭锁或闭锁不全,则鞘突与腹腔相通,若在腹压增高的作用下,腹腔内脏器即可进入其中形成先天性斜疝。由于右侧睾丸较左侧下降迟缓,鞘突闭锁较晚,故右侧斜疝较左侧多见。

(2) 后天性斜疝　腹横筋膜不同程度的薄弱或缺损,以及腹横肌和腹内斜肌发育不全是发病的主要原因。当腹压增高时,不能发挥保护作用,内环处的腹膜向外突出而形成疝囊。

2. 腹股沟直疝　腹内斜肌弓状下缘发育不全或位置偏高是直疝发病的基础。特别是老年人腹肌多较薄弱,若伴有长期咳嗽、排尿困难或慢性便秘等,经常使腹内压增高,就可能迫使腹内脏器由直疝三角向外突出而形成直疝。

【临床表现与诊断】

1. 腹股沟斜疝

(1) 易复性斜疝　易复性斜疝除腹股沟区有肿块和偶有胀痛外,并无其他症状。当站立、行走、咳嗽时,肿块出现,并可降至阴囊或大阴唇。肿块呈梨形,平卧或用手将肿块向腹腔内推送,即可回纳而消失。回纳后,用手指通过阴囊皮肤伸入外环,可感外环扩大、松弛,此时嘱病人咳嗽,指尖可有冲击感。用手指经腹壁皮肤压紧内环处,让病人站立并咳嗽,疝块不再突出,若将手指移开则肿块又可复现。疝内容物如为肠襻,则肿块较软、光滑、叩之呈鼓音,听诊有肠鸣音,回纳时常可听到咕噜声。内容物如为大网膜,则肿块坚韧呈浊音,回纳缓慢。

(2) 难复性疝　疝块不能完全回纳,局部坠胀感稍重。

(3) 嵌顿性斜疝　常发生在强体力劳动、排便等腹内压骤增时,表现为疝块突然增大,伴有明显胀痛,平卧或用手推送不能使肿块回纳。肿块紧张发硬,触痛明显。嵌顿内容物如为大网膜,局部疼痛常较轻微;如为肠襻,不仅局部疼痛明显,还可伴有恶心、呕吐、腹胀、排气排便停止等机械性肠梗阻的临床表现。如不及时处理,可发展成绞窄性疝。

(4) 绞窄性疝　临床症状多较严重,绞窄时间长者,由于疝内容物发生缺血坏死、感染,侵及周围组织,引起疝外被盖组织的急性炎症以及急性腹膜炎。

2. 腹股沟直疝　常见于年老体弱者。主要表现为当病人站立或腹内压增高时,在腹股沟内侧、耻骨结节外上方,出现一半球形肿块,并不伴有疼痛和其他症状。平卧后疝块多能自行回纳,不需用手推复位,极少发生嵌顿。还纳后指压内环,不能阻止疝块出现。直疝决不进入阴囊。有时膀胱可进入疝囊,构成疝囊的一部分,称为滑动性直疝。手术时应予以注意。

【治疗】

腹股沟疝的疝块随着病程而持续增大,将加重腹壁的缺损而影响劳动力,斜疝又常可发生嵌顿绞窄而威胁病人生命。因此,一般均应尽早采取手术治疗。

1. 非手术疗法　主要适应于一岁以内婴儿和年老体弱或伴有其他严重疾病而禁忌手术者。婴儿可采用棉线束带或绷带压住腹股沟管内环处;年老体弱或伴有严重疾病者,白天可在回纳疝内容物后,配带医用疝带。

2. 手术疗法　手术疗法是治疗腹股沟疝最有效的方法。术前对有慢性咳嗽、排尿困难、便秘、腹水、妊娠等腹内压增高因素予以处理,否则易复发。手术方法可分为疝囊高位结扎术、疝修补术和疝成形术三类。

传统的疝修补术,都存在着缝合张力大,术后切口部位有牵拉感、疼痛,且修补的组织愈合不良等缺点。现代腹外疝修补术强调在无张力的情况下进行修补。临床上应用的修补材料是合成的纤维网。此外,也可经腹腔镜行疝修补术。

第四节　胃癌

胃癌(gastric carinoma)是我国最常见的恶性肿瘤,居我国消化道恶性肿瘤的第一位,近年来其发病率有下降的趋势,男性发病率高于女性。

【病因】

病因未明,可能与以下因素有关。

1. 环境因素　日本是胃癌发病率最高的国家之一,而美国的发病率较低,在美国的第二、三代日本移民中,胃癌的发病率逐渐下降。这种现象说明胃癌的发生与环境因素有密切关系。影响胃癌发病率的环境因素包括生态环境、生活习性、社会经济状况等。

2. 饮食因素　盐腌食物如咸鱼、咸肉、盐腌菜,熏制食物如熏肉、熏鱼、熏肠等均与胃癌的发生有密切关系。因为这些食物中含有硝酸盐和亚硝酸盐,易转化为致癌的亚硝胺。随着饮食习惯和卫生习惯的改善,胃癌的发病率也出现了明显的下降。

3. 胃幽门螺杆菌　胃幽门螺杆菌感染是胃癌发生的重要因素之一。胃癌发病率与幽门螺杆菌感染率有平行关系。

4. 胃的良性慢性疾病　如胃溃疡、胃息肉、萎缩性胃炎、胃切除术后残胃等发生癌变的比率高。

5. 胃黏膜上皮异型性增生　异型性增生分轻度、中度和重度三级。有重度异型性增生者 75%～80% 的病人有可能发展为胃癌。

【病理】

1. 组织类型　根据胃癌组织类型和分化程度分为:①乳头状腺癌;②管状腺癌;③低

分化腺癌;④黏液腺癌;⑤印戒细胞癌;⑥未分化癌;⑦特殊型癌,包括类癌、腺鳞癌、鳞状细胞癌、小细胞癌等。

2. 胃癌的浸润和转移

(1)直接浸润:①癌细胞最初局限于黏膜层,逐渐向深部浸润发展,穿破浆膜后,直接侵犯横结肠系膜、大网膜、胰腺、肝脏等;②胃癌一旦突破黏膜肌层侵入黏膜下层后,可沿淋巴网和组织间隙蔓延,扩散距离可达原发灶旁 6 cm,而向十二指肠浸润多不超过幽门下 3 cm。

(2)淋巴转移 是胃癌的主要转移途径,早期胃癌也可发生淋巴结转移。根据原发肿瘤的不同部位,从胃壁开始由近及远,将胃的区域淋巴结分为 3 站 16 组。胃癌由原发部位,经淋巴管网向紧贴胃壁的局部第一站淋巴结转移,进一步胃癌细胞可伴随支配胃的血管,沿血管周围淋巴结向心性转移,为第二站转移,可再向更远的第三站转移。亦可发生跳越式转移,恶性程度较高或较晚期的胃癌可经胸导管转移到左锁骨上淋巴结,或经肝圆韧带转移到脐周。

(3)血行转移 胃癌晚期常发生血行转移,以肝、肺最多见,其他依次为胰、肾上腺、骨等。

(4)腹膜转移 癌细胞穿破浆膜后,种植于腹膜及其他脏器的浆膜面。广泛播散可形成血性腹水。癌细胞脱落至直肠前窝,直肠指检可触及肿块。女性病人转移到卵巢者称为 Krukenberg 瘤。

【临床表现】

早期胃癌无明显症状,有时出现一些非特异性上消化道症状,如上腹部不适、隐痛、嗳气、返酸、食欲不振等,易被忽视,常导致诊断延误。随着病情进展,上述症状渐加重。肿瘤位于贲门部可发生进行性吞咽困难,位于幽门部可出现幽门梗阻症状;肿瘤破坏黏膜下血管时,可表现为黑便、呕血,疼痛也是胃癌最多见的症状。随病情的发展,可出现食欲减退、消瘦、乏力等。晚期胃癌可出现上腹部肿块、锁骨上淋巴结肿大、腹水、恶病质等。

【诊断】

早期诊断是提高胃癌疗效的关键,但早期胃癌的临床表现缺乏特异性,因此,出现以下情况时须作进一步检查以排出胃癌:①40 岁以上病人,既往无胃病史,突然出现上腹部不适、消化不良或胃痛等消化道症状;②原有胃病史,出现疼痛程度和规律性明显改变;③40 岁以上发现胃溃疡,经内科正规治疗后未见好转;④40 岁以后出现原因不明的黑便和大便隐血持续阳性;⑤有家族史,而 40 岁以后出现原因不明的消化道症状。

1. X 线钡餐检查 对确定病变部位、范围等意义较大,因其无痛苦易为病人接受,目前仍是胃癌诊断的主要方法。

2. 纤维胃镜检查 既能直接看到胃黏膜病变部位和范围,又能在直视下获取组织作病理检查确定诊断,是诊断早期胃癌的有效方法。对早期病变较小者,除活组织检查外,尚可采用直接冲洗或摩擦法,进行细胞学检查以提高阳性率。在胃镜下采用刚果红及美蓝活体染色技术,有助于提高早期胃癌的诊断率。

【治疗】

胃癌的治疗原则为:①手术治疗是目前治疗胃癌的主要方法,也是惟一有可能治愈胃癌的方法,应按照胃癌的严格分期及个体化原则制定治疗方案,争取及早手术治疗。②对中晚期胃癌,须积极地辅以术前、术后的化疗及免疫治疗等综合治疗以提高疗效;治疗方法应根据胃癌的病期、生物学特性以及病人的全身状况选择。③如病期较晚或主要脏器有严重合并症而不能作根治性手术切除,也应视具体情况争取作原发灶的姑息性切除,以利进行综合治疗。④对无法切除的晚期胃癌,应积极采用综合治疗,多能取得改善症状、延长生命的效果。

第五节 肠梗阻

肠内容物不能正常运行,不能顺利地通过肠道称为肠梗阻(intestinal obstruction)。肠梗阻是一种常见的急腹症,临床病象复杂多变,随着对其病理生理认识的不断提高和治疗方法的改进,治疗效果已有很大提高,但发生绞窄性肠梗阻则死亡率仍相当高。

【病因和分类】

1. 按病因分类

(1)机械性肠梗阻(mechanical intestinal obstruction) 最常见。这是因不同的器质性病变引起肠腔变小、使肠内容物通过受阻而产生梗阻。常见原因为:①肠腔阻塞,如大胆石、粪块、寄生虫、异物等;②肠壁病变,如先天性肠道闭锁、炎症性狭窄、肿瘤等;③肠管受压,如腹腔内手术或炎症后产生的粘连带压迫、肠管扭转、嵌顿疝或腹腔肿瘤压迫。

(2)动力性肠梗阻 肠道本身无器质性病变,由于神经反射或毒素刺激致肠管麻痹或痉挛,肠内容物通过受阻,称动力性肠梗阻。常见的如急性弥漫性腹膜炎、腹部大手术、腹膜后血肿或感染引起的麻痹性肠梗阻(paralytic ileus)。因慢性铅中毒引起的痉挛性肠梗阻亦属此类肠梗阻。

(3)血运性肠梗阻 肠系膜动脉或静脉栓塞或血栓形成时,肠管血运发生障碍,继而发生肠麻痹而使肠内容物不能运行。随着老年人口的增多,老年人急性肠缺血所致的肠梗阻日益增多。

2. 按梗阻有无血运障碍分类

(1)单纯性肠梗阻 只有肠内容物通过受阻而无肠管血运障碍。

(2)绞窄性肠梗阻(strangulated intestinal obstruction) 指梗阻时伴有肠管血运障碍者,可因肠系膜血管受压、血栓形成或栓塞等引起。

3. 其他分类方法 根据梗阻的部位可分为高位和低位梗阻两种,根据梗阻的程度可分为完全性和不完全性肠梗阻,按发展过程的快慢可分为急性和慢性肠梗阻。若一段肠管两端均受压且不通畅者称闭襻性肠梗阻,闭襻肠管中的气体和液体无法减压,易发生血运障碍。

【临床表现】

尽管引起肠梗阻的部位、原因、病变程度、发病急缓不同,可有不同的临床表现,但肠内容物不能通过梗阻部位是一致的,因而其共同的表现为腹痛、呕吐、腹胀及停止肛门排气排便。

(一) 症状

1. 腹痛 表现为阵发性绞痛,这是由于梗阻部位以上强烈肠蠕动所致。疼痛多在腹中部,也可偏于梗阻所在部位。腹痛发作时可伴有肠鸣音。若腹痛的间歇期不断缩短,变成剧烈的持续性腹痛,则提示有绞窄性肠梗阻的可能。

2. 呕吐 在梗阻的早期,呕吐为反射性,呕吐物为食物或胃液。此后呕吐随梗阻部位的高低而有所不同,一般是梗阻部位愈高,呕吐出现愈早、愈频繁。呕吐物如呈棕褐色或血性,则是肠管血运障碍的表现。闭襻性肠梗阻虽易发生绞窄,但呕吐并不严重。麻痹性肠梗阻时,呕吐多为溢出性。

3. 腹胀 一般在梗阻发生一段时间后出现,其程度与梗阻部位有关。高位梗阻可无腹胀,低位肠梗阻及麻痹性肠梗阻时腹胀明显。闭襻性肠梗阻常呈不对称、不均匀的腹胀。

4. 停止肛门排气排便 视梗阻的程度和梗阻远段肠管积存的内容物量而定。完全性肠梗阻发生时,病人多不再排气排便,是一个具有诊断价值的症状。但在梗阻早期,特别是高位肠梗阻,梗阻远端肠内残留内容物仍可排出。

(二) 体征

早期单纯性肠梗阻一般无明显全身症状,随病情进展可出现口唇干燥、皮肤无弹性、眼窝凹陷、少尿或无尿等脱水表现。发生绞窄时可表现为烦躁不安、发热、脉率快、血压下降、休克等。腹部检查时要显露充分,上自乳头水平面,下至股部均应仔细检查。

腹部视诊:可见到腹胀、肠型及肠蠕动波。触诊:单纯性肠梗阻可有轻度压痛,绞窄性肠梗阻可有固定压痛和腹膜刺激征。叩诊:绞窄性肠梗阻时可出现移动性浊音。听诊:肠鸣音亢进,可闻及气过水声或金属音,麻痹性肠梗阻时肠鸣音减弱或消失。肠梗阻时应常规进行指肠指检。直肠指检若触及肿块,则可能为直肠肿瘤或低位肠腔外肿瘤。若指套染血,应考虑结肠肿瘤、肠绞窄或肠系膜血管栓塞等可能。

(三) 实验室检查

对肠梗阻的诊断并无帮助,但有助于估计病情和术前准备。血浓缩时血红蛋白和细胞压积可升高,白细胞计数和中性粒细胞明显增加,多见于绞窄性肠梗阻。血清钾、钠、氯、二氧化碳结合力、血 pH 值可了解水、电解质和酸碱平衡紊乱及程度。血气分析可了解全身器官组织氧代谢情况。

(四) X 线检查

在肠梗阻的诊断中具有较大价值。立位或侧卧位透视或拍片可见阶梯状的气液平面。平卧位时可显示肠曲扩张的程度。当怀疑肠套叠、乙状结肠扭转或结肠肿瘤时,可行钡灌肠检查以协助诊断。

【诊断】

对急性肠梗阻的正确及时诊断,主要依靠详细的病史询问,仔细的体格检查及必要的实验室和影像学检查,一般按以下步骤进行诊断。

1. 是否肠梗阻 根据腹痛、呕吐、腹胀、停止自肛门排气排便四大症状和腹部可见肠型或蠕动波,肠鸣音亢进,压痛和腹肌紧张等,一般可作出诊断。X 线检查对确定有否肠梗阻帮助较大。但应注意不是所有的肠梗阻病人均具备这些典型临床表现,应提高警惕,加强随诊观察。

2. 是机械性还是动力性肠梗阻　机械性肠梗阻具有上述典型临床表现，早期腹胀可不显著。麻痹性肠梗阻无阵发性绞痛等肠蠕动亢进的表现，相反肠蠕动减弱或消失，腹胀显著，而且多继发于腹腔内严重感染、腹膜后出血、腹部大手术后等。X线检查可显示大、小肠全部充气扩张；而机械性肠梗阻胀气限于梗阻以上的部分肠管。区别机械性或动力性肠梗阻具有重要的临床意义，既能为选择治疗方案提供参考，又可防止机械性肠梗阻发展为绞窄性肠梗阻。

3. 是单纯性还是绞窄性肠梗阻　正确区分肠梗阻是单纯性还是绞窄性非常重要，因为绞窄性肠梗阻预后严重，必须及早进行手术。有下列表现者，应考虑绞窄性肠梗阻的可能：

(1) 发病急，开始即为持续性剧烈腹痛，或在阵发性加重之间仍有持续性疼痛。有时出现腰背部痛，呕吐出现早、剧烈而频繁。

(2) 病情发展迅速，早期出现休克，抗休克治疗后改善不显著。

(3) 有明显腹膜刺激征，体温上升，脉率增快，白细胞计数增高。

(4) 腹胀不对称，腹部有局部隆起或触及有压痛的肿块。

(5) 呕吐物、胃肠减压抽出液、肛门排出物为血性，或腹腔穿刺抽出血性液体。

(6) 经积极非手术治疗而症状体征无明显改善。

(7) 腹部X线检查见孤立、突出胀大的肠襻、不因时间而改变位置，或有假肿瘤状阴影；或肠间隙增宽，提示有腹腔积液。

事实上，做出绞窄性肠梗阻的诊断是一件较难的事情，不但要熟悉以上这些临床特点，还要积累丰富的临床实践经验。

4. 是高位还是低位肠梗阻　高位小肠梗阻的特点是呕吐发生早且频繁，腹胀不明显。低位小肠梗阻的特点是腹胀明显，呕吐出现晚而次数少，并可吐粪样物。结肠梗阻与低位小肠梗阻的临床表现相似，鉴别诊断有时较为困难，X线检查可协助区分。

5. 是完全性还是不完全性肠梗阻　完全性梗阻呕吐频繁，如为低位梗阻腹胀明显，完全停止排气排便。X线检查见梗阻以上肠襻明显充气和扩张，梗阻以下结肠内无气体。不完全梗阻呕吐和腹胀均较轻，X线检查见肠襻扩张不显著，结肠内仍有气体存在。

6. 是什么原因引起梗阻　应根据年龄、病史、体征、X线检查等方面分析。临床上以粘连性肠梗阻最为常见，多发生在以往有腹部手术、损伤或炎症史的病人。嵌顿性或绞窄性腹外疝亦是常见的肠梗阻原因。结肠梗阻多系肿瘤所致，需特别提高警惕。新生婴儿以肠道先天性畸形多见。2岁以内幼儿则肠套叠多见。对已明确诊断绞窄性肠梗阻的病人，不必为了病因诊断而再进行复杂的诊断性检查，应及时手术治疗，以免耽误治疗时机。

【治疗】

肠梗阻的治疗原则是纠正全身生理紊乱，解除梗阻。

1. 基础疗法　即不论采用非手术或手术治疗，均需应用的基本处理方法。

(1) 胃肠减压　不但能吸出胃肠道内的液体和气体，降低肠腔内压力，还能减少肠腔内细菌及其毒素，改善局部和全身情况。一般采用较短的单腔胃管。

(2) 禁食。

(3)液体疗法 补充水和电解质,纠正水电解质紊乱和酸碱失衡是肠梗阻治疗中的重要一环。最常用的方法是从周围静脉输注平衡盐液、葡萄糖液或其他特殊液体。输液所需量和种类可根据脱水程度、尿量、尿比重、血细胞比容、血清电解质、二氧化碳结合力及血气分析结果来调整。

(4)防止感染和中毒 除早期单纯性肠梗阻外,均宜应用抗生素治疗。

(5)对症治疗 单纯性肠梗阻病人可经胃管注入石蜡油或通便泻下的中药,疼痛剧烈病人可应用解痉剂。

2.解除梗阻 可分为手术疗法和非手术疗法

(1)手术疗法 绞窄性肠梗阻、肿瘤及先天性肠道畸形引起的肠梗阻,以及非手术治疗无效病人应手术治疗。手术的原则和目的是:在最短的时间内,以最简单的方法解除梗阻或恢复肠腔的通畅。手术方式的选择,应根据病因、病理变化、梗阻部位、梗阻程度和病人全身情况而定。

手术可归纳为如下四种:①解除引起梗阻的原因:如粘连松解术、肠套叠或肠扭转复位术等。②肠切除肠吻合术:如肠管因肿瘤、炎症性狭窄等,或局部肠襻已失活坏死,则应行肠切除吻合术。梗阻原因解除后,判断肠管有无生机至关重要。如果肠壁已呈暗红色,失去光泽和弹性,无蠕动能力,对刺激无收缩反应,肠系膜终末动脉无搏动,则表示已发生肠坏死,应行肠切除。如有可疑,可用0.5%普鲁卡因肠系膜根部封闭,温盐水纱布垫湿敷,或将其放入腹腔20~30 min,若见肠壁颜色和光泽好转,肠系膜终末动脉搏动出现,则说明肠管仍有生机。③短路手术:当引起梗阻的原因既不能简单解除,又不能切除时,可作梗阻近端与远端肠襻的短路手术。④肠造口或肠外置术:如病人病情危重,不能耐受复杂手术,可用此类术式解除梗阻。主要适用于低位肠梗阻,如急性结肠梗阻,一般采用梗阻近侧肠造口,以解除梗阻。如已有肠坏死,则宜切除坏死肠段并将两断端外置作造口术,二期手术再解决病变。

(2)非手术疗法 主要适用于单纯性粘连性肠梗阻,麻痹性或痉挛性肠梗阻,蛔虫或粪块堵塞引起的肠梗阻,肠结核等炎症引起的不完全性肠梗阻,肠套叠早期等。在治疗过程中,应严密观察,如症状、体征不见好转或反而加重,应改为手术治疗。除前述基础疗法外,还包括中医中药治疗、口服或胃肠道灌注生植物油、针刺疗法,以及根据不同病因采用低压空气或钡灌肠,经乙状结肠镜插管,颠簸疗法等各种复位法。

第六节 急性阑尾炎

急性阑尾炎(acute appendicitis)是外科常见病,随着外科技术、麻醉及抗生素应用的进步,目前绝大多数病人能够得到早期诊断和及时治疗,并能在短期内恢复健康,死亡率已降至1‰左右。但是少数病人的病情复杂多变,如果延误诊断和治疗可引起严重的并发症,甚至死亡。因此应认真对待每一个具体的病例。

【病因与病理】

1.病因

(1)阑尾管腔阻塞 是急性阑尾炎最常见的病因。引起阑尾管腔阻塞最常见的原因是淋巴滤泡的明显增生,约占60%,多见于年轻人。粪石也是阻塞的原因之一,约占35%。异物、炎性狭窄、食物残渣、蛔虫、肿瘤等则是较少见的病因。

(2)胃肠道疾病影响 胃肠道的一些疾病,如急性肠炎、炎性肠病、血吸虫病等,都可直接蔓延至阑尾,或引起阑尾管壁肌痉挛,使血运障碍而致炎症。

(3)细菌入侵 阑尾发生梗阻和炎症后,黏膜溃疡,上皮损害,管腔内细菌不能排出而繁殖生长、侵入管壁使感染加剧。致病菌多为革兰染色阴性杆菌和厌氧菌。

2.病理 急性阑尾炎在病理学上大致可分为三种类型:急性单纯性阑尾炎、急性化脓性阑尾炎、急性穿孔性阑尾炎。

急性阑尾炎的转归有以下几种:①炎症消退。一部分单纯性阑尾炎经及时药物治疗后炎症消退,可不留解剖学上的改变。大部分将转为慢性阑尾炎,容易复发。②炎症局限化。化脓、坏疽或穿孔性阑尾炎被大网膜包裹粘连,炎症局限,形成阑尾周围脓肿。③炎症扩散。阑尾炎症重,发展快,未予及时手术切除,炎症扩散,发展为弥漫性腹膜炎、化脓性门静脉炎、感染性休克等。

【诊断依据】

1.症状

(1)腹痛 多起于脐周和上腹部,数小时(6~8 h)后腹痛转移并局限在右下腹,有70%~80%的病人具有这种典型的转移性腹痛的特点。部分病例发病开始即出现右下腹部痛。

(2)胃肠道症状 恶心、呕吐发生较早,但程度较轻。有的病人可发生腹泻。盆腔位阑尾炎,炎症刺激直肠和膀胱,引起排便、里急后重症状。弥漫型腹膜炎时可致麻痹性肠梗阻。

(3)全身症状 早期可有乏力、头痛等。炎症重时出现中毒症状,心率增快,单纯性阑尾炎,体温一般在37.5~38℃;化脓性阑尾炎、坏疽性阑尾炎合并穿孔后,常伴有高热,体温在38.5~39℃以上,阑尾穿孔时体温将更高。如发生门静脉炎时可出现寒战、高热和轻度黄疸。

2.体征

(1)右下腹压痛 是急性阑尾炎常见的重要体征,压痛点通常位于麦氏点,可随阑尾位置的变异而改变,但压痛点始终在一个固定的位置上。发病早期腹痛尚未转移至右下腹时,右下腹便可出现固定压痛。压痛的程度与病变的程度相关。当炎症扩散到阑尾以外时,压痛范围也随之扩大,但仍以阑尾部位压痛最明显。

(2)腹膜刺激征象 与压痛具有同样重要意义的是局部反跳痛,即用手指缓慢深压腹部至深处时手突然松开,病人感到剧痛,提示阑尾炎已发展到化脓、坏疽或穿孔阶段。但小儿、老人、孕妇、肥胖、虚弱者或盲肠后位阑尾炎时,腹膜刺激征象可不明显。当阑尾穿孔、炎症扩散至全腹时,不但压痛、腹肌紧张的范围扩大,同时出现肠麻痹、腹胀、肠鸣音减弱或消失。

(3)右下腹包块 如右下腹饱满,扪及一压痛性包块,边界不清,固定,结合病史应考虑阑尾周围脓肿的诊断。

3. 实验室检查 大多数急性阑尾炎病人的白细胞计数和中性粒细胞比例增高,白细胞计数升高到$(10\sim15)\times10^9/L$,可发生核左移,是临床诊断中的重要依据。但升高不明显不能否定诊断,应反复检查,如逐渐升高则有诊断价值。尿检查一般无阳性发现,如尿中出现少数红细胞,说明炎性阑尾与输尿管或膀胱相接近。

4. 影像学检查

(1) 无并发症的急性阑尾炎,其腹部平片可能完全正常,无诊断意义,在并发局限或弥漫性腹膜炎时,可见盲肠扩张和液气平面,偶而可见钙化的粪石。

(2) B型超声检查在诊断急性阑尾炎中具有一定的价值,其典型图像为阑尾呈低回声管状结构,较僵硬,其横切面呈同心圆似的靶样显影,直径$\geqslant7$ mm。同时对鉴别诊断亦有意义。

随着腹腔镜的普及,对可疑病人可行此项检查,不但对诊断起决定作用,并可同时行腹腔镜阑尾切除术。

【鉴别诊断】

在急性阑尾炎的病人中约有20%的病人临床表现不典型,而有部分病人因其他脏器病变引起的腹痛误诊为急性阑尾炎而误切了正常阑尾。要与急性阑尾炎相鉴别的疾病很多,常见的有:胃十二指肠溃疡穿孔;右侧输尿管结石;急性肠系膜淋巴结炎;异位妊娠破裂,尤其是右侧输卵管妊娠破裂;右侧卵巢囊肿蒂扭转;急性输卵管炎和急性盆腔炎;等等。

【治疗原则】

绝大多数急性阑尾炎一旦确诊,应早期行阑尾切除术。

1. 手术治疗 急性阑尾炎可以自行消退,但消退后约有3/4的病人将复发,因此急性阑尾炎诊断明确后,应早期行阑尾切除术。早期手术操作简单,术后并发症少。若化脓或坏疽后再手术,则操作困难,且术后并发症会显著增加。

2. 非手术治疗 适用于单纯性阑尾炎及急性阑尾炎早期,病人不接受手术治疗或客观条件不允许,或伴有其他严重器质性疾病有手术禁忌证者。抗生素的应用在非手术治疗中占有重要地位。关于其选择与用量,应根据具体情况而定。

第七节 结直肠与肛管疾病

一、肛裂

肛裂是肛管皮肤裂伤后继发感染形成的小溃疡,方向常与肛管纵轴平行。呈梭形或椭圆形,常引起肛周剧痛。大多数肛裂位于肛管的后正中线上,也可在前正中线上,侧方出现肛裂极少。

【病因及病理】

肛裂是常见病,病因不清。长期便秘、粪便干结和分娩等机械性创伤是主要原因。肛管外括约肌浅部横跨部分在后壁为环形纤维,伸缩性差,血供差,并在前壁交叉。干硬的粪便通过时,肛门扩张为椭圆形,肛管后壁较前壁需更多的扩张,承受压力最大,故后正中线易受损。

肛裂分急性和慢性两类。急性肛裂表浅,裂口边缘整齐,基底砖红色有弹性,无疤痕。慢性肛裂因反复发作,基底部不整齐、肉芽灰白、质硬、边缘增厚纤维化。裂口上端肛乳头水肿增生,下端皮肤水肿炎性变,静脉、淋巴回流受阻,形成"前哨痔"。因此,溃疡、乳头增生和"前哨痔"组成了慢性肛裂三联征。

【临床表现】

肛裂常见于中年人。典型临床表现是便秘、出血和排便时剧烈疼痛,呈尖锐性或烧灼样、刀割样痛。便后数分钟可缓解,称间歇期。随后因肛门括约肌痉挛,再次疼痛,可持续数小时,临床上称括约肌痉挛痛。疼痛使病人恐惧排便而致便秘症状加重,如此造成恶性循环。肛裂出血为另一常见症状,出血量不多,色鲜红。慢性溃疡在肛管后正中线处可见到溃疡裂隙,在溃疡下端形成"前哨痔"。

【治疗】

根据急、慢性肛裂来选择治疗方法。急性和初发的肛裂,一般选用保守疗法,慢性肛裂可选用手术疗法。

1. 保守疗法 原则是有效止痛,解除痉挛,防止便秘,中断恶性循环,促进局部愈合。

具体措施:①指导患者饮食,多吃水果和多纤维食物,多饮水,纠正便秘,保持大便通畅,必要时口服石蜡油或缓泻剂,使大便松软;②疼痛剧烈者,局部涂以麻醉止痛油膏;③局麻或骶管麻醉下病人侧卧位,轻缓、逐渐扩肛至 4～6 指,维持 5 min,可止痛和促进愈合;④便后用 1∶5 000 高锰酸钾溶液热水坐浴可保持局部清洁、减轻疼痛、有利于愈合。

2. 手术疗法 常用的手术方法有两种:肛裂切除术、肛管内括约肌切断术。

二、肛瘘

肛瘘(anal fistula)是指肛管或直肠下部与皮肤相通的感染性管道,由内口、外口、瘘管三部分组成。内口多位于齿线附近,外口在肛周皮肤上。经久不愈、间歇反复发作是其特点。肛瘘可发生在任何年龄,30～40岁多见,是肛管直肠疾病的常见病。

【病因和病理】

大部分肛瘘起源于直肠肛管周围脓肿。脓肿破溃或切开引流处形成外口,由于外口生长较快,脓肿假性愈合而肛腺继续感染,导致脓肿反复发作破溃,可形成多个瘘管及外口。肛瘘主要是化脓性感染,外口可突起或陷凹,外表有肉芽组织。瘘管则形成反应性致密纤维组织。后期管腔内还可以上皮化。临床上常根据瘘管高低分为:①低位肛瘘:瘘管位于前括约肌深部以下;②高位肛瘘:瘘管位于前括约肌深部以上。

【临床表现】

肛瘘的主要临床表现是肛门周围的外口流出脓性、血性黏液。局部皮肤受刺激而有瘙痒、潮湿及湿疹。外口假性愈合时,瘘管内脓液淤积,可有明显疼痛并出现发热、乏力等全身症状。脓肿再次破溃或切开引流后,症状消失或缓解。上述症状反复发作是瘘管典型的临床特点。高位较大的瘘管常有粪便和气体从外口排出。检查时,肛周皮肤上外口乳头状隆起,挤压时有脓血分泌物排出。

【治疗】

瘘管形成后不能自愈。必须采取手术方法将瘘管切开,敞开创面使其愈合。手术时必须确定内口、彻底切除、防止复发,避免损伤肛门括约肌,防止肛门失禁。

1. 瘘管切除术　适用于低位肛瘘。

2. 挂线疗法　适用于高位单纯性肛瘘。其优点是不会造成肛门失禁,被挂线结扎的瘘管发生血运障碍、坏死而裂开、创面逐渐愈合。

三、痔

痔(hemorrhoid)是直肠下端黏膜静脉丛和肛管、肛门边缘的皮下静脉丛曲张形成的柔软的静脉团块,是最常见的肛肠疾病。可能是由肛管黏膜下层的血管垫增生、下滑形成。曲张的静脉团块常伴有感染性血栓形成。

【病因病理】

病因不明,可能与多种因素有关。凡能引起痔静脉丛回流受阻、内压升高和静脉壁变薄弱的因素均可促使痔形成。直肠肛管位于腹腔最下部,长期站立、便秘、妊娠、前列腺增生和盆腔肿物均可引起直肠静脉回流阻力增加。加上直肠静脉无静脉瓣,从而导致直肠静脉淤血扩张形成痔。也有人认为由静脉、平滑肌、弹性组织和结缔组织组成的肛垫增生、弹性减弱、充血下移形成痔。此外,长期饮酒和刺激性饮食、肛周感染、营养不良均可诱发痔的发生。

【分类】

根据痔的部位分三类:内痔、外痔、混合痔。

1. 内痔(internal hemorrhoid)　位于齿状线以上,是直肠上静脉丛曲张形成。表面覆以直肠黏膜。内痔分四期:一期:痔块不脱出肛门外,只在排便时有出血,直肠指检可触及质软静脉团块,用肛门镜可看到暗红色痔块,好发部位是截石位 3,7,11 点,称为母痔;二期:排便时痔块脱出肛门外,黏膜紫红色,肛门下坠感,便后可自行还纳;三期:排便、增加腹压时,痔脱出肛门外,不能自行还纳,需用手辅助才能还纳;四期:痔长期在肛门外,难以还纳。

2. 外痔(external hemorrhoid)　位于齿状线以下,是直肠下静脉丛曲张所致。表面覆以肛管皮肤。分血栓性、静脉曲张性、结缔组织性、炎性。其中血栓性外痔最常见。

3. 混合痔(mixed hemorrhoid)　齿状线上、下静脉丛曲张形成。表面覆以直肠黏膜和肛管皮肤,随着病情发展,痔块增大、下移、脱出肛门外,在肛门周围呈梅花状,称环形痔。混合痔或三、四期痔被括约肌嵌顿,会导致局部暗紫色淤血或坏死,也称嵌顿痔或绞窄性痔。

【临床表现】

不同类型、不同分期的痔,其临床表现各不相同。内痔以出血为主,外痔以疼痛和痔块脱出为主。主要的临床表现有:

1. 出血　排便时或排便后出现无痛性鲜血,量不大,少数为喷射状,便后自行停止。是内痔和混合痔早期最常见症状。其出血为间歇性,便秘、腹泻、劳累、饮酒及刺激性饮食是出血的诱因。

2. **痔块脱出** 见于二、三、四期内痔或混合痔。轻者排便时脱出肛门外,重者行走、咳嗽、用力等腹压增加时都可脱出,甚至形成环形痔。易误诊为直肠脱垂。

3. **疼痛** 单纯内痔仅有下坠不适感,无疼痛。合并血栓形成、感染、糜烂及嵌顿时,才出现疼痛。内痔或混合痔脱出嵌顿和血栓性外痔在发病的最初1~3天,病人疼痛剧烈,行动不便。

4. **瘙痒** 痔和慢性感染刺激直肠壁黏膜,使腺体分泌增加、流出肛门外,刺激肛门周围皮肤引起瘙痒及湿疹。检查时可见肛门周围皮肤水肿、潮红。局部卫生情况改善后,上述症状可减轻或消失。

【治疗】

1. **一般治疗** 早期无需特殊治疗。改善饮食、改变大便习惯,便秘者口服石蜡油,便后热水坐浴改善局部循环。肛管内注入消炎止痛油剂或栓剂,可减轻局部症状。

2. **注射疗法** 用于一、二期内痔并发出血者。可使痔及其周围产生无菌性炎症反应,局部血管闭塞,痔块纤维硬化、肛垫固定、痔萎缩。常用硬化剂有:5%石炭酸植物油、5%鱼肝油酸钠、4%明矾水溶液。

3. **胶圈套扎疗法** 适用于一、二、三期孤立的内痔。用特制的胶圈套在痔的根部,阻断痔的血运,导致痔缺血、坏死、脱落,形成疤痕愈合。

4. **红外线凝固疗法** 对于一、二期内痔,即用红外线照射,使痔块纤维增生、硬化、萎缩。

5. **手术疗法**:①痔单纯切除术 适用于二期以上内痔、混合痔及嵌顿痔的治疗。②痔环形切除术 用于环形痔。③血栓外痔剥离术 当外痔合并血栓形成时,可于局麻下,在痔表面皮肤作梭形切除。摘除血栓,不缝合创口,用油纱条填塞即可。

四、结肠癌

结肠癌(colon cancer)是常见的消化道恶性肿瘤,近年来其发病率呈明显上升趋势。

【病因】

尚未明确。考虑与下列因素有关:高脂肪饮食、食物纤维素含量不足、结肠腺瘤、溃疡性结肠炎以及结肠血吸虫病肉芽肿等,家族性息肉病已被认为是癌前病变。

【病理与分期】

大多数为单发,4%为多发,包括同时多发和先后多发两种。根据大体形态可分为肿块型、浸润型、溃疡型。组织学分为:腺癌,占结肠癌的大多数;黏液癌,预后较腺癌差;未分化癌,易侵入小血管和淋巴管,预后最差。

结肠癌主要经淋巴管转移,首先转移到结肠上和结肠旁淋巴结,再到肠系膜血管周围和肠系膜根部淋巴结。血行转移多见于肝脏,其次为肺、骨等。也可直接浸润到邻近器官,脱落的癌细胞也可在腹膜种植转移。

【临床表现】

结肠癌早期症状不明显,病情发展到一定程度才出现临床症状。

1. **排便习惯与粪便形状的改变** 常为最早出现的症状,表现为排便次数增加、腹泻、便秘,粪便中带血、脓或黏液。

2.腹痛　常为定位不确切的持续性隐痛,或仅为腹部不适或腹胀感。出现肠梗阻时表现为腹痛加重或腹部绞痛。

3.腹部肿块　多为瘤体本身,有时可能为梗阻近侧肠腔内的积粪。肿块大多坚硬,呈结节状,如为横结肠或乙状结肠癌可有一定活动度。

4.肠梗阻症状　左侧结肠梗阻多见。表现为慢性低位不完全性肠梗阻,病人表现为腹胀、腹部不适,继而出现阵发性腹痛、肠鸣音亢进、便秘、或粪便变细,以致停止肛门排气排便。当发生完全梗阻时症状加剧。

5.全身症状　可表现为贫血、乏力、消瘦、低热等。

结肠癌发生远处转移时可出现肝肿大、黄疸、腹水、恶病质、锁骨上淋巴结肿大等。

由于病变部位不同,临床表现亦有所差异。以横结肠中左1/3交界处为界分为右、左结肠。右侧结肠癌以全身症状、贫血、腹部肿块为主要表现,左侧结肠癌以肠梗阻、腹泻、便秘、便血等为主要表现。

【诊断】

结肠癌早期症状不明显,易被误诊。对中年以上病人出现下列表现应考虑有无结肠癌的可能:①近期内出现排便习惯的改变(如腹泻、便秘、排便不畅)、持续性腹部不适、隐痛或腹胀;②粪便中带血、脓或黏液;③原因不明的贫血、乏力或体重减轻;④粪便隐血试验持续阳性;⑤腹部肿块。对可疑病人应行纤维结肠镜或钡剂灌肠检查。血清癌胚抗原(CEA)对早期病例的诊断价值不大,但对判断预后和复发有一定的帮助。

【治疗】

采用以手术切除为主的综合疗法。

1.手术治疗　根据肿瘤所在部位、病变浸润及转移范围、是否伴有肠梗阻等,同时结合病人全身情况决定手术方式和切除范围。

(1)结肠癌根治性手术　切除范围包括癌肿所在的肠襻及其系膜和区域淋巴结。根据肿瘤所在部位可采用右半结肠切除、横结肠切除、左半结肠切除及乙状结肠癌的根治切除术。

(2)结肠癌并发急性肠梗阻的手术　应在积极术前准备的基础上,早期施行手术。右侧结肠癌可作右半结肠切除一期回结肠吻合术;如病人情况差,则先行盲肠造口术,二期行根治性手术。左侧结肠癌并发急性肠梗阻时,一般应在梗阻部位的近侧行肠造口术,在肠道充分准备的基础上二期行根治性手术。对肿瘤已不能切除者,则行姑息性结肠造口。

(3)结肠癌的术前准备　极为重要,目的是排空结肠,减少肠腔内细菌数量,以预防手术后感染。常用的方法有二类:一类是口服肠道抗菌药物、泻剂及多次灌肠;另一类是全肠道灌洗法。

2.化疗　对无法手术根治、术后复发而无法再次手术切除的病人,化疗是一项主要的治疗措施。辅助化疗适用于Dukes B,C期病人根治术后。

五、直肠癌(carcinoma of rectum)

【病因】

可能与下列因素有关:高蛋白、高脂肪饮食,被肠道厌氧菌分解后,不饱和多环羟、甲基胆蒽增多,后者可诱发直肠癌。少纤维素食物使粪便通过肠道时间长,致癌物与肠黏膜接触时间也延长。溃疡性结肠炎、血吸虫的刺激,导致肠黏膜反复破坏、修复、增生而癌变。

【病理】

1. 组织分类

(1)腺癌 癌细胞呈腺管或腺泡状排列,占75%~85%。

(2)黏液腺癌 癌细胞能分泌黏液,使癌组织中有大量黏液,恶性度较高,占10%~20%。

(3)未分化癌 癌细胞较小,弥漫成片或成团块状。恶性度高,预后最差。

(4)其他如鳞状细胞癌、恶性黑色素瘤少见。

2. 扩散和转移

(1)直接浸润 癌肿直接向肠壁深层浸润或向肠管周围蔓延。晚期可穿透浆膜层向附近脏器侵入。

(2)淋巴转移 是主要的转移途径,可沿直肠上动脉、肠系膜下动脉、腹主动脉周围淋巴结转移。极少向下转移。直肠下端癌以两侧髂内淋巴结或腹股沟淋巴结转移为主。

(3)血行转移 经门静脉转移到肝,经髂静脉转移到肺、脑、骨。

(4)种植转移 极少见,只有上段直肠癌偶尔种植转移到腹腔。

【临床表现】

早期主要特点是排便习惯改变,癌肿增大或发生溃疡感染时,症状才明显。①排便次数增多,大便习惯改变。便前有肛门下坠感,里急后重,晚期有下腹部不适、疼痛;②癌肿增大、使大便变形、变细,有腹痛、腹胀、肠鸣音亢进等不全性肠梗阻表现;③癌肿破溃感染可出现脓血便、肛门疼痛及侵犯周围组织所致相应症状,如排尿困难、尿频、尿痛、恶液质等。

【诊断与鉴别诊断】

高度重视大便习惯改变,脓血便病人,结合体格检查及直肠指诊、肛门镜、乙状结肠镜检查可作出临床诊断。直肠指诊是诊断直肠癌最重要的手段,可以了解肿块部位、大小、距肛缘距离、范围,与周围组织关系等。直肠癌患者的80%仅靠直肠指诊即可发现。直肠指诊后再行内镜检查,即可以直视下肉眼判断又可以取活组织送病理检查。钡剂灌肠以排除结、直肠多发癌和息肉。CT等其他辅助检查,可以了解直肠癌扩散情况。

【治疗】

手术切除是直肠癌的主要治疗方法。术前的化疗和放疗可提高直肠癌的手术疗效。

1. 手术治疗 直肠癌根治术的切除范围包括癌肿、足够的两端肠段、已侵犯的邻近器官的全部或部分、四周可能被浸润的组织及全直肠系膜和淋巴结。如不能进行根治性切除,亦应进行姑息性切除。

(1)局部切除术 适用于瘤体较小、病变局限于黏膜或黏膜下层、分化程度高的直肠癌。手术方式有:①经肛门局部切除术;②骶后径路局部切除术。

(2)腹会阴联合直肠癌根治术(Miles术) 适用于腹膜返折以下的直肠癌。切除范围包括乙状结肠远端、直肠全部、肠系膜下动脉及其区域淋巴结、直肠系膜、肛提肌、坐骨直肠间隙内组织、肛管和肛周 5 cm 的皮肤、皮下组织、肛门括约肌。于左下腹行永久性乙状结肠单腔造口。

(3)经腹直肠癌切除术(直肠前切除术,Dixon 术) 适用于距肛门距离 5 cm 以上的直肠癌。

(4)经腹直肠癌切除、人工肛门、近端造口、远端封闭手术(Hartmann 术) 适用于各种原因不能做 Miles 术或一期切除吻合的患者。

(5)晚期直肠癌病人若肿瘤无法切除时可行乙状结肠双腔造口以解除肿瘤导致的肠梗阻。

2. 化疗 作为手术切除后的辅助疗法,可选氟尿嘧啶、丝裂霉素、长春新碱等,可提高五年生存率、降低术后复发率。

3. 放疗 术前放疗可以提高手术切除率,术后放疗适用于晚期病人、手术未达到根治或术后局部复发的病人。

(韩国新)

第八节 原发性肝癌

原发性肝癌(primary liver cancer)是我国常见的恶性肿瘤之一,高发于东南沿海地区,40~50 岁的男性多见。

【病因与病理】

病因和发病机制尚未明确,目前认为与肝硬化、病毒性肝炎、黄曲霉素等某些化学致癌物质和水土因素有关。

原发性肝癌的大体病理形态可分为结节型、巨块型和弥漫型三型。按肿瘤大小,传统分为小肝癌(直径<5 cm)和大肝癌(直径>5 cm)。新的分类为:微小肝癌(直径≤2 cm),小肝癌(2 cm<直径≤5 cm),大肝癌(直径>5 cm,≤10 cm)和巨大肝癌(直径>10 cm)。

病理组织分三类:肝细胞型、胆管细胞型和二者同时出现的混合型。我国绝大多数是肝细胞癌(91.5%)。

原发性肝癌极易侵犯门静脉分支,肝外血行转移最多见于肺,淋巴转移至肝门淋巴结最多。

【临床表现】

早期缺乏典型症状,常见临床表现如下:

1. 肝区疼痛 半数以上病人以此为首发症状,多为持续性钝痛、刺痛或胀痛。主要是由于肿瘤迅速生长、肝包膜张力增加所致。当肝癌结节破裂出血时,则表现为腹膜刺激征等急腹症表现。

2. 全身和消化道症状 早期不易引起注意,主要表现为乏力、消瘦、食欲减退、腹胀等。部分病人可有恶心、呕吐、发热、腹泻等症状。晚期则出现贫血、黄疸、腹水、下肢浮肿、皮下出血及恶病质等。

3. 肝肿大 为中、晚期肝癌最常见的主要体征。肝肿大呈进行性,质地坚硬,边缘不规则,表面凹凸不平呈大小结节或巨块。在不少情况下,肝肿大或肝区肿块是病人自己偶然扪及而成为肝癌的首发症状。

此外，如发生肺等脏器的转移，可产生相应症状。

原发性肝癌的并发症，主要有肝昏迷、上消化道出血、癌肿破裂出血及继发感染。

【诊断与鉴别诊断】

肝癌出现典型症状，诊断并不困难，但往往已非早期。所以，凡是中年以上、特别是有肝病史的病人，如有原因不明的肝区疼痛、消瘦、进行性肿大者，应及时作详细检查。采用甲胎蛋白（AFP）检测和 B 型超声等现代影像学检查，有助于早期发现，甚至可检出无症状、体征的极早期小肝癌的病人。

肝癌血清标志物检测：

1. 血清甲胎蛋白（AFP）测定　本法对诊断肝细胞癌有相对专一性。放射免疫法测定持续血清 AFP≥400 μg/L，并能排除妊娠、活动性肝病、生殖腺胚胎源性肿瘤等，即可考虑肝癌的诊断。

2. 血液酶学及其他肿瘤标记物检查　肝癌病人血清中多种酶可高于正常，但缺乏特异性，多作为辅助诊断。

影像学检查

1. 超声检查　可显示肿瘤的大小、形态、所在部位以及肝静脉或门静脉内有无癌栓等，诊断符合率达 90% 左右，是目前有较好诊断价值的非侵入性检查方法。

2. CT 检查　具较高的分辨率，诊断符合率达 90% 以上，应用 CT 动态扫描与动脉造影相结合的 CT 血管造影（CTA），可提高小肝癌的检出率。

3. 磁共振成像（MRI）　诊断价值与 CT 相仿，特别与血管瘤的鉴别优于 CT。

4. 选择性腹腔动脉或肝动脉造影检查　对血管丰富的癌肿，其分辨率低限为 1 cm，对<2.0 cm 的小肝癌其阳性率可达 90%。

5. 放射性核素肝扫描　有助于诊断大肝癌。

6. X 线检查　腹部平片可见肝阴影扩大。肝右叶的癌肿可见右侧膈肌升高或呈局限性凸起；位于肝左叶或巨大的肝癌，X 线钡餐检查可见胃和横结肠被推压现象。

肝穿刺行针吸细胞学检查有确定诊断意义，多采用 B 超导引下行细针穿刺；必要时还可行腹腔镜检查或剖腹探查。

原发性肝癌主要与肝硬化、继发性肝癌、肝良性肿瘤、肝脓肿、肝包虫病，以及与肝毗邻器官肿瘤相鉴别。

【治疗】

早期诊断，早期治疗，根据不同病情进行综合治疗，是提高疗效的关键；而早期施行手术切除仍是目前首选的、最有效的治疗方法。

(一)手术治疗

1. 手术切除

(1)病人：①一般情况较好，无明显心、肺、肾等重要脏器质性病变；②肝功能正常，或仅有轻度损害；③无广泛肝外转移性肿瘤。

(2)下述情况可做根治性切除。①单发的微小肝癌；②单发的小肝癌；③单发的向肝外生长的大肝癌，表面较光滑，周围界限较清楚，受肿瘤破坏的肝组织少于 30%；④多发性肿瘤,肿瘤结节少于3个,且局限在肝的一段或一叶内。

(3)下述情况仅可做姑息性肝切除:①3~5个多发性肿瘤,局限于相邻2~3个肝段或半肝内,影像学显示无肿瘤肝组织明显代偿性增大,达全肝的50%以上;如超过半肝,可分别作局限性切除。②左半肝或右半肝的大肝癌或巨大肝癌,边界较清楚,第一、二肝门未受侵犯,影像学显示无肿瘤侧肝明显代偿性增大,达全肝的50%以上。③位于肝中央区(肝中叶,或Ⅳ,Ⅴ,Ⅷ段)的大肝癌,无瘤肝组织明显代偿性增大,达全肝的50%以上。④Ⅰ或Ⅷ段的大肝癌或巨大肝癌。⑤肝门部有淋巴结转移者,如原发肝肿瘤可切除,应作肿瘤切除,同时进行肝门部淋巴结清扫;淋巴结难以清除者,术后可进行放射治疗。⑥周围脏器(结肠、胃、膈肌或右肾上腺等)受侵犯,如原发肿瘤可切除,应连同受侵犯脏器一并切除。远处脏器单发转移性肿瘤(如单发肺转移),可同时作原发肝癌切除和肺转移瘤切除术。

2. 对不能切除的肝癌的外科治疗　有肝动脉结扎、肝动脉化疗栓塞、射频、冷冻、激光、微波等治疗措施。

3. 根治性切除术后复发肝癌的再手术治疗　对根治性切除术后病人进行定期随诊,监测甲胎蛋白和B超等影像学检查,早期发现复发,如一般情况良好、肝功能正常,病灶局限允许切除,可施行再次切除。

4. 肝癌破裂出血的病人,可行肝动脉结扎或动脉栓塞术等;如全身情况良好、病变局限,在条件具备的情况下,可行急诊肝叶切除术治疗。

原发性肝癌也是行肝移植手术的指证之一。近年来,有腹腔镜肝叶切除的报告。

(二)B超引导下经皮穿刺肿瘤行射频、微波或注射无水酒精治疗等

适用于瘤体较小而又不能或不宜手术切除者,具有安全、简便、创伤小等优点。

(三)化学药物治疗

原则上不作全身化疗。

(四)放射治疗

对一般情况较好,肝功能尚好,不伴有肝硬化,无黄疸、腹水,无脾功能亢进和食管静脉曲张,癌肿较局限,尚无远处转移而又不适于手术切除或手术后复发者,可采用放射为主的综合治疗。

(五)生物治疗

主要是免疫治疗。

(六)中医中药治疗

常与其他疗法配合应用,以提高机体抗病力,减轻化疗、放疗不良反应等。

第九节　胆道疾病

一、胆石症

胆石病(cholelithiasis)包括发生在胆囊和胆管的结石,是常见病、多发病。胆石按其

化学成分的不同分为三类：胆固醇结石、胆色素结石和混合性结石。

(一)胆囊结石

胆囊结石(cholecystolithiasis)主要为胆固醇性结石或以胆固醇为主的混合性结石。主要见于成年人，女性多见。胆囊结石的成因十分复杂，是综合性因素所致。目前认为其基本因素是胆汁的成分和理化性质发生了改变，导致胆汁中的胆固醇呈过饱和状态，易于沉淀析出和结晶而形成结石。

【临床表现】

有20%~40%的胆囊结石病人可终生无症状，而在其他检查、手术或尸体解剖时被偶然发现，称为静止性胆囊结石。症状出现与否和结石的大小、部位，是否合并感染、梗阻及胆囊的功能有关。

有症状型胆囊结石的主要临床表现：

(1)消化不良等胃肠道症状　大多数病人仅在进食后，特别是进油腻食物后，出现上腹部或右上腹部隐痛不适、饱胀，伴嗳气、呃逆等，常被误诊为"胃病"。

(2)胆绞痛是其典型表现　当饱餐、进食油腻食物后胆囊收缩，或睡眠时体位改变、结石移位并嵌顿于胆囊壶腹部或颈部，胆囊排空胆汁受阻，胆囊内压力升高，胆囊强力收缩而发生绞痛。疼痛部位位于上腹部或右上腹部，呈阵发性，可向肩胛部和背部放射，多伴恶心、呕吐。

(3)Mirizzi综合征　持续嵌顿和压迫胆囊壶腹部和颈部的较大结石，可引起肝总管狭窄或胆囊胆管瘘，以及反复发作的胆囊炎、胆管炎及梗阻性黄疸，称为Mirizzi综合征。

(4)胆囊积液　胆囊结石长期嵌顿但未合并感染时，胆汁中胆色素被胆囊黏膜吸收，并分泌黏液性物质而致胆囊积液，积液呈透明无色，称为"白胆汁"。

(5)其他：①继发性胆管结石；②胆源性胰腺炎；③胆石性肠梗阻；④胆囊癌变。

【诊断】

临床病史和体检可为诊断提供有益线索，但确诊需依靠影像学检查。B超检查发现胆囊结石即可确诊，正确诊断率在96%以上。

【治疗】

胆囊切除是治疗胆囊结石的首选方法，效果确切。对于有症状和/或并发症的胆囊结石，应及时行胆囊切除。对于无症状的胆囊结石，一般认为不需立即行胆囊切除，只需观察和随诊，但有下列情况时，应及时考虑手术治疗：①口服法胆囊造影胆囊不显影；②结石直径为2~3 cm；③合并瓷化胆囊；④合并糖尿病已控制时；⑤有心肺功能障碍者。因后两种情况，一旦急性发作或发作并发症而被迫施行急诊手术时，其危险性远较择期性手术大。

行胆囊切除时，如有下列情况应同时行胆总管探查术：①术前已证实或高度怀疑有胆总管结石(choledocholithiasis)，包括有梗阻性黄疸的临床表现或病史；反复发作胆绞痛、胆管炎；有胰腺炎病史；术中胆道造影证实有结石，胆道梗阻或胆管扩张。②手术中扪及胆总管内有结石、蛔虫或肿块；或发现胆总管扩张，直径为1 cm以上，管壁明显增厚；胆囊结石小，可通过胆囊管进入胆总管；或发现有胰腺炎表现；或行胆管穿刺抽出脓性、血性胆汁或泥沙样胆色素颗粒。因胆总管探查后需作T管引流，且有一定的并发症率，因此，有条件者应常规行术中胆管造影。

近年来,腹腔镜胆囊切除术(laparoscopic cholecystectomy,LC)已广泛开展,效果显著。对于年老、有严重心血管疾患等不能耐受手术的病人,可考虑溶石疗法。

(二)胆管结石

分为原发性胆管结石和继发性胆管结石。原发性胆管结石系指在胆管内形成的结石,主要为胆色素结石或混合性结石。继发性胆管结石为胆囊结石排至胆总管者,主要为胆固醇结石。根据其分布部位分为肝外胆管结石和肝内胆管结石。肝外胆管结石多发生在胆总管下端;肝内胆管结石以左外叶和右后叶多见。

1. 肝外胆管结石

【病理】

肝外胆管结石指发生于左、右肝管汇合部以下的胆管结石,其病理变化主要有:①胆管梗阻:一般为不完全性,梗阻近侧胆管有不同程度扩张和管壁增厚,常伴有胆汁淤滞,易致继发感染。②继发感染:感染发生后,胆管组织充血、水肿,可加重胆管梗阻程度,使不完全性梗阻变为完全性梗阻,导致梗阻性化脓性胆管炎;胆管内压力进一步升高,脓性胆汁可经毛细胆管逆流入血,而发生脓毒血症,甚至形成胆管门静脉瘘,导致胆道大出血。③梗阻并感染可引起肝细胞损害,甚至可发生肝细胞坏死及形成胆源性肝脓肿,以及胆汁性肝硬化。④胆石嵌顿于壶腹时可引起胰腺的急性和/或慢性炎症,称胆源性胰腺炎。

【临床表现】

取决于有无感染及梗阻。一般平时可无症状,但当结石梗阻胆管并继发感染时,其典型的临床表现为 Charcot 三联症,即腹痛、寒战高热和黄疸。

(1)腹痛　发生在剑突下及右上腹部,多为绞痛,呈阵发性发作,或为持续性疼痛阵发性加剧,可向右肩背部放射,常伴恶心、呕吐。这是由于结石下移嵌顿于胆总管下端或壶腹部,引起胆管梗阻,胆总管平滑肌及 Oddi 括约肌痉挛所致。

(2)寒战高热　胆管梗阻继发感染后,胆管内压力升高,感染循胆管逆行扩散,细菌及毒素经毛细胆管入肝窦至肝静脉,再进入体循环而引起全身性感染。约有 2/3 的病人可在病程中出现寒战高热,一般表现为驰张热,体温高者可达 39~40℃。

(3)黄疸　胆管梗阻后可出现黄疸,其发生、轻重程度和持续时间取决于胆管梗阻的程度,是否并发感染,有无胆囊等因素。如梗阻为部分或间歇性,黄疸程度较轻且呈波动性;完全性梗阻,特别是合并感染时,则黄疸明显,且可呈进行性加深。有无胆囊对胆管梗阻后黄疸发生时间有影响。在有胆囊且功能良好者,即使胆管完全梗阻,也多在 48~72 h 才出现黄疸。黄疸时常有尿色变深,粪色变浅;有的出现皮肤瘙痒。胆石梗阻所致黄疸多呈间歇性和波动性。

体格检查:剑突下和右上腹部可仅有深压痛。若胆管内压过高、感染严重可发生胆管内胆汁外渗,甚至有发生胆总管壁坏死者,此时则可出现不同程度和不同范围的腹膜刺激征象,并可出现肝区叩痛。胆囊可肿大可被触及,有触痛。

实验室检查:可有白细胞计数及中性粒细胞升高;血清胆红素值及 1 min 胆红素比值升高,血清转氨酶和/或碱性磷酸酶升高;尿中胆红素升高,尿胆原降低或消失;粪中尿胆原减少。

影像学检查：B超检查可发现胆管内结石及胆管扩张影像。PTC及ERCP或MRCP可提供结石的部位、数量、大小，以及胆管梗阻的部位和程度。一般首选B超检查，必要时可加行MRCP或ERCP或PTC。CT一般只在上述检查结果有疑问或不成功时才考虑应用。

【诊断】

有典型Charcot三联症者诊断不难，但若仅有三联症中1～2项表现，则需借助实验室和影像学检查以明确诊断，并需与肾绞痛、肠绞痛、壶腹癌和胰头癌相鉴别。

【治疗】

肝外胆管结石现仍以手术治疗为主。原则是：①术中尽可能取尽结石；②解除胆道狭窄和梗阻，去除感染灶；③术后保持胆汁引流通畅，预防胆石再发。常用手术方法有以下几种：

(1) 胆总管切开取石加T管引流术　可采用开腹手术或腹腔镜手术。适用于单纯胆管结石，胆管上、下端通畅，无狭窄或其他病变者。若伴有胆囊结石和胆囊炎，可同时行胆囊切除术。有条件者可采用术中胆管造影、B超检查或纤维胆道镜检查，有助于减少胆石残留。手术时应将T管妥善固定，防止受压、扭曲或脱落。术后观察每日胆汁的量、颜色、性质及有无沉淀物并记录。T管引流胆汁量每天为200～400 mL，如超过此量，表示胆管下端有梗阻。如胆汁正常且流量逐渐减少，手术后10天左右，经夹管2～3天，病人无不适可先行经T管胆道造影，如无异常发现，造影24 h后，可再次夹管2～3天，仍无症状可予拔管。需注意：①拔除T管前应常规行T管造影。②造影后应开放T管引流24 h以上。③硅胶T管对周围组织刺激小，T管周围瘘管形成时间长，因此需推迟拔管时间。按常规时间拔管，则有可能发生胆汁漏入腹腔。故宜采用胶质T管，尽量不用硅胶T管。④对长期使用激素、低蛋白血症及营养不良、老年人或一般情况较差者，T管周围瘘管形成时间亦较长，应推迟拔管时间。⑤拔管时切忌使用暴力，以防撕裂胆管及瘘管。⑥如造影发现结石残留，则需保留T管6周以上，待纤维窦道形成坚固后，再拔除T管、经窦道行纤维胆道镜取石。如非手术疗法不成功，症状反复发作或加重，则需手术治疗。

(2) 胆肠吻合术　亦称胆肠内引流术。适用于：①胆总管扩张≥2.5 cm，下端有炎性狭窄等梗阻性病变，且难以用手术方法解除者，但上端胆管必须通畅无狭窄。②结石呈泥沙样不易取尽，有结石残留或结石复发者。常用的是胆管空肠Roux-en-Y吻合术。为预防胆道逆行感染，可在废用空肠襻上做成人工瓣膜、人工乳头等抗返流措施。

(3) Oddi括约肌成形术　适应证同胆肠吻合术，特别是胆总管扩张程度较轻而不适于行胆肠吻合术者。

(4) 经内镜下括约肌切开取石术　适用于胆石嵌顿于壶腹部和胆总管下端良性狭窄，尤其是已行胆囊切除的病人。但若胆管内结石数超过5个，或结石大于1 cm，或狭窄段过长者，则本术式效果较差，宜行开腹手术。其禁忌证为：①已行Billroth Ⅱ式胃空肠吻合术者；②有出血倾向和凝血功能障碍者；③近期内发作过胰腺炎者；④乳头区及附近有十二指肠憩室者。

2. 肝内胆管结石

【病因病理】

肝内胆管结石(hepatolithiasis)病因复杂,但与肝内感染、胆汁淤滞、胆道蛔虫等因素有关。肝内胆管结石可弥漫存在于肝内胆管系统,也可局限发生在某肝叶或肝段胆管内,左叶明显多于右叶;右叶则以右后叶多见。肝内胆管结石常合并肝外胆管结石,除具有肝外胆管结石的病理改变外,还有:①肝内胆管狭窄;②胆管炎;③肝胆管癌。

【临床表现】

合并肝外胆管结石时,其临床表现与肝外胆管结石相似。合并肝外胆管结石者,可多年无症状或仅有肝区和胸背部胀痛不适。如发生梗阻和继发感染则出现寒战或高热,甚至出现急性梗阻性化脓性胆管炎表现。除非双侧胆管均有梗阻或胆汁性肝硬化晚期,肝内胆管结石一般不会发生黄疸。肝内胆管结石并发感染时易引起胆源性肝脓肿,肝脓肿可向膈下穿破,并可进一步穿破膈肌和肺形成胆管支气管瘘,可吐黄色味苦的胆汁样痰液。晚期发生胆汁性肝硬化,可引起门静脉高压症。对病史较长,近期内频繁发作胆管炎,伴进行性黄疸,腹痛及发热难以控制,以及消瘦等症状者,特别是年龄在50岁以上者,应怀疑合并肝胆管癌的可能。

【诊断】

对于单纯胆管结石未合并感染或其他合并症者,特别是"静止期"内易于误诊为肝炎、胃病等,应注意鉴别。影像学检查有助于诊断及鉴别诊断。B超、PTC检查可显示肝内胆管结石的分布和肝胆管的狭窄和扩张情况,对确定诊断和指导治疗有重要意义。

【治疗】

肝内胆管结石的治疗宜采用以手术方法为主的综合治疗。

(1)手术治疗 原则为尽可能取净结石,解除胆道狭窄及梗阻,去除肝内感染性病灶,建立和恢复通畅的胆汁引流和预防复发。其中解除狭窄是手术治疗的关键。因此必须摒除企图通过肝外胆肠吻合、以解除狭窄以上肝内胆管胆汁引流的错误作法。手术方法是:

①高位胆管切开及取石:沿胆总管纵行切口向上作肝总管及左右肝管的Y形切开,广泛切开肝胆管,显露1~2级肝管,以便直视下切开矫正肝胆管狭窄及取出结石。对病损严重的肝段,可予以切除,切除后可经肝断面胆管开口与肝门区胆管会师取石。对远离肝门部的可在肝表面触及的浅表性肝内胆管结石,可直接经肝实质切开肝管取石。如为泥沙样结石,可于肝断面胆管开口部或肝实质切开胆管处置管冲洗。

②胆肠内引流:高位肝胆管切开取石,整形后,多需作肝管或肝(胆)总管空肠Roux-en-Y胆肠内引流术。因为:a.肝胆管狭窄切开整形后,原位缝合将再度狭窄;b.肝内胆管多发性结石,特别是泥沙样结石难以一次取净,胆肠吻合后的通畅胆汁引流有利于残留结石的排出及预防结石复发。对于左、右肝管狭窄段较长、且管壁增厚者,胆肠吻合后易再发狭窄,应行一侧或双侧管支撑0.5~1年,可望使病变稳定。必须注意,应确保在胆肠吻合口上方无狭窄、梗阻及肿瘤存在,否则易发生肝内感染、结石再生,并使再次手术处理困难。胆肠内引流术决不能代替对胆管狭窄、结石等病灶的有效手术处理。

③去除肝内感染性病灶:肝内胆管结石反复并发感染,可引起肝组织局部的纤维化、萎缩和失功能,常见于左外叶和右后叶。切除病变肝叶(段)不仅清除了病灶、去除了结石的再生源地,并可防止病变段肝的癌变。

(2) 中西医结合治疗　在手术和其他综合治疗的同时，可配合针灸和服用消炎利胆类中药，对控制炎症、排出结石有一定作用。

(3) 残石的处理　术后T管造影发现胆道残留结石时，可拔除T管经其窦道插入纤维胆道镜，用取石钳、网篮等直视下取石。如结石过大可采用激光碎石、微爆破碎石或其他方法将残石碎裂成小块后分别取出。也可经T管行溶石治疗。

二、急性胆囊炎

急性胆囊炎（acute cholecystitis）是胆囊发生的急性化学性和/或细菌性炎症。它包括结石性胆囊炎（95%）与非结石性胆囊炎（5%）。这里只介绍急性结石性胆囊炎。

急性结石性胆囊炎

【病因】

急性结石性胆囊炎（acute calculous cholecystitis）的主要致病原因为：①胆囊管梗阻。结石可突然阻塞或嵌顿于胆囊管或胆囊颈，嵌顿的结石也直接损伤受压的黏膜引起炎症，以致胆汁排出受阻，胆汁滞留，胆汁浓缩。高浓度的胆汁酸盐具有细胞毒性，引起细胞损害，加重黏膜的炎症、水肿、甚至坏死。②细菌感染。多为继发性感染，致病菌可通过胆道逆行侵入胆囊，或经血循环或淋巴途径进入胆囊。胆汁或胆囊壁细菌培养阳性者占50%～70%。致病菌主要为革兰阴性杆菌，其中以大肠杆菌最常见，其他有肠球菌、绿脓杆菌等。厌氧菌感染宜较常见。

【病理】

病变开始时胆囊管梗阻，胆囊肿大，压力升高，黏膜充血水肿，渗出增加，称为急性单纯性胆囊炎。若此时梗阻未解除或炎症未控制，病变波及胆囊全壁，出现囊壁增厚、血管扩张，甚至浆膜面也有纤维素和脓性渗出物，成为急性化脓性胆囊炎。如胆囊梗阻仍未解除，胆囊内压力继续升高，胆囊壁张力增高，血管受压导致血供障碍，引起胆囊缺血坏疽，则成为坏疽性胆囊炎。坏疽性胆囊炎常发生穿孔，穿孔多发生在胆囊底部及颈部。急性胆囊炎可引起胆管炎或胰腺炎，以及胆囊胃肠道内瘘等。

【临床表现】

女性多见，50岁前男女之比为1:3，50岁后为1:1.5。多数病人发作前曾有胆囊疾病的表现。急性发作的典型发病过程表现为突发右上腹部阵发性绞痛，常在饱餐、进油腻食物后，或在夜间发作。疼痛常放射至右肩部、肩胛部和背部。伴恶心、呕吐、厌食等消化道症状。若病变发展，疼痛可转为持续性并阵发性加剧。几乎每个急性发作病人都有疼痛，如无疼痛可基本排除本病。病人常有轻度发热，通常无畏寒，若出现明显寒战高热，表示病情加重或已发生并发症，如胆囊积脓、穿孔等，或合并急性胆管炎。10%～25%的病人可出现黄疸，可能是胆色素通过受损的胆囊黏膜进入血循环，或邻近炎症引起Oddi括约肌痉挛所致。若黄疸较重且持续，表示有胆总管结石并梗阻可能。

体格检查：右上腹可有不同程度、不同范围的压痛、反跳痛及肌紧张，Murphy氏征阳性。有的病人可扪及肿大而有触痛的胆囊。若胆囊病变发展较慢，大网膜可粘连包裹胆囊，形成边界不清、固定的压痛性包块；若病变发展快，胆囊发生坏死、穿孔，可出现弥漫性腹膜炎表现。

实验室检查：有85%的病人有轻度白细胞升高。血清转氨酶升高，AKP升高较常见，1/2病人有血清胆红素升高，1/3病人血清淀粉酶升高。

影像学检查：B超检查的诊断准确率为65%～90%，可显示胆囊增大，囊壁增厚甚至有"双边"征，以及胆囊内有结石。

【诊断与鉴别诊断】

根据典型的临床表现，结合实验室及影像学检查，诊断一般无困难。但应注意与消化性溃疡穿孔、急性胰腺炎、高位阑尾炎、肝脓肿、结肠肝曲癌或憩室穿孔，以及右侧肺炎、胸膜炎和肝炎等疾病相鉴别。

【治疗】

急性结石性胆囊炎的最终治疗是手术治疗。手术时机及手术方法的选择应根据病人的具体情况而定。

1. 非手术疗法 包括禁食、输液，纠正水、电解质及酸碱代谢失衡，全身支持疗法；选用广谱抗生素或联合用药。使用维生素K、解痉止痛等对症处理，以及维护重要脏器的功能。非手术疗法既可作为治疗，也可作为术前准备。

2. 手术治疗

(1) 手术时机的选择：急诊手术适用于：①发病在48～72 h以内者；②经非手术治疗无效且病情恶化者；③有胆囊穿孔、弥漫性腹膜炎、急性化脓性胆管炎等并发症者。其他病人，特别是年老体弱的高危病人，应争取在病人情况处于最佳状态时行择期手术。

(2) 手术方法的选择：手术方法有胆囊切除术和胆囊造口术。若病人的全身情况和胆囊局部及周围组织的病理改变允许，应行胆囊切除术，以根除病变。但对高危病人，或局部炎症水肿、粘连重、解剖关系不清者，特别是在急症情况下，应选用胆囊造口术作为减压引流，3个月后病情稳定后再行胆囊切除术。

第十节 胰腺癌

胰腺癌(cancer of the pancreas)是一种较常见的恶性肿瘤，其发病率有明显增高的趋势。40岁以上好发，男性较女性多见。有90%的病人在诊断后一年内死亡，5年生存率仅为1%～3%。

【病理】

胰腺癌包括胰头癌、胰体尾部癌。90%的胰腺癌为导管细胞腺癌，少见黏液性囊腺癌和腺泡细胞癌。近年研究证明，胰腺癌存在染色体异常。吸烟是发生胰腺癌主要危险因素。本节只介绍胰头癌。

胰头癌(cancer of the head of the pancreas)占胰腺癌的70%～80%。常见淋巴转移和癌浸润。淋巴转移多见于胰头前后、幽门上下、肝十二指肠韧带内、肝总动脉、肠系膜根部及腹主动脉旁的淋巴结，晚期可转移至锁骨上淋巴结。癌肿常浸润邻接脏器。血行转移可至肝、肺、骨、脑等。该病早期诊断困难，手术切除率低，预后很差。

【诊断】

主要依据临床表现和影像学检查。

1. 临床表现　最常见的临床表现为腹痛、黄疸和消瘦。

(1) 上腹疼痛、不适　是常见的首发症状。早期因胰管梗阻致管腔内压增高,出现上腹不适、或隐痛、钝痛、胀痛。少数(约占15%)病人可无疼痛。中晚期肿瘤侵及腹腔神经丛,出现持续性剧烈腹痛,向腰背部放射,致不能平卧,常呈卷曲坐位,通宵达旦,影响睡眠和饮食。

(2) 黄疸　是最主要的临床表现,呈进行性加重。癌肿距胆总管区越近,黄疸出现越早。胆道梗阻越完全,黄疸越深。大部分病人出现黄疸时已属中晚期。伴皮肤瘙痒,久之可出现出血倾向。小便深黄,大便呈陶土色。体格检查可见巩膜及皮肤黄染,肝大,多数病人可触及肿大的胆囊。

(3) 消化道症状　如食欲不振、腹胀、消化不良、腹泻或便秘。部分病人可有恶心、呕吐。晚期癌肿侵及十二指肠可出现上消化道梗阻或消化道出血。

(4) 消瘦和乏力　病人因饮食减少、消化不良、睡眠不足和癌肿消耗等造成消瘦、乏力、体重下降,晚期可出现恶病质。

(5) 其他　胰头癌致胆道梗阻一般无感染,若合并胆道感染易与胆石症相混淆。少数病人有轻度糖尿病表现。晚期偶可扪及上腹肿块,质硬、固定。腹水征阳性。少数病人可发生左锁骨上淋巴结转移和直肠指诊扪及盆腔转移。

2. 实验室检查：①血清生化检查:可有血、尿淀粉酶的一过性升高,空腹或餐后血糖升高,糖耐量试验有异常曲线。胆道梗阻时,血清总胆红素和直接胆红素升高,碱性磷酸酶、转氨酶也可轻度升高,尿胆红素阳性。②免疫学检查:大多数胰腺癌血清标记物可升高,包括癌胚抗原(CEA)、胰胚抗原(POA)、胰腺癌特异抗原(PaA)及糖类抗原19-9(CA19-9)等。CA19-9最常用于胰腺癌的辅助诊断和术后随访。

3. 影像学检查　影像学诊断技术是胰头癌的定位和定性诊断的重要手段。①B超:可显示肝内、外胆管扩张,胆囊胀大,胰管扩张(正常直径≤3 mm),胰头部占位病变,同时可观察有无肝转移和淋巴结转移。②内镜超声:优于普通B超。③胃肠钡餐造影:在胰头癌块较大者可显示十二指肠曲扩大和反3字征。低张力造影可提高阳性发现率。④CT:胰腺区动态薄层增强扫描可获得优于B超的效果,且不受肠道气体的影响,对判断肿瘤可切除性也具有重要意义。⑤ERCP:可显示胆管和胰管近壶腹侧影像或肿瘤以远的胆、胰管扩张的影像。⑥经皮肝穿刺胆道造影(PTC):可显示梗阻上方肝内、外胆管扩张情况,对判断梗阻部位、胆管扩张程度具有重要价值。⑦MRI或磁共振胆胰管造影(MRCP):单纯MRI诊断并不优于增强CT。MRCP能显示胰、胆管梗阻的部位、扩张程度,具有重要的诊断价值,具有无创性、多角度成像、定位准确、无并发症等优点。⑧选择性动脉造影:对胰头癌的诊断价值不大,但对显示肿瘤与邻近血管的关系以估计根治手术的可行性有一定意义。⑨经皮细针穿刺细胞学检查:在B超或CT引导下穿刺肿瘤做细胞学检查阳性率可达80%左右。

【治疗】

手术切除是胰头癌有效的治疗方法。尚无远处转移的胰头癌,均应争取手术切除以延长生存时间和改善生存质量。常用的手术方式有：①胰头十二指肠切除术（Whipple 手术）：切除范围包括胰头（含钩突）、远端胃、十二指肠、上段空肠、胆囊和胆总管。尚需同时清除相关的淋巴结。切除后再将胰、胆和胃与空肠重建。②保留幽门的胰头十二指肠切除术（PPPD）：适用于幽门上下淋巴结无转移、十二指肠切缘无癌细胞残留者，术后生存期与 Whipple 手术相似。③姑息性手术：适用于高龄、已有肝转移、肿瘤已不能切除或合并明显心肺功能障碍不能耐受较大手术的病人，包括：用胆肠吻合术解除胆道梗阻；用胃空肠吻合术解除或预防十二指肠梗阻；为减轻疼痛，可在手术中行内脏神经节周围注射无水酒精的化学性内脏神经切断术或行腹腔神经结节切除术。④辅助治疗：术后可采用以 5-FU 和丝裂霉素为主的化疗。

(刘振忠)

复习思考题

1. 简述单纯性甲状腺肿的治疗原则。
2. 简述乳腺癌的临床表现和诊断方法。
3. 简述腹股沟斜疝和直疝的鉴别要点。
4. 试述胃癌的治疗原则。
5. 试述绞窄性肠梗阻的诊断要点。
6. 简述急性阑尾炎的诊断要点。
7. 简述痔的临床表现。
8. 试述直肠癌的临床表现和治疗原则。
9. 简述原发性肝癌的诊断方法。
10. 简述肝外胆管结石的临床表现和治疗方法。
11. 简述胆囊结石的临床表现。
12. 简述胰头癌的诊断方法。

第二章 骨科疾病

第一节 骨折

一、概论

【定义】

骨折(fracture)即骨的完整性和连续性中断。

【病因】

骨折可由创伤和骨骼疾病所致,后者如骨髓炎、骨肿瘤所致骨质破坏,受轻微外力即发生的骨折,称为病理性骨折。本节重点讨论创伤性骨折。

1. 直接暴力　暴力直接作用使受伤部位发生骨折,常伴有不同程度的软组织损伤。如车轮撞击小腿,于撞击处发生胫、腓骨骨干骨折。

2. 间接暴力　暴力通过传导、杠杆、旋转和肌肉收缩使肢体远处发生骨折。如跌倒时以手掌撑地,可导致桡骨远端的骨折或肱骨髁上骨折。骤然跪地时,股四头肌猛烈收缩,可致髌骨骨折。

3. 积累性力　长期、反复、轻微的直接或简接损伤可致肢体某一特定部位骨折,如远距离行军可致第二、三跖骨及腓骨下1/3骨干骨折,称为疲劳性骨折。

【骨折分类】

1. 根据骨折处皮肤、黏膜的完整性分类

(1)闭合性骨折(closed fracture)　骨折处皮肤或黏膜完整,骨折端不与外界相通。

(2)开放性骨折(opend fracture)　骨折处皮肤或黏膜破裂,骨折端与外界相通。骨折处的伤口可由刀伤、枪伤由外向内形成,亦可由骨折端刺破皮肤或黏膜从内向外所致。如耻骨骨折伴膀胱或尿道破裂、尾骨骨折所致直肠破裂均属开放性骨折。

2. 根据骨折的程度和形态分类

(1)不完全骨折　骨的完整性和连续性部分中断,按其形态又分为以下几类:

①裂缝骨折　骨质发生裂隙,无移位,多见于颅骨、肩胛骨等。

②青枝骨折　多见于儿童,骨质和骨膜部分断裂,可有成角畸形。有时成角畸形不明显,仅表现为骨皮质劈裂,与青嫩树枝被折断时相似而得名。

(2)完全骨折　骨的完整性和连续性全部中断,按骨折线的方向及其形态可分为以下几类:

①横行骨折　骨折线与骨干纵轴接近垂直。

②斜行骨折　骨折线与骨干纵轴呈一定角度。
③螺旋型骨折　骨折线呈螺旋型。
④粉碎性骨折　骨质碎裂成三块以上。骨折线呈T形或Y形者称为T形或Y形骨折。
⑤嵌插骨折　骨折片相互嵌插，多见于干骺端骨折，即骨干的坚质骨嵌插入骺端的松质内。
⑥压缩性骨折　骨质因压缩而变形，多见于松质骨，如脊椎骨和跟骨。
⑦凹陷性骨折　骨折片局部下陷，多见于颅骨。
⑧骨骺分离　经过骨骺的骨折，骨骺的断面可带有数量不等的骨组织。
3. 根据骨折端稳定程度分类
(1) 稳定性骨折　骨折端不易移位或复位后不易再发生移位者，如裂缝骨折、青枝骨折、横行骨折、压缩骨折、嵌插骨折等。
(2) 不稳定性骨折　骨折端易移位或复位后易再移位者，如斜形骨折、螺旋形骨折、粉碎性骨折等。
4. 根据骨折端移位方向分类
(1) 成角移位　两骨折段的纵轴线交叉成角，以其顶角的方向为准，分为前、后、内、外成角。
(2) 侧方移位　以骨折近端为准，远侧骨折端向前、后、内、外成角。
(3) 短缩移位　两骨折端相互重叠或嵌插，使其短缩。
(4) 分离移位　两骨折端在纵轴上相互分离，形成间隙。
(5) 旋转移位　远侧骨折端围绕骨的纵轴旋转。

【骨折的临床表现及X线表现】
1. 全身表现　大多数骨折一般只引起局部症状，严重骨折和多发骨折可导致全身反应。
(1) 休克　骨折所致休克的主要原因是出血，特别是骨盆骨折、股骨干骨折和多发性骨折，其出血量大者可达2 000 mL以上。严重的开放性骨折或并发重要器官损伤时亦可导致休克。
(2) 发热　骨折后一般体温正常，出血量较大的骨折，如股骨骨折、骨盆骨折，血肿吸收时可以出现低热，但一般不超过38℃。开放性骨折出现高热时，应考虑感染的可能。
2. 局部表现
(1) 骨折的一般表现　为局部疼痛、肿胀和功能障碍。
(2) 骨折的特有体征　畸形、异常活动、骨擦感或骨擦音。
3. X线检查　对骨折的诊断及治疗具有重要价值。凡怀疑有骨折的应常规进行X线拍片。即使临床上已表现为明显骨折者，也应拍片了解骨折的类型及移位情况，对骨折的治疗具有重要指导意义。

二、锁骨骨折

【解剖概要】
锁骨是上肢与躯干的连接与支撑装置，呈S形，近端与胸骨柄形成胸锁关节，远端与肩峰形成肩锁关节,外侧有喙锁韧带固定锁骨。

【病因与分类】

锁骨骨折(fracture of the clavicle)好发于青少年,多为间接暴力引起。患者侧方摔倒,肩、肘或手部着地,暴力经肩传导至锁骨,形成斜形或横行骨折。直接暴力可引起锁骨粉碎骨折,但临床上少见。锁骨外端骨折常因肩部的重力作用,使骨折远端向下移位,近端则向上移位。锁骨中段骨折后,由于胸锁乳突肌的牵拉,骨折近端向上、后移位,远端由于上肢重力及胸大肌上份肌束的牵拉向前、下移位。

【临床表现和诊断】

锁骨位于皮下,位置表浅,骨折后出现肿胀、淤斑,肩关节活动使疼痛加重。患者常以健手托肘,头偏向患侧,以减轻疼痛。检查时,可扪及骨折端,有局限性压痛,有骨摩擦感。无移位者或儿童青枝骨折仅靠物理检查难以确诊,应拍上胸部X线片。

【治疗】

1. 儿童的青枝骨折或成人的无移位骨折可不作特殊治疗。仅用三角巾悬吊患肢3~6周即可开始活动。

2. 移位的锁骨骨折,大部分情况下可以采用手法复位,横行8字绷带固定。术后严密观察双上肢血液循环及感觉运动功能,若出现肢体肿胀、麻木,表示固定过紧,应及时放松固定。术后2周内经常检查固定是否可靠,及时调整固定的松紧度。

3. 在以下情况下,可以考虑切开复位内固定:①病人不能忍受8字绷带固定的痛苦;②骨折再移位,影响外观;③合并神经、血管损伤;④开放性骨折;⑤陈旧性骨折不愈合;⑥锁骨外端骨折,合并喙锁韧带断裂。

三、肱骨髁上骨折

【解剖概要】

肱骨髁上骨折是指肱骨干与肱骨髁的交界处发生的骨折。肱骨干轴线与肱骨髁轴线之间有30°~50°的前倾角,这是容易发生肱骨髁上骨折的解剖因素。肱骨髁前方有肱动脉、正中神经通过,内、外侧有尺神经、桡神经通过,骨折时容易受到损伤。

【病因与分类】

肱骨髁上骨折按移位方向可以分为伸直型肱骨髁上骨折和屈曲型肱骨髁上骨折两种类型。当跌倒时手部着地,身体前倾,由上向下产生剪切应力引发伸直型肱骨髁上骨折,通常是近端向前下移位,远端向上移位;跌倒时,肘部屈曲,肘后方着地,暴力传导,致屈曲型肱骨髁上骨折。

【临床表现及诊断】

受伤后,肘部疼痛、肿胀、皮下出现淤斑。若肘部向后突出并向后处于半屈曲位,应考虑伸直型肱骨髁上骨折;肘后方突起触及骨端应考虑屈曲型肱骨髁上骨折。检查时局部明显压痛,有骨擦感及假关节活动,触及骨端,肘后三角关系正常。应注意肘关节正侧位X线片的拍摄。

(四)治疗

1. **手法复位外固定** 受伤时间短、局部肿胀轻、没有血液循环障碍者,可进行手法复位外固定。伸直型肱骨髁上骨折用石膏托固定于屈肘位,屈曲型肱骨髁上骨折固定于半屈肘位,固定 4~5 周,去石膏开始功能锻炼。

2. 以下情况可以考虑采用手术治疗:①手法复位失败;②小的开放伤口,污染不严重;③有血管、神经损伤。

对于肱骨髁上骨折,严密观察前臂肿胀程度及手的感觉运动功能,严防出现前臂及手的缺血性肌挛缩。如果出现 5P 征(无痛,脉搏消失,感觉异常,肌肉麻痹,苍白),即使手术也难免缺血性肌挛缩。

四、桡骨下端骨折

【解剖概要】

桡骨下端骨折(fracture of the distal radius)是指距桡骨下端关节 3 cm 以内的骨折。这个部位是松质骨与坚质骨的交界处,为解剖薄弱点,一旦遭受外力,容易骨折。桡骨下端关节面具有 10°~15° 的掌倾角和 20°~25° 的尺倾角。

【病因与分类】

多为间接暴力引起。跌倒时,手部着地,暴力向上传导,发生桡骨下端骨折。根据受伤的机制不同,可分为伸直型骨折(Colles)、屈曲型骨折(Smith)、关节面骨折伴腕关节脱位(Barton)。

【临床表现及诊断】

桡骨下端骨折三种类型伤后均出现局部疼痛、肿胀。伸直型骨折出现典型畸形姿势,侧面看呈"银叉"畸形,正面看"枪刺样"畸形。伸直型骨折 X 线片可见骨折远端向桡、背侧移位,近端向掌侧移位;屈曲型骨折 X 线片可见骨折远端掌、桡侧移位,近端向背侧移位;关节面骨折伴腕关节脱位因暴力作用不同出现以上两种移位方向,但同时伴桡骨下端关节面骨折。

【治疗】

以手法复位外固定治疗为主,很少需要手术治疗。

1. 手法复位外固定 局部麻醉成功后,患者仰卧,对抗牵引,按骨折移位方向进行整复,成功后用超腕关节夹板固定,或固定 2 周水肿消退后改用石膏夹板固定。

2. 切开复位内固定手术指证:①严重粉碎性骨折移位明显,桡骨下端关节面破坏;②手法复位失败,或手法复位成功,但固定不能维持复位。

五、股骨干骨折

【解剖概要】

股骨干骨折(fracture of the shaft of the femur)是指转子下、股骨髁上这一段骨干的骨折。股骨干有轻度向前外的弧度。导致股骨干骨折的暴力同时也使股骨周围肌肉、筋膜损伤,加上出血后血肿机化、粘连,骨折的固定等,使肌肉功能发生障碍,从而导致膝关节活动受限。

【病因与分类】

直接暴力作用于股骨,容易引起股骨干的横形或粉碎形骨折,同时伴有广泛软组织损伤。间接暴力作用,常导致股骨干斜形或螺旋形骨折,周围软组织损伤较轻。

股骨干骨折移位的方向一方面受骨折端肌肉的牵拉影响,另外与暴力作用的方向、大小、肢体所处的位置、急救搬运过程等诸多因素有关。

【临床表现与诊断】

受伤后出现大腿肿胀、皮下淤斑。局部出现成角、短缩、旋转等畸形,髋关节及膝关节不能活动。检查局部压痛,假关节活动,骨摩擦音,即可作出临床诊断。但包括髋关节和膝关节的X线正、侧位片,可明确骨折的准确部位、类型和移位情况。

【治疗】

(一)手术治疗

对于比较稳定的股骨干骨折,软组织条件差者,可采用非手术疗法。在麻醉下,进行胫骨结节和股骨髁上骨牵引。取消短缩畸形后,手法复位。X线证实对位对线良好后,大腿用四块夹板固定。同时继续用维持重量牵引。3岁以下的儿童可采用垂直悬吊皮肤牵引。

(二)手术治疗的指证及方法

手术治疗的指证:①非手术疗法失败;②同一肢体或其他部位有多处骨折;③合并血管神经损伤;④老年人的骨折,不易长期卧床者;⑤陈旧性骨折不愈合或有功能障碍的畸形愈合;⑥无污染或污染很轻的开放性骨折。

手术方法包括切开复位,加压钢板螺钉内固定,或带锁髓内钉等方法。

六、股骨颈骨折

【解剖概要】

股骨头、颈与髋臼共同构成髋关节,是躯干与下肢的重要连接装置及承重结构。股骨颈的长轴线与股骨干纵轴线形成颈干角,为110°~140°,平均为127°,儿童颈干角大于成年人。从矢状面观察,股骨颈的长轴线与股骨干的纵轴线不在同一平面上,股骨颈有向前的12°~15°角,称为前倾角。

成人的股骨头的血液供应有多种来源:

1. 股骨头圆韧带的小凹动脉。
2. 股骨干滋养动脉升支。
3. 旋股内外侧动脉分支。

其中旋股内外侧动脉是股骨头颈重要的营养动脉,旋股内侧动脉损伤是导致股骨头缺血坏死的主要原因。

【病因与分类】

股骨颈骨折(fracture of the femoral neck)大多数发生在中老年人,青少年较少见。此类骨折多为间接暴力所致,与骨质疏松导致骨质量下降有关。

1. 按骨折线部位分类:①股骨头下骨折;②经股骨颈骨折;③股骨颈基底骨折。其中,股骨头下骨折股骨头缺血最严重,最易导致股骨头缺血坏死。

2. 按X线分类:①内收骨折;②外展骨折。若远端骨折线与两侧髂嵴连线的夹角(Pauwells角)大于50°为内收骨折;Pauwells角小于30°为外展骨折。

3. 按移位程度分类：①不完全骨折；②完全骨折。

【临床表现与诊断】

中老年人有摔倒受伤病史，伤后感髋部疼痛，下肢活动受限，不能站立和行走，应怀疑病人有股骨颈骨折。检查时可发现患肢出现外旋畸形，一般在 45°～60°之间。伤后很少出现髋部肿胀及淤斑，可出现局部压痛和轴向叩击痛。肢体测量可发现患肢短缩。Bryant 三角及 Nelaton 线异常。X 线片对明确骨折的部位、类型、移位情况，对于指导治疗有重要意义。

【治疗】

(一) 非手术疗法

无明显移位的骨折，外展型或嵌入型等稳定性骨折，年龄过大，全身情况差，或合并有严重心、肺、肾、肝等功能障碍者，选择非手术方法治疗。可采用防旋转鞋，下肢皮肤牵引，卧床治疗。

(二) 手术治疗

1. 手术指证　内收骨折和有移位的骨折；65 岁以上老年人的股骨头下骨折；青少年的股骨颈骨折；股骨颈陈旧性骨折不愈合，畸形愈合，股骨头缺血性坏死，或合并髋关节骨性关节炎。

2. 手术方法　闭合复位内固定；切开复位内固定。

七、脊柱骨折

【解剖概要】

脊柱骨折（fracture of the spine）十分常见，占全身骨折的 5%～6%，胸腰段脊柱骨折多见。每块脊椎骨分椎体与附件两部分。可以将整个脊椎分为前、中、后三柱。前柱包括了椎体的前 2/3，纤维环的前半部分和前纵韧带；中柱则包括了椎体的后 1/3、纤维环的后半部分和后纵韧带；后柱包含了后关节囊、黄韧带、脊柱的附件、关节突和棘上韧带以及棘间韧带。

【病因与分类】

暴力是引起胸腰椎骨折的主要因素。暴力方向可以通过 X，Y，Z 三轴。胸腰椎骨折与颈椎骨折分别可以有六种类型：①单纯楔形压缩骨折，这是前柱损伤的结果。②稳定性爆破骨折，这是脊柱前柱和中柱损伤的结果。③不稳定性爆破骨折，这是前、中、后三柱同时损伤的结果。④Chance 骨折，为椎体水平撕裂性损伤。⑤屈曲-牵拉型损伤，前柱部分因压缩力量而损伤，中后柱则因牵拉的张力而损伤。⑥脊柱骨折脱位，又名移动性损伤。通常三柱均毁于剪力。

颈椎骨折分类：①屈曲型损伤，这是前柱压缩、后柱牵张损伤的结果。②垂直压缩所致损伤，暴力经 Y 轴传递，无过屈或过伸力量。③过伸损伤。④不甚了解机制的骨折：齿状突骨折自水平方向，经前至后，经颅骨而至齿状突，也可能还有好几种复合暴力。

【临床表现、检查和诊断】

①有严重外伤史。②胸腰椎损伤后，主要症状为局部疼痛，站立及翻身困难。腹膜后血肿刺激腹腔神经节，常出现腹痛、腹胀甚至出现肠麻痹症状。③检查时详细询问病史，

受伤方式,受伤时姿势,伤后有无感觉及运动障碍。④注意多发伤;检查、暴露脊柱时应足够,注意检查有无脊髓或马尾神经损伤。⑤影像学检查有助于明确诊断,确定损伤部位、类型和移位情况。

【治疗】

有其他严重多发伤者,应优先治疗其他损伤,以挽救伤员生命为主。

1. 胸腰椎骨折的治疗:①椎体压缩不到 1/5 者,或年老体弱不能耐受复位及固定者可仰卧于硬板床上,骨折部位垫厚垫,使脊柱过伸,同时嘱伤员 3 日后开始腰背部肌锻炼;椎体压缩不到 1/5 的青少年及中年伤者,可用两桌法过仰复位。②爆破型骨折的治疗,对没有神经症状且经 CT 证实没有骨块挤入椎管内者,可以采用双踝悬吊复位。有神经症状且骨块挤入椎管内者,不易复位,应行手术治疗。③Chance 骨折,屈曲-牵拉型损伤及脊柱移动性骨折—脱位者,都需要经前后路复位及内固定器安装术。

2. 颈椎骨折的治疗:①对颈椎半脱位病例,急诊时应予石膏颈领 3 个月,对后期出现不稳或畸形的病例可采用经前路或经后路的脊柱融合术。②对稳定型的颈椎骨折,如轻度压缩的可以采用颌枕带牵引复位,有四肢瘫痪或牵引失败者须行手术治疗。③单侧小关节脱位者可以没有神经症状,特别是椎管偏大者更能幸免,可以先用持续骨牵引复位,复位困难者应以手术为宜。④对爆破型骨折有神经症状者,原则上应该早期手术治疗。⑤对过伸性损伤,大都采用非手术治疗。⑥对第Ⅰ型、第Ⅲ型和没有移位的第Ⅱ型齿状突骨折,一般采用非手术治疗。

八、骨盆骨折

【解剖概要】

骨盆环是一个骨性弓,它是由髂、耻、坐骨组成的髋骨连同骶尾骨构成的坚固骨环,后方有骶髂关节,前方有耻骨联合。骨盆周围肌肉韧带丰富,对维护骨盆起着重要作用,骨盆保护盆腔内脏器,骨盆骨折对盆腔内脏器也会产生重度损伤。

【骨折分类】

1. 按骨折位置与数量分类:①骨盆边缘骨折;②骶尾骨骨折;③骨盆环单处骨折;④骨盆环双处骨折伴骨盆变形。

2. 按骨折的方向分类:①暴力来自侧方的骨折(LC 骨折);②暴力来自前方的骨折(APC 骨折);③暴力来自垂直方向的剪力骨折(VS 骨折);④暴力来自混合方向骨折(CM 骨折)。

【临床表现】

1. 除骨盆边缘撕脱骨折与骶尾骨骨折外,都有强大暴力外伤史。

2. 是一种严重多发伤,低血压和休克常见。

3. 可发现下列体征 骨盆分离试验与挤压试验阳性;肢体长度不对称;会阴部淤斑是坐骨与耻骨骨折的特有体征;X 线及 CT 可以辅助诊断。

骨盆骨折常见并发症:腹膜后血肿;腹腔内脏损伤;直肠损伤;神经损伤;等等。

骨盆骨折诊断步骤:①监测血压;②建立输血-补液途径;③视病情及早完成 X 线及 CT 检查,并检查有无其他合并损伤;④嘱病人排尿或导尿;⑤诊断性腹腔穿刺。

【治疗】

1. 应根据全身情况决定治疗步骤,有腹内脏器损伤及泌尿道损伤者应与相关科室协同处理。进行腹腔手术时注意切勿打开腹膜后血肿。

2. 重度骨盆骨折送入外科监控室治疗。

3. 骨盆骨折本身的处理:①骨盆边缘性骨折,无移位者不必特殊处理;②骶尾骨骨折,大都采用非手术治疗,以卧床休息为主,骶部垫气圈或软垫;③骨盆环单处骨折,由于这一类骨折无明显移位,只需卧床休息;④单纯性耻骨联合分离且较轻者,可用骨盆兜悬吊固定;⑤骨盆环双处骨折伴骨盆环断裂,大都主张手术复位及内固定,再加上外固定支架。

(朱宝林)

第二节 关节脱位

一、概论

【定义】

构成关节的各骨的关节面失去正常的对合关系,称为关节脱位(dislocation of the joint),又称脱臼。部分失去正常的对合关系,称为半脱位。

【病因及分类】

(一)按原发病因分类

1. 外伤性脱位 是最常见的脱位类型,为正常关节受到外力作用而致脱位。如肩关节脱位。

2. 先天性脱位 先天性发育不良,以致关节不稳而引起的脱位,称先天性脱位,如先天性髋关节脱位。

3. 病理性脱位 关节结构被病变破坏,造成关节不稳,从而引起关节脱位。如关节结核所致的髋关节脱位。

4. 习惯性脱位 常由于外伤性脱位处理不当,使关节囊与韧带未能很好地修复而发生松弛,从而造成关节脱位。

(二)按脱位程度分类

1. 完全性脱位 关节面完全失去正常的对合关系者。

2. 不完全性脱位 关节部分失去正常的对合关系,也称半脱位。

(三)按脱位后的时间分类

1. 新鲜脱位 关节脱位在3周以内者。

2. 陈旧性脱位 关节脱位在3周以上者。

【病理】

外伤性脱位在关节面失去正常的对合关系的同时,还发生关节软骨、滑膜、关节囊、韧带、肌肉等组织的损伤。关节内积血,若为陈旧性脱位,积血可机化,造成关节内粘连,不仅复位困难,而且可能造成关节功能受损。

【临床表现和诊断】
1. 患者常有明显外伤史。
2. 一般表现　关节部疼痛、肿胀,关节功能丧失,部分病人可出现神经、血管的损伤,出现相应的症状和体征。
3. 专有体征:①畸形:脱位的关节出现明显的畸形改变,如关节变粗、肢体变短等;②弹性固定:脱位后由于关节周围软组织的牵拉、固定作用,加以肌肉的痉挛,可使关节固定在某一异常的位置上,被动活动关节,可感受到弹性抗力,称为弹性固定;③关节盂空虚:关节的对合关系丧失,原关节盂处出现空虚。上述三种体征为关节脱位的专有体征,只要发现任何一种体征,就可以判断关节脱位的存在。
4. X线检查　可明确脱位的存在,脱位的方向、程度,有无合并关节内骨折,有无骨化性肌炎、骨坏死及其他骨性畸形。

【治疗】
1. 复位　关节脱位多可采用手法复位,复位越早,成功率越高,若失去了早期手法复位的时机,则手法复位困难,必要时须采取切开复位治疗。

(1) 手法复位　为减少痛苦和减轻肌肉的对抗,可采用适当的麻醉方式,如髋关节脱位,可行硬膜外麻醉;肩、肘关节脱位,可采用臂丛麻醉或局部麻醉。复位时,先进行适当的牵引,然后采用适当的手法,使脱位的关节端沿脱位方向的反方向回纳入关节腔。手法复位时,切忌手法粗暴,以免造成骨折。手法复位成功的标志是关节畸形消失,被动活动恢复正常,骨性标志恢复,X线检查显示已复位。

(2) 切开复位　合并关节内骨折、软组织嵌入关节内、陈旧性关节脱位,手法复位失败或不宜手法复位者,可行切开复位。切开复位后应注意关节囊及周围软组织的修复,以免发生习惯性关节脱位。

2. 固定　复位完成后,宜将关节固定在稳定的位置上2～3周,以使关节周围软组织愈合,以免再脱位或发生习惯性关节脱位。常用的固定方法有石膏托外固定,牵引制动等。若合并骨折,或陈旧性关节脱位,制动时间宜适当延长。

3. 功能锻炼　关节固定期,应进行关节周围肌肉的舒缩活动及周围关节的活动,促进静脉回流,消除局部肿胀,避免深部静脉血栓形成、肌肉萎缩、骨质疏松等并发症的发生。关节固定解除后,应逐步活动患关节,并加强理疗、按摩,以避免关节僵硬等并发症的发生。关节被动活动时,避免强行扳拉,造成继发性骨性关节炎。

二、肩锁关节脱位

肩锁关节脱位(dislocation of the acromioclavicular joint)在临床上常见,多见于运动性创伤。

【脱位机制】
有间接暴力和直接暴力两种外伤引起。直接暴力为肩峰受到外力的作用,导致肩胛骨肩峰端下沉,肩锁韧带损伤,若暴力继续作用于肩峰,可进一步造成喙锁韧带断裂。间接暴力是指跌倒时,肩关节和肘关节均处于90°位,肘部着地时,肱骨头顶住肩胛盂与肩峰,向后方传导的暴力可使肩锁韧带和喙锁韧带断裂,使关节脱位。

【分类】

根据损伤的程度,可分为以下三型:

第一型:肩锁关节囊及韧带扭伤,无确切的韧带断裂。

第二型:肩锁关节囊及肩锁韧带破裂,锁骨外侧端"半脱位"。

第三型:肩锁韧带及喙锁韧带均破裂,锁骨外侧端"真性脱位"。

【临床表现】

第一型:肩锁关节处轻度肿胀、压痛,X线检查阴性。

第二型:肩锁关节处肿胀、压痛明显,锁骨外侧端比较高起,用力按压有弹性感觉。X线检查可见到锁骨远端高起,与对侧 X 线片对比,锁骨远端上移已达锁骨远端上下径的 1/2 以上。锁骨远端前后方向的移动度明显加大。必要时可在患者腕部坠上 2~4 kg 重物,可更明显地显示脱位情况。

第三型:锁骨外侧端已翘起于肩峰的上方,局部肿胀、压痛亦较上述两种严重,肩关节活动时疼痛明显,因此功能亦将不可避免地受到影响。

【治疗】

根据受伤程度,选用不同的治疗方案。第一型肩锁关节脱位可应用三角巾悬吊患肢 1~2 周,疼痛消失后,逐步进行肩关节的功能锻炼。第二型肩锁关节脱位目前治疗方法较多,采用保守治疗和手术治疗的远期效果相似,因此可以灵活掌握。若保守治疗患者后期出现疼痛等症状,可以再选择手术治疗。第三型肩锁关节脱位多采用手术治疗,有切开复位张力带法固定法、锁骨-喙突拉力螺钉固定术、肩锁关节锁骨钩内固定术等方法。以往的锁骨远端切除法,因常造成肩部无力,已很少应用。

三、肩关节脱位

【分类】

肩关节脱位(dislocation of the shoulder joint)可分为前脱位、后脱位、盂下脱位、盂上脱位。其中肩关节前脱位最常见,根据肱骨头脱位后的位置,可分为盂下脱位、喙突下脱位、锁骨下脱位。

【脱位机制】

以肩关节前脱位为例,喙突下脱位是最常见的肩关节前脱位:第一种是间接暴力,它是外展与外旋力量同时作用于肱骨头的结果,使肩关节前方关节囊出现破口,肱骨头滑出肩胛盂窝而位于喙突的下方;第二种常见机制是病人向后跌倒时,肱骨后方直接撞击于硬物上,所产生的向前暴力亦可形成前脱位。足球运动创伤所发生的肩关节脱位以第二种直接暴力机制多见。

【临床表现】

1. 外伤史 跌倒时手掌撑地,肩部出现外展外旋,或肩关节后方直接受撞击外伤引起。

2. 患肩疼痛、肿胀,肩关节活动受限,患者常以健手托住患侧前臂,头部倾向患侧,步入急诊室。

3. 方肩畸形 肱骨头脱出于喙突下,肩部失去浑圆的轮廓而出现方肩畸形。用手扪摸肩部,原肩胛盂处有空虚感。

4. Dugas 征阳性　　正常情况下将手搭到对侧肩部,其肘部可以贴近胸壁,称为 Dugas 征阴性。如果伤肢贴于胸壁时,手不能同时搭于对侧肩部;或手搭在健侧肩部时,伤肢无法贴近胸壁,此为 Dugas 征阳性。

5. X 线检查　　可明确脱位类型及是否合并骨折,最常见的为肱骨大结节撕脱骨折。

【治疗】

1. 复位　　局部浸润麻醉后,多采用 Hippocrates 法手法复位。病人仰卧,术者站在患者床边,腋窝处垫棉垫,以同侧足跟置于病人腋下靠胸壁处,双手握住患肢于外展位作徒手牵引,以足跟顶住腋部作为反牵引力。牵引须持续,用力须均匀,牵引一段时间后肩部肌肉逐渐松弛,此时内收、内旋上肢,肱骨头便会经前方关节囊的破口滑入肩胛盂内,可感到有响声,提示复位成功,此时 Dugas 征由阳性转为阴性。超过二周的肩关节脱位,手法复位有困难。可用臂丛神经阻滞麻醉或用全麻,使肩带肌充分松弛,有手法复位成功的可能。手法复位失败者,需及时切开复位,并行关节囊修复。

2. 固定　　单纯性肩关节脱位,用三角巾悬吊上肢,使肘关节屈曲 90°,腋窝处垫棉垫,固定 3 周;合并大结节撕脱骨折者,固定时间应延长 1～2 周。若关节囊破损明显,或肩带肌力不足者,术后摄片会有肩关节半脱位,此类病例宜用搭肩位胸肱绷带固定,即将患肢手掌搭在对侧肩部,肘部贴近胸壁,用绷带将上臂固定在胸壁,并托住肘部,这种姿位可以矫正肩关节半脱位状态。

3. 功能锻炼　　固定期间尽早活动腕部与手指。解除固定后,鼓励病人行肩关节各方向锻炼活动。

四、肘关节脱位

肘关节脱位(dislocation of the elbow)占外伤性关节脱位的第二位,多发生于青少年,伤后易引起骨化性肌炎、缺血性肌挛缩等并发症,因此应引起临床医生高度重视。

【分类】

按照尺桡骨近端移位的方向可分为后脱位、前脱位、外侧方脱位、内侧方脱位四种脱位方向,其中后脱位较常见。

【脱位机制】

肘关节后脱位是病人跌倒时肘关节处于伸直位,手掌着地,暴力沿手掌、腕部传至尺桡骨上端,尺骨鹰嘴卡于鹰嘴窝,暴力继续加大,则在鹰嘴处产生杠杆作用,使肱骨远端向掌侧移位,前方关节囊破裂,肱肌有不同程度的撕裂,一般还有侧副韧带损伤。肱骨远端脱向尺骨冠状突以远,暴力消除后,尺桡骨近端脱向肱骨的后方,造成肘关节后脱位。肘关节前脱位多系直接暴力所致,如肘后直接遭受暴力打击,或屈曲肘关节时,肘部着地,造成尺骨鹰嘴骨折和尺骨近短向前脱位,此种脱位时,肘部软组织损伤较严重。肘关节侧方脱位为肘关节遭受传导暴力时,肘关节处于内翻或外翻位,致肘关节囊及侧副韧带撕裂,肱骨下端向内侧或外侧移位。

【临床表现】

1. 明确的外伤史,通常是跌倒时手掌撑地。

2. 肘部肿胀、疼痛、伸曲活动受限,肘关节处于被动半屈曲状。
3. 肘关节后脱位时,鹰嘴向后明显突出,可摸到凹陷处。侧方脱位,肘部呈现内翻或外翻畸形。
4. 肘后三角关系破坏。
5. X线检查可明确脱位情况、有无合并骨折。

【治疗】
1. 手法复位 肘关节后脱位时,可采用一人复位法,先用2%的普鲁卡因或1%的利多卡因麻醉,医生站于患者前面,背对患者,提起患肢,以一手握住患者腕部,沿前臂纵轴作持续牵引,另一手拇指压住尺骨鹰嘴突,沿前臂纵轴方向作持续推挤动作,持续一段时间后可听到响声,复位成功,肘三角关系转为正常。也可用双手握住上臂下端,8个手指在前方,两个拇指压在尺骨鹰嘴突上,肘关节处于半屈曲位,拇指用力方向为前臂的纵轴,其他八指则将肱骨远端推向后方,复位成功率亦很高。

切开复位的指证:陈旧性肘关节脱位,关节内血肿机化及肉芽组织形成,关节囊粘连,容易造成复位失败;习惯性肘关节脱位,或合并关节内骨折者,若复位后骨折位置不佳,均应切开复位。

2. 固定 用长臂石膏托固定肘关节于屈曲90°位,再用三角巾悬吊胸前2～3周。
3. 功能锻炼 在固定期间即开始肌肉锻炼。病人作肱二头肌收缩动作,并活动手指与腕部。解除固定后应及早练习肘关节屈、伸和前臂旋转活动,但不宜作肘关节强烈的被动活动。

五、桡骨头半脱位

桡骨头半脱位,又称Malgaine半脱位,因其发病多由手腕和前臂遭受牵拉引起,故又称牵拉肘。

【脱位机制】
桡骨头半脱位多见于5岁以下的小儿。不满5岁的小儿,其桡骨头未发育健全,环绕桡骨颈部的环状韧带只是一片薄弱的纤维膜,不能确实地稳定桡骨头。一旦小儿的前臂被提拉,桡骨头即从环状韧带内向远端滑移;牵拉力消失后,桡骨头恢复原位,环状韧带的上半部来不及退缩,卡压在肱桡关节腔内,造成桡骨头半脱位。随着年龄增长,环状韧带逐渐增厚加强,不再发生半脱位。

【临床表现】
1. 有上肢被牵拉病史。
2. 小儿诉肘部疼痛,或哭闹,拒绝患肢的活动和使用,拒绝别人触摸。
3. 检查所见体征很少,桡骨头处有压痛,无肿胀和畸形,前臂处于旋前位。
4. X线检查阴性,但易与肘部其他损伤鉴别。

【治疗】
手法复位,不必任何麻醉。术者一只手握住小儿腕部,另一只手托住肘部,以拇指压在桡骨头部位,肘关节屈曲90°,开始作轻柔的前臂旋后、旋前活动,来回数次后大都可感到轻微的弹响声或弹跳感,小儿肯用手来取物,或能将伤肢上举,说明复位成功。复位后,将上肢用三角巾悬吊3~5天,令其减少活动,以免造成习惯性脱位。并应告诫家长,不能再牵拉患肢,以免复发。

六、髋关节脱位

髋关节是一种典型的杵臼关节,髋臼与股骨头两者形态上紧密配合,周围又有坚强的韧带与强壮的肌群,因此只有强大的暴力才会引起髋关节脱位,而且髋关节脱位多为青壮年。按股骨头脱位的方向可分为前脱位、后脱位和中心性脱位,其中以髋关节后脱位最常见。

(一)髋关节后脱位

【病因】

髋关节后脱位多由间接暴力引起。当髋关节屈曲90°位,内收并内旋股骨干,使股骨颈前缘及髋臼前缘处形成杠杆的支点,当股骨干继续内收并内旋时,股骨头因受杠杆作用而离开髋臼,造成髋关节后脱位。

【分类】

按有无合并骨折可以分成五类:

1. 单纯性髋关节后脱位,无骨折,或只有小片骨折。
2. 髋臼后缘有单块大骨折片。
3. 髋臼后缘有粉碎性骨折,骨折块有大有小。
4. 髋臼缘及壁亦有骨折。
5. 合并有股骨头骨折。

【临床表现】

1. 髋关节屈曲位外伤史,通常暴力很大,如撞车、塌方、高处坠落伤等。
2. 患处明显疼痛,髋关节不能活动。
3. 患肢缩短,髋关节呈屈曲、内收、内旋畸形,被动活动髋关节时,可引起疼痛及肌肉痉挛。可以在臀部摸到脱出的股骨头,大转子上移征阳性。部分病人有坐骨神经损伤,大都为挫伤,2~3个月会自行恢复。神经损伤原因为股骨头压迫,持续受压使神经出现不可逆病理变化。
4. X线显示股骨头多位于髋臼的外上方,应注意观察有无髋臼后壁骨折。

【治疗】

1. 复位 新鲜髋关节后脱位应立即实行手法复位,对于第1类型病人应在全麻或椎管内麻醉下行手法复位。复位宜早,最初24~48 h是复位的黄金时期。常用Allis法复位,即提拉法。病人仰卧于地上,一助手用双手按住髂嵴以固定骨盆。术者面对病人站立,使髋关节及膝关节各屈曲至90°,双手握住患者腘窝作持续牵引,待肌松弛后,略作外旋,便可使股骨头还纳至髋臼内。可感到明显的弹跳与响声,此时髋部畸形消失,髋关节活动恢复正常,提示复位成功。第2~5类型因合并骨折,日后出现创伤性骨关节炎的机会增多,因此主张早期切开复位与内固定。

2. 固定 单纯髋关节后脱位,复位后,保持患肢略外展位,持续皮肤牵引或穿丁字鞋3~4周。合并髋臼或股骨头骨折患者,手术后应持续皮肤牵引6~8周。

3. 功能锻炼　持续皮肤牵引期间作股四头肌收缩动作。4 周后开始活动髋膝关节，并可扶双拐下地活动。3 月后复查 X 线片，若无股骨头缺血性改变，可弃拐行走。

(二)髋关节前脱位

【脱位机制】

比较少见，有两种暴力可引起髋关节前脱位：第一种为交通事故，患者髋关节处于外展位，膝关节屈曲，膝部受力，大粗隆顶端与髋臼上缘相接触，患肢再稍外展，股骨头即从髋关节囊前下部分薄弱区穿破脱出；另一种为高处坠落伤，股骨外展、外旋位，髋后部受到直接暴力引起。

【分类】

髋关节前脱位根据股骨头脱出后的位置，可分为闭孔下、髂骨下与耻骨下脱位。

【临床表现】

1. 有上述描述的明确的强大暴力外伤史。
2. 患肢呈外展、外旋、屈曲畸形，股沟处肿胀，可摸到股骨头，髋关节功能完全消失。
3. X 线显示股骨头多位于闭孔内或耻骨上支附近。

【治疗】

对新鲜髋关节前脱位的患者应立即实行手法复位。

1. 复位　在全身麻醉或椎管内麻醉下手法复位。以 Allis 法最为常用。病人仰卧于手术台上，一名助手按住骨盆，另一名助手握住小腿，屈膝 90°，徐徐增加髋部外展、外旋及屈曲畸形，并向外侧方向牵引，此时术者站在对侧，一手把住大腿上部向外下按压，一手将股骨头向髋臼内推挤，可以完成复位。不成功还可以再试一次，二次未成功必须考虑切开复位。

2. 固定与功能锻炼　均同髋关节后脱位，但术后牵引时，应将患肢保持于内收、内旋、伸直位。

(三)髋关节中心性脱位

【脱位机制】

髋臼骨折绝大多数是由直接暴力引起，来自侧方的暴力，直接打击在股骨粗隆区，可以使股骨头水平移位，穿过髋臼内侧壁而进入骨盆腔。如果受伤时下肢处于轻度内收位，则股骨头向后方移位，产生髋臼后柱或后壁骨折。如下肢处于轻度外展与外旋，则股骨头向上方移位，产生髋臼爆破型粉碎性骨折，此时髋臼的各个区域都有毁损。

【脱位分类】

第Ⅰ型　单纯性髋臼内侧壁骨折(耻骨部分)，股骨头脱出于骨盆腔内可轻可重。

第Ⅱ型　后壁有骨折(坐骨部分)，股骨头向后方脱出可有可无。

第Ⅲ型　髋臼顶部有骨折(髂骨部分)。

第Ⅳ型　爆破性骨折，髋臼全部受累。

【临床表现与诊断】

1. 髋部遭受强大的暴力外伤史，多为车祸外伤，也可发生于高处坠落伤时侧方着地引起。

2. 后腹膜间隙静脉丛损伤，出血量大，可以发生出血性休克。

3. 髋部疼痛、肿胀、活动障碍；大腿上端外侧可见皮下淤血或有大血肿，肢体缩短程度取决于股骨头内陷情况。常合并盆腔内脏损伤。

4. X 线检查可了解伤情，CT 检查可对髋臼骨折有三维概念的了解。

【治疗】

无移位的髋臼骨折及除臼顶以外的Ⅰ型脱位的各型脱位，可采用牵引治疗，骨牵引 3 个月后逐渐恢复负重。移位明显的髋臼骨折，牵引治疗常难以恢复理想的关节面的平整，多需手术切开复位内固定。

（张喜善　张　辉）

第三节　骨关节感染

一、化脓性骨髓炎

化脓性骨髓炎（suppurative osteomyelitis）：即化脓性细菌侵入骨髓引起的炎症反应。致病菌大多数是金黄色葡萄球菌，其次是溶血性链球菌。细菌侵入途径大多为血源性，但也可从外界直接侵入。临床可分为急性和慢性，慢性化脓性骨髓炎大多是因急性化脓性骨髓炎没有得到及时、正确、彻底治疗而转变的。

（一）急性化脓性骨髓炎

【病因与病理】

1. 病因　病原菌以金黄色葡萄球菌为最多见（占 80%~90%），其次为链球菌和大肠杆菌。肺炎双球菌、伤寒杆菌等则少见。一般感染途径有以下三个：

（1）血源性　身体其他部位的化脓性病灶中的细菌经血液循环播散至骨骼，称血源性骨髓炎。感染病灶常为扁桃腺炎、中耳炎、疖、痈等。患者大多身体衰弱，营养较差，过度疲劳或急性病后发生。外伤常为一诱因。

（2）外伤性　开放性骨折发生了感染或骨折手术后出现了感染，称为外伤性骨髓炎。

（3）骨骼邻近软组织感染，直接蔓延至骨骼，称为外来性骨髓炎。

2. 病理　急性血源性化脓性骨髓炎。多发生于儿童及青少年，起始于长骨的干骺端，成团的细菌在此处停滞繁殖。病灶形成后脓肿的周围为骨质，引流不好，多有严重的毒血症表现，以后脓肿扩大，依局部阻力大小而向不同方向蔓延。脓肿向长骨两端蔓延：①脓液突破干骺端的坚质骨，穿入骨膜下形成骨膜下脓肿；②穿入关节，引起化脓性关节炎；③急性骨髓炎以骨质吸收、破坏为主。慢性骨髓炎以死骨形成和新生骨形成为主。

3. 急性化脓性骨髓炎转归

（1）经早期药物和支持疗法，炎症消退。病变吸收，不形成死骨，完全治愈没有遗患。

（2）急性期未获得及时正确的治疗，可因严重的败血症或脓毒血症而死亡。

（3）转为慢性化脓性骨髓炎，形成大块死骨、死腔、外有新骨，经一次或多次去除死骨等病灶后痊愈；如不能彻底消除病灶，常有复发。

【诊断依据】

1. 发病年龄与部位　多见于儿童胫骨上段及股骨下段。

2. 症状

(1) 全身症状 前驱症状有全身倦怠,继以全身酸痛、食欲不振、畏寒,严重者可有寒战,多有驰张性高热达 39~41℃,烦躁不安,脉搏快弱,甚至有谵妄、昏迷等败血症现象,亦可出现脑膜刺激症状。此时病人往往有贫血脱水和酸中毒。

外伤后引起的急性骨髓炎一般全身症状较轻,感染多较局限而少发生败血症。

(2) 局部症状 血源性骨髓炎早期有局部剧烈疼痛和跳痛,肌肉有保护性痉挛,肢体不敢活动。患部肿胀及压痛明显。如病灶接近关节,则关节亦可肿胀,但压痛不显著。当脓肿穿破骨质、骨膜至皮下时,即有波动,穿破皮肤后形成窦道,经久不愈。

在外伤性骨髓炎,有开放骨折及软组织损伤等,根据局部损伤程度,感染范围而有不同表现。

3. X 线及其他检查 起病 2 周内 X 线无特殊表现,形成较大的脓肿或有死骨形成时可发现虫蛀样破坏或高密度死骨影。核素骨显像有较高的阳性率,但不可定性。CT,MRI 可早期诊断。

4. 化验检查 在急性血源性骨髓炎,早期血培养阳性率较高,局部脓液培养有化脓性细菌。血化验中白细胞计数在 $10×10^9/L$ 以上,中性粒细胞 90% 以上,一般有贫血。

早期诊断主要根据临床表现和血培养;若有局部蜂窝组织炎表现,应考虑有骨髓炎并给适当抗菌药物等治疗,必要时,局部穿刺抽取脓液作细菌培养。外伤引起的骨髓炎,根据外伤病史及局部症状即可诊断。

【鉴别诊断】

急性血源性骨髓炎应与下列疾患鉴别

1. 蜂窝组织炎,全身中毒症状较轻,局部炎症较广泛,压痛范围也较大。
2. 急性化脓性关节炎,肿胀、压痛在关节间隙而不在骨端,关节活动度几乎完全消失,有疑问时,关节腔穿刺抽液检查可明确诊断。
3. 风湿性关节炎,一般病情较轻,发热较低,局部症状亦较轻,病变部位在关节,且常有多个关节受累。

【常见的并发症】

1. 化脓性关节炎。
2. 病理性骨折。
3. 肢体生长障碍。
4. 关节挛缩及强直。
5. 外伤性骨髓炎常因感染而有骨折延迟连接和不连接,以及关节活动受限等。

【治疗原则】

1. 全身支持疗法 包括充分休息与良好护理,注意水、电解质平衡,少量多次输血,预防发生褥疮及口腔感染等,给予易消化的富于蛋白质和维生素的饮食,使用镇痛剂,使患者得到较好的休息。

2. 药物治疗 及时采用足量而有效的抗菌药物,开始可选用广谱抗菌素,常将二种以上联合应用,以后再依据细菌培养和药物敏感试验的结果及治疗效果进行调整。抗菌素应继续使用至体温正常、症状消退后 2 周左右。大多可逐渐控制毒血症,少数可不用手术治疗。若经治疗后体温不退,或已形成脓肿,则药物应用需与手术治疗配合进行。

3. 局部治疗 用夹板或石膏托适当限制活动,抬高患肢、以防畸形,减少疼痛和避免病理性骨折。

4. 手术治疗 手术治疗宜早,手术有钻孔引流和开窗减压两种。

(二)慢性化脓性骨髓炎

1. 病因:①在急性期未能及时和适当治疗,有大量死骨形成。②有死骨或弹片等异物和死腔的存在。③局部广泛疤痕组织及窦道形成,循环不佳,利于细菌生长,而抗菌药物又不能到达。

2. 病理 由于死骨形成,成为异物及细菌的病灶,引起周围炎性反应及新骨增生,形成包壳。

【诊断依据】

1. 局部肿胀,骨质增厚,表面粗糙,有压痛。如有窦道,伤口长期不愈,偶有小块死骨排出。

2. 有时伤口暂时愈合,但由于存在感染病灶,炎症扩散,可引起急性发作。

3. 炎症反复发作,多处窦道,对肢体功能影响较大,出现肌肉萎缩;病理性骨折,肢体短缩或成角畸形;关节挛缩或僵硬。

4. X线照片可显示死骨及大量较致密的新骨形成。

慢性骨髓炎的诊断,根据以往有急性骨髓炎或开放性骨折病史,局部病灶检查及X线片表现,不难确诊,但仍需与下列病变鉴别。

【鉴别诊断】

1. 结核性骨髓炎 一般多侵入关节,病史较缓慢,有结核病或结核病接触史等。X线片显示以骨质破坏为主而少有新骨形成。

2. 骨样骨瘤 常易诊断为局限性脓肿,但其特征为经常性隐痛,夜间疼痛较重,局部压痛明显,但无红肿,少有全身症状,X线片可进一步提供鉴别依据。

3. 骨干肉瘤 局部及X线片表现偶可与骨髓炎混淆,但根据发病部位、年龄、临床表现及X线片特征可资鉴别。

【治疗原则】

1. 慢性化脓性骨髓炎的治疗 一般采用手术、药物等综合疗法。

2. 药物应用 宜根据细菌培养及药物敏感试验,采用有效的抗菌药物。

3. 手术治疗为主 原则是清除死骨、炎性肉芽组织和消灭死腔,称为病灶清除术。①适应证:有死骨形成,有死腔及窦道流脓者;②禁忌证:慢性骨髓炎急性发作,有死骨但未形成包壳者;③手术方法:清除病灶,消灭死腔,闭合伤口。

二、化脓性关节炎

急性化脓性关节炎(suppurative arthritis)为化脓性细菌引起的关节急性炎症。多见于儿童,好发于髋、膝关节,多为金黄色葡萄球菌感染。

【病因与病理】

1. 病因 急性化脓性关节炎的致病菌多为金黄色葡萄球菌,其次为链球菌。细菌侵入关节的途径可为血源性、外伤性或由邻近的感染病灶蔓延。
2. 病理：①浆液性渗出期。②浆液纤维素性渗出期。③脓性渗出期。

【诊断依据】
1. 症状　急性期主要为中毒症状，多有寒战高热，体温可达39℃以上，甚至出现谵妄与昏迷，小儿可因高热引起抽搐。病变关节迅速出现疼痛与功能障碍。
2. 体征　局部红肿热痛。关节液增加，有波动，在膝关节更为明显，浮髌征阳性。病人常将膝关节置于半弯曲位，以减轻关节囊张力。若长期屈曲，又将发生关节屈曲挛缩，关节稍动即有疼痛，有保护性肌肉痉挛。
3. 辅助检查
(1)细胞计数　血白细胞在$10×10^9/L$以上，中性粒细胞占90%以上。关节穿刺及镜检可见脓细胞，寒战期血培养可为阳性。
(2)X线表现　X线检查在早期意义不大，仅见关节肿胀；稍晚可见骨质脱钙、关节间隙狭窄，晚期可发生关节骨性或纤维僵硬及畸形等。有新骨增生现象，但死骨形成较少。

【鉴别诊断】
急性化脓性关节炎应与急性化脓性骨髓炎、风湿性关节炎、结核性关节炎以及类风湿性关节炎相区别。

【治疗原则】
1. 全身治疗　支持治疗，全身抗生素治疗。
2. 关节腔内注射抗生素。
3. 关节腔灌洗；关节镜治疗。
4. 关节切开引流。
5. 为尽可能保持关节功能，可早期被动锻炼，条件不许可则需适当固定防止关节挛缩。
6. 关节若已强直于非功能位，可行矫形手术。

（张　辉　郭其勇）

第四节　颈椎病

颈椎病(cervical spondylosis)是指颈椎间盘退行性变，及其继发性椎间关节退行性变所致脊髓、神经、血管损害而表现的相应症状和体征。

【病因与病理】
1. 病因：①颈椎间盘退行性变；②损伤；③颈椎先天性椎管狭窄。
2. 分型：①神经根型颈椎病；②脊髓型颈椎病；③椎动脉型颈椎病；④交感神经型颈椎病。

【诊断要点】
1. 神经根型颈椎病
(1)颈肩痛并向上肢放射。
(2)查见其颈部僵硬，臂丛牵拉试验阳性。

(3)受压神经支配区有感觉障碍及肌力减弱、腱反射减弱或消失。
(4)此病易反复发作。
(5)X线见颈椎生理性前曲减少、变直或呈反曲线,椎间隙变窄,椎体有骨刺形成。
(6)CT或磁共振(MRI)可见椎间盘突出、椎管及神经根管狭窄及脊神经受压情况。

2.脊髓型颈椎病
(1)颈部无不适,但手动作笨拙,细小动作失灵。
(2)步态不稳,易跌倒,不能跨越障碍。
(3)体检 上下肢肌腱反射亢进,霍夫曼征阳性,可出现髌阵挛和踝阵挛,肌张力高,巴宾斯基征阳性。
(4)感觉、运动功能的缺失或障碍。
①半侧型 一侧运动功能障碍重而另一侧感觉功能障碍明显。
②中央型 上肢损害重,下肢损害轻。
③交叉型 左上肢、右下肢损害重而右上肢、左下肢损害轻或相反。
(5)X线片 病变椎间盘变狭窄,椎体后缘增生。
(6)磁共振(MRI) 脊髓受压呈波浪样压迹,椎间盘突出或脱出。

3.椎动脉型颈椎病
(1)常见有头痛、头晕、耳鸣、眼花,记忆力减弱,可有心脏症状,心动过缓。头颅旋转引起眩晕发作。
(2)猝倒。
(3)X线片:正、斜位片上钩椎关节横向突出;椎动脉造影,可显示受压椎动脉。

4.交感神经型颈椎病
(1)交感神经兴奋症状,如头痛、偏头痛、头晕、视力模糊、瞳孔扩大、眼窝胀痛、心动过速、心前区疼痛、血压增高、肢体出汗异常等。
(2)交感神经抑制症状,头晕、眼花、流泪、心动过缓等。

【治疗原则】
1.保守治疗
(1)牵引。
(2)理疗常用离子导入疗法、超短波疗法、热疗。
(3)围领限制颈部活动。
(4)推拿按摩。
(5)针灸或穴位封闭。
(6)药物疗法:①解痉镇痛药,如扶他林等;②神经营养药物,如维生素B_1、B_{12}等药物;③血管扩张药物,如地巴唑、烟酸等;④外用药物,如骨友灵等。
(7)功能锻炼 肌肉锻炼为主,如耸肩活动、抬臂活动。

2.手术治疗 手术原则是减压和稳定。方法有颈后路手术和颈前路手术。

3.经皮颈椎间盘切吸术(PCD术),该术是介于手术与非手术之间的一种治疗颈椎病或狭窄颈椎病的方法。

第五节 肩关节周围炎

肩关节周围炎是肩关节囊和关节周围软组织的一种退行性、炎症性疾病。本病常慢性发展。也有急性发作的,可引起肩关节周围软组织粘连,发生机能障碍,以一侧或双侧肩痛和活动受限为临床特征。其病因尚未完全明确,发病与慢性劳损有关,或有突然外伤史。本病以50岁左右者多发,故有"五十肩"之称,女性多于男性。中医称为"肩凝症"、"漏肩风"。

【诊断要点】

1. 多见于中年以上者。
2. 肩痛缓慢发生,可呈刀割样或钝痛,向前臂和肩胛区放射。
3. 其固定压痛点多位于肱二头肌短头附着处与长头行走之结节间沟处;以肩峰下滑囊、肩胛内上角提肩胛肌肌腱、岗上肌肌腱后压痛最明显。
4. 肩关节外展外旋及上臂向后上方抬高受限制。
5. 肩部肌肉明显萎缩,尤以三角肌明显。
6. X线检查可见肱骨头部与上段脱钙象。

【治疗原则】

1. 内治法
(1)中药治疗　筋骨痛消丸,小活络丹,舒筋丸或大活络丹。
(2)西药治疗　消炎止痛药——芬必得、扶他林、英太青、鲁膏南贝特等。
2. 外治法
(1)中药外治　伤湿止痛膏、麝香风湿止痛膏等直接贴敷。
(2)手法治疗　理筋手法、松解手法。
(3)功能锻炼法　抡臂法、悬臂法。
(4)针灸治疗。
(5)封闭疗法。
(6)物理疗法　可运用垫熨、拔火罐等方法,取其松筋解痉、活血通络止痛的功效。
3. 手术治疗　对于经长期保守治疗无效、严重影响肩关节功能患者,可考虑手术治疗。

(郭其勇　张　辉)

第六节 腰椎间盘突出症

腰椎间盘突出症(hernia of intervertebral discs)是腰腿痛最常见原因之一。腰椎间盘突出症是因椎间盘变性、纤维环破裂、髓核突出刺激或压迫神经根、马尾神经所表现的一种综合征,腰4,5,腰5骶1间隙发病率最高。

【病因与病理】
1. 病因
(1)退变 椎间盘退行性变。
(2)损伤。
(3)遗传因素。
(4)妊娠。
2. 分型与病理
(1)膨隆型。
(2)突出型。
(3)脱垂游离型。
(4)Schmorl结节及经骨突出型。

【诊断要点】
1. 症状
(1)腰痛 腰痛是腰椎间盘突出症最常见的症状,95%以上患者都有这种症状。持续性腰背钝痛为多见,平卧减轻,站立或过劳后加剧。
(2)坐骨神经痛 多为逐渐发生,且多起于臀部、逐渐下行放射疼痛,可因咳嗽、打喷嚏而加重。
(3)腹股沟区痛 高位腰椎间盘突出症时,突出的椎间盘可压迫腰1,2,3神经根,导致其支配区域的腹股沟区痛。
(4)间歇性跛行 椎间盘突出继发腰椎管狭窄,以致诱发本症状。
(5)肌肉瘫痪或肌力减弱。
(6)麻木 部分腰间盘突出症患者无下肢疼痛而仅仅出现肢体麻木,麻木区域仍按神经受累区分布。
(7)马尾综合征 主要见于中央型及中央旁型腰椎间盘突出症,出现双侧严重坐骨神经痛,会阴区麻木,排便排尿不利。
2. 体征
(1)腰椎侧凸。
(2)腰部活动受限。
(3)病变间隙压痛及骶棘肌痉挛。
(4)直腿抬高试验阳性、仰卧挺腹试验阳性。
(5)神经系统表现:腰3,4突出(腰4神经根受压)时可有膝反射减退或消失,小腿内侧感觉减退。腰4,5突出(腰5神经根受压)时,小腿前外侧、足内侧感觉减退。踝及趾背伸力下降,腰5骶1突出(骶1神经根受压)时,外踝附近及足外侧感觉减退,趾及足趾屈力减弱,踝反射减弱或消失。若马尾神经受压则为肛门括约肌张力下降及肛门反射减弱或消失。
3. X线检查
(1)腰椎正位片 可呈现侧凸。
(2)腰椎侧位片:①腰椎生理前凸减小或消失,严重者可出现后凸;②突出的椎间隙可变窄;③椎体边缘骨赘增生。

4. X线造影。

5. B型超声检查。

6. CT和MRI检查　CT可显示骨性椎管形态、黄韧带是否肥厚及椎间盘突出的大小、方向等。MRI可全面显示椎间盘及椎管内其他占位性病变。

7. 电生理检查。

【鉴别诊断】

1. 腰肌劳损和棘间、棘上韧带损伤。

2. 第三腰椎横突综合征。

3. 腰椎滑脱症。

4. 腰椎狭窄症。

5. 腰椎结核或肿瘤。

6. 梨状肌综合征。

7. 神经根及马尾肿瘤。

8. 盆腔疾病。

【治疗原则】

1. 非手术治疗

(1) 卧硬板床休息。

(2) 理疗和按摩。

(3) 持续牵引。

(4) 皮质激素硬膜外注射。

(5) 髓核化学溶解等疗法。

2. 经皮髓核切吸术。

3. 经皮激光椎间盘减压术。

4. 手术治疗　手术适应证为:

(1) 非手术治疗无效或复发,症状较重影响工作和生活者。

(2) 神经损伤症状明显、疑有椎间盘髓核脱出至椎管者。

(3) 中央型腰椎间盘突出有大小便功能障碍者。

(4) 合并明显的腰椎管狭窄症者。

(郭其勇)

第七节　腰部扭伤与劳损

一、急性腰扭伤

【病因与病理】

急性腰扭伤是腰部肌肉、筋膜、韧带等软组织因外力作用突然受到过度牵拉而引起的急性撕裂伤,常发生于搬抬重物、腰部肌肉强力收缩时。急性腰扭伤可使腰骶部肌肉的附着点、骨膜、筋膜和韧带等组织撕裂。

【诊断依据】

(1) 疼痛　通常伤后立即出现下腰部疼痛,但有时损伤当时疼痛不明显,过几小时或第二天晨起后感到明显疼痛。疼痛呈持续性、刀割样或撕裂样,活动后加重,休息后减轻但不消除。咳嗽、大声说话、腹部用力时均可使疼痛加重。

(2) 腰部僵硬,活动受限。

(3) 放射性和牵扯性神经痛　有近半数急性腰扭伤患者有放射性或牵扯性神经痛,其疼痛多在臀部、大腿后部、大腿根部前内侧等处。

此外,需拍 X 线片除外骨质性疾病。

【治疗原则】

急性期应卧床休息。压痛点明显者可作痛点封闭,并辅以物理治疗。也可局部贴敷活血、散瘀、止痛膏药。症状减轻后,逐渐开始腰背肌锻炼。

二、腰肌劳损

【病因及病理】

经常的反复的积累性轻微损伤(劳损),可引起肌肉附着点、骨膜、韧带等组织的充血、水肿、渗出、纤维组织增生和粘连等病理改变,刺激和压迫神经末梢导致腰痛。病变发生以后,为了减少病变部位的活动,一些肌肉常呈痉挛状态,而持续性的腰肌痉挛也可造成软组织的积累性劳损,从而加重组织的病理改变。固定姿势下工作也是劳损的重要原因。急性软组织扭伤未能获得完全恢复,也可能转为慢性劳损。

【诊断依据】

劳损多为慢性发病,并无明确的急性外伤史;有的患者有重体力劳动、剧烈运动或外伤史;有的患者姿势不良或曾长期弯腰工作。主要症状为腰或腰骶部疼痛,反复发作,疼痛可随气候变化或劳累程度而变化,时轻时重,缠绵不愈。不能久坐久站,须经常变换体位。有些患者在棘间、髂后上棘、骶髂关节或腰骶关节、腰椎二、三横突处有程度不同的压痛,有的患者压痛范围广泛或无固定压痛点。急性发作时,各种症状均明显加重,并可有肌肉痉挛,脊椎侧弯和功能活动受限。X 线检查一般无异常发现。

【治疗】

(1) 休息,卧硬板床。

(2) 西药治疗　常可口服止痛药,如扶他林等。

(3) 局部注射醋酸氢化可的松。

(4) 中药治疗　中成药可选人参健脾丸等治疗。外用药可选用狗皮膏、麝香壮骨膏贴于患处。

(5) 理疗和功能锻炼　常用的理疗方法主要是热疗、腊疗、红外线、超声波、激光局部照射等。按摩腰部能够健腰强肾、疏通经络、防治腰肌劳损。

(郭其勇)

第八节 骨肿瘤

凡发生在骨内或起源于骨各种组织成分的肿瘤,不论是原发性、还是继发性或转移性肿瘤,均统称为骨肿瘤。

我国男女发病率之比约为1.71:1。良性肿瘤约占55.7%。在良性肿瘤中,骨软骨瘤占首位,其次为骨巨细胞瘤、软骨瘤、骨瘤、骨化纤维瘤、血管瘤、骨样骨瘤、软骨黏液样纤维瘤、骨母细胞瘤、软骨母细胞瘤、非骨化性纤维瘤等。好发部位以股骨下端和胫骨上端最多见,但个别肿瘤有其好发部位,如软骨瘤多见于手骨,血管瘤和骨瘤多见于颅骨和颌骨,骨巨细胞瘤除多见于股骨和胫骨外,也可见于桡骨、肱骨和脊椎等部位。

恶性肿瘤约占27.7%。在恶性肿瘤中,骨肉瘤占首位,其余顺次为软骨肉瘤、纤维肉瘤、骨髓瘤、Ewing肉瘤、恶性骨巨细胞瘤、脊索瘤、恶性淋巴瘤、恶性纤维组织细胞瘤。其余甚少见。好发部位仍以股骨和胫骨最多见,但个别肿瘤有其好发部位,如脊索瘤多见于骶骨、颅骨底部。

瘤样病损约占11.2%。纤维异样增殖症占首位,其次为孤立性骨囊肿、嗜酸性肉芽肿、动脉瘤性骨囊肿。好发部位也以股骨和胫骨较多见,其次为肱骨、颅骨、颌骨等。

【病理分类】

骨肿瘤分类皆基于细胞来源,特别是根据肿瘤细胞所显示的分化类型及所产生的细胞间物质类型进行的。我国于1983年提出自己的骨肿瘤分类试行方案。从此,我们有了自己的指导性分类程序,推动了我国骨科工作者对骨肿瘤的研究。

(1)骨肿瘤,见表4-2-1。

(2)瘤样病损

①孤立性骨囊肿。

②纤维异样增殖症(纤维结构不良):单骨性,多骨性。

③组织细胞增多症 X:a. 嗜酸性肉芽肿;b. Hand-Christian-Schuller 病;c. Letterer-Siwe 病。

表 4-2-1 原发性骨肿瘤分类

类 型	良 性	恶 性
成骨性肿瘤	骨瘤、骨样骨瘤、良性骨母细胞瘤、骨化性纤维瘤	骨肉瘤、皮质旁骨肉瘤、恶性骨母细胞瘤
成软骨性肿瘤	骨软骨瘤、软骨瘤、软骨黏液样纤维瘤、软骨母细胞瘤	软骨肉瘤、未分化性软骨肉瘤、间胚叶性软骨肉瘤、恶性软骨母细胞瘤
骨髓源性肿瘤		骨髓瘤、尤文肉瘤、恶性淋巴瘤
纤维组织性肿瘤	韧带样纤维瘤、非骨化性纤维瘤	纤维肉瘤
脉管组织性肿瘤	血管瘤、淋巴管瘤、血管球瘤	血管内皮瘤、血管外皮瘤
脂肪组织性肿瘤	脂肪瘤	脂肪肉瘤
神经组织性肿瘤	神经鞘瘤、神经纤维瘤	神经纤维肉瘤
脊索组织肿瘤		脊索瘤
间叶组织肿瘤		恶性间叶瘤
组织细胞性肿瘤		恶性纤维组织细胞瘤
来源未明肿瘤		恶性巨细胞瘤、长骨造釉细胞瘤、原始多能性骨肉瘤

【临床表现】

①疼痛是肿瘤发生的早期症状。开始时可以很轻微,呈间歇性,逐步成为持续性,特别夜间痛醒,影响睡眠。可向远处放射,故特定为"肿瘤痛"。②病理性骨折则可成为骨肿瘤的最早的诊断依据。③肿胀也是诊断骨肿瘤的重要依据之一。在表浅部位,肿胀可早出现。对一个良性肿块迅速增大,应注意有无转化为恶性的趋势。④功能障碍可继发于疼痛和肿胀,近关节的肿瘤或瘤样病损,即使是良性,也会限制活动。

【实验室检查】

除常规化验外,应进行血的酸性磷酸酶、碱性磷酸酶、钙、无机磷、总蛋白、蛋白电泳、免疫球蛋白等的测定。必要时,应检查血清尿素氮、糖、肝肾功能、氧分压等。碱性磷酸酶和酸性磷酸酶对骨肿瘤的诊断和预后至关重要。

【影像学诊断】

1. X线片检查:①病损部位:这虽不是绝对恒定的,但根据肿瘤的所在部位,可提示有哪些肿瘤发生的可能性;②破坏与反应的程度;③基质矿化的变化。

2. 计算机体层摄影(CT)。

3. 磁共振成像(MRI):①能识别肿瘤的范围;②能识别侵袭骨髓的程度;③能清楚识别软组织的侵袭范围;④能评估治疗的反应和效果。

4. 放射性核素骨扫描。

5. 血管造影术。

6. 平板 X 线摄影术。

7. 其他对比造影剂的使用。

【诊断】

1. 坚持临床、X线、病理三结合的基本原则，任何病损的最后诊断虽决定于病理组织学检查，但临床和X线检查为诊断提供重要的线索：①病损在整个患骨内的部位以及范围，特别是软组织浸润；②肿瘤组织的特征：如X线片中的不透亮程度可反映肿瘤成骨或钙化的程度；③肿瘤周围骨组织的反应：例如骨肉瘤的骨膜反应常很显著，有时形成三角形的骨膜下新生骨（Godman三角）和日光放射状横纹。

2. 病理取材：①切开活检；②穿刺活检。

【治疗】

良性的采用手术治疗，恶性的采用以手术为主的综合治疗。

1. 手术方案的指导原则　根据术前的外科分期估计，可以制订出手术方案。手术可分为四大类：囊内型、边缘型、广泛型和根治型。采取手术措施应按外科分期的要求。

2. 化学疗法（简称化疗）　它基本可分为六大类：①烷化剂，常用的有噻替哌、环磷酰胺（cyclophosphamide）、氮芥、环己亚硝脲、甲环亚硝脲（Me-CCNU）等；②抗代谢类药物，氨甲喋呤（MTX）；③抗肿瘤抗生素，常用的有阿霉素、丝裂霉素C、争光霉素等；④激素；⑤天然的抗肿瘤药物，常用的长春花碱、长春新碱都是周期特异性药物；⑥其他药物，包括顺铂、干扰素、丙亚胺等。

联合化疗：按肿瘤不同的恶性程度和性质，综合使用多种药物，不但可取得较高疗效，也可减轻对正常细胞的伤害，并减少耐药可能性或延缓耐药性的出现。

3. 放射疗法（简称放疗）　对某些恶性肿瘤，如Ewing肉瘤，有较好疗效，但必须作为联合治疗的一项措施。由于新技术的发展，放疗方法也有改进，加快速中子照射等的出现扩大了使用范围。例如骨肉瘤一般很少用放疗，但有人使用快速中子照射，曾取得显著疗效。但必须注意过度照射会诱发某些肿瘤或使良性肿瘤恶变，如骨巨细胞瘤的恶变。

4. 免疫治疗。

一、良性骨肿瘤

（一）骨瘤（osteoma）

为较常见之良性骨肿瘤。多见于30岁以内，头颅为其好发部位。病程经过缓慢，多无症状。X线表现：颅骨骨瘤呈长圆形或丘状骨性隆起，边缘清，密度高。鼻旁窦骨瘤可分叶状，密度均匀边缘清，大小不一。手术治疗预后良好。

（二）骨软骨瘤（chondroma）

为最常见的良性骨肿瘤。有多发、单发两种，男多于女，青少年最多见。多见于长骨的干骺端，最常发生于膝关节附近，以胫骨上端内侧最多。多数无症状，X线表现在干骺端呈一骨性突起，一般不大，背离关节生长，可有广基及带蒂两型。广基者仅呈一骨性隆起，或为锥形骨突。带蒂者呈蘑菇状或菜花状。基底部为骨结构，正常骨皮质延续至基底部远端，顶部为软骨帽，当有症状或影响功能时，可手术治疗，预后良好。多发者有5%~25%可恶变为软骨肉瘤。

(三)骨巨细胞瘤

骨巨细胞瘤(giant cell tumur)为常见骨肿瘤,20~40岁发病最多,平均为30岁。以股骨下端、胫骨上端最多见。四肢长骨多见,病理:按分化程度分为三级:Ⅰ级,偏良性;Ⅱ级,为侵袭性;Ⅲ级,为恶性。临床主要表现为不同程度的疼痛、肿胀。X线表现为长骨骨端呈偏心性溶骨性骨破坏,有些呈皂泡样改变。肿瘤可突破骨皮质。软组织肿胀,恶性骨巨细胞瘤表现为骨破坏显著及肉瘤样改变。治疗以手术刮除、50%氯化锌烧灼植骨或广泛切除为宜,术后复发率10%~70%,恶变或转移占9%~13%。化疗无效。

二、恶性骨肿瘤

(一)骨肉瘤(osteosarcoma)

为最常见的恶性骨肿瘤,占原发性恶性骨肿瘤的44.6%,男女之比为1.8:1,11~30岁多见,平均年龄19岁。四肢长骨为好发部位,股骨、胫骨发病占74.7%。早期常无症状,或有间歇性隐痛;中期主要表现为逐渐加重的疼痛、肿胀及功能障碍;晚期则呈恶液质表现。血清碱性磷酸酶增高对诊断颇有帮助。X线主要表现为肿瘤性骨及软骨破坏,瘤骨、瘤软骨形成,多形态骨膜反应及软组织肿块,可见Godman三角或"日光射线"现象。以化疗、免疫疗法及手术治疗为主,肺转移的发生率极高。近年来由于早期诊断和化疗快速发展,5年存活率达50%以上。

(二)软骨肉瘤(chondrosarcoma)

该病发生率仅次于骨肉瘤,以30岁以上最多见。好发于四肢长骨,股骨及胫骨发病最多,其次为髂骨。主要临床表现为逐渐加重的疼痛及肿块。X线表现为肿瘤常位于长骨的一端髓腔内,引起骨破坏,内有不规则钙化;软组织肿胀,少数有骨膜反应。治疗以早期彻底手术为主,辅以化疗,预后较骨肉瘤好。

(三)Ewing肉瘤

Ewing肉瘤是骨的原始性恶性肿瘤。瘤细胞为小圆细胞,分布均匀、致密聚集在一起。细胞核呈圆形,无明显胞浆境界。瘤细胞内含丰富糖原。发病年龄多在11~20岁(44.9%)。多见于股骨、肱骨与骨盆,其次为胫骨与腓骨。

【临床表现】

多数病人有微热、贫血、白细胞增多和血沉升高。最常见的症状是疼痛和肿胀。大的肿瘤柔软并有波动感。髂骨的肿瘤可因骶丛受压而出现神经症状和膀胱症状。肺转移最多见,骨和淋巴结也是常见的转移部位。

【X线表现】

长骨的典型表现为骨干的对称性梭形扩张。骨内出现虫蚀状破坏,骨外显示葱皮样骨膜反应。软组织常被累及。髓内骨破坏犹如"冰碎片"。以上一些现象只能作为参考,结合组织学加以证实。在扁平骨,它表现为地图形的骨破坏,伴有软组织肿块,很少有骨膜反应。

【病理表现】

镜下所见典型的瘤细胞,大小较一致,小而圆,没有清晰的胞浆境界。瘤细胞的核大小也一致,里圆形或椭圆形,染色质非常微细,犹如粉末。变性时,核缩小而深染,胞浆边缘反比较清晰;有时尚可见梭形细胞。瘤细胞内有时可见典型的或不典型的有丝分裂相。

【治疗】

对放射治疗比较敏感,故可采用放疗,结合化疗可缩小手术范围,并能提高存活率。一般采用 60~70 Gy(6 000~7 000 rad),结合化疗,如长春新碱、氨甲喋呤、环磷酰胺、阿霉素、争光霉素等,再结合局部切除术。采用这两方案可消除微转移。手术切除作为整个治疗方案中的一个措施,可作广泛或根除切除。

（王俊勤）

复习思考题

1. 骨折的成因是什么?
2. 骨折及关节脱位的专有体征是什么?
3. 关节脱位按病因可分为哪几类?
4. 股骨颈骨折的分类是怎样的?
5. 脊柱骨折的分类和治疗原则是什么?
6. 骨髓炎脓肿沿哪几个途径蔓延?
7. 急性血源性骨髓炎死骨形成及转归的影响因素是什么?
8. 颈椎病是如何分类的?
9. 肩关节周围炎的病因有哪些?
10. 腰椎间盘突出症有哪些病理分型?
11. 哪些腰椎间盘突出的病人应该进行手术治疗?
12. 如何鉴别骨的良性和恶性肿瘤?
13. 如何选择骨肿瘤的治疗方案?
14. 骨肿瘤的诊断要求临床 X 线和病理三结合有何意义?
15. 骨软骨瘤的病理特点在临床上有何意义?
16. 原发性恶性骨肿瘤的 X 线检查有何特点?

第三章 胸心外科疾病

第一节 肺癌

近 50 年来,全世界肺癌(lung cancer)的发病率明显增加。据统计,在欧美某些国家和我国大城市中,肺癌的发病率已居男性各种肿瘤的首位。肺癌病人多数是男性,男女之比为(3~5):1。但 20 世纪 90 年代以来,在我国肺癌的流行病特点为:①年轻肺癌病例增多。②腺癌的发病率在女性继续增长,其中肺泡细胞癌在老年妇女中增多,但男性鳞癌病例减少;小细胞肺癌在年轻女性增多。③混合型,即由多种病理类型癌细胞组成的肺癌病例增加。④肺癌首发症状不明显,来院就诊时,多偏中晚期。如何及早诊治,是急待解决的难题。

【病因与病理】

1. 病因

(1)吸烟 愈早年开始吸烟、吸烟时间愈长、吸烟量愈大,肺癌的发病率和死亡率就愈高,吸烟者肺癌的发病率较不吸烟者高 10 倍。吸烟者多患鳞癌和未分化大细胞癌,而被动吸烟者较多患腺癌和未分化小细胞癌。戒烟 10 年后的人群,其肺癌的发病率明显下降。

(2)接触致癌物质 与长期接触石棉、铬、镍、铜、锡、砷、放射性物质等致癌物质有关。

(3)空气污染 主要是苯并芘污染空气,使城市居民长期吸入后致癌。

(4)肺部慢性炎症。

(5)癌基因的变异 近来,在肺癌分子生物学方面的研究表明,P53 基因、$nm23\text{-}H_1$ 基因等表达的变化与基因突变与肺癌的发病有密切关系。

(6)遗传因素、维生素 A 缺乏、机体免疫状态低下、病毒感染、真菌感染也被认为是导致肺癌的危险因素。

2. 病理 肺癌起源于支气管黏膜上皮。右肺多于左肺,上叶多于下叶。起源于主支气管、肺叶支气管的肺癌,位置靠近肺门者称为中心型肺癌;起源于肺段支气管以下的肺癌,位置在肺的周围部分者称为周围型肺癌。

(1)分类 临床上常见的有四种:①鳞状细胞癌(鳞癌):在肺癌中约占 50%。患者大多在 50 岁以上,男性占多数。常为中心型肺癌。生长速度较缓慢,病程较长,对放疗和化学疗法较敏感。通常先经淋巴转移,血行转移发生较晚。②小细胞癌(未分化小细胞癌):又称燕麦细胞癌。发病率比鳞癌低,发病年龄较轻,多见于男性。大多数为中心型肺癌。小细胞癌恶性程度高,生长快,较早出现淋巴和血行广泛转移。对放疗和化学疗法虽较敏感,但在各型肺癌中预后较差。③腺癌:多为周围型肺癌,少数则起源于大支气管。发病年龄较小,女性相对多见。早期一般没有明显症状,往往在胸部X线检查时发现,表现为圆形或椭圆形分叶状肿块。一般生长较慢,但有时在早期即发生血行转移,淋巴转移则较晚发生。细支气管肺泡癌是腺癌的一种类型,起源于细支气管黏膜上皮或肺泡上皮。发病率低,女性较多见,常位于肺野周围部分。一般分化程度较高,生长较慢,癌细胞沿细支气管、肺泡管和肺泡壁生长,而不侵犯肺泡间隔。淋巴和血行转移发生较晚,但可侵犯胸膜或经支气管播散到其他肺叶。在X线形态上分为结节型和弥漫型两类。前者可以是单个结节和多个结节,后者形态类似支气管肺炎。④大细胞癌:此型肺癌甚为少见,约半数起源于大支气管。分化程度低,常在发生脑转移后才被发现。预后很差。

此外,少数肺癌病例同时存在不同类型的癌肿组织,这类癌肿称为混合型肺癌。

(2)转移 有下列几种主要途径:

①直接扩散 肺癌形成后,癌肿沿支气管壁并向支气管腔内生长,可以造成支气管腔部分或全部阻塞。癌肿可直接扩散侵入邻近肺组织,并穿越肺叶间裂侵入相邻的其他肺叶。肺癌侵犯胸膜,造成胸膜转移及胸膜腔播散也较常见。此外,随着癌肿不断生长扩大,还可侵犯胸壁、胸内其他组织和器官。癌肿的中心部分可以坏死液化形成癌性空洞。

②淋巴转移 淋巴转移是常见的扩散途径。癌细胞经支气管和肺血管周围的淋巴管道,先侵入邻近的肺段或肺叶支气管周围的淋巴结,然后根据肺癌所在的部位,到达肺门或气管隆凸下淋巴结,或侵入纵隔和气管旁淋巴结,最后累及锁骨上前斜角肌淋巴结和颈部淋巴结。纵隔和气管旁以及颈部淋巴结转移一般发生在肺癌同侧,但也可以在对侧,即所谓交叉转移。肺癌侵入胸壁或膈肌后,可向腋下或上腹部主动脉旁淋巴结转移。

③血行转移 血行转移是肺癌的晚期表现。小细胞癌和腺癌的血行转移较鳞癌更为常见。通常癌细胞直接侵入肺静脉,然后进入体循环到达全身。常见的有肝、骨骼、脑、肾上腺等转移。

【诊断依据】

1. 症状

(1)肺癌所引起的局部和全身症状

①咳嗽 咳嗽是肺癌最常见的症状,发生率约为46%,多为刺激性干咳,无痰或有少许白色黏液痰。咳嗽往往是肿瘤累及各级支气管所引起的症状。

②血痰 血痰为肺癌最典型的症状,发生率约为27%,多为血丝痰或痰中带血。血痰常混有脱落的癌细胞,痰细胞学检查阳性率高。

③胸闷胸痛 胸闷胸痛的发生率约为30%,早期仅表现为轻度的胸闷,当肿瘤累及壁层胸膜或直接侵犯胸壁时,可引起该部位恒定的持续性疼痛。

④气促 气促发生率约为30%,肿瘤堵塞支气管引起阻塞性肺炎或肺不张是肺癌气促的原因之一,气促的程度随阻塞的范围不同而异。肺癌胸膜播散所致的恶性胸水也是气促的原因。另外,弥漫性肺泡癌导致肺间质病变,可引起换气不足性的气促,严重者可引起难于治疗的呼吸困难。

⑤发热 发热的发生率约为28%,阻塞性肺炎是肺癌发热的主要原因。这种发热的特点是迁延反复、时好时坏、难以治愈。另外,发热也可为癌性毒素或骨髓转移所致。

⑥非特异性全身症状 包括食欲不振、体重减轻、晚期出现恶病质等。

(2)肺癌外侵与转移的症状

①上腔静脉阻塞综合征(superior vena cava obstruction syndrome) 由肺癌直接侵犯或右上纵隔淋巴结转移压迫上腔静脉所致,表现为头颈部甚至双上肢浮肿,颈部和上胸部静脉怒张、毛细血管扩张等。5%~10%的肺癌患者以此为首发症状而就诊。

②霍纳综合征(homers syndrome) 由肺癌或转移淋巴结累及颈交感神经所致,表现为患侧眼球凹陷、上眼睑下垂、瞳孔缩小、面部无汗等。

③上叶顶部肺癌 亦称Pancoast肿瘤(Pancoast's tumor)或肺上沟瘤,可以侵入纵隔和压迫位于胸廓上口的器官或组织,如第1肋骨、锁骨下动脉和静脉、臂丛神经、颈交感神经等,产生剧烈胸肩痛、上肢静脉怒张、水肿、臂痛、上肢运动障碍和霍纳综合征。其他外侵与转移的症状有累及喉返神经引起声嘶,血行转移后,按侵入的器官而产生不同的症状。

(3)肺癌的伴随症状 肺性肥大性骨关节病(pulmonary hypertrophic osteoarthropathy)、类癌综合征(Cassidy's syndrome)、男性乳房发育、高钙血症、癌性神经病变和肌肉病变、皮肌炎、嗜酸性粒细胞增多症、柯兴氏综合征和抗利尿激素过多症等。

2. X线检查 中心型肺癌早期X线胸片可无异常征象。当癌肿阻塞支气管,引起排痰不畅,远端肺组织发生感染,受累的肺段或肺叶出现肺炎征象。若支气管管腔被癌肿完全阻塞,可产生相应的肺叶或一侧全肺不张。当癌肿发展到一定大小,可出现肺门阴影,由于肿块阴影常被纵隔组织影所掩盖,需作胸部CT检查才能清楚。肿瘤侵犯邻近的肺组织和转移到肺门及纵隔淋巴结时,可见肺门区肿块,或纵隔阴影增宽,轮廓呈波浪形,肿块形态不规则、边缘不整齐、有时呈分叶状。纵隔转移淋巴结压迫膈神经时,可见膈肌抬高,透视可见膈肌反常运动。气管隆凸下肿大的转移淋巴结,可使气管分叉角度增大。晚期病例还可看到胸膜腔积液或肋骨破坏。CT可发现一般X线检查隐藏区(如肺尖、膈上、脊柱旁、心后、纵隔等处)的早期肺癌病变,对中心型肺癌的诊断有重要价值。CT可显示位于纵隔内的肿块阴影、支气管受侵的范围、癌肿的淋巴结转移情况以及对肺血管和纵隔内器官组织侵犯的程度,并可作为制定中心型肺癌的手术或非手术治疗方案的重要依据。

周围型肺癌最常见的X线表现,为肺野周围孤立性圆形或椭圆形块影,直径从1~2 cm到5~6 cm或更大。块影轮廓不规则,常呈现小的分叶或切迹,边缘模糊毛糙,常显示细短的毛刺影。周围型肺癌长大阻塞支气管管腔后,可出现节段性肺炎或肺不张。癌肿中心部分坏死液化,可示厚壁偏心性空洞,内壁凹凸不平,很少有明显的液平面。结节型细支气管肺泡癌的X线表现与上述的周围型肺癌的X线表现相似。弥漫型细支气管肺泡癌的X线表现为浸润性病变,轮廓模糊,自小片到一个肺段或整个肺叶,类似肺炎。CT可清楚显示肺野中1 cm以上的肿块阴影,可以发现一般胸部X线平片容易遗漏的较早期周围型肺癌。对于周围型肺癌,肺门及纵隔淋巴结转移的情况,是否侵犯胸膜、胸壁及其他脏器,少量的胸腔积液,癌肿内部空洞情况等都可提供详细的信息。因此,CT检查对周围型肺癌的诊断和治疗方案的选择也具有重要价值。

3. 痰细胞学检查 痰检查的准确率为80%以上。起源于较大支气管的中心型肺癌,特别是伴有血痰的病例,痰中找到癌细胞的机会更多。临床上对肺癌可能性较大者,应连续数日重复送痰液进行检查。

4. 支气管镜检查 对中心型肺癌诊断的阳性率较高,可在支气管镜内直接看到肿瘤,并可采取小块组织(或穿刺病变组织)作病理切片检查,亦可经支气管刷取肿瘤表面组织或吸取支气管内分泌物进行细胞学检查。

5. 纵隔镜检查 可直接观察气管前隆凸下及两侧支气管区淋巴结情况,并可采取组织作病理切片检查,明确肺癌是否已转移到肺门和纵隔淋巴结。检查阳性者,一般说明病变范围广,不适宜手术治疗。

6. 放射性核素肺扫描检查 肺癌及其转移病灶与枸橼酸(^{67}Ga)、汞(^{197}Hg)氯化物等放射性核素有亲合力。静脉注射后作肺扫描,在癌变部位显现放射核素浓集影像,阳性率可达90%左右。但肺部炎症和其他一些非癌病变也可呈现阳性现象,因此,必须结合临床表现和其他检查资料综合分析。

7. 正电子发射断层显像(positron emissioon tomography,PET) 可以发现早期原发性肺癌、转移癌灶,以指导临床分期及选择手术适应证和制定手术方案、切除范围,判断哪组淋巴结要清扫;术后 PET 检查也可判断手术是否达到根治,定期复查可及早发现转移及复发病灶。在肿瘤临床分期及疗效判断等方面,PET 优于任何影像学检查方法。

8. 经胸壁穿刺活组织检查 这个方法对周围型肺癌阳性率较高,但可能产生气胸、胸膜腔出血或感染,以及癌细胞沿针道播散等并发症,故应严格掌握检查适应证。

9. 转移病灶活组织检查 晚期肺癌病例,以有锁骨上、颈部、腋下等处淋巴结转移或出现皮下转移结节者,可切取转移病灶组织作病理切片检查,或穿刺抽取组织作涂片检查,以明确诊断。

10. 胸水检查 抽取胸水经离心处理后,取其沉淀作涂片检查,寻找癌细胞。

11. 剖胸探查 肺部肿块经多种方法检查,仍未能明确病变的性质,而肺癌的可能又不能排除时,如病人全身情况许可,应作剖胸探查术。术中可根据病变情况或活检结果,给予相应治疗,以免延误病情。

【鉴别诊断】

肺癌的临床症状和影像形态与肺部某些疾病类似,也有与其共存者,易延误诊断,应注意与下列疾病鉴别:①肺炎;②肺结核病其中包括肺结核球、浸润性肺结核、肺门淋巴结结核、粟粒型肺结核;③肺部良性肿瘤;④纵隔恶性淋巴瘤。

【肺癌的分期】

国际抗癌联盟1997年修订后的 TNM 分期方法被我国大多数医院接受,见表4-3-1。

表 4-3-1 TNM 分期

隐性癌	T_X	N_0	M_0
0 期	Tis	N_0	M_0
I_A 期	T_1	N_0	M_0
I_B 期	T_2	N_0	M_0

(续表)

ⅡA 期	T_1	N_1	M_0
ⅡB 期	T_2	N_1	M_0
	T_3	N_0	M_0
ⅢA 期	T_1	N_2	M_0
	T_2	N_2	M_0
	T_3	$N_1 N_2$	M_0
ⅢB 期	任何 T	N_3	M_0
	T_4	任何 N	M_0
Ⅳ 期	任何 T	任何 N	M_1

注:①不常见的表浅扩展型肿瘤,不论体积大小而其侵犯限于支气管壁时虽可能延及主支气管,仍分为 T_1。
②大多数肺癌的胸液是由肿瘤引起的,少数病人胸液多次细胞学检查阴性,既不呈血性又不是渗液。种种迹象,包括临床判断,说明胸液与肿瘤无关,则应将其排除在定期因素之外,病人仍应分为 T_1, T_2 或 T_3。

T:原发肿瘤;

T_X:原发肿瘤无法评估,或是痰中或支气管洗液中发现恶性细胞而证明有癌,但是影像学或内镜检查未发现肿瘤;

T_0:无原发肿瘤证据;

Tis:原位癌;

T_1:肿瘤最大直径 3 cm 以下,周围包以肺组织或脏层胸膜,支气管镜检查肿瘤尚未侵出叶支气管(即肿瘤未达主支气管);

T_2:任何一个肿瘤具备下列体积或广度时,即最大直径超过 3 cm;累及主支气管但距隆凸 2 cm 或更远,累及脏层胸膜伴有延及肺门区的不张或阻塞性肺炎,但尚未包括全肺;

T_3:不论肿瘤体积大小,凡直接侵犯胸壁(包括肺上沟瘤)、膈肌、纵隔胸膜、壁层心包;或肿瘤在主支气管内距隆凸不足 2 cm 但尚未累及隆凸;伴有全肺不张或阻塞性肺炎;

T_4:任何肿瘤凡侵及下列脏器者:纵隔、心脏、大血管,气管、食管、椎体、隆凸;或同一叶内有其他肿瘤结节;肿瘤伴恶性胸腔积液。

N:区域淋巴结 包括胸内、前斜角肌及锁骨上,如判定 pN 则肺门或纵隔切除淋巴结标本中必须包含 6 个以上淋巴结;

N_X:区域淋巴结无法评估;

N_0:无区域淋巴结转移;

N_1:同侧支气管周围;

N_2:同侧纵隔内及(或)隆凸下淋巴结转移;

N_3:对侧纵隔,对侧肺门,同侧或对侧前斜角肌或锁骨上淋巴结转移。

M:远处转移;

M_X:远处转移不能确定;

M_0：无远处转移；

M_1：远处转移，包括同侧或对侧其他肺叶肿瘤结节。

【治疗原则】

肺癌的治疗方法主要有外科手术治疗、放射治疗、化学药物治疗、中医中药治疗以及免疫治疗。

1. 手术治疗 手术疗法的目的，是尽可能彻底切除肺部原发癌肿病灶和局部及纵隔淋巴结，并尽可能保留健康的肺组织。

手术适应证：①临床分期为Ⅰ，Ⅱ及ⅢA期的非小细胞肺癌，T级不大于3，肿瘤仅侵及膈、心包、胸膜、胸壁及接近隆凸；淋巴结上限为N_2，仅同侧纵隔内有淋巴结转移；M_0，尚无淋巴结转移；②小细胞肺癌仅限于Ⅰ及Ⅱ期，对于T_1N_0的小细胞肺癌手术切除是绝对适应证，T_1N_1或T_2N_0是手术切除的是相对适应证；③对尚未定性的小结节影，即使观察10年以上，如影像学检查倾向肺癌，也应积极行手术探查，术中作冰冻切片定性再决定手术方式；④对晚期病例（T_4，N_3），甚至有少量恶性胸液，中、大量心包积液的病例，为解除梗阻性肺炎，癌性高热或呼吸困难，低心排、低氧血症，也应考虑作姑息性切除，肺内孤立的转移性和复发性病灶应积极手术；⑤对肺癌合并孤立脑转移的病例，应先作脑转移灶手术，再考虑原发肺癌的切除；⑥肺癌合并心律失常或冠心病的病例，可同期或分期作射频消融，安置临时心脏起博器，作冠脉搭桥或作冠脉球囊扩张及安置支架，然后作肺癌切除；⑦肿瘤已侵犯上腔静脉，引起上腔静脉压迫综合征，为解除上腔静脉梗阻，争取切除肿瘤，修补静脉壁，有条件时作静脉搭桥人工血管置换，或部分切除肿瘤，以缓解症状。

手术禁忌证：①T_4肿瘤已侵犯心脏、大血管、气管、食管、或有大量恶性胸液，N_3对侧已有淋巴结转移，锁骨上、腋下已有淋巴结转移。②M_1肝、肾上腺及骨骼已有转移。③以下通气功能指标为手术禁忌证：a. 最大通气量<预计值的50%。b. 第一秒末努力呼气量<1 L。血气分析：PaO_2<9.3 kPa，$PaCO_2$>5.7 kPa。c. 当FEV_1>2.5 L时才考虑全肺切除，FEV_1在1~2.4 L之间的病例，即使作肺叶切除也应慎重。d. 3个月内有心绞痛或心梗史，心衰及3个月内有脑血管意外均禁忌作肺癌切除术。

2. 放射治疗 在各种类型的肺癌中，小细胞肺癌对放射疗法敏感性较高，鳞癌次之，腺癌和细支气管肺泡癌最差。通常是将放射治疗、手术和化疗综合应用。手术后放疗一般在术后1个月左右进行，剂量为40~60 Gy，疗程约为6周。晚期肺癌病例，并有阻塞性肺炎、肺不张、上腔静脉阻塞综合征或骨转移引起剧烈疼痛者以及癌肿复发的病例，也可进行姑息性放射治疗，以减轻症状。下列情况一般不宜施行放射治疗：①健康情况不佳，呈现恶病质者；②高度肺气肿放射治疗后将引起呼吸功能代偿不全者；③全身或胸膜、肺广泛转移者；④癌变范围广泛，放射治疗后将引起广泛肺纤维化和呼吸功能代偿不全者；⑤癌性空洞或巨大肿瘤，后者放射治疗将促进空洞形成。

3. 化学药物治疗 有些分化程度低的肺癌，特别是小细胞癌，疗效较好。临床上可以单独应用于晚期肺癌病例，以缓解症状，或与手术、放射等疗法综合应用，以防止癌肿转移复发，提高治愈率。

4. 中医中药治疗。

5. 免疫治疗 具体措施有：①特异性免疫疗法：用经过处理的自体肿瘤细胞或加用佐

剂后,作皮下接种治疗。还可应用各种白介素、肿瘤坏死因子等生物制品。②非特异性免疫疗法:用转移因子、干扰素、胸腺肽等生物制品,或左旋咪唑等药物以激发和增强人体免疫功能。

20世纪末,采用电视辅助胸腔镜(VATS)技术作肺癌切除尚有争论。目前只适用于:①最大直径<2 cm 的周边型肺癌;②临床分期为 $I_A(T_1N_0M_0)$ 和 $I_B(T_2N_0M_0)$ 的老年病人和高危病人;③临床 $I_A(T_1N_0M_0)$ 和 $I_B(T_2N_0M_0)$ 没有纵隔淋巴结转移明显征象的病例。而临床Ⅱ期及Ⅲ期以上的病例、放化疗后的病人(治疗后可能造成血管和淋巴结周围纤维化粘连)或中心型肺癌的病人,不应采用 VATS 作肺癌切除。将来手术机器人是否可应用于肺癌切除术有待进一步探讨。

第二节 食管癌

食管癌(esophageal carcinoma)是常见的一种消化道癌肿,全世界每年约有 30 万人死于食管癌。我国是世界上食管癌高发地区之一,每年平均病死约 15 万人。男多于女,发病年龄多在 40 岁以上。

【病因与病理】

1. 病因:①化学病因:亚硝胺。这类化合物及其前体分布很广,可体内、外形成,致癌性强。②生物性病因:真菌。③缺乏某些微量元素:钼、铁、锌、氟、硒等。④缺乏维生素 A,B_2,C 以及动物蛋白、新鲜蔬菜、水果摄入不足。⑤长期饮烈性酒,嗜好吸烟,食物过硬,过热,进食过快,引起慢性刺激、炎症、创伤或口腔不洁、龋齿等均可能与食管癌的发生有关。⑥食管癌遗传易感因素。

2. 病理 临床上食管的解剖分段多分为:①颈段:自食管入口至胸骨柄上沿的胸廓入口处。②胸段:又分为上中下三段。胸上段是自胸廓上口至气管分叉平面;胸中段是自气管分叉平面至贲门口全长度的上一半;胸下段是自气管分叉平面至贲门口全长度的下一半。通常将食管腹段包括在胸下段内。胸中段与胸下段食管的交界处接近肺下静脉平面处。胸中段食管癌较多见,下段次之,上段较少。多系鳞癌。临床上食管癌可分为四型:①髓质型。管壁明显增厚并向腔内外扩展,使癌瘤的上下端边缘呈坡状隆起。多数累及食管周径的全部或绝大部分。②蕈伞型。瘤体呈卵圆形扁平肿块状,向腔内呈蘑菇样突起,故名蕈伞。隆起的边缘与其周围的黏膜境界清楚,瘤体表面多有浅表溃疡,其底部凹凸不平。③溃疡型。瘤体的黏膜面呈深陷而边缘清楚的溃疡。溃疡的大小和外形不一,深入肌层,阻塞程度较轻。④缩窄型(即硬化型)。瘤体形成明显的环形狭窄,累及食管周径的全部,较早出现阻塞。扩散及转移:癌肿最先向黏膜下层扩散,继而向上、下及全层浸润,很易穿过疏松的外膜侵入邻近器官。癌转移主要经淋巴途径:首先进入黏膜下淋巴管,通过肌层到达与肿瘤部位相应的区域淋巴结。颈段癌可转移至喉后、颈深和锁骨上淋巴结;胸段癌转移至食管旁淋巴结后,可向上转移至胸顶纵隔淋巴结,向下累及贲门周围的膈下及胃周淋巴结,或沿着气管、支气管至气管分叉及肺门。但中、下段癌亦可向远处转移至锁骨上淋巴结、腹主动脉旁和腹腔丛淋巴结,这均属晚期。血行转移发生较晚(参见表 4-3-2)。

表 4-3-2 国际抗癌联盟(UICC)食管癌分期(与中国分期比较)

UICC分期	肿瘤 T	淋巴结 N	远处转移 M	中国分期 病理	临床
0 期	Tis	N_0	M_0	0	
Ⅰ 期	T_1	N_0	M_0	Ⅰ	<3 cm
ⅡA 期	T_2	N_0	M_0	Ⅱ	3~5 cm
	T_3	N_0	M_0		
ⅡB 期	T_1	N_1	M_0		
	T_2	N_1	M_0	Ⅲ	>5 cm
Ⅲ 期	T_3	N_1	M_0		
	T_4	任何 N	M_0	Ⅳ	远处转移
Ⅳ 期	任何 T	任何 N	M_1		

表中,Tis 为原位癌(病变多数限于黏膜表面),T_1 肿瘤只侵及黏膜下,T_2 侵及肌层,T_3 侵透肌层达外膜,T_4 癌肿侵犯食管邻近器官。N_0 区域淋巴结无转移,N_1 区域淋巴结有转移。颈段食管癌的区域淋巴结有颈部和锁骨上淋巴结,胸段食管癌的区域淋巴结包括纵隔和胃左动脉旁淋巴结。M_0 无远处转移,M_1 有远处转移。

【诊断依据】

1. 症状:①早期时症状常不明显,但在吞咽粗硬食物时可能有不同程度的不适感觉,包括咽下食物哽噎感,胸骨后烧灼样、针刺样或牵拉摩擦样疼痛。食物通过缓慢,并有停滞感或异物感。②中晚期典型的症状为进行性吞咽困难,先是难咽干的食物,继而半流质、最后水和唾液也不能咽下。③晚期症状:持续胸痛或背痛,表示癌已侵犯食管外组织。若癌肿侵犯喉返神经,可出现声音嘶哑;若压迫颈交感神经节,可产生 Horner 综合征;若侵入气管、支气管,可形成食管、气管或支气管瘘,出现吞咽水或食物时剧烈呛咳,并发生呼吸道感染。最终出现恶病质状态。当癌肿梗阻所引起的炎症水肿暂时消退,或部分癌肿脱落后,梗阻症状可暂时减轻,常误认为病情好转。若有肝、脑等脏器转移,可出现黄疸、腹水、昏迷等状态。

2. X 线食管钡透 对可疑病例,均应作食管吞稀钡 X 线双重对比造影。早期可见:①食管黏膜皱襞紊乱、粗糙或有中断现象;②小的充盈缺损;③局限性管壁僵硬,蠕动中断;④小龛影。中、晚期有明显的不规则狭窄和充盈缺损,管壁僵硬。有时狭窄上方口腔侧食管有不同程度的扩张。

3. 内镜检查 对临床已有症状或怀疑而又未能明确诊断者,则应尽早作纤维食管镜检查。在直视下钳取多块活组织作病理学检查。

4. 食管拉网脱落细胞检查常作为普查筛选方法。早期病变阳性率可达 90%~95%。

5. 胸部 CT 胸部 CT 可观察食管腔是否变形,管壁变厚程度,肿瘤大小,与周围脏器如气管、支气管、主动脉弓、心包和心房及降主动脉粘连或侵犯的情况,更可确定肝、上腹淋巴结及双肺有否转移灶,气管旁、主动脉窗及双锁骨上有否肿大淋巴结。但CT判断食管癌淋巴转移的敏感度只有45%。

6. 食管内超声及体表检查 食管内超声(EUS)来判断食管癌的浸润层次、向外扩展深度,其准确率可达90%,还可测出食管壁外肿大的淋巴结及判断肿瘤位于食管腔内或壁外,术后随诊可观察吻合口有否肿瘤复发,但当病变造成食管严重狭窄时,则应限制其使用。

7. 正电子发射断层扫描(PET) 用PET对食管癌进行分期,对淋巴结性质的判断更准确更具体。术后复查PET,可判断肿瘤及淋巴结转移灶是否切净及发现复发和新的转移灶。目前影响使用的最主要因素是检查费用昂贵。

【鉴别诊断】

早期无咽下困难时,应与食管炎、食管憩室和食管静脉曲张相鉴别,已有咽下困难时,应与食管良性肿瘤、贲门失驰缓症和食管良性狭窄相鉴别。

【治疗原则】

分外科治疗、放射治疗、化学治疗和综合治疗。两种以上疗法同时或先后应用称为综合治疗。综合治疗效果较好。

1. 手术治疗 手术是治疗食管癌的首选方法。

手术适应证:

(1)国际抗癌联盟TNM分期中的0,Ⅰ,ⅡA,ⅡB及Ⅲ期中的$T_3N_1M_0$病例。

(2)放疗后未能控制或放疗后复发的病例,只要局部无外侵、远处无转移者均争取手术。

(3)食管癌长度与预后无密切相关,即使病变长10 cm的ⅢA期病例,估计可切除者,也不应放弃手术。术前判断可切除的参考指标:①无背痛;②食管走向无扭曲;③病变段溃疡龛影的深度不超出壁外;④食管病变段旁的软组织影环绕主动脉不足1/4圈。

(4)80岁以上食管癌病例的手术适应证要严格掌握,仅在病变早期、全身情况较好、无严重并发症、预计存活时间较长者,方可考虑手术,以提高生存质量为目的。

(5)有严重合并症的病例,经处理后病情稳定者:①高血压病控制血压在19.99/11.99 kPa(150/90 mmHg)以下;②冠心病经安放冠状动脉支架2周后,射血分数≥60%,估计能生存2年以上(预激综合征经消融治疗,心动过缓经安放心脏起搏器1周后);③糖尿病即使胰岛素依赖的病例,如能控制空腹血糖在11.10 mmol/L以下,尿糖、酮体阴性者;④脑梗、心梗半年后病情稳定者。

(6)有下列并发症的病例,心肺肝肾功能尚能耐受手术,应争取作姑息性手术,以避免死于严重并发症:①食管高度梗阻、滴水不进;②食管气管瘘又不宜安放带膜支架者,术中可同时切除受累的肺叶;③累及心包引起心包大量积液者。

手术禁忌证:

(1)全身情况差,已呈恶病质;或有严重心、肺或肝、肾功能不全者。

(2)病变侵犯范围大,有明显外侵及穿孔征象,例如已出现声音嘶哑或已有食管气管瘘者。

(3) 已有远处转移者。

手术方法应根据病变部位及病人具体情况而定。对肿瘤的根治性切除，应注意长度和广度。原则上应切除食管大部分。切除的长度应距肿瘤上、下缘 5~8 cm 以上。切除的广度包括肿瘤周围的纤维组织及所有淋巴结的清除（特别注意颈部、胸顶上纵隔、食管气管旁和隆凸周围、腹内胃小弯、胃左动脉及腹主动脉周围等处）。有人认为癌常沿黏膜下纵向侵犯较广或癌灶有时可能呈多灶型出现，故宜作全食管切除术。

2. 放射疗法

(1) 放射和手术综合治疗，可增加手术切除率，也能提高远期生存率。术前放疗后，休息 2~3 周再作手术较为合适。对术中切除不完全的残留癌组织处作金属标记，一般在术后 3~6 周再开始术后放疗。

(2) 单纯放疗多用于食管颈段、胸上段癌，也可用于有手术禁忌而病变不长，病人尚可耐受放疗者。

3. 化疗　采用化疗与手术治疗相结合或与放疗、中医中药相结合的综合治疗。

（穆玉恕）

复习思考题

1. 在临床上最常见哪几种肺癌的细胞类型？
2. 肺癌所引起的局部和全身症状有哪些？
3. 何谓 Pancoast 肿瘤（Pancoast's tumor）？
4. 肺癌应注意与哪些疾病相鉴别？
5. 肺癌的手术禁忌证有哪些？
6. 电视辅助胸腔镜（VATS）技术作肺癌切除的适应证有哪些？
7. 食管癌有哪几种病理类型？
8. 食管癌有哪些早期症状和晚期症状？
9. 食管癌应与哪些疾病相鉴别？
10. 食管癌的手术禁忌证有哪些？

第四章　泌尿外科疾病

第一节　尿石症

尿石症是肾、输尿管、膀胱及尿道等部位结石的统称,是泌尿系统的常见疾病之一。泌尿系结石多数原发于肾脏和膀胱,膀胱和尿道结石多发生在10岁以下的儿童和50岁以上的老年患者。尿石症引起尿路梗阻和感染后,对肾功能损害较大,尤以下尿路长期梗阻及孤立肾梗阻时,对全身影响更为严重,处理上也较复杂,严重者可危及生命。

近年来有资料表明,膀胱结石的发生率已有明显下降,而上尿路结石的发生率却有上升趋势。本节重点介绍上尿路结石。

【病因与病理】

1. 病因

(1)病学因素　与水摄入量、气候、职业、经济地位等密切相关。高动物蛋白饮食,使尿中钙、尿酸升高,枸橼酸盐下降;乳制品消费低容易引起膀胱结石;蔗糖促进肠道钙的吸收,相应增加草酸的吸收,引起草酸钙结石;多食谷类、蔬菜、粗纤维食物可以预防结石的发生。

(2)尿液因素　形成结石的物质排出过多,尿钙、草酸、尿酸等升高;尿的酸度减低;尿量减少使盐类、有机物质浓度升高;尿中晶体抑制物质减少。

(3)解剖结构异常　肾盂输尿管连接处狭窄;尿道狭窄(后尿道瓣膜);输尿管异位开口;膀胱或尿道憩室等。

2. 病理

(1)局部机械性损害　结石长期刺激可使黏膜上皮细胞脱落、溃疡、炎性细胞浸润、间质纤维化,黏膜下小血管损伤出现血尿;结石长期刺激,引起肉芽生长,使管壁增厚、狭窄;结石嵌顿压迫可出现管壁坏死、穿破,引起尿外渗。

(2)尿路梗阻　肾结石常引起不完全梗阻,输尿管结石可引起完全梗阻,最终引起肾积水、肾功能丧失,肾盏结石可引起肾盏积水、积脓。有的结石症状不明显,直至出现巨大肾积水、肾功能丧失。

(3)感染　结石可使尿液淤滞,易并发感染。结石作为异物,促进感染发生,导致病菌侵入、繁殖;尿液排出受阻,使局部抵抗力下降,容易引起感染。感染严重者可导致肾盂肾炎、肾积脓及肾周围炎。结石、梗阻和感染三者互为因果,促使病变发展。结石引起梗阻,梗阻诱发感染,感染又促成结石、加重梗阻,最终破坏肾组织、损害肾功能。

(4)结石合并息肉、恶性肿瘤　局部黏膜损害、慢性机械性刺激可导致炎症性或纤维性息肉；若结石长期存在、刺激可引起恶变，出现尿路上皮的鳞癌或腺癌。

【诊断依据】

1. 症状

(1)疼痛及放射痛　结石越小，症状越明显。肾盂、肾盏大的结石，可无症状，仅镜下血尿；肾盏结石引起部分梗阻可出现上腹或腰部钝痛；结石梗阻输尿管，活动可引起肾绞痛。临床上常在夜间睡眠时发病。

肾盂输尿管连接部、上段输尿管梗阻时，疼痛位于上腹、腰，向会阴部放射；中段输尿管梗阻时，疼痛常放射至中下腹部。结石位于膀胱壁段或输尿管口处，疼痛常放射至尿道口，伴有膀胱刺激症状。

(2)血尿　与黏膜损伤程度有关，100 mL 尿中含 1 mL 血就表现为肉眼血尿，仅显微镜下见到红细胞为镜下血尿。

(3)继发表现　伴随尿路感染时可出现尿频、尿痛等症状，伴急性肾盂肾炎、肾积脓时表现为发热、畏寒等。

(4)特殊情况　儿童上尿路结石，多表现为泌尿系感染征象。双输尿管结石完全梗阻或孤立肾结石完全梗阻时，主要表现为无尿。

2. 体征　患侧肾区及输尿管走行区深压痛，患肾区叩击痛。有尿外渗时可引起肌肉紧张、反跳痛，有较大的肾积水时，可触及腰部包块。

3. 实验室检查

(1)尿常规可见红细胞、白细胞，合并感染时尿中出现较多脓细胞；运动前后检查尿常规，运动后红细胞多于运动前有诊断意义。

(2)血生化可了解电解质、肾功能情况以及血钙、磷等。

4. 影像学检查

(1)B 超在结石部位可探及强回声光团，后方伴声影。观察结石大小、部位、有无肾积水，可作为筛选结石的有效方法，尤其适用于孕妇、碘过敏者。

(2)X 线检查是诊断肾及输尿管结石的重要方法，约有 95% 以上的尿路结石可在 X 线平片上显影。辅以排泄性或逆行性肾盂输尿管造影，可确定结石的部位、有无梗阻及梗阻程度、对侧肾功能是否良好、区别来自尿路以外的钙化阴影、排除上尿路的其他病变、确定治疗方案以及治疗后结石部位、大小及数目的对比等都有重要价值。CT 扫描虽也能诊断尿路结石，但不及 X 平片和尿路造影片直观，且费用昂贵，一般不作常规检查。

【鉴别诊断】

右侧肾及输尿管上段结石须与胆石症、胆囊炎、胃及十二指肠溃疡病等鉴别；右侧输尿管结石易与阑尾炎相混淆，都应根据临床表现和影像学检查的特点加以区别。

【治疗原则】

1. 紧急处理　解痉止痛，控制感染。常用药物为杜冷丁及阿托品，用阿托品 0.5 mg 及杜冷丁 50~100 mg 肌肉注射，口服颠茄片 16 mg，每日 3 次。其他药物还有 654-2、普鲁本辛、强痛定等。

2. 保守治疗　即药物治疗，适合于结石直径小于 0.6 厘米、表面光滑、无明显尿流梗阻及感染者。常用药物有金钱草、海金沙、瞿麦、扁蓄、车前子、木通、滑石、鸡内金、石苇等,同时大量饮用水和经常作跳跃活动,促进结石向下移动。

3. **体外冲击波碎石(ESWL)** 自从1980年首次应用体外冲击波治疗肾结石取得成功以来,这一方法发展迅速,在上尿路结石中的治疗作用已得到普遍承认。对具体病人的治疗,应根据患者年龄、结石大小、部位等,采用相应的碎石参数及辅助措施,以获得满意效果。

4. **腔内碎石技术** 应用输尿管镜行输尿管套石、钬激光碎石、气压弹道碎石等;经皮肾镜钬激光碎石治疗肾结石,是近年来采用的微创治疗方法。

5. **手术治疗** 结石引起尿路梗阻已影响肾功能、或经非手术疗法无效,无体外冲击波碎石条件者,应考虑手术治疗。原则上对双侧肾结石先取手术简便安全的一侧;一侧肾结石,另一侧输尿管结石,先取输尿管结石;双侧输尿管结石先取肾积水严重的一侧。对有严重梗阻、全身虚弱不宜行较复杂的取石手术者,可先行肾造瘘。

常用的有以下几种手术方式:

①肾盂或肾窦切开取石术　切开肾盂、取出结石。鹿角状结石或肾盏结石,有时须作肾窦内肾盂切开取石。

②肾实质切开取石术　肾结石较大,不能经肾窦切开取石者,需切开肾实质取石。

③肾部分切除术　适用于肾一极多发性结石(多在肾下极),或位于扩张而引流不畅的肾盏内,可将肾一极或肾盏连同结石一并切除。

④肾切除术　一侧肾结石并有严重肾积水或肾积脓,已使肾功能严重受损或丧失功能,而对侧肾功能良好者,可切除患肾。

⑤输尿管切开取石术　输尿管结石直径大于1厘米或结石嵌顿引起尿路梗阻或感染,经非手术疗法无效者可行输尿管切开取石术。

第二节　膀胱肿瘤

膀胱肿瘤较常见,在我国发病率居泌尿系肿瘤首位。男多于女,约为4:1,发病年龄多在40岁以上,且随年龄增大而发病率增加。膀胱肿瘤治疗后复发率极高,一旦复发,其生物学行为也随之改变,往往向更高的病理级别及临床分期发展。

【病因与病理】

1. 病因

膀胱肿瘤病因复杂,尚不完全清楚,可能与下列因素有关:

(1)致癌物质　β-萘胺、联苯胺、4-氨基双联苯等。

(2)辅助致癌物质　染料、橡胶、塑料、油漆、洗涤剂、糖精、吸烟等。

(3)膀胱黏膜白斑病、腺性膀胱炎、结石、长期尿潴留、遗传因素、免疫异常、病毒感染等是诱发膀胱肿瘤的病因之一。

2. 病理

(1)组织类型　膀胱肿瘤大多来源于上皮细胞,占95%以上,而其中90%以上为移行细胞癌,鳞状细胞癌和腺癌较少见,但恶性程度远较移行细胞癌为高。

(2)分级 膀胱肿瘤在病理改变上根据细胞大小、形态、染色深浅、核改变、分裂相等分为四级。一、二级分化较好,属低度恶性;三、四级分化不良,属高度恶性。乳头状瘤的细胞形态与正常移行细胞无明显差异,但有复发和恶变倾向,因此,在治疗上仍视为癌肿对待。

(3)生长方式 有原位癌、乳头状癌和浸润性癌三种,三者可混合存在。在膀胱镜下或活体标本大体观察可以看出肿瘤有蒂者常为低度恶性,广基无蒂者为高度恶性,溃疡浸润型的肿瘤总是高度恶性的。

(4)临床病理分期

Tis:原位癌;

Ta:乳头状无浸润;

T_1:局限于固有层内;

T_2:浸润浅肌层;

T_3:浸润深肌层或已穿透膀胱壁;

T_4:浸润前列腺或膀胱临近组织。

膀胱肿瘤最多分布在膀胱侧壁及后壁,其次为三角区和顶部,也可为多灶性,亦可同时或先后伴有肾盂、输尿管及尿道的肿瘤。膀胱肿瘤的扩散主要是向深部浸润,继则发生远处转移。转移途径以髂淋巴结、腹主动脉淋巴结为主,晚期少数病人可经血流转移至肺、骨、肝等器官。

【诊断依据】

1.症状

(1)无痛性血尿 是绝大多数膀胱肿瘤病人的首发症状,如肿瘤位于三角区或其附近,血尿常为终末出现。如肿瘤出血较多时,亦可出现全程血尿。血尿程度与肿瘤大小、数目、恶性程度可不完全一致,非上皮性肿瘤血尿一般不很明显。血尿可间歇性出现,常能自行停止或减轻,容易造成"治愈"或"好转"的错觉。

(2)尿潴留 血尿严重者因血块阻塞尿道内口可引起尿潴留。

(3)膀胱刺激症状 肿瘤坏死、溃疡、合并炎症以及形成感染时,患者可出现尿频、尿急、尿痛等膀胱刺激症状。

(4)晚期膀胱肿瘤病人有贫血、浮肿、下腹部肿块等症状,盆腔淋巴结转移可引起腰骶部疼痛和下肢浮肿。

(5)当肿瘤浸润达肌层时,可出现疼痛症状,肿瘤较大影响膀胱容量或肿瘤发生在膀胱颈部、或出血严重形成血凝块等影响尿液排出时,可引起排尿困难甚至尿潴留。膀胱肿瘤位于输尿管口附近影响上尿路尿液排空时,可造成患侧肾积水。

2.体征

(1)查体时注意膀胱区有无压痛,膀胱双合诊检查注意有无触及膀胱区硬块及活动情况,膀胱肿瘤未侵及肌层时,此项检查常阴性,如能触及肿块,即提示癌肿浸润已深,病变已属晚期。

(2)膀胱镜检查对本病临床诊断具有决定性意义,绝大多数病例通过该项检查,可直接看到肿瘤生长的部位、大小、数目,并可根据肿瘤表面形态初步估计其恶性程度,并进行活检以明确诊断。

3.实验室检查

(1)尿液脱落细胞检查 在病人新鲜尿液中,易发现脱落的肿瘤细胞,该检查方法简便易行,可作血尿病人的初步筛选。但如果肿瘤细胞分化良好,常难与正常移行细胞相鉴别,检出的阳性率不高。

(2)应用尿检查膀胱肿瘤抗原(BTA)、核基质蛋白(NMP_{22})、BLCA-4等,有助于提高膀胱癌的检出率。

4.影像学检查 膀胱X线造影检查可见充盈缺损,浸润的膀胱壁僵硬不整齐。B超、CT扫描、静脉肾盂造影等对全面了解本病及排除上尿路有无肿瘤等都有一定价值。

【鉴别诊断】

注意与膀胱内血块、膀胱结核、膀胱结石等鉴别,根据B超、尿液脱落细胞、膀胱镜检查,一般很容易鉴别。

【治疗原则】

膀胱肿瘤治疗以手术切除为主。手术治疗分为经尿道切除肿瘤、膀胱切开切除肿瘤、膀胱部分切除、膀胱全切除等手术。根据肿瘤的病理并结合肿瘤生长部位、病人全身情况等选择适当的手术方式。放射治疗、化学治疗、免疫治疗等在治疗中作为一种辅助措施或作为肿瘤切除后预防复发的一种手段。

1.手术治疗

(1)电灼或电切法 对小的表浅肿瘤,可经尿道行肿瘤电灼或电切术;对多发表浅肿瘤可切开膀胱施行电灼及电切术。

(2)膀胱部分切除术 对已侵犯肌层的肿瘤可选择此种治疗方法,切除包括肿瘤的全层膀胱壁,切缘距肿瘤不少于2 cm,肿瘤若邻近输尿管口,切除后行输尿管膀胱移植术。

(3)膀胱全切术 适用于多发、范围广或肿瘤位于三角区或膀胱颈部,难以用上述方法治疗者则采用膀胱全切术。膀胱全切术是膀胱浸润性癌的基本治疗方法,切除范围包括全膀胱、前列腺和精囊(必要时全尿道)。膀胱切除后尿路改道方式较多,如直肠膀胱术、回肠膀胱术、膀胱再生术、可控性肠管膀胱等,目前仍以回肠膀胱尿路改道者为多。

2.非手术治疗

(1)放射治疗 用^{60}Co或电子加速器治疗,对肿瘤切除后预防复发及晚期癌肿控制病情发展有一定帮助。

(2)化疗 化疗分全身化疗和局部化疗两种,局部化疗又有经髂内动脉内灌注和经膀胱内灌注等方法。目前较普遍的化疗用药还是多经膀胱内灌注。

膀胱内灌注方法:丝裂霉素20~40 mg加生理盐水或蒸馏水20~40 mL,病人排空尿液后行膀胱内灌注,药液保留2 h,每周一次,共8次,以后改为每2周一次,再灌4次,共12次。其他灌注药物还有噻替派、喜树碱、5-氟尿嘧啶、阿霉素、顺铂等均有所用。

(3)免疫治疗 卡介苗膀胱内灌注对预防肿瘤复发有明显疗效,干扰素、白介素等全身应用及膀胱内灌注对预防肿瘤术后复发亦有较好作用。

第三节 男性性功能障碍

男性性功能障碍是一种常见疾病,据统计发病率占成年男性的10%左右。随着科学技术的发展和普及,人们对男性性功能障碍逐渐有了正确的认识。男性性功能障碍是指正常男性性功能的整体活动过程(包括性欲唤起、阴茎勃起、阴茎插入阴道、性欲高潮-射精和性满足5个环节)中任何一个环节发生的障碍。主要分为阴茎勃起功能障碍(ED)、射精障碍(包括早泄、不射精、逆行射精)性欲障碍和性感觉障碍。本节主要介绍阴茎勃起功能障碍。

【定义与分类】

1. 定义　阴茎勃起功能障碍是指阴茎不能勃起从而不能达到和维持足以进行满意的性交。

2. 分类　ED通常分为三类:

(1) 器质性ED　由血管、神经、激素、海绵体异常或病变引起。

(2) 心理性(精神性)ED　由于勃起机制的中枢抑制引起,但无躯体病变。

(3) 混合性ED　指心理精神因素和器质性病因共同导致的ED。勃起功能障碍的发病率约占成人的10%。其中器质性、心理性、混合性各约占1/3。

【病因与病理】

引起男性性功能障碍的原因很多,凡能影响维持正常男性性功能所需的基本条件的因素,均为本病病因。由于性功能障碍的出现是一个复杂的心理、生理变化和反应,包括病人对性的认识、理解,双方感情的深浅,性刺激的大小是否得当,同时也受家庭、社会、环境与人际关系的影响。所以要找出男性性功能障碍的原因,则需要充分了解上述各方面的情况,正确找出可能诱发男性性功能障碍的病因。

随着人们对阴茎解剖生理、勃起功能障碍的流行病学、诊断以及治疗的经验积累,对ED的病因的认识不断深化。近年来由于勃起生理学和病理学研究的进展,对ED的病因分类已趋一致。

1. 心理性勃起功能障碍　是指紧张、压力、抑郁、焦虑和夫妻感情不和的不良精神心理因素引起大脑中枢的抑制造成的勃起功能障碍。性生活不协调,性刺激不适当或不充分,不良的性经历或性交失败的恐惧,对手淫的负疚感等。工作、家庭、经济压力及继发情感的影响,尤其容易引起ED的发生。

2. 器质性勃起功能障碍:①血管性原因:任何可能导致阴茎海绵体动脉血流减少的疾病及阴茎动静脉瘘等,如血管硬化、高血压、心脏病等;②神经性原因:中枢、外周神经疾病及损伤;③手术及外伤:引起了与阴茎勃起有关神经血管损伤;④内分泌疾病:糖尿病、甲状腺、肾上腺及性腺疾患等;⑤阴茎本身疾病:如阴茎海绵体硬结症,严重包茎等。

【诊断依据】

1. 病史　应包括可能为致病因素的慢性病史、药物史、手术史,尤其是患者与配偶的性生活史、婚姻史。

2. 体格检查 应包括第二性征、睾丸质地大小、会阴及阴茎感觉、肛门括约肌张力、球海绵体反射及前列腺、阴茎的触诊等检查。

3. 实验室检查 应作血、尿常规，血糖、血脂及血睾酮的检查，若疑有慢性肝、肾疾病的应作肝、肾功能的检查。怀疑精神心理性 ED 的应作心理评估。

4. 特殊检查 有阴茎夜间膨胀试验、阴茎动脉血压指数、海绵体内注射活性药物试验、彩色多普勒超声检查阴茎血流图、海绵体测压及造影等。最近新推出的海绵体肌电图、骶神经刺激—球海绵体反射延长时间、阴部神经传导速度、海绵体活检等。这众多的检查虽对 ED 的某些方面确有认识和发现，但并非金标准，必须结合临床，针对个别病例和情况，有针对性、综合性的应用。

【治疗原则】

1. 非侵入性治疗 包括心理治疗、药物治疗和物理治疗。心理治疗是最基本且不可缺少的疗法，包括精神分析法、行为疗法及性感集中训练等。近几年外用及口服药物有了长足的发展，特别是西地那非，它通过 NO-cGMP 经路，高效、高选择性的降解阴茎海绵体中 5-磷酸二酯酶，使阴茎能充分有力地勃起。

2. 侵入性治疗 包括海绵体内注射血管活性物质、手术治疗和假体植入治疗。海绵体内注射血管活性药物是有效的诊断治疗手段，常用药物有罂粟碱、酚妥拉明、前列腺素 E1 等。海绵体给药和经尿道给药是二线治疗方案。对各类顽固性 ED，经其他各种治疗无效者，需考虑外科手术治疗，主要包括假体植入、血管重建术、静脉结扎术等。

（郑立泉　张维涛）

复习思考题

1. 简述上尿路结石的临床表现。
2. 简述上尿路结石的保守治疗方法。
3. 简述膀胱肿瘤的临床病理分期。
4. 简述膀胱肿瘤的诊断依据。
5. 简述膀胱肿瘤的治疗原则。
6. 简述阴茎勃起功能障碍的定义及分类。
7. 简述阴茎勃起功能障碍的病因。

第五章 神经外科疾病

第一节 颅脑损伤

一、概述

【闭合性脑损伤的致伤机理】
(一)直接暴力致伤
1. 加速性损伤 冲击点伤重,而对冲伤一般较轻。
2. 减速性损伤 对冲伤及冲击点伤均重,而对冲伤一般更重。
3. 挤压伤 着力点伤重,有时中线伤亦重。
4. 旋转性损伤 可致弥漫性轴索损伤。
(二)间接暴力致伤
1. 挥鞭性损伤 可造成颅颈交界部位的韧带、关节、椎体、延髓或颈髓的损伤,还可使脑在颅内旋转运动造成脑损伤。
2. 颅颈交界处损伤 可引起严重的枕骨大孔环形陷入骨折,致使后组颅神经、颈髓上段和/或延髓受损。
3. 创伤性窒息(胸部挤压伤) 可造成颅内广泛性点状出血。

【颅脑损伤意识障碍分级】
(一)传统分法
意识清楚、意识模糊、浅昏迷、昏迷及深昏迷。
(二)Glasgow 昏迷计分(GCS)法
见表 4-5-1。

表 4-5-1 Glasgow 昏迷计分法

睁眼反应	计分	言语反应	计分	运动反应	计分
自动睁眼	4	回答正确	5	遵嘱运动	6
呼唤睁眼	3	回答错误	4	刺痛定位	5
刺痛睁眼	2	语无伦次	3	刺痛躲避	4
不睁眼	1	只能发音	2	刺痛肢屈	3
		不言语	1	刺痛肢伸	2
				刺痛无反应	1

最高分为15分,最低分为3分,8分以下为昏迷。

二、头皮损伤

(一)头皮血肿

【诊断要点】

1. 头皮下血肿　局限于受伤部位,体积小,有时因血肿周围组织肿胀、隆起,中央反而凹陷,易误诊为颅骨凹陷性骨折。一般无波动感。

2. 帽状腱膜下血肿　血肿一般较大,可蔓延至整个头皮,不受骨缝限制,有波动感。

3. 骨膜下血肿　血肿边缘不超过颅缝,张力大,有波动感,常伴有颅骨骨折。

【鉴别诊断】

见表4-5-2。

表4-5-2　头皮血肿鉴别

血肿类型	位置	范围	软硬度及波动感
头皮下血肿	皮下组织层	小,局限	周围隆起,中央凹陷;较硬,无波动感
帽状腱膜下血肿	帽状腱膜下层	蔓延,不受骨缝限制	软,波动感明显
骨膜下血肿	骨膜下层	不越过骨缝	张力大,有波动感

【处理原则】

1. 头皮下血肿不需特殊处理,一般可自行吸收。

2. 帽状腱膜下血肿,早期加压包扎有利于防止血肿的扩大;有骨折线的骨膜下血肿,忌用强力加压包扎,以免血液经骨折缝流向颅内,引起硬膜外血肿。

3. 伤后一周左右仍无自行吸收的倾向,应在无菌条件下穿刺抽吸,并加压包扎。

4. 对反复穿刺抽吸无效的病人,应排除血液病。

(二)头皮裂伤

【临床表现】

钝器或锐器致伤,系头皮的开放性损伤,头皮组织断裂,裂口形态不一。因头皮血运丰富,不论伤口大小,常出血凶猛。

【处理原则】

1. 急救时,应加压包扎,暂时止血。

2. 三天内无明显感染者,均可做清创一期缝合。清创时应将伤口内的头发、泥沙等异物彻底清除,伤口彻底冲洗、消毒,切除坏死创缘,一般切除0.2 cm即可,以免缝合时张力过大。

3. TAT　1 500 U,皮试后肌肉注射。

4. 应用抗生素。

(三)头皮撕脱伤

【临床表现】

头皮大片自帽状腱膜下撕脱,有时甚至连同额肌、颞肌或骨膜一起撕脱,伤后失血多,可发生休克。

【处理原则】

1. 立即清创及抗休克治疗。

2. 如撕脱的皮瓣尚未完全脱离头皮,并有血液供应时,应细致清创,剪去挫灭失活的组织后予以缝合,皮下放置引流条,加压包扎。

3. 如皮瓣已完全脱落而挫伤不严重时,将皮瓣清创后,可试行头皮血管吻合,然后缝合头皮。

4. 若头皮撕脱、挫伤严重,不能依上法进行时,可将撕脱的头皮制成中厚皮片,回植于裸露的骨膜或筋膜上。也可酌情行转移皮瓣术。

5. 若骨膜破坏,颅骨裸露,撕脱的头皮严重挫灭失活,可在颅骨上每隔 1 cm 钻孔至板障,待长出肉芽后,再行植皮术。

6. 若伤口严重污染,可先行清创术,待肉芽长出后再行植皮术。

三、颅骨骨折

(一)颅盖骨骨折

1. 颅骨线形骨折(颅骨骨缝分离)

【诊断要点】

(1) 多发生在暴力的冲击部位,可有局部头皮损伤。

(2) 颅骨 X 线平片 骨折线呈线状或星状,边缘清晰、锐利,几乎均为全层骨折。

(3) 颅骨骨缝移开 2 mm 即为骨缝分离。外伤性骨缝分离也属线形骨折,以人字缝多见。

【颅骨线形骨折与颅骨正常结构的鉴别】

颅骨线形骨折与颅骨正常结构鉴别见表 4-5-3。

表 4-5-3 颅骨线形骨折与颅骨正常结构鉴别

名称	位置	形态	边缘	透光度
颅缝	颅骨交界处	锯齿形	圆钝平行,边缘骨质密度增加	分布和方向固定
血管沟	有一定的解剖分布方向和末梢分枝	枯树枝状,由粗而细	边缘圆钝,骨质密度增加	较大
板障静脉	多见于额顶部,方向不定	圆钝平行,边缘密度增加	星芒状或网状,常有静脉湖	不显著
线形骨折	可发生在颅骨各处	不定	锐利,不平行	大且清晰

【治疗原则】

(1) 单纯颅骨线形骨折无需特殊处理。

(2) 骨折线越过血管沟、静脉窦者,有发生硬膜外血肿的可能,应严密观察病情变化及时复查 CT。

(3)骨折线通过气窦者,可致颅内积气,应给予抗生素预防颅内感染。

2. 颅骨凹陷性骨折

【诊断要点】

(1)局部有明显的头皮损伤。

(2)着力点处可触及颅骨下陷,但应与头皮下血肿鉴别。

(3)影像学检查　颅骨X线平片显示骨折边缘呈环形、锥形或放射状;切线位片或CT骨窗像可清楚显示其凹陷深度。

【治疗原则】

(1)开放性颅骨凹陷性骨折的碎骨片及异物易致感染,应予以清除。

(2)合并严重脑挫裂伤、颅内血肿或大面积骨折片陷入颅腔,导致颅内压增高、有脑疝可能者,应清除失活脑组织及血肿,去骨瓣减压。

(3)若骨折片压迫脑重要功能区而引起神经功能障碍,如偏瘫、失语、癫痫等,应行骨折片复位或取出术。

(4)位于大静脉窦处的凹陷性骨折,若无颅内压增高及神经系统症状,一般不考虑手术;必须手术时,术前和术后都应做好处理大出血的准备。

(5)凹陷深度＞1 cm的非功能区凹陷性骨折,若无颅内压增高症状,为相对手术适应证。

(6)严重影响美容者,应考虑手术。

3. 颅骨粉碎性骨折

【诊断要点】

(1)局部表现同颅骨凹陷性骨折。

(2)颅骨X线平片　骨折线向周围裂开或相互交叉,将颅骨分离成游离的不规则碎片。

【治疗原则】

(1)若骨片无凹陷或错位,未引起脑受压,则按颅骨线性骨折处理。

(2)若骨片有明显凹陷或刺入脑内,则按颅骨凹陷性骨折处理。

4. 颅骨穿入性骨折　按开放性脑损伤处理。

5. 婴幼儿乒乓球凹陷样骨折。

婴幼儿颅骨薄而软,弹性大,缓冲力强,颅骨受外力作用凹陷时,可无骨折线,称为乒乓球凹陷样骨折。此类骨折多可自行复位,若无神经系统症状,一般不考虑手术治疗。

(二)颅底骨折

【诊断要点】

1. 颅前凹骨折

(1)骨折累及眶顶和筛骨,可出现眶周广泛淤血斑("熊猫眼"征)、球结膜下淤血斑及鼻出血;若脑膜及骨膜均破裂,则合并脑脊液鼻漏。

(2)筛板或视神经管骨折,可合并Ⅰ,Ⅱ对颅神经损伤。

(3)伴有额叶损伤。

2.颅中凹骨折

(1)骨折累及颞骨岩部时,常合并Ⅶ,Ⅷ颅神经损伤并出现颞肌下出血、压痛。若脑膜、骨膜及鼓膜均破裂,则合并脑脊液耳漏;若鼓膜完整,则脑脊液经咽鼓管流向鼻咽部。

(2)骨折累及蝶骨及颞骨内侧部时,可能损伤垂体或Ⅱ,Ⅲ,Ⅳ,Ⅴ,Ⅵ颅神经。

(3)若骨折累及颈动脉海绵窦段,可因颈动脉海绵窦瘘的形成而出现搏动性突眼及颅内杂音。

(4)破裂孔或颈内动脉孔处骨折,可发生致命性的鼻出血或耳出血。

(5)若骨折累及蝶骨,可出现鼻出血或脑脊液鼻漏。

(6)常伴有颞叶损伤。

3.颅后凹骨折

(1)骨折累及颞骨岩部后外侧时,多在伤后1~2天出现乳突后皮下淤血斑(Battle征)。

(2)骨折累及枕骨基底部时,可在伤后数小时出现枕下部肿胀及皮下淤血斑。

(3)枕骨大孔或岩骨尖后缘附近的骨折,可合并后组颅神经损伤或小脑、脑干损伤。

【颅底骨折鉴别要点】

见表4-5-4。

表4-5-4 颅底骨折鉴别

骨折部位	迟发性淤血部位	脑脊液漏	颅神经损害	血管损伤	脑损伤
颅前凹	眼睑、球结膜下("熊猫眼"征)	鼻漏	Ⅰ,Ⅱ	额底	额极
颅中凹	颞部、耳后皮下	耳漏、鼻漏	Ⅶ,Ⅷ Ⅱ~Ⅵ	颈内动脉海绵窦段	颞底、垂体
颅后凹	乳突部(Battle征)、枕后皮下、咽后壁	少见	Ⅸ~Ⅻ	椎基底动脉	小脑、脑干

【治疗原则】

1.颅底骨折本身不需特殊处理,应着重治疗合并的脑损伤、脑脊液漏及颅神经损伤,预防颅内感染,促进脑与颅神经功能的恢复。

2.颅底骨折合并脑脊液漏的处理原则

(1)保持鼻腔和耳道清洁,禁止冲洗及填塞,禁止擤鼻涕,减少或避免打喷嚏和咳嗽。

(2)禁止腰穿,急性期平卧位,急性期过后可采用头高脚低位,以利漏液停止。

(3)抗生素应用至脑脊液漏停止后1周以上。

(4)脑脊液漏持续1个月以上者可考虑手术修补。

四、原发性脑损伤

(一)脑震荡(concussion of brain)

【诊断要点】

1.有明确的头部外伤史。有时可查到着力点处头皮损伤。

2.伤后短暂性(一过性)意识丧失,一般不超过30 min。可伴有短暂性植物神经功能紊乱,如面色苍白、冷汗、呼吸浅慢、脉搏细弱、血压下降、四肢松软等。

3. 逆行性遗忘　清醒后病人不能回忆受伤经过或伤前一段时间的情况。

4. 神经系统查体无阳性体征。

5. 颅脑CT扫描无异常,脑脊液检查正常。

【治疗原则】

1. 由于脑震荡可伴有颅内血肿,因此在伤后早期应密切观察病情变化,必要时复查颅脑CT。

2. 卧床休息。

3. 适当应用神经营养药物。

4. 对症处理　止痛、镇静等。

5. 心理治疗,消除病人的顾虑和恐惧心理。

(二) 脑挫裂伤(cerebral contusion and laceration)

【诊断要点】

1. 意识障碍　伤后出现的意识障碍程度不一,大多持续时间较长,甚至持续昏迷至死亡。轻者可无意识障碍。

2. 局灶症状与体征　如偏瘫、失语、偏身感觉障碍等。

3. 头痛、恶心、呕吐　可能与颅内压增高、蛛网膜下腔出血、植物神经功能紊乱有关。

4. 颅内压增高与脑疝。

5. 颅脑CT扫描　伤区呈点片状高密度影,周围可伴有脑水肿,也可伴有颅内血肿或蛛网膜下腔出血。

【治疗原则】

脑挫裂伤较轻者可采用非手术治疗。对于重度脑挫裂伤合并脑水肿的病人,若出现以下情况,应考虑手术治疗。

1. 意识障碍进行性加重,或一侧瞳孔散大。

2. 颅脑CT扫描　中线结构明显移位,脑室明显受压。

3. 脱水治疗无效或治疗过程中病情恶化。

手术治疗一般采取失活脑组织及并发颅内血肿清除,必要时可考虑去骨瓣减压。若病情允许,应每日或隔日行腰穿,也可行腰大池置管引流,放出血性脑脊液,以减轻血性脑脊液的刺激,预防交通性脑积水的发生。

(三) 弥漫性轴索损伤(diffuse axonal injury, DAI)

【诊断要点】

1. 致伤原因　多为车祸伤,少数为高处坠落伤。

2. 意识障碍　伤后即出现原发性昏迷,且程度深、持续时间长,甚至植物生存或死亡。少数病人有中间清醒期。

3. 无明确的神经系统定位体征。

4. 早期出现去脑强直和脑干症状。

5. CT或MR检查　可显示大脑半球灰白质交界处、神经核团与白质交界处、胼胝体及脑干等部位无占位效应的多发性小出血灶,有时伴有脑组织弥漫性肿胀、脑室缩小、环池消失,蛛网膜下腔出血,中线常无明显移位。MR诊断敏感性优于CT。

6.病理检查 脑深部轴突断裂,可见轴索回缩球。

近来有学者认为,从发生机制上分析,脑震荡可看作是极轻型DAI,而原发性脑干损伤应是重型DAI。

【治疗原则】

目前尚无确切、有效的治疗方法,治疗的重点和关键在于积极防止或延缓各种并发症的发生,为DAI的自然恢复争取时间、创造条件。DAI本身一般无明显占位效应,在治疗过程中,一旦发现有颅内血肿或因两半球不对称水肿而导致中线移位,并出现脑疝症状时,应争取立即手术,清除血肿并去骨瓣减压,以减轻继发性脑损害。

(四)原发性脑干损伤(primary injury of brain stem)

【诊断要点】

1.伤后立即昏迷,昏迷程度深,持续时间长,而恢复慢。

2.去大脑强直。

3.锥体束征 伤后可立即出现肌张力增高、病理反射;休克期或深昏迷时,全部反射消失。

4.损伤局限者可出现以下定位体征

(1)中脑损伤 瞳孔大小及形态变化无常,对光反应消失,眼球固定。

(2)脑桥损伤 双侧瞳孔极度缩小,眼球同向凝视或双眼分离。

(3)延髓损伤 出现呼吸及循环功能障碍。

5.颅脑CT扫描 脑干部位有点片状高密度影,脑干肿胀;基底池、四叠体池、Ⅳ脑室受压或闭塞。

6.MR检查 可清晰显示脑干伤,但因检查费时,一般根据临床表现和CT扫描检查即可确诊。

【治疗原则】

1.合并颅内血肿者,若占位效应明显,可考虑手术,以减轻继发性脑损害。

2.非手术治疗。

五、颅内血肿

【分类】

(一)按血肿部位分类

1.硬膜外血肿(epidural hematomas)。

2.硬膜下血肿(subdural hematomas)。

3.脑内血肿(intracerebral hematomas)。

4.脑室内出血/血肿(intraventricular hemorrhage)。

(二)按血肿引起颅内压增高症状的时间分类

1.特急性颅内血肿 3 h内。

2.急性颅内血肿 3天内。

3.亚急性颅内血肿 3~21天。

4. 慢性颅内血肿　超过3周。

5. 迟发性颅内血肿　伤后首次CT扫描阴性,而后复查CT发现血肿。

【各种颅内血肿的鉴别要点】

各种颅内血肿的鉴别要点见表4-5-5。

表4-5-5　颅内血肿鉴别

血肿类型	出血来源	血肿部位	CT表现
硬膜外血肿	脑膜中动脉;板障;静脉窦	硬膜外腔	颅骨内板下双凸镜或梭性高密度影
硬膜下血肿		硬膜下腔	新月形或半月形
急性复合性硬膜下血肿	脑挫裂伤或脑内血肿		高密度影
急性单纯性硬膜下血肿	桥静脉		高密度影
亚急性硬膜下血肿	桥静脉或脑挫裂伤		低密度影
慢性硬膜下血肿	桥静脉		低密度影
脑内血肿			圆形或不规则形高密度影
浅部	脑挫裂伤	皮层下	
深部	白质血管	白质深部	
脑室内出血		脑室内	脑室内高密度影,脑室扩大
原发性脑室内出血	室管膜下血管		
继发性脑室内出血	脑内血肿破入脑室		

【急性颅内血肿的手术指证】

1. 意识障碍进行性加重。

2. ICP监测　ICP>2.7 kPa(270 mmH$_2$O),且进行性升高。

3. 局灶症状明显。

4. CT,MR检查　幕上血肿>40 mL,幕下血肿>10 mL,中线移位>10 mm,脑室、脑池受压明显。

5. 非手术治疗无效。

6. 出现脑疝症状者。

7. 颞叶血肿和硬膜外血肿手术指证可适当放宽。

【常用的手术方式】

1. 开颅血肿清除术。

2. 去骨瓣减压术。

3. 钻孔探查术。

4. 钻孔引流术。

5. 脑室外引流术。

六、开放性脑损伤

【处理原则】

1. 伤后 48~72 h 内应彻底清创,清除坏死组织、凹陷的碎骨片及异物。伤后 3~6 天,若伤口感染不重,也应清创,酌情将伤口全部或部分全层缝合,日后若无明显感染,再做进一步处理。

2. 清创时应由外向里,在直视下清除一切异物、碎骨片、血块和无生机的脑组织。伤口内可用生理盐水-双氧水-生理盐水反复冲洗,再用不大于 1∶1 000 庆大霉素盐水冲洗。

3. 压迫静脉窦的骨折片,若无明显症状,建议不要盲目撬动,以免发生大出血。必须进行处理时,应有充分的输血及止血条件。

4. 如有头皮软组织缺损,可采用植皮、皮瓣转移等方法进行修补。

5. 颅骨缺损一般不需立即修补,待创口愈合后 3~6 个月修补。

6. 硬脑膜缺损,可取帽状腱膜、颞肌筋膜或人工材料修补。

第二节 颅内和椎管内疾病

一、颅内肿瘤

【病因】

目前较普遍接受的观点是,细胞染色体上存在着癌基因,各种后天诱因可使其发生;诱发脑肿瘤的可能因素有遗传因素、物理因素、化学因素及生物因素等。

【临床表现】

(一)颅内压增高症状

主要表现为颅内压增高三主征:头痛、呕吐及视乳头水肿,症状常进行性加重。颅内肿瘤卒中时,可出现急性颅内压增高症状。

(二)局灶症状及体征

1. 刺激性症状 如癫痫、疼痛、肌肉抽搐等。通常情况下,刺激性症状即为颅内肿瘤的首发症状,客观上表明了脑组织首先受到损害的部位,对定位诊断有指导意义。

2. 破坏(麻痹)性症状 如偏瘫、失语、感觉障碍等。为正常神经组织受到挤压及破坏而导致的功能丧失。多为中晚期颅内肿瘤的临床表现。

【治疗原则】

(一)手术治疗

1. 肿瘤切除 肿瘤切除的原则为在保留正常脑组织的基础上,尽可能彻底切除肿瘤。

(1)肿瘤全切除。

(2)肿瘤次全切除(切除>90%)。

(3)肿瘤大部切除(切除>60%)。

(4)肿瘤部分切除。

(5)肿瘤活检。

2.内减压。

3.外减压。

4.脑脊液分流术。

(二)放射治疗

1.内照射法(间质内放疗)。

2.外照射法

(1)普通放射治疗。

(2)伽马刀(γ-knife)放射治疗。

(3)等中心直线加速器治疗。

(三)化学治疗

1.给药方法

(1)全身给药　口服、肌注、静脉。

(2)局部给药　局部灌注、瘤区注射、鞘内注射及脑室内给药等。

2.常用药物　卡莫司汀(氯乙亚硝脲,BCNU)、洛莫司汀(环己亚硝脲,CCNU)、司莫司汀(甲环亚硝脲,me-CCNU)、丙卡巴肼(甲基苄肼)、博来霉素、阿霉素、长春碱、替尼泊苷(VM-26)等。

(四)对症治疗

(五)其他治疗

目前主要有免疫治疗、光动力学治疗、热能治疗、基因药物治疗等。

二、椎管内肿瘤

【分类】

1.硬脊膜外肿瘤　占总数的25%,主要为神经鞘瘤、脊膜瘤、血管瘤、皮样囊肿、上皮样囊肿、脂肪瘤及转移瘤等。

2.髓外硬膜下肿瘤　占总数的65%～70%,主要为神经鞘瘤及脊膜瘤。

3.髓内肿瘤　占总数的5%～10%,主要为室管膜瘤、星形细胞瘤及胶质母细胞瘤。

【临床分期及特点】

临床分期及特点见表4-5-6。

表4-5-6　椎管内肿瘤临床分期及特点

分期	特点
刺激期	神经根痛,部分病人出现夜间痛
脊髓受压期	脊髓半切综合征
脊髓瘫痪期	完全性瘫痪

【治疗原则】

1.手术切除肿瘤　是目前最有效的治疗方法。

2. 脊髓减压术　对于浸润性髓内肿瘤难以手术切除者,可采取脊髓背束切开减压。

3. 椎板切除椎管内探查术　适用于有明显脊髓压迫症状,病理性质难以明确者。椎板切除可缓解脊髓压迫症状。

4. 放射治疗　为某些恶性肿瘤手术治疗的辅助疗法。

5. 化学治疗　为恶性肿瘤手术治疗的辅助疗法,以期获得一定的缓解效果,延长生命。

6. 对于脊髓转移性肿瘤,在患者全身状况许可的情况下,应同时积极治疗原发病灶。

三、颅内动脉瘤

【病因】

(一)先天因素

1. 胚胎血管的残余未能完全消失。
2. 脑动脉(特别是分叉部)中层缺陷(Forbus 中膜缺陷)。
3. 脑血管行程迂曲,缺乏周围组织支持。
4. 脑血流量大,分叉部最易受到冲击。

(二)后天因素

1. 动脉硬化、颅脑损伤及感染等因素,使内弹力纤维断裂。
2. 高血压、动脉狭窄或闭塞,使血流对血管壁的冲击力增强。

【分类】

(一)按大小分类

1. 小型动脉瘤　<0.5 cm
2. 中型动脉瘤　0.5~1.5 cm
3. 大型动脉瘤　1.5~2.5 cm
4. 巨大型动脉瘤　>2.5 cm

(二)按位置分类

1. 颈内动脉系统动脉瘤

(1)颈内动脉-后交通动脉动脉瘤。

(2)大脑前动脉-前交通动脉动脉瘤。

(3)大脑中动脉动脉瘤。

2. 椎-基底动脉系统动脉瘤

(1)椎动脉动脉瘤。

(2)基底动脉动脉瘤。

(3)大脑后动脉动脉瘤。

(三)按形态分类

1. 囊状动脉瘤　包括球形、葫芦形、漏斗形等。
2. 梭形动脉瘤。
3. 壁间动脉瘤。

(四)按病因分类

1. 先天性(发育性)动脉瘤。
2. 细菌性动脉瘤。
3. 外伤性动脉瘤。
4. 动脉硬化性动脉瘤。
5. 剥离性动脉瘤。

【诊断要点】

1. 局灶症状　动眼神经麻痹、偏头痛、视力视野障碍等。
2. 动脉瘤破裂出血症状　参见自发性蛛网膜下腔出血。
3. 腰穿　不作为首选,可以明确有无蛛网膜下腔出血;若病人存在颅内高压,则禁忌腰穿。
4. 颅脑 CT,MRI 检查　可以确定蛛网膜下腔灶性出血部位,并以此推断动脉瘤的位置。
5. 脑血管造影　是目前诊断颅内动脉瘤的金标准。

【Hunt 和 Hess 分级】

Ⅰ级　无症状或有轻度头痛、颈项强直。
Ⅱ级　头痛较重,颈强直,除动眼神经等脑神经麻痹外,无其他神经症状。
Ⅲ级　轻度意识障碍,躁动不安和脑症状。
Ⅳ级　半昏迷、偏瘫,早期去脑强直和植物神经障碍。
Ⅴ级　深昏迷、去大脑强直,濒死状态。

【治疗原则】

1. 颅内动脉瘤一经确诊,应首选手术治疗;暂时不宜手术者,可参照自发性蛛网膜下腔出血非手术治疗原则处理。
2. 手术时机选择　Ⅰ级和Ⅱ级病人,应尽早造影,争取在一周内手术。Ⅲ级及Ⅲ级以上者,一般应待数日病人病情好转后再进行手术。

【常用的手术方法】

1. 瘤颈夹闭术。
2. 载流动脉夹闭及动脉瘤孤立术。
3. 动脉瘤包裹术。
4. 血管内介入治疗。

四、脑动静脉畸形(AVM)

【诊断要点】

1. 好发年龄为 20～40 岁。
2. 出血。
3. 癫痫。
4. 头痛。
5. 神经功能缺损。

6. CT 检查 增强扫描表现为混杂密度区；急性出血时，CT 扫描可以确定出血部位及程度。

7. MR 检查 AVM 呈流空现象。

8. 脑血管造影 是诊断 AVM 的金标准。可以了解畸形血管团的大小、范围、供血动脉、引流静脉及血流速度。

【治疗原则】

1. 手术切除 为最合理的治疗方法，应首选。

2. 血管内介入治疗 适用于不能手术切除或难以切除的病例，也可作为巨大 AVM 手术前的辅助治疗，以减少术中出血。

3. 放射治疗 小型 AVM 可试用，但疗效不肯定。其目的在于使病变血管内皮增生，血管壁增厚，以期形成血栓，使 AVM 闭塞。

五、脑积水

（一）先天性脑积水

先天性脑积水（congenital hydrocephalus）亦称婴儿脑积水，多为阻塞性、高颅压性脑积水。

【诊断要点】

1. 婴儿出生后数周或数月内，头颅迅速异常增大。

2. 囟门扩大并隆起，颅缝增宽；头发稀少，头皮静脉怒张；面颅明显小于脑颅。

3. "破罐"音、"日落"征。

4. 智力低弱、抽搐发作。

5. 颅骨平片 颅腔及囟门扩大、颅缝分离、颅骨变薄。

6. CT 及 MR 检查 脑室扩大、脑皮质变薄。

【治疗原则】

绝大多数患儿需行手术，目前常采用的手术如下：

1. 脑室-腹腔分流术。

2. 脑室-心房分流术。

3. 脑室-枕大池分流术。

4. 三脑室造瘘术。

（二）正常压力脑积水

正常压力脑积水是一种脑室虽扩大，但脑脊液压力正常的交通性脑积水征候群。

【病因】

蛛网膜下腔出血，尤其是动脉瘤破裂所致者；颅脑损伤；脑膜炎；颅内肿瘤；开颅手术后；原因不明。

【临床表现】

1. 步态障碍 常最早出现，也可与精神障碍同时发生。

2. 精神障碍 因人而异，可表现为记忆力（特别是近事记忆力）减退，反应迟钝，表情淡漠、缄默,智力减退、甚至痴呆。

3. 尿失禁　早期常表现为尿急,后期则尿失禁。大便失禁者少见。

4. 其他　思维和行动迟缓、癫痫等。

【诊断要点】

1. 步态异常、精神障碍、尿失禁"三联征"。

2. 腰穿测压 ICP<1.8 kPa(180 mm H_2O),放脑脊液后可暂时缓解症状。

3. CT 及 MR 检查　全脑室系统扩大,脑室周围有渗出。

【治疗】

应在症状出现 6 个月内手术,常用手术方式有脑室-腹腔分流术、脑室-心房分流术、腰大池-腹腔分流术等。

(曹春光)

复习思考题

1. 颅底骨折合并脑脊液漏的治疗原则是什么?
2. 急性硬膜外血肿的临床表现有哪些?
3. 颅内血肿的手术指证是什么?
4. 试述颅内肿瘤的临床表现。
5. 试述椎管内肿瘤的临床分期及特点。
6. 颅内动脉瘤的治疗原则是什么?
7. 试述先天性脑积水的诊断要点及治疗原则。

第五篇　妇产科

第一章 妊娠诊断

一、早期妊娠的诊断

【症状】

1. 停经 停经是育龄妇女可能妊娠的最早、最重要的症状。生育年龄妇女,平时月经周期规则,一旦月经过期10日及以上,应疑为妊娠。若停经已达8周,妊娠的可能性更大。但停经不一定就是妊娠,应予以鉴别。

2. 早孕反应 约半数妇女在停经6周前后出现头晕、乏力、嗜睡、流涎、食欲不振、偏食或恶心、晨起呕吐等现象,称为早孕反应(morning sickness)。

3. 尿频 在早孕期由于子宫增大在盆腔内压迫膀胱,出现尿频现象,可持续数月。当子宫增大超出盆腔后,尿频症状消失。

【体征】

1. 生殖器官的变化 于妊娠6~8周行窥器检查,可见阴道壁及子宫颈充血,呈紫蓝色。双合诊检查发现宫颈变软,子宫峡部极软,感觉宫颈与宫体似不相连,称为黑加征(Hegar sign),是早期妊娠的典型体征。

2. 乳房变化 自怀孕8周起,受增多的雌激素及孕激素影响,乳房渐胀大,乳头增大,乳头、乳晕着色加深,周围有深褐色的蒙氏结节出现。

【辅助诊断】

1. 妊娠试验 若为阳性,表明受检者血中或尿中含有人绒毛膜促性腺激素(HCG),可以协助诊断早期妊娠,但应注意假阳性的出现。

2. 超声检查

(1)B型超声显像法 是目前检查早孕快速准确的方法,最早在孕5周可见圆形光环,为来自羊膜囊的妊娠环(gestational ring),6~8周后可见胎体活动,胎心搏动,可确诊为早期妊娠。

(2)超声多普勒法

3. 黄体酮试验 利用孕激素在体内突然撤退可引起子宫出血的原理,对可疑早孕的妇女,每日肌注黄体酮20 mg,连用3日,停药2~7天内有阴道流血者可排除妊娠,超过7天仍未出现阴道流血,则早期妊娠的可能性很大。

4. 基础体温测定 基础体温双向型的妇女,停经后高温相持续18日仍不见下降,早期妊娠的可能性大,如高温相持续超过3周,则早孕的可能性更大。

5. 宫颈黏液检查 早孕者的宫颈黏液量少质稠,镜检见椭圆体而无羊齿状结晶,结合临床早期妊娠的表现,可诊断为妊娠。

二、中、晚期妊娠的诊断

妊娠中期以后,妊娠征象逐渐明显,诊断比较容易。根据子宫大小,能扪及胎体,感到胎动,听到胎心音,即可确诊。

【症状】
1. 停经 有停经史及早孕反应史。
2. 胎动 怀孕18～20周后孕妇开始自觉胎动。
3. 腹部膨大 随停经月份增加,孕妇自觉腹部日益膨大。

【体征】
1. 子宫增大 子宫随妊娠月份逐渐增大。根据手测子宫底高度及尺测耻上子宫长度(表5-1-1),可大体判断妊娠周数。
2. 胎动 胎儿在子宫内的活动称为胎动(fetal movement,FM)。胎动是胎儿情况良好的表现。孕妇在妊娠18～20周开始自觉胎动,每小时3～5次。腹部检查可扪及胎动,听诊可听到胎动音。妊娠周数越多,胎动越活跃,但至妊娠末期胎动渐减少。
3. 胎体 妊娠20周后,经腹壁可触及子宫内的胎体。妊娠24周以后,触诊时可以区分出胎头、胎背、胎臀及胎儿肢体。胎头圆而硬;胎背宽而平坦;胎臀宽而软,且形状略不规则;胎儿四肢小而且有不规则的活动。

表5-1-1 不同妊娠周数的子宫底高度及子宫长度

妊娠周数	手测子宫底高度	尺测耻上子宫长度(cm)
满12周	耻骨联合上2～3横指	
满16周	脐耻之间	
满20周	脐下1横指	18(15.3～21.4)
满24周	脐上1横指	24(22.0～25.1)
满28周	脐上3横指	26(22.4～29.0)
满32周	脐与剑突之间	29(25.3～32.0)
满36周	剑突下2横指	32(29.8～34.5)
满40周	脐与剑突之间或略高	33(30.0～35.3)

【辅助检查】
1. 超声检查 B型超声显像不仅能显示胎儿数目、胎产式、胎先露、胎方位、有无胎心搏动以及胎盘位置,且能测量胎体的多条径线,并可观察胎儿有无体表畸形。
2. 胎儿心电图 妊娠12周以后即能显示较规律图形。

三、胎产式、胎先露及胎方位

由于胎儿在子宫内的位置不同,有不同的胎产式、胎先露及胎方位。
1. 胎产式 胎体纵轴与母体纵轴的关系称为胎产式(fetal lie)。两纵轴平行者称纵产式；两纵轴垂直者称横产式，仅占 0.25% 左右；两纵轴交叉成角度称斜产式，属暂时的。在分娩过程中多数转为纵产式，偶尔转成横产式。

2. 胎先露　最先进入骨盆入口的胎儿部分称为胎先露（fetal presentalion）。纵产式有头先露及臀先露，横产式为肩先露。头先露因胎头屈伸程度不同，又分为枕、前囟、额及面先露。臀先露因入盆的先露部分不同，又分为混合臀、单臀、单足和双足先露。偶见头先露或臀先露与胎手或胎足同时入盆，称为复合先露。

3. 胎　　胎儿先露部的指示点与母体骨盆的关系称为胎方位，简称胎位（fetal position）。枕先露以枕骨、面先露以颏骨、臀先露以骶骨、肩先露以肩胛骨为指示点。根据指示点与母体骨盆前、后、左、右、横的关系而有不同的胎位。如：枕先露时，胎头枕骨位于母体骨盆的左前方，称为枕左前位，余类推。详见表 5-1-2。

表 5-1-2　胎产式、胎先露和胎方位的关系及种类

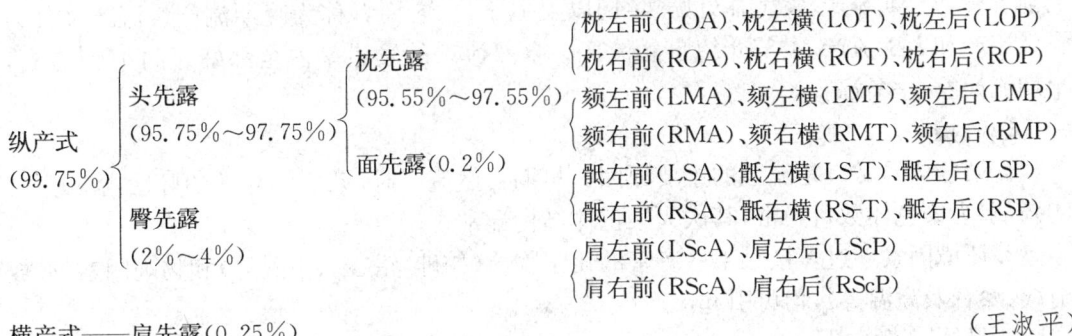

（王淑平）

复习思考题

1. 如何诊断早期妊娠？
2. 早期妊娠需与那些疾病鉴别？
3. 何谓胎产式、胎先露和胎方位？

第二章 妊娠并发症

第一节 流产

妊娠不足 28 周、胎儿体重不足 1 000 g 而终止者称流产(abortion)。流产发生于 12 周前者称为早期流产,发生在妊娠 12 周以上但不足 28 周者称为晚期流产。流产又分为自然流产和人工流产,本节介绍自然流产。自然流产的发生率占全部妊娠的 15% 左右,早期流产发生率较高。

【病因】

1. **染色体异常** 是流产的主要原因。早期自然流产时,染色体异常的胚胎占 50%～60%,多为染色体数目异常,其次为染色体结构异常。

2. **环境因素** 过多接触某些有害的化学物质(如砷、铅、苯、甲醛等)和物理因素(如放射线、噪音及高温等),均可引起流产。

3. **母体因素**

(1) 全身性疾病;(2)内分泌失调;(3)生殖器官疾病;(4)创伤。

4. **胎盘内分泌功能不足** 早孕时,除孕激素外,胎盘还合成其他激素,如 HCG,HPL 及雌激素等。上述激素值下降,妊娠将难以继续而致流产。

5. **免疫因素** 妊娠犹如同种异体移植,若母儿双方免疫不适应,则可引起母体对胚胎的排斥而致流产。

【病理变化】

由于流产发生的时间不同,病理过程亦不一致。早期流产多为胚胎先死亡,然后底蜕膜坏死及囊胚外面的绒毛与蜕膜分离,血窦开放引起出血。囊胚逐渐自着床处分离,落入子宫腔内成为异物,随子宫收缩排出。所以,早期流产往往先有出血后有腹痛。晚期流产时,因胎盘已形成,其流产过程常与足月分娩相似。流产时往往先有腹痛,然后依次排出胎儿、胎盘。

【临床表现及处理】

流产的主要临床表现是停经、腹痛和阴道流血。其发病时间、病情缓急、治疗方法及预后与流产的类型和病程有关。流产的发展过程如下所示:

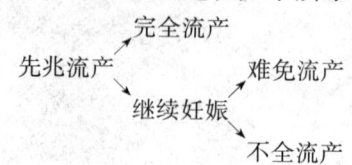

此外，流产有三种特殊情况，即习惯性流产、稽留流产和流产感染。现将各类流产分别叙述如下。

1. 先兆流产(threatened abortion)　有停经及早孕反应，阴道流血常比月经量少，腹部有轻微胀痛或腰酸。有时仅有阴道流血而无腹痛。妇科检查时，宫颈口未开，子宫增大与停经月份相符，尿妊娠试验阳性，超声检查胎囊大小、胎心、胎动情况与妊娠月份相符。尚有希望继续妊娠。

处理方法：

(1) 休息　包括心理和身体两个方面，应卧床休息，禁忌性生活，阴道检查应轻柔。

(2) 黄体支持　常用黄体酮10～20 mg每日肌注，直至阴道流血停止3～7天，在停药前逐渐减量。若用药两周后病情无缓解，胚胎发育异常应立即停止保胎治疗。

(3) 镇静药物　选用对胎儿影响小的药物，如苯巴比妥。

(4) 口服维生素E及小剂量甲状腺素

2. 难免流产　指流产不可避免。阴道流血量由中到多，下腹痛加剧，妇科检查宫口已松弛，无或有组织堵塞于宫颈口，子宫大小与停经月份相符或稍小。

处理方法：流血多者应迅速清除宫腔内容物，达到止血目的。小于12周者，及时行负压吸引术。大于12周者若宫口已开，可先钳夹胚胎组织，子宫缩小后再行清宫术。

3. 不全流产　指妊娠产物部分排出，部分仍残留在宫腔内。由于残留组织影响子宫收缩，致使腹痛、阴道流血不止。检查时子宫口多较松弛，有时见有组织堵塞于宫颈口，子宫多小于妊娠周数。

处理方法：一旦确诊，立即清除宫腔内残余组织，防止大出血和感染，流血过多发生休克时，应及时补液或输血。

4. 完全流产　胚胎组织已完全排出，一般很少出血或不再出血，腹痛逐渐缓解。检查子宫颈口关闭，子宫接近正常。无特殊情况不需处理。

5. 稽留流产　胚胎或胎儿已死亡滞留宫腔内尚未自然排出者。胚胎或胎儿已死亡后子宫不再增大反而缩小，早孕反应消失。若已至妊娠中期，孕妇腹部不见增大，胎动消失。妇科检查宫颈口未开，子宫较停经周数小，质地不软，未闻及胎心。

处理方法：应尽早使胎儿和胎盘排出，以防发生凝血功能障碍。术前做好凝血功能检查及输血准备。子宫小于12周者，可行刮宫术。一次不能刮净，可于5～7日后再次刮宫。子宫大于12周者，可用催产素、前列腺素或依沙吖啶等引产。若宫腔内容物排出不全，再行刮宫术。

6. 习惯性流产　指连续自然流产3次及以上者。每次流产多发生在相同的妊娠月份，流产经过与一般流产相同。早期流产的原因常为染色体异常、内分泌异常(如黄体功能不全、甲低)、免疫功能异常、感染因素等。中晚期流产最常见的原因为宫颈内口松弛、子宫畸形、宫腔粘连、子宫肌瘤等。

处理方法：未怀孕的妇女，应在怀孕前进行必要的检查包括卵巢功能检查、夫妇双方染色体检查与血型鉴定及丈夫的精液检查，女方还需进行生殖器的详细检查。已怀孕者，可在早期按先兆流产处理，至孕10周或超过以往发生流产的月份再停止治疗。

7. 流产感染　流产过程中，若流血时间长，有组织残留宫腔内或非法堕胎等，有可能引起宫腔感染,盆腔炎,甚至败血症等,严重者可致死亡。主要为抗感染治疗。

第二节 异位妊娠

【定义】

受精卵在子宫腔以外着床称为异位妊娠(ectopic pregnancy)。根据受精卵在子宫腔外种植的部位不同而分为:输卵管、卵巢、腹腔、阔韧带、宫颈妊娠。是妇科急腹症之一,发病率为1/100,其中输卵管妊娠最常见,占异位妊娠95%。本节主要介绍输卵管妊娠。输卵管妊娠占异位妊娠95%,其中壶腹部妊娠最多见,约占78%,其次为峡部、伞部、间质部。

【病因】

1. 输卵管炎症　是输卵管妊娠的主要病因。可分为输卵管黏膜炎和输卵管周围炎。
2. 输卵管手术史　输卵管绝育史及其他手术史,输卵管妊娠的发病率为10%~20%。
3. 输卵管发育不良或功能异常。
4. 辅助生育技术。
5. 避孕失败　宫内节育器避孕失败,发生异位妊娠的机会较大。

【病理】

1. 输卵管妊娠的特点　输卵管腔狭小,管壁较薄且缺乏黏膜下组织,其远不如子宫肌层壁厚与坚韧,妊娠时不能形成完好的蜕膜,不利于胚胎的生长发育,结局如下:

(1)输卵管妊娠流产　多见于妊娠8~12周的输卵管壶腹部妊娠。

(2)输卵管妊娠破裂　多见于妊娠6周左右的输卵管峡部妊娠。输卵管间质部妊娠虽少见,但后果严重,其结局几乎均为输卵管妊娠破裂,常发生于妊娠12~16周。

(3)陈旧性宫外孕　输卵管妊娠流产或破裂,若长期反复内出血形成盆腔血肿不消散,血肿机化与周围组织粘连,临床称为陈旧性宫外孕。

(4)继发腹腔妊娠　无论输卵管妊娠流产或破裂,胚胎从输卵管排入腹腔,若成活者继续在腹腔着床生长发育成为腹腔妊娠。

2. 子宫的变化　输卵管妊娠与正常妊娠一样,合体滋养细胞HCG维持黄体生长,使甾体激素分泌增加,致使月经停止来潮,子宫内膜出现蜕膜反应。子宫内膜的形态改变呈多样性。

【临床表现】

1. 症状

(1)停经　多有6~8周停经史,有20%~30%患者无停经史。

(2)腹痛　是输卵管妊娠患者的主要症状。输卵管妊娠发生流产或破裂之前,表现为一侧下腹部隐痛或酸胀感。当发生流产或破裂时,患者突感一侧下腹部撕裂样疼痛,常伴恶心、呕吐。

(3)阴道流血　多为不规则点滴出血,量少,色暗红。

(4)晕厥与休克　由于腹腔内出血及剧烈腹痛所致。

(5)腹部包块　输卵管妊娠流产或破裂所形成的血肿时间较长者,血块凝固与周围组织粘连形成包块。

2.体征

(1)一般情况　腹腔内出血患者呈贫血貌,面色苍白、脉搏细弱、血压下降等休克表现。

(2)腹腔检查　下腹有明显压痛及反跳痛,出血多时腹部有移动性浊音,有些患者有腹部包块,若反复出血,包块可不断增大变硬。

(3)妇科检查　阴道内有来自宫腔的少许血液,输卵管妊娠未破裂或流产者除子宫稍大较软外,其他体征不明显;输卵管妊娠破裂或流产时,后穹隆饱满、触痛,宫颈摇摆出现剧烈疼痛,称为宫颈举痛或摇摆痛(此为输卵管妊娠的主要体征之一);内出血多时子宫有漂浮感,子宫一方触及包块大小、形状、质地常有变化,边界不清,触痛明显。

【诊断】

1.病史、症状、体征。

2.HCG测定　β-HCG测定是诊断异位妊娠的重要方法。

3.超声诊断　B型超声对诊断异位妊娠有帮助。

4.阴道后穹隆穿刺　是一种简单可靠的诊断方法。

5.腹腔镜检查　适应于急腹症鉴别和输卵管妊娠未破裂或流产者,对大量内出血或伴有休克者禁用。

6.子宫内膜病理检查。诊刮仅使用于阴道流血较多的患者,目的在于排除同时合并宫内妊娠流产。

【鉴别诊断】

主要与黄体破裂出血,急性盆腔炎,急性阑尾炎,流产,卵巢肿瘤扭转相鉴别。

【治疗原则】

1.手术治疗　分保守手术和根治手术。

手术适应证:①生命体征不稳定或有腹腔内出血征象者;②诊断不明确者;③异位妊娠有进展者;④随诊不可靠者;⑤有期待疗法或药物治疗禁忌证者。

2.药物治疗

(1)化学药物治疗　主要适应于早期输卵管妊娠,要求保留生育功能的年轻患者。符合下列条件:无药物治疗的禁忌证;输卵管妊娠未流产或破裂;输卵管妊娠包块直径≤4 cm;血β-HCG<2 000 U/L;无明显内出血。

用法:甲氨喋呤(MTX)0.4 mg/(kg·d)肌注,5日为一疗程;米非司酮50 mg(bid),3天为一疗程,可反复用药。β-HCG作为治疗的疗效标准。

(2)中药治疗　活血化淤,消症为治疗原则,但应严格掌握指证。

3.期待治疗

适应证:①疼痛轻微,出血少;②随诊可靠;③无输卵管妊娠破裂的证据;④血β-HCG 1 000 U/L且继续下降;⑤输卵管妊娠包块3 cm或未探及;⑥无腹腔内出血。期待过程中应注意生命体征、腹痛变化,定期B超和β-HCG监测。

第三节 妊娠期高血压疾病

妊娠期高血压疾病(hypertensive disorder in pregnancy)是妊娠期特有的疾病,多发生在妊娠20周以后至产后24 h内。临床表现主要为水肿、高血压和蛋白尿,严重时出现抽搐、昏迷、心肾功能衰竭,甚至母婴死亡。

【病因】

尚不清楚,学说较多。

1. 免疫学说。
2. 胎盘或滋养细胞缺血学说。
3. 血管内皮细胞受损。
4. 遗传因素。
5. 营养缺乏。
6. 胰岛素抵抗。

【高危因素】

初产妇、孕妇年龄小于18岁或大于40岁、多胎妊娠、妊娠期高血压疾病史及家族史、慢性高血压、慢性肾炎、抗磷脂综合征、糖尿病、基因T235阳性、营养不良等。

【病理生理】

基本病理生理变化:全身小动脉痉挛,全身各系统器官灌流减少,造成母儿致命性危害。

(1)脑 脑血管痉挛、透性增加,脑水肿,充血、贫血、血栓形成及脑出血。表现头痛、感觉迟钝、抽搐昏迷。

(2)肾脏 肾小球扩张20%,内皮细胞肿胀,纤维素沉积于内皮细胞或肾小球间质,血浆蛋白自肾小球漏出形成蛋白尿。血管痉挛、肾小球滤过下降导致尿酸、肌酐升高,致少尿、肾功低下。

(3)肝脏 肝动脉阻力增加,肝门静脉周围坏死,包膜下血肿,各种转氨酶AKP升高。

(4)心血管 动脉痉挛→血压升高、外周阻力增加、心血管处于低排高阻、心肌缺血、间质水肿、出血→心衰。

(5)血液 因血管痉挛,管壁通透性升高,血液浓缩。凝血因子缺乏或高凝状态。

(6)内分泌及代谢 血浆孕激素转换酶增加,盐皮质激素、去氧皮质酮增加→钠水潴留→水肿。

(7)子宫胎盘血流灌注 绒毛浅着床及血管痉挛,导致胎盘灌流下降。螺旋动脉变细,血管内皮损害,胎盘功能低下,出现胎儿生长受限、胎儿窘迫。胎盘血管床破裂可致胎盘早剥,严重时母儿死亡。

【分类与临床表现】

见表5-2-1。典型临床表现为妊娠20周后出现高血压、水肿、蛋白尿。视病变程度不同,轻者可无症状或有轻度头晕,血压轻度增高,伴水肿或轻微蛋白尿;重者出现头痛、眼花、恶心、呕吐等,甚至抽搐、昏迷,血压明显增高,尿蛋白增多及明显水肿。

表 5-2-1 妊娠期高血压疾病分类

分类	临床表现
妊娠期高血压	BP≥18.67/12 kPa(140/90 mmHg),妊娠期首次出现,并于产后 12 周恢复正常;尿蛋白(一);患者可伴有上腹部不适或血小板减少,产后方可确诊
子痫前期 轻度	BP≥18.67/12 kPa(140/90 mmHg),孕 20 周以后出现;尿蛋白≥300 mg/24 h 或(+)。可伴有上腹部不适、头痛等症状
重度	BP≥21.33/14.67 kPa(160/110 mmHg);尿蛋白≥2.0 g/24 h 或(++);血肌酐>106 μmol/L;血小板<100×10^9/L;微血管病性溶血(血 LDH 升高);血清 ALT 或 AST 升高;持续性头痛或其他脑神经或视觉障碍;持续性上腹不适
子痫	子痫前期孕妇抽搐不能用其他原因解释
慢性高血压并发子痫前期	高血压孕妇妊娠 20 周以前无尿蛋白,若出现尿蛋白≥300 mg/24 h;高血压孕妇孕 20 周前突然尿蛋白增加,血压进一步升高或血小板<100×10^9/L
妊娠合并慢性高血压	BP≥18.67/12(140/90 mmHg),孕前或孕 20 周后首次诊断高血压并持续到产后 12 周以后

(1)妊娠水肿不作为诊断标准及分类依据;BP 较基础高 4/2 kPa(30/15 mmHg),但低于 18.67/12 kPa(140/90 mmHg)不作为诊断依据。

(2)重度子痫前期的临床症状和体征如下:①收缩压≥21.33~24.0 kPa(160~180 mmHg),或舒张压≥14.67 kPa(110 mmHg);②24 h 尿蛋白>5 g;③血清肌酐升高;④少尿,24 h 尿<500 mL;⑤肺水肿;⑥微血管病性溶血;⑦血小板减少;⑧肝细胞功能障碍(血清转氨酶 AS-T,ALT 升高);⑨胎儿生长受限或羊水过少;⑩症状提示显著的末梢器官受累(头痛、视觉障碍、上腹部或右上腹部痛)。

【诊断】

病史:询问有无头痛、头晕、视力改变、上腹部不适,恶心、呕吐。

高血压:定义持续升高。尿蛋白:定义是 24 h 内尿液中蛋白含量 300 mg 以上或(+)。

水肿:体重异常增加是首发症状。

辅助检查:血液检查、肝肾功、尿检、眼底、其他。

【鉴别诊断】

应与原发性高血压及慢性肾炎鉴别,子痫应与脑出血、糖尿病高渗性昏迷、低血糖昏迷鉴别。

【治疗】

目的和原则:是争取母体可恢复健康,胎儿生后可存活,以对母儿影响最小的方式终止妊娠。

1. 妊娠期高血压　休息、镇静、密切监护母儿状态、间断吸氧、饮食。

2. 子痫前期　应住院治疗,休息、镇静、解痉,降压,合理扩容及利尿,适时终止妊娠。

(1) 解痉　首选药物硫酸镁。

用药指证：①控制子痫抽搐及防止再抽搐；②预防子痫前期发展为子痫；③子痫前期临产前用药。

用药方案：静脉、肌肉注射。

毒性反应：膝反射减弱或消失，肌力减退甚至呼吸、心跳停止。

注意事项：①膝腱反射必须存在；②呼吸每分钟不少于 16 次；③尿量每小时不少于 25 mL；④备 10％葡萄糖酸钙 10 mL，有条件监测镁浓度。

(2) 降压　选药原则：对胎儿无毒副作用，不影响心、肾、胎盘血流量，不致血压急剧下降。主要药物有肼屈嗪、拉贝洛尔、硝苯地平、甲基多巴等。

(3) 扩容　仅用于严重的低蛋白血症、贫血，可选用人血白蛋白、血浆、全血等。

(4) 利尿　仅用于急性心衰、肺水肿、脑水肿、全身性水肿、血容量过多且伴有潜在性水肿者。药物有呋噻米、甘露醇。

(5) 适时终止妊娠。

①指证　子痫前期积极治疗 24～48 h 无明显好转；子痫前期妊娠已大于 34 周；孕龄不足 34 周，胎盘功能减退，胎儿已成熟者；孕龄不足 34 周，胎盘功能减退，胎儿未成熟者，可用地塞米松促胎肺成熟后终止妊娠；子痫控制后 2 h 可考虑终止妊娠。

②方式　引产、剖宫产。

3. 子痫处理原则　控制抽搐，纠正缺氧和酸中毒，控制血压，抽搐控制后终止妊娠。

第四节　前置胎盘

【定义】

妊娠 28 周后，胎盘附着在子宫下段，甚至胎盘下缘达到或覆盖宫颈内口，其位置低于胎先露部，称为前置胎盘(placenta previa)。是妊娠晚期的严重并发症，也是妊娠晚期出血的最常见的原因。发病率国外为 0.5％，国内为 0.24％～1.57％。

【病因】

原因不清，可能的诱因有以下几点：

1. 子宫内膜病变或损伤　多次刮宫、分娩、子宫手术等。
2. 胎盘面积过大　双胎前置胎盘发生率为单胎的 2 倍。
3. 胎盘异常　膜状胎盘、副胎盘等。
4. 受精卵滋养层发育迟缓。

【分类】

1. 完全性前置胎盘　指胎盘组织完全覆盖在宫颈内口。
2. 部分性前置胎盘　胎盘组织部分覆盖宫颈内口。
3. 边缘性前置胎盘　胎盘附着于子宫下段，边缘达到宫颈内口，未覆盖宫颈内口。

【诊断依据】

1. 病史　多次刮宫、分娩、手术史、吸烟、高龄孕妇、双胎等。

2. 症状 前置胎盘的典型症状是妊娠晚期或临产时无诱因、无痛性反复阴道流血。

3. 体征 患者一般情况与出血量有关，大量出血时表现为失血及休克表现。腹部检查：子宫软、无压痛、大小与妊娠周数相符；胎先露高浮，胎位异常15%。临产查见宫缩为阵发性，间歇时子宫完全放松；反复出血可致胎儿宫内缺氧，严重时胎死宫内。

4. 辅助检查 B超可确定胎盘下缘与宫颈内口的关系。

5. 产后检查胎盘及胎膜。胎膜破口距胎盘边缘<7 cm者为前置胎盘。

【鉴别诊断】

主要与轻型胎盘早剥、脐带帆状附着、前置血管破裂、宫颈疾病等产前出血相鉴别。

【对母儿的影响】

1. 产后出血。

2. 植入性胎盘。

3. 产褥感染。

4. 早产及围生儿死亡率增加。

【治疗】

治疗原则是抑制宫缩、止血、纠正贫血和预防感染。

1. 期待疗法：指证：妊娠<34周、胎儿体重<2 000 g、胎儿存活、阴道流血量不多、一般情况良好的孕妇。

2. 终止妊娠

(1) 终止妊娠指证 孕妇反复发生多量出血甚至休克者，无论胎儿成熟与否，为了母亲安全；胎龄达36周以上；胎儿成熟度检查提示胎儿肺成熟；胎龄未达到36周，出现胎儿窘迫象征者。

(2) 剖宫产指证 完全性前置胎盘；持续大量阴道流血；部分性或低置性前置胎盘，出血量较多，先露高浮，短时间内不能结束分娩；胎心异常。

(3) 阴道分娩 边缘性前置胎盘、枕先露、阴道流血不多，估计短时间内能结束分娩者可予试产。

第五节 胎盘早剥

【定义】

妊娠20周以后或分娩期正常位置的胎盘在胎儿娩出前，部分或全部从子宫壁剥离称为胎盘早剥。是妊娠晚期严重的并发症，具有起病急、发展快的特点，若处理不及时可危及母儿生命，国内发病率为0.46%～2.1%，国外为1%～2%。

【病因与病理】

1. 病因

(1) 孕妇血管病变。

(2) 机械性因素。

(3) 宫腔压力骤减。

(4)子宫静脉压突然升高。
(5)高危因素　吸烟、代谢异常、血栓疾病。

2.病理　主要病理变化为底蜕膜出血、形成血肿,使胎盘从附着处分离。

【分类】

1.显性出血。

2.隐性出血。

3.混合性出血。

【诊断依据】

1.临床表现　分三度。

Ⅰ度:多见于分娩期,胎盘剥离面积不大,症状轻。腹部检查:子宫软,大小与妊娠相符,胎位清,胎心正常。

Ⅱ度:胎盘剥离面1/3左右,主要症状是突发性持续性腹痛、腰酸或腰背痛,疼痛的程度与胎盘后积血量成正比。阴道流血不多,贫血程度与阴道流血不成正比。腹部检查:子宫大于妊娠周数,宫底随胎盘后血肿增大而升高。胎盘剥离处压痛明显,宫缩有间歇,胎位可触及,胎儿存活。

Ⅲ度:胎盘剥离面超过1/2,临床表现较Ⅱ度加重。患者出现休克表现。腹部检查:子宫硬如板状,子宫收缩间歇不能松弛,胎位扪及不清,胎心消失。

2.实验室检查　血常规、凝血分析、肾功、血生化等。

3.B型超声可协助明确诊断　胎盘与子宫壁之间出现边缘不清的液性低回声区,异常增厚或胎盘边缘"圆形"裂开。Ⅰ度液体流出未形成血肿,图像不典型。

【鉴别诊断】

Ⅰ度主要与前置胎盘相鉴别,Ⅱ度、Ⅲ度与先兆子宫破裂相鉴别。

【并发症】

1.DIC和凝血功能障碍。

2.产后出血。

3.急性肾功能衰竭。

4.羊水栓塞。

【对母儿的影响】

1.对母体影响　剖宫产率增加、贫血、产后出血、DIC。

2.对胎儿、新生儿的影响　胎儿窘迫、早产、新生儿窒息、围生儿死亡率约为25%。

【治疗原则】

1.纠正休克。

2.及时终止妊娠。

3.并发症的处理。

(1)凝血功能障碍　补充凝血因子、肝素的应用、抗纤溶药物的应用。

(2)肾功能衰竭　补充血容量、利尿、透析。

(3)产后出血　对症治疗,必要时行子宫切除。

(王淑平)

复习思考题

1. 简述流产的临床类型、临床表现及治疗原则。
2. 简述输卵管妊娠的诊断及治疗原则。
3. 简述妊娠高血压疾病——子痫前期的临床表现。
4. 如何鉴别诊断前置胎盘与胎盘早剥？

第三章　分娩期并发症

第一节　胎膜早破

临产前胎膜自然破裂称为胎膜早破(premature rupture of membranes,PROM)。发生率为2.7%~10%。妊娠≥37周发生者称足月胎膜早破,<37周发生者称足月前胎膜早破。胎膜早破孕周越小,围产儿预后越差,早产、宫内感染、脐带脱垂、产褥感染发生率越高。

【病因】

常见有以下因素:

1. 生殖道病原微生物上行性感染　引起胎膜炎,使胎膜局部张力下降而破裂。
2. 羊膜腔压力升高　多胎妊娠、羊水过多使羊膜腔压力升高。
3. 胎先露高浮　头盆不称、胎位异常,胎膜受压不均,导致破裂。
4. 胎膜发育不良　缺乏维生素C、铜、锌等,胎膜张力下降,而破裂。
5. 宫颈内口松弛　由先天性或创伤使宫颈内口松弛,前羊膜囊楔入,受压不均,致使胎膜破裂。
6. 细胞因子IL-1,IL-6,IL-8,TNF-a升高,激活溶酶体酶,破坏羊膜组织,导致胎膜破裂。

【诊断依据】

1. 临床表现　孕妇突感有液体自阴道流出,可混有胎脂或胎粪。肛查上推胎儿先露部,见阴道流液量增加。羊膜腔感染时,伴发热、母儿心率增快、子宫压痛、白细胞计数增高、C-反应蛋白阳性等表现。

2. 辅助检查

(1)阴道窥器检查　见液体自宫口流出,或阴道后穹隆有较多混有胎脂和胎粪的液体。

(2)阴道酸碱度检查　正常阴道pH值为4.5~5.5,羊水pH值为7.0~7.5。若pH值≥6.5,提示胎膜早破。

(3)阴道液涂片检查　阴道液置于载玻片上,干燥后镜检见羊齿植物叶状结晶为羊水。如用0.5%硫酸尼罗蓝染色,镜下可见橘黄色胎儿上皮细胞,用苏丹Ⅲ染色见黄色脂肪小粒,均可确定为羊水。

(4)羊膜镜检查　直视胎儿先露部,看不到前羊膜囊即可诊断胎膜早破。

(5)胎膜早破合并羊膜腔感染的检查:①羊水细菌培养,诊断金标准,难以快速诊断;

②羊水涂片革兰染色检查,找到细菌,则可诊断;③羊水白介素 6 测定≥17 μg/L 提示羊膜腔感染;④羊水涂片白细胞计数≥100/mL,提示感染;⑤血 C-反应蛋白>8 mg/L,提示羊膜腔感染。

【治疗原则】

1. 足月前胎膜早破　若胎肺不成熟,无明显感染征象及胎儿窘迫,则期待治疗;若胎肺已成熟,有明显感染征象或胎儿窘迫,则应立即终止妊娠。

(1) 期待治疗:①住院严密观察;②抗生素预防感染;③促肺成熟;④应用宫缩抑制剂;⑤定期胎儿监护。

(2) 终止妊娠　一旦肺成熟或发现临床感染征象,应及时终止妊娠。

2. 足月胎膜早破

(1) 等待自然临产。

(2) 超过 12～24 h 仍不临产,可引产。

(3) 剖宫产　出现感染征象,宫颈仍不成熟者,及时剖宫产。

第二节　产后出血

胎儿娩出后 24 h 内的出血量超过 500 mL 者称为产后出血(postpartum hemorrhage),是分娩期严重并发症,是我国孕产妇死亡的首位原因,其发生率占分娩总数的 2%～3%。

【病因】

1. 子宫收缩乏力　是引起产后出血最常见的原因。常见因素有:产妇高度精神紧张;临产后过多使用镇静剂、麻醉剂、及宫缩剂;子宫肌纤维过度伸展、水肿、渗血及肌纤维发育不良;妊娠合并急慢性全身性疾病;产程过长或难产、体力衰竭等。

2. 胎盘因素　胎盘剥离不全,胎盘滞留、嵌顿,胎盘和胎膜残留均影响宫缩,引起出血;胎盘部分粘连因剥离面血窦开放进而影响宫缩引起出血;胎盘部分植入,因已剥离面血窦开放发生大出血。

3. 软产道裂伤　常见于阴道手术助产不当;急产、胎儿过大、产力过强;软产道组织弹性差;产后检查不仔细,未发现裂伤。

4. 凝血功能障碍　较少见。产科并发症,如胎盘早剥、死胎、羊水过少等引起凝血功能障碍而出血;产妇合并血液系统疾病,如原发性血小板减少、再生障碍性贫血引起产后出血。

【诊断依据】

1. 临床表现　主要表现为阴道流血及因失血引起休克等相应症状和体征。临床表现因病因而异。①子宫收缩乏力:多为胎盘娩出后出血,出血特点为间歇性阴道流血,色暗红,能凝固。检查子宫松软如袋状,轮廓不清,摸不到宫底。有时阴道流血量不多,但按压宫底时有大量血液或血块自阴道流出。②胎盘因素:胎儿娩出数分钟之后阴道流血常与胎盘因素有关,如胎盘部分剥离、粘连、嵌顿等。胎盘、胎膜残留是产后出血常见原因,娩出后应常规检查胎盘、胎膜是否残留。③软产道裂伤:胎儿娩出后即发生阴道流血,应考虑软产道裂伤。④凝血功能障碍:持续性阴道流血,无血凝块,止血困难,多部位出血考虑凝血功能障碍。

2. 失血量的估计　有三种方法:①称重法:将分娩后所用的敷料称重减去分娩前敷料的重量,为失血量(血液比重为 1.05 g=1 mL);②容积法:用专用的产后接血的容器,将所收集的血用量杯测量;③面积法:将血液浸湿的面积按 10 cm×10 cm 为 5 mL,15 cm×15 cm 为 10 mL 计算。

【治疗原则】

针对出血原因,迅速止血;补充血容量,纠正失血性休克;防止感染。

1. 子宫收缩乏力　加强宫缩,能迅速止血。方法有:①按摩子宫;②应用宫缩剂;③宫腔填塞纱布;④结扎盆腔血管;⑤髂内动脉栓塞术;⑥切除子宫。

2. 胎盘因素:①胎盘滞留、嵌顿,协助胎盘娩出;②胎盘剥离不全或粘连,行人工徒手剥离胎盘;③胎盘、胎膜残留,行刮宫术;④胎盘植入,酌情行子宫切除或保守治疗。

3. 产道裂伤　及时按解剖层次缝合裂伤。

4. 凝血功能障碍　尽快输新鲜全血,补充血小板、凝血因子等。

【预防】

重视产前保健,正确处理产程,加强产后观察。

(迟晓红)

复习思考题

1. 胎膜早破的病因有哪些?
2. 诊断胎膜早破的方法有哪些?
3. 足月前胎膜早破的处理原则是什么?
4. 简述产后出血的常见原因。
5. 简述产后宫缩乏力性出血的诊断及处理要点。

第四章 妇科炎症

第一节 阴道炎

一、滴虫性阴道炎

【病因及传染途径】

滴虫性阴道炎是最常见的一种阴道炎,病原体是阴道毛滴虫,不仅感染阴道,还可感染尿道旁腺、尿道及膀胱,甚至肾盂以及男性的泌尿生殖器官。

传播方式有三种:一是间接传播,为主要传播方式,经由公共浴池、浴盆、坐厕、医疗器械及敷料等途径传播;二是直接传播,即通过性生活传播;三是医源性传播。

【诊断依据】

1. 症状 主要症状是白带增多及会阴瘙痒,间或有外阴灼热、疼痛或性交痛,如合并有尿道感染,可伴有尿频、尿急甚至血尿。若有其他细菌感染,白带可有臭味。

2. 体征 检查发现阴道、宫颈黏膜红肿,常有散在出血点或红色小丘疹,阴道内特别后穹隆部可见到滴虫性阴道炎的典型白带:灰黄色、泡沫状、稀薄、腥臭味。滴虫能吞噬精子,阻碍乳酸生成,故可引起不孕。

【实验室检查】

取阴道分泌物进行悬滴法检查发现滴虫,即可确诊。必要时可进行滴虫培养。

【预防】

做好卫生宣传,开展普查普治,及时发现治疗带虫者,消灭传染源。严格对公共设施的卫生管理制度及监护。妇科检查所用器械及物品要严格消毒,以防交叉感染。

【治疗】

1. 全身用药 甲硝唑 200 mg,口服,每日 3 次,7 日为 1 疗程;或 400 mg,口服,每日 2 次,共 5 日;或大剂量疗法,即 2 g 一次口服。

2. 局部治疗

(1) 清除阴道分泌物,改变阴道内环境,提高阴道防御功能。1% 乳酸或 0.5% 醋酸或 1∶5 000 高锰酸钾溶液,每日 1 次。

(2) 阴道上药,在灌洗阴道或坐浴后,取甲硝唑 200 mg 放入阴道,每日 1 次,10 日为 1 疗程。

3. 治疗中注意事项 夫妇双方需同时接受治疗,治疗期间禁性生活;内裤及洗涤用毛巾应煮沸 5~10 min 并在阳光下晒干;滴虫转阴后应于下次月经净后继续治疗一疗程,以巩固疗效。

4.治愈标准　滴虫转阴后,每次月经净后复查白带,连续3次检查滴虫均为阴性,方为治愈。

二、念珠菌性阴道炎

念珠菌性阴道炎又称真菌性阴道炎,是一种常见阴道炎。

【病因】

由白色念珠菌感染引起。其对热的抵抗力较低,60℃ 1 h即死亡。对干燥、紫外线及化学药物的抵抗力较强。最适宜的阴道pH值为5.2～6.6。

念珠菌是条件致病菌,本病多见于孕妇、糖尿病和用大剂量雌激素治疗的患者。

【传播方式】

传播途径与滴虫性阴道炎相同。另外,人体口腔、肠道、阴道均可有念珠菌存在,三个部位的念珠菌可相互传染。

【诊断依据】

1.症状　突出症状是外阴奇痒,严重时,患者坐卧不宁,影响工作和睡眠。若有浅表溃疡可伴有外阴灼痛、尿痛尿频或性交痛。白带增多,白带特点为白色或豆渣样或凝乳块样。

2.体征　阴道黏膜充血、水肿,有白色片状膜物粘附时,擦去白膜可见白膜下红肿黏膜,有时可见黏膜糜烂或形成浅表溃疡。

3.实验室检查　悬滴法检查或取分泌物作革兰氏染色找到芽胞或假菌丝,即可确诊。必要时进行培养。

【预防】

预防原则除与滴虫性阴道炎相同外,应特别注意皮肤或外阴清洁,注意合理使用抗生素、激素等。积极治疗糖尿病,治疗口腔、肠道等人体其他部位的真菌感染。

【治疗】

除积极消除病因外,以局部治疗为主。消除病因,勤换内裤,不穿化纤裤。

1.用2%～4%碳酸氢钠溶液冲洗外阴、阴道或坐浴,改变阴道酸碱度,不利于念珠菌生存。

2.阴道上药　上述碱性溶液冲洗或坐浴后,选用杀真菌药物阴道上药。常用药用为制霉菌素栓或片,1粒或1片放入阴道深处,每晚1次,连用7～14日。其他还有克霉唑、硝酸咪康唑等。

3.顽固病例的处理　久治不愈的患者应注意查尿糖及血糖,看是否患有糖尿病。局部治疗无效或反复发作者,可服用酮康唑,每日400 mg,顿服,5日为一疗程,孕妇慎用,急慢性肝炎患者禁用。

三、老年性阴道炎

【病因】

老年性阴道炎又称萎缩性阴道炎,常见于老年、绝经后妇女,由于卵巢功能衰退,体内缺乏雌激素,阴道黏膜失去雌激素支持而萎缩,上皮变薄且细胞内糖含量减少,阴道 pH 上升,局部抵抗力下降,细菌易于入侵生长繁殖而引起炎症。多见于绝经后老年妇女。双侧卵巢切除、盆腔放射治疗及长期哺乳妇女亦可发生。

【诊断依据】

1. 症状　阴道分泌物增多,黄水样,严重时为血性或脓血性。伴外阴瘙痒、灼热或尿痛或坠胀感。

2. 体征　检查见外阴及阴道老年型,阴道黏膜萎缩菲薄、充血,有散在小出血点或小血斑,有时有浅表溃疡。长期慢性炎症使阴道狭窄或粘连,甚至闭锁。妇科检查时,溃疡面及由于粘连被分开而引起出血。

【鉴别诊断】

根据年龄、病史和临床表现一般可作出诊断,但需与其他阴道炎、宫颈癌、子宫内膜癌相鉴别。必要时作宫颈刮片细胞学检查和宫颈及宫内膜活检。

【治疗】

以增加阴道黏膜的抵抗力和抑制细菌生长为治疗原则,进行局部或全身治疗。选用 1% 乳酸或 1:5 000 高锰酸钾溶液冲洗外阴、阴道或坐浴后,取甲硝唑或氟哌酸 1 片放入阴道深部,每日 1 次,共 7~10 日,上述处理无效或较严重者,经冲洗或坐浴后给己烯雌酚 0.125~0.25 mg,放入阴道,每晚 1 次,7 日为 1 疗程,或选用其他局部用药。

四、细菌性阴道炎

【病因】

阴道内的细菌生态(菌群)失调,乳酸杆菌减少而大量细菌繁殖,以厌氧菌为主,雌激素水平降低。

【临床表现】

1. 症状　有 10%~40% 的患者无症状。有症状以阴道分泌物增多,有恶臭味,可伴有轻度外阴瘙痒或烧灼感。分泌物稀薄。

2. 体征　阴道黏膜不充血,细菌学检查无滴虫、真菌、淋球菌。

【诊断】

下列四项条件中有三项阳性者,即可临床诊断为细菌性阴道炎。

1. 检出线索细胞。
2. 胺臭味实验阳性。
3. 阴道 pH 值 < 4.5。
4. 均质稀薄的阴道分泌物。

【治疗原则】

1. 全身用药　甲硝唑 0.2~0.4 g,3 次/日,口服 7 天或者克林霉素 300 mg,2 次/日口服 7 天。

2. 局部用药　阴道用药:甲硝唑 0.2 g,1 次/晚,塞入阴道或克林霉素软膏涂阴道外阴。

另外,对于婴幼儿阴道炎,由于雌激素水平低,阴道黏膜变薄,细菌易繁殖,故局部给少量雌激素治疗。

第二节 慢性宫颈炎

【病因】

慢性宫颈炎是妇科最常见的炎症。多由于流产、分娩、手术损伤宫颈之后,病原体入侵而引起。主要病原体为葡萄球菌、链球菌、大肠杆菌、厌氧菌、衣原体及淋病双球菌等。急性宫颈炎治疗不彻底可转为慢性宫颈炎。慢性宫颈炎与宫颈癌的发生有一定关系故应积极防治。

【病理】

根据慢性宫颈炎的病理表现,分为以下五种类型。

1. 子宫颈糜烂 宫颈外口周围的复层鳞状上皮受炎症渗出物或某些理化因素刺激而脱落,但很快被宫颈管的柱状上皮覆盖,由于柱状上皮薄,其下的毛细血管显露,致宫颈呈鲜红色,称为子宫颈糜烂,因其并非真正糜烂,故称假性糜烂。根据上皮及间质细胞增生程度,子宫颈糜烂分为三型:单纯型糜烂;颗粒型糜烂;乳头型糜烂。

根据糜烂面积占宫颈面积的比例,糜烂分三度。轻度:糜烂面积小于宫颈面积的1/3;中度:糜烂面积占整个子宫颈面积的1/3~2/3;重度:糜烂面积占宫颈面积的2/3以上。

2. 宫颈息肉 在慢性炎症的长期刺激下,宫颈管局部黏膜细胞增生,形成单个或多个肉芽样组织,向颈管或自颈管向宫颈外口突出,称为宫颈息肉,其色鲜红、质脆、易出血、蒂细长、舌形。

3. 子宫颈肥大 长期慢性炎症的刺激,宫颈反复充血、水肿,腺体和间质及结缔组织增生,使宫颈呈现不同程度的增大,可能是正常宫颈的2~4倍,质硬,表面光滑或糜烂。

4. 宫颈腺囊肿 宫颈糜烂过程中,宫颈腺体腺管或腺管口被鳞状上皮覆盖,或由于腺管周围的结缔组织增生,大至黄豆,呈青白色,内含无色黏液。若囊肿感染,则呈白色或淡黄色小囊肿。

5. 慢性宫颈管炎 炎症局限在颈管内的黏膜及黏膜下组织。表现为宫颈外口充血、发红,有脓性分泌物自宫颈外口流出。

【诊断依据】

1. 症状 白带增多,呈乳白色黏液状,有时呈黄色、脓性或血性,可伴有腰骶部疼痛或下腹坠胀感,并可于性生活和月经期加重。偶有接触性出血。因白带刺激可出现外阴瘙痒。

2. 体征 检查可见宫颈有不同程度的糜烂、肥大、宫颈息肉、宫颈潴留囊肿或宫颈外口充血、脓性分泌物等不同的炎性病理类型。

【鉴别诊断】

通过妇科检查窥视宫颈即可作出诊断。宫颈炎应与宫颈癌、子宫黏膜下肌瘤、宫颈外翻等相鉴别。必要时作宫颈刮片细胞学检查或宫颈组织检查等辅助检查。

【预防】

加强卫生宣教,定期进行妇科检查。分娩及手术时应尽量避免损伤子宫颈,发现损伤及时缝合。积极治疗各种阴道炎。提倡晚婚少生。

【治疗原则】

以局部治疗为主。采用不同的方法使宫颈炎性组织坏死、脱落,代以新生组织。

1. 物理治疗 微波、激光、冷冻、电灼。

2. 药物治疗 效果不佳。

3. 手术治疗 有宫颈息肉者行息肉摘除术。对宫颈肥大,糜烂面较深广且累及颈管者可考虑做锥切术。

(王淑平)

复习思考题

1. 常见的阴道炎有哪几种类型?简述其临床表现及治疗原则。
2. 慢性宫颈炎的病理类型有哪些?简述其诊断依据及治疗原则。

第五章 妇科肿瘤

第一节 子宫肌瘤

子宫肌瘤(myoma of uterrus)是女性生殖器最常见的良性肿瘤,也是人体最常见的肿瘤。主要由平滑肌细胞增生而成,其间有少量纤维结缔组织。多见于30~50岁的妇女,35岁以上妇女约20%有子宫肌瘤,因很多患者无症状,或肌瘤很小,因此报道的发病率较真实发病率低。

【病因及分类】

子宫肌瘤的确切病因不明。细胞遗传学研究显示25%~50%子宫肌瘤存在遗传学的异常。肌瘤细胞中雌激素受体和组织中雌二醇含量较正常肌组织高;子宫肌瘤好发于生育年龄妇女,而绝经后肌瘤停止生长,甚至萎缩,均提示子宫肌瘤的发生与雌激素水平过高有关。

根据肌瘤与子宫肌壁的关系分为以下三类:

1. 肌壁间肌瘤　肌瘤位于肌壁间,周围均被肌层包围,占60%~70%。
2. 浆膜下肌瘤　肌瘤向子宫浆膜面生长,突起在子宫表面,约占20%。
3. 黏膜下肌瘤　肌瘤向子宫黏膜方向生长,突出于宫腔,仅由黏膜覆盖,占10%~15%。

【病理】

1. 巨检　肌瘤为实质性球形结节,表面光滑,其周围由一层疏松结缔组织所形成的假包膜与子宫肌相隔,沿此膜易于把肌瘤完整剥出。
2. 显微镜检　肌瘤由皱纹状排列的平滑肌纤维与结缔组织相交叉而成,呈漩涡状。细胞大小均匀,呈卵圆形或杆状,核染色较深。

【诊断依据】

1. 症状　症状的发生与肌瘤部位、生长速度及肌瘤变性关系密切,与肌瘤大小、数目多少关系不大。

(1)月经改变　为最常见症状。表现为周期缩短、经量增多、经期延长、不规则阴道流血等。黏膜下肌瘤发生溃疡、坏死,则可发生持续性阴道流血或脓血性排液等。

(2)腹块　患者常自诉腹部胀大,下腹正中扪及块物,质地坚硬,形态不规则。

(3)阴道分泌物增多　黏膜下肌瘤伴感染时,产生大量的脓血性排液,伴有臭味。大的壁间肌瘤使宫腔面积增大,内膜腺体分泌增多,白带增多。

(4)腰酸、腹痛、下腹坠胀　浆膜下肌瘤扭转时出现急性腹痛。肌瘤红色变性时腹痛剧烈,伴发热。肌瘤较大可压迫盆腔组织及神经,引起下腹坠胀、腰酸背痛等。

(5)压迫症状 肌瘤压迫膀胱出现尿频、排尿困难、尿潴留等。压迫直肠可致便秘、里急后重等。

(6)不孕 肌瘤压迫输卵管使之扭曲,或使宫腔变形,不利于受精卵着床,常表现为不孕。

(7)贫血 长期月经过多导致继发性贫血。

2.体征 肌瘤较大时可在耻骨联合上扪及质硬、无压痛的结节状肿块。妇科检查,肌壁间肌瘤子宫增大,有结节状肿块突出于表面,数量不等。黏膜下肌瘤可脱出于宫口,内诊时可触及瘤蒂与宫腔相连,伴感染则表面有渗出液覆盖或溃疡形成,排液有臭味。浆膜下肌瘤可扪及质硬、球状物与子宫有细蒂相连,活动。

【鉴别诊断】

1.卵巢肿瘤 一般无月经的改变,肿块能与子宫分开,多偏于一侧。B超可协助诊断。

2.盆腔炎性包块 常有盆腔感染病史。肿物边界不清,与子宫关系密切,检查时有压痛,抗炎治疗后肿块可缩小。

3.子宫腺肌病 腺肌病多有继发性进行性痛经,子宫很少超过3个月妊娠大小,且有经期子宫增大、经后缩小的特征。

【治疗】

1.随访观察 如肌瘤较小无症状,尤其近绝经期,不需特殊处理,可每3个月随访一次。

2.药物治疗 子宫小于2个月妊娠大小,症状不明显或近绝经期及全身情况不能手术者,可行药物治疗。可选用雄激素、促性腺激素释放激素类似物药物治疗。

3.手术治疗

(1)肌瘤切除术 适用于35岁以下、未婚或已婚需保留生育功能者。可经腹或经腹腔镜切除肌瘤。

(2)子宫切除术 肌瘤较大、症状明显、经药物治疗无效、无生育要求或疑有恶变者,可行子宫次全切或全子宫切除。

第二节 子宫内膜癌

子宫内膜癌(endometrial carcinoma)又称宫体癌,为女性生殖器三大恶性肿瘤之一,占女性全身恶性肿瘤的7%,占女性生殖器恶性肿瘤的20%~30%。近年发病率在世界范围内呈持续上升趋势,多见于老年妇女。

【病因】

确切病因尚不清楚,可能与下列因素有关:

1.长期持续的雌激素刺激 子宫内膜在雌激素的长期持续刺激下,又无孕激素对抗,可发生子宫内膜增生症,也可癌变。临床常见于无排卵功血、多囊卵巢综合征、功能性卵巢肿瘤、长期服用雌激素的绝经后妇女。

2. **体质因素** 内膜癌易发生于肥胖、高血压、糖尿病、不孕或不育及绝经延迟的妇女。这些因素是内膜癌的高危因素。

3. **遗传因素** 约20%内膜癌患者有家族史。内膜癌患者近亲有家族肿瘤史比宫颈癌高2倍。

【病理】

1. **巨检** 分为二型：①弥漫型：子宫内膜大部分或全部为癌组织侵犯，癌灶呈菜花样充满整个宫腔。②局限型：癌灶局限于宫腔某部位，多见于宫底部或宫角部，呈息肉或小菜花状，易侵犯肌层。

2. **镜检** 有多种细胞类型，最常见的为内膜样腺癌，约占80%；其次是腺癌伴鳞状上皮分化；特殊类型有浆液性腺癌、透明细胞癌，恶性程度高，易早转移。

【临床分期】

子宫内膜癌临床分为Ⅰ～Ⅳ分期(FIGO，1971年)

【诊断依据】

1. **症状** 极早期无明显症状，查体时偶然发现，一旦出现症状，则有下列表现：

(1) **阴道流血** 绝经后阴道流血，多表现为不规则阴道流血；绝经前则表现为经量增多、经期延长、经间期出血。

(2) **阴道排液** 早期多为浆液性或浆液血性排液，晚期合并感染则有脓血性排液，伴恶臭。

(3) **疼痛** 晚期癌瘤浸润周围组织或压迫神经引起下腹及腰骶部疼痛，并向下肢及足部放射。癌灶侵犯宫颈、堵塞颈管导致宫腔积脓时，出现下腹胀痛。

(4) **恶病质** 晚期出现贫血、消瘦、发热、全身衰竭等。

2. **体征** 早期妇科检查无异常发现，部分患者可有子宫增大、软。晚期可有子宫明显增大，合并宫腔积脓可有明显触痛；双附件包块，子宫硬不活动及宫旁组织增厚；宫口偶有癌组织脱出。贫血、全身衰竭及转移灶相关症状。

3. **辅助检查**

(1) **分段诊刮** 是确诊子宫内膜癌最可靠的方法。还可鉴别子宫内膜腺癌和宫颈管腺癌，协助临床分期，提供治疗依据。

(2) **超声检查** 子宫内膜癌超声图像为子宫增大，宫腔内有实质不均回声区；或宫腔线消失，肌层内有不规则回声紊乱区等表现。彩色多普勒显示混杂的斑点状或棒状血流信号，流速高、方向不定。

(3) **宫腔镜检查** 可直接观察宫腔及宫颈管内有无癌灶存在，大小及部位，直视下取材活检。

【鉴别诊断】

子宫内膜癌需与功血、老年性阴道炎、子宫黏膜下肌瘤、宫颈及子宫内膜息肉、宫颈癌、子宫肉瘤、输卵管癌等鉴别。分段诊刮、宫腔镜及病理检查是主要的鉴别手段。

【治疗原则】

手术治疗为主，放疗、化疗和激素治疗为辅的综合治疗。

1. 手术治疗 为首选的治疗方法，尤其早期病例。Ⅰ期应行筋膜外全子宫切除术及双附件切除术。有以下情况之一者，应行淋巴结清扫（取样）术：①特殊病理类型，如透明细胞癌、浆液性癌、鳞形细胞癌、未分化癌；子宫内膜腺癌 G_3。②侵犯肌层＞1/2。③肿瘤＞2 cm。Ⅱ期应行广泛性子宫切除术及双附件切除，盆腔淋巴结清扫及腹主动脉淋巴结取样。

2. 手术加放射治疗 Ⅰ期患者腹水找到癌细胞或有深肌层浸润，淋巴结可疑或已有转移，手术后需加用放射治疗。Ⅱ，Ⅲ期患者可在术前加用放疗。

3. 放射治疗 单纯放疗适用于晚期或有严重全身疾病、高龄和无法手术的病例。

4. 孕激素治疗 多用于晚期、复发病例或年轻、早期、要求保留生育功能者。主要制剂：甲羟孕酮，200～400 mg/d；己酸孕酮 500 mg 肌注，每周 2 次。至少 10～12 周才能评价效果。

5. 抗雌激素制剂治疗 他莫西芬为一种非甾体类抗雌激素药物，可与孕激素类药物联合应用。10～20 mg，每日 2 次，长期或分疗程服用。

6. 化疗 晚期不能手术或复发者可给予化疗，常用药物有顺铂、紫杉醇、阿霉素、氟尿嘧啶、环磷酰胺、丝裂霉素等。可单独应用，也可联合应用。

第三节 宫颈癌

宫颈癌（cervical cancer）是最常见的妇科恶性肿瘤。患者年龄分布呈双峰状，即 35～39 岁和 60～64 岁。近 40 年来由于宫颈细胞学筛查普遍应用，使宫颈癌和癌前病变得以早期发现和诊治，宫颈癌的发病率和死亡率已有明显下降。

【病因】

病因尚未明确，可能与下列因素有关：

1. 早婚、早育、密产、多产。
2. 性生活紊乱。
3. 高危男子 有阴茎癌、前列腺癌。前妻有宫颈癌。
4. 人乳头瘤病毒感染（16，18 型）是其主要高危因素。
5. 经济状况、种族、地理环境等因素。

【病理】

1. 宫颈上皮内瘤样病变（cervical intraepithelial neoplasia，CIN） 为癌前病变，根据异型细胞占上皮层的范围，将 CIN 分为 CIN Ⅰ级、Ⅱ级、Ⅲ级，即原来的不典型增生Ⅰ级、Ⅱ级、Ⅲ级（轻、中、重），Ⅲ级为重度不典型增生和原位癌。

2. 宫颈原位癌 上皮全层极性消失，细胞显著异型，核大深染，染色质分布不均，有核分裂相，但病变局限于上皮层内。基底膜未穿破，间质无浸润。

3. 宫颈浸润癌 异型细胞突破上皮基底膜，累及间质，形成宫颈浸润癌。从上皮内瘤样变到宫颈浸润癌大约十年时间，因此宫颈癌是可以预防和治疗的。

(1) 鳞状细胞癌 占 80%～85%，早期无明显异常或类似宫颈糜烂。

(2) 腺癌 占 15%～20%，来自宫颈管，并浸润宫颈管壁，癌灶呈乳头状、芽状、溃疡或浸润型。

(3) 腺鳞癌　较少见,占3‰~5%,含有腺癌和鳞癌两种组织成分。

【临床分期】

宫颈癌临床分为0～Ⅳ分期(FIGO,1995年)。

【诊断依据】

1. 症状　早期可无症状,与宫颈炎不易区分,一旦出现症状,主要有以下表现:

(1) 阴道流血　早期多为接触性出血(性交后或妇科检查后);后期多为不规则阴道流血;晚期侵蚀大血管可引起大出血。外生型癌出血较早,量多;内生型癌出血较晚。

(2) 阴道排液　多数有阴道排液增多,白色或血性,稀薄如水样或米泔样有腥臭。若晚期癌组织坏死感染,可有脓性或米汤样恶臭分泌物。

(3) 晚期症状　根据癌灶累及范围,可出现不同的继发症状。累及盆壁、神经,可出现腰骶部或坐骨神经痛;累及周围器官,可产生泌尿道或消化道症状。

2. 体征　宫颈原位癌、镜下早期浸润癌、早期宫颈浸润癌与宫颈糜烂难以区别。随病情进展,外生型呈乳头状、息肉状、菜花状,质脆,易出血;内生型宫颈肥大,质硬,宫颈膨大如桶状,坏死脱落呈溃疡、空洞。癌灶浸润阴道壁,见阴道壁有赘生物,向两侧旁组织侵犯,三合诊检查宫旁两侧增厚达骨盆,形成冰冻骨盆。

3. 辅助检查

(1) 宫颈刮片细胞学检查　普遍用于宫颈癌的筛查。必须在鳞柱交界移行带处刮片取材,细胞分类法目前有TBS和巴氏分类法。

(2) 宫颈和宫颈管活组织检查　是确诊宫颈癌最可靠和不可缺少的方法。在宫颈鳞柱交界处的3,6,9,12点取组织检查。为了提高取材的准确性,可在碘试验或阴道镜指导下活检。

(3) 碘试验　将碘溶液涂在宫颈和阴道上,不染色区为危险区,在该区取材活检,提高诊断率。

(4) 阴道镜检查　可观察宫颈表面有无异型细胞及血管走向等改变,在可疑部位取材活检,以提高诊断准确率。

(5) 宫颈锥切术　当多次宫颈细胞学检查结果阳性而宫颈活检阴性,或宫颈活检为原位癌,不能排除浸润癌时,可考虑做宫颈锥切术,切除标本作连续病理检查。

【鉴别诊断】

应与宫颈糜烂、宫颈息肉、宫颈乳头状瘤、宫颈尖锐湿疣等鉴别,宫颈活检是最可靠的诊断方法。

【治疗原则】

主要治疗方法有手术、放疗和化疗。

1. 宫颈上皮内瘤样病变　CIN Ⅰ级先按炎症治疗3~6个月并随访刮片,必要时活检。CIN Ⅱ级冷冻、激光、微波治疗,3~6个月随访一次。CIN Ⅲ级子宫切除,迫切要求生育者,可行宫颈锥切术,密切随访。

2. 宫颈浸润癌

(1) 手术治疗　适应证 I_a ~ $Ⅱ_a$ 期。I_{a_1} 期:作筋膜外全子宫切除,可保留卵巢。I_{a_2}

~Ⅱ$_a$期：广泛子宫切除术加盆腔淋巴结清扫术，卵巢正常可保留。

（2）放射治疗　适用于Ⅱ$_b$,Ⅲ期和Ⅳ期。包括体外照射和腔内照射。

（3）手术＋放射治疗　术前放疗用于局部病灶较大，先放疗待病灶缩小后再手术。术后放疗用于手术后的补助治疗。

（4）化疗　主要用于晚期或复发转移的患者，常用药物以铂类为主。

第四节　卵巢肿瘤

卵巢肿瘤是女性生殖器常见的肿瘤，卵巢恶性肿瘤是女性生殖道三大肿瘤之一，5年生存率仍很低，为25%～30%。随着子宫内膜癌、宫颈癌治疗的进展，卵巢癌已成为严重威胁妇女生命的肿瘤。

【卵巢肿瘤的分类】

卵巢肿瘤组织学分类（WHO,1973,部分内容）

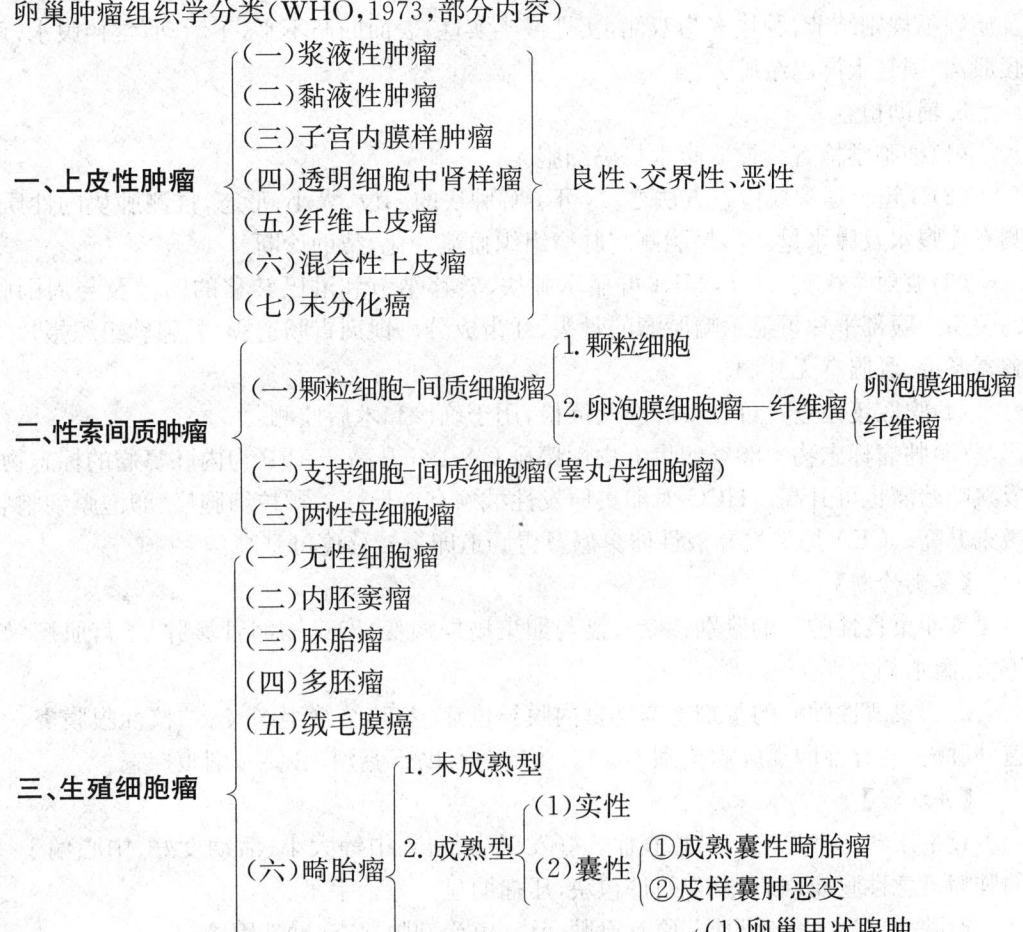

四、转移性肿瘤

【病因】

至今不明。与下列因素有关：

1. 遗传和家庭因素　家族集聚性卵巢癌占全部卵巢癌的5%。
2. 环境因素　工业发展,发病率增高。
3. 内分泌因素　未孕、少育妇女发病危险性增加。

【诊断依据】

1. 症状　良性卵巢肿瘤多无症状,查体发现或者扭转腹痛检查发现,生长较慢,长大后可触到活动的包块或感腹胀；恶性卵巢肿瘤早期无症状,一旦出现症状,常表现腹胀、腹部包块、腹水；功能性卵巢肿瘤可出现不规则阴道流血；晚期出现恶病质表现。
2. 体征　良性卵巢肿瘤妇科检查发现子宫一侧或双侧囊性或囊实性包块,表面光滑,活动好；肿瘤较大时腹部膨隆,叩诊无移动性浊音。恶性肿瘤三合诊检查在子宫直肠凹触及质硬不规则结节,肿块多为双侧,实性或半实性,表面凹凸不平,不活动,常伴腹水,可有腹股沟、锁骨上淋巴结肿大。
3. 辅助检查

(1) 细胞学检查　抽取腹水找癌细胞。

(2) B超　是常规检查方法之一,可了解肿块的部位、大小、形态,推测肿块的性质,探测有无腹水及腹水量。彩超能测定肿瘤组织血流变化,帮助诊断。

(3) 放射学检查　CT,MRI可显示肿块、转移结节和淋巴转移的图像及与周围脏器的关系。腹部平片可显示畸胎瘤的骨头、牙齿成分。钡剂胃肠造影、乳腺软组织摄片可了解胃肠道、乳腺有无肿瘤。

(4) 腹腔镜检查　可直视肿块及活检,用于确诊和术后监测。

(5) 肿瘤标志物　80%卵巢上皮性癌血CA-125升高。AFP为内胚窦瘤的标志物,未成熟畸胎瘤也可升高。HCG对卵巢原发性绒癌有特异性。颗粒细胞瘤、卵泡膜细胞瘤雌激素升高。CEA原发性黏液性卵巢癌及胃肠道卵巢转移癌可升高。

【鉴别诊断】

1. 卵巢良性肿瘤的鉴别诊断　需与卵巢瘤样病变、卵巢输卵管囊肿、子宫肌瘤、妊娠子宫、腹水相鉴别。
2. 卵巢恶性肿瘤的鉴别　与子宫内膜异位症、盆腔结缔组织炎、结核性腹膜炎、生殖道外肿瘤、转移性卵巢肿瘤鉴别。B超、腹腔镜有助于鉴别,必要时剖腹探查。

【并发症】

1. 蒂扭转　常见的妇科急腹症。好发于瘤蒂长、中等大小、活动度好、中心偏于一侧的肿瘤。急性腹痛,妇查发现附件包块,压痛明显。急诊手术。
2. 肿瘤破裂　急性腹痛,原有囊肿变小,急诊剖腹探查,冲洗腹腔。
3. 感染　多为肿瘤扭转坏死后感染,发热,血象高,肿块压痛。
4. 恶变　短期内生长迅速,尤其双侧性,伴腹水,高度怀疑恶变。

【恶性肿瘤临床分期】

原发性卵巢恶性肿瘤的分期分为Ⅰ～Ⅳ期(FIGO,2000年)

【治疗原则】

1. 良性肿瘤　卵巢肿瘤一旦确诊,应手术治疗。

(1)卵巢肿瘤切除术或一侧附件切除:年轻或要求生育者。

(2)子宫加双附件切除:绝经后妇女。术中均应作快速病理检查。

2. 恶性卵巢肿瘤　治疗原则以手术为主,加用化疗、放疗等综合治疗。

(1)手术治疗　I_a、I_b期行全子宫＋双附件切除术;I_c期行全子宫＋双附件＋大网膜切除术;Ⅱ期以上行肿瘤组织减灭术,使肿瘤残余直径≤1 cm,现主张常规行腹膜后淋巴结清扫术。

(2)化疗　术后应行规范化疗,以铂类为主,通常为6～8疗程,疗程间隔期为3周。

(3)放疗　无性细胞瘤对放疗高度敏感,颗粒细胞瘤对放疗中度敏感,术后可辅以放疗。

(迟晓红)

复习思考题

1. 简述子宫肌瘤的临床表现及治疗原则。
2. 简述子宫内膜癌的临床表现及辅助诊断方法。
3. 简述宫颈上皮内瘤样病变的治疗。
4. 宫颈癌的诊断及处理原则是什么?
5. 卵巢肿瘤的并发症有哪些?
6. 卵巢肿瘤分哪几类?

第六章 妇科内分泌疾病

第一节 功能失调性子宫出血

功能失调性子宫出血简称功血(dysfunctional uterine bleeding,DUB)是指调节生殖的神经内分泌机制失常引起的异常子宫出血,而全身及内外生殖器官无器质性病变。分为排卵性和无排卵性两类,后者占85%。本节介绍无排卵功血。

【病因和病理生理】

正常月经的发生基于排卵后黄体萎缩,雌、孕激素撤退,子宫内膜坏死脱落出血。当机体受内外因素如精神紧张、情绪变化、营养不良、代谢紊乱及环境、气候变化等影响时,通过大脑皮层和中枢神经系统引起下丘脑-垂体-卵巢轴功能异常而致月经失调。

无排卵功血好发于青春期和绝经过度期,青春期下丘脑-垂体-卵巢轴的反馈调节尚不成熟,导致卵巢不能排卵;绝经过度期,卵巢功能衰退,卵巢对垂体促性腺激素反应性低下,卵泡发育过程中退行性变而不排卵。无排卵均导致子宫内膜受单一雌激素作用而无孕激素对抗,发生雌激素撤退性或突破性出血。

【诊断依据】

1. 病史　详细了解患者的年龄、月经史、婚育史、避孕措施、激素类药物使用史及全身与生殖系统有无相关疾病,如肝病、血液病、甲状腺疾病等。

2. 症状　最常见的症状是子宫不规则出血,特点是月经周期紊乱,经期长短不一,经量不定,甚至大量出血。

3. 体格检查　包括妇科检查和全身检查,排除生殖器官及全身性器质性病变。

4. 辅助检查

(1)诊断性刮宫　明确子宫内膜的病理诊断,排除子宫内膜病变。

(2)超声检查　了解子宫大小、形状,宫腔内有无赘生物,子宫内膜厚度等。

(3)宫腔镜检查　直视下选择病变区活检提高诊断准确率。

(4)基础体温测定　单相型提示无排卵。

(5)激素测定　经前测孕酮值了解有无排卵,测血泌乳素水平及甲状腺功能排除其他内分泌疾病。

(6)宫颈细胞学　用于排除宫颈癌及癌前病变。

【鉴别诊断】

必须排除生殖器官疾病或全身性疾病导致的生殖道出血。

1. 全身性疾病　如血液病、肝肾功能衰竭、甲状腺功能亢进或低下等。

2. 妊娠相关疾病 如流产、宫外孕、葡萄胎、子宫复旧不良、胎盘残留等。

3. 生殖道感染 如急性或慢性子宫内膜炎、子宫肌炎等。

4. 生殖道肿瘤 如子宫内膜癌、宫颈癌、绒毛膜癌、子宫肌瘤、卵巢肿瘤等。

5. 性激素类药物使用不当。

【治疗原则】

无排卵功血治疗原则是迅速止血、调整月经周期、防止感染、纠正贫血和改善全身状况。青春期以止血、调整周期、促进卵巢排卵为主；绝经过度期以止血、调整周期、减少经量为主。

1. 止血 可采用手术或激素治疗，性激素治疗要求 6 h 内见效，24～48 h 内出血基本停止，若 96 h 以上仍不止血，应考虑器质性病变。

(1) 手术治疗 刮宫术最常用，既能有效止血，又有诊断价值。围绝经期出血应常规刮宫，以排除子宫内器质性病变。子宫切除很少用于治疗功血，仅用于年龄大于 40 岁的顽固性功血或子宫内膜发生癌前病变者。

(2) 性激素治疗

①雌激素止血 适用于青春期功血。

②孕激素止血 适用于体内有一定雌激素水平的患者。

③雄激素 对抗雌激素，减少盆腔充血和子宫血管张力，减少出血量，但无止血作用。

2. 调整周期 常用方法有：

(1) 雌、孕激素序贯法 即人工周期。适用于青春期功血。

(2) 雌、孕激素联合法 适用于雌激素水平偏高、内膜较厚者。

(3) 孕激素后半周期疗法 适用于绝经过度期功血。三种方法均须治疗 3 个周期。

3. 促排卵 青春期功血经调整周期治疗几个疗程后，通过对中枢的反馈调节作用，部分患者可恢复自发排卵，青春期一般不提倡使用促排卵药物。有生育要求的无排卵不孕患者，可针对病因采取促排卵。

第二节 闭经

闭经(amenorrhea)是妇科疾病中常见症状，而非疾病的诊断，分为原发性闭经和继发性闭经两类。原发性闭经指年龄超过 16 岁、女性第二性征已发育、月经还未来潮，或年龄超过 14 岁尚无第二性征发育者。继发性闭经指正常月经建立后月经停止 6 个月，或按自身原来月经周期计算停经 3 个周期以上者。

【病因及分类】

1. 原发性闭经 较少见，由于遗传学原因或先天性发育缺陷引起。

(1) 米勒管发育不全综合征(Müllerian agenesis syndrome) 由副中肾管发育障碍引起的先天畸形，约 20% 青春期原发闭经伴有子宫阴道发育不全。

(2) 性腺发育不全 占原发闭经的 35%。分为染色体正常或异常两类。特纳综合征(Turner's syndrom)因染色体异常引起，缺少一个 X 染色体或其分化不完全；单纯性腺发育不全有46,XX条索状性腺、46,XY条索状性腺、对抗性卵巢综合征、雄激素不敏感综合征和低促性腺素性腺功能减退。

2.继发性闭经 病因复杂,根据控制正常月经周期的四个主要环节,以下丘脑性闭经最多见,依次为垂体、卵巢及子宫性闭经。

(1)下丘脑性闭经 以功能性原因为主。下丘脑弓状核的神经元脉冲式释放促性腺激素释放激素(GnRH),精神紧张、体重下降和营养缺乏、剧烈运动、药物和颅咽管瘤等均可影响GnRH脉冲式分泌的频率、幅度及量,导致卵泡发育障碍而闭经。

(2)垂体性闭经 病变在垂体。①垂体肿瘤,由于肿瘤压迫分泌细胞,使促性腺素分泌减少而引起闭经。最常见的泌乳素细胞瘤可引起闭经溢乳综合征。②垂体梗死,最常见的席汉综合征(Sheehan syndrom),由于产后大出血,使垂体缺血坏死。③空蝶鞍综合征,因蝶鞍隔不全或病变,脑脊液流向蝶鞍的垂体窝,压迫垂体发生高泌乳血症,常见症状为闭经、溢乳。

(3)卵巢性闭经 卵巢分泌的性激素水平低下,如卵巢早衰、卵巢切除或组织破坏、卵巢功能性肿瘤和多囊卵巢综合征,子宫内膜不发生周期性变化而导致闭经。

(4)子宫性闭经 由于子宫内膜受到破坏,不能对卵巢激素作出周期性反应,从而无内膜剥脱和出血,引起闭经。如Asherman综合征、子宫内膜结核、子宫切除后等。

【诊断依据】

闭经只是一种症状,诊断时必须寻找闭经的原因,确定病变环节。

1.病史 重点询问月经史,包括初潮年龄、第二性征发育、月经周期、经期、经量。了解其自幼生长发育过程、生育史及产后并发症、有无其他疾病及家族史和用药史等。还应询问闭经期限及伴随症状。

2.体格检查 除全身检查外,还应注意内外生殖器的发育和第二性征的发育。

3.辅助诊断方法

(1)子宫功能检查 主要了解子宫、子宫内膜功能。

①药物撤退试验 孕激素试验,黄体酮每日肌注20 mg,连续5日,停药后3~7日出现撤药性出血(阳性反应),说明子宫内膜受一定雌激素影响,但无排卵,闭经部位在子宫以上。若孕激素试验无撤药出血(阴性反应),应进一步作雌、孕激素序贯试验,如发生撤药出血为阳性,提示子宫内膜功能正常,闭经部位在子宫以上,如为阴性,提示为子宫性闭经。

②诊断性刮宫 适用于已婚妇女,刮取子宫内膜作病理检查,了解内膜对卵巢激素的反应。

③子宫输卵管造影 了解子宫腔形态、大小及有无畸形及输卵管情况。

④子宫镜检查 观察宫腔及内膜情况并指导活检。

(2)卵巢功能检查 通过B超监测、基础体温测定、宫颈黏液结晶检查、阴道脱落细胞检查、血甾体激素测定等了解卵巢功能。

(3)垂体功能检查

①血PRL,FSH,LH测定 如PRL>25 μg/L,应进一步检查排除垂体肿瘤;FSH>40 μg/L,提示卵巢功能下降;LH>25 μg/L考虑多囊卵巢;FSH,LH均小于5 μg/L提

示垂体功能减退,病变部位可能在垂体或下丘脑。

②垂体兴奋试验 静脉注射 LHRH 100 μg,LH 水平较注射前升高 2~4 倍以上,提示垂体功能正常,病变在下丘脑或以上;若多次重复试验,LH 仍无升高,提示病变在垂体。

③影像学检查 疑有垂体肿瘤时应行蝶鞍 X 线、CT、MRI 检查。

④其他检查 T_3,T_4,TSH 测定除外甲状腺功能异常。

【治疗原则】

闭经的发生与全身及心理状况有关,对全身体质性治疗和心理治疗在闭经中占重要地位。治疗的关键是寻找病因,针对病因治疗。

第三节 多囊卵巢综合征

多囊卵巢综合征(polycystic ovary syndrom,PCOS)是以长期无排卵及高雄激素为特征的内分泌综合征,是最常见的内分泌疾病,占 20%～60%。1975 年 Stein 和 Leventhal 首先报道,故又称 Stein-Leventhal 综合征。

【病因及病理生理学】

PCOS 的确切病因及机制尚不明确,可能存在的机制如下:

1. 下丘脑-垂体-卵巢轴调节功能紊乱 主要表现为高 LH 血症和高雄激素血症为主要特征的内分泌紊乱,垂体分泌过量 LH 刺激卵巢卵泡膜细胞和间质细胞产生过量的雄激素。雄激素在外周组织经芳香化酶转化为雌酮,雌酮与一定量的雌二醇作用于下丘脑及垂体,对 LH 呈正反馈调节,对 FSH 呈负反馈调节,如此形成恶性循环,产生相应的临床表现。

2. 胰岛素抵抗及高胰岛素血症 近 20 年的研究表明,40%～60%的 PCOS 患者(特别是肥胖者)存在胰岛素抵抗和高胰岛素血症,胰岛素直接作用于垂体的胰岛素受体使 LH 分泌增加,高胰岛素还可以通过抑制肝脏的性激素结合球蛋白合成,使体内游离雄激素增加。

【诊断依据】

1. 临床表现 青春期及生育年龄妇女月经稀发或继发性闭经;肥胖(体重指数≥25);不孕;多毛、痤疮及脂性皮肤。

2. 辅助检查

(1)B 超检查发现双卵巢增大,间质增厚,回声明显增强,卵巢皮质内有数个直径小于 10 mm 的卵泡环绕卵巢边缘,呈项链征,连续监测无优势卵泡发育及排卵迹象。

(2)激素测定 血 LH 升高,FSH 偏低,LH/FSH≥2~3;血睾酮、双氢睾酮、雄烯二酮浓度升高,睾酮水平一般不超过正常范围上限 2 倍;血雌激素正常或稍高,无周期性变化。

(3)其他检查 空腹血糖、胰岛素、口服葡萄糖耐量试验可异常。

3. 腹腔镜下取卵巢活组织送病理检查,可确诊。

【鉴别诊断】

1. 卵泡膜细胞增殖症　临床和内分泌征象与 PCOS 相仿但更严重,肥胖和男性化更明显,睾酮水平高达 5.2～6.9 mmol/L,而 DHEA-S 正常。镜下表现为卵巢皮质有一群卵泡膜细胞增生。

2. 肾上腺皮质增生或肿瘤　肾上腺皮质增生患者 ACTH 兴奋试验反应亢进,过夜地塞米松抑制试验抑制率≤70%,肾上腺皮质肿瘤患者对这两项试验均无反应。

【治疗】

1. 一般治疗　对肥胖患者,通过加强锻炼、控制饮食、减轻体重,可降低胰岛素和雄激素水平,并有可能恢复排卵和生育功能。

2. 药物治疗　抗雄激素治疗和诱发排卵。

3. 手术治疗　适用于药物促排卵治疗无效者,可采用腹腔镜下卵巢穿刺打孔,或卵巢楔形切除术。

(迟晓红)

复习思考题

1. 无排卵功血的治疗原则是什么?
2. 无排卵功血的临床特征有哪些?
3. 闭经是如何分类的?
4. 简述闭经的诊断步骤。
5. 多囊卵巢综合征的发病机制如何?
6. 简述多囊卵巢综合征的治疗原则。

第六篇 五官科常见疾病

東方大學校自民　學行單

第一章 眼科疾病

第一节 屈光不正

眼是以光作为适宜刺激的视觉生物器官,即眼球是一种复合光学系统。在眼球光学中,应用屈光度(diopter D)作为屈光的单位。

屈光不正:若平行光线经过眼的屈光系统折射后焦点不能落在视网膜上,而是落在了视网膜前面或后面,称为屈光不正(refractive error)。

屈光不正包括近视、远视、散光。

一、近视眼

近视眼(myopia)是指在调节松弛状态下,平行光线经眼的屈光系统屈折后聚集在视网膜前,致使远距离目标在视网膜上成像不清晰。

【病因】

1. 遗传因素 高度近视属常染色体隐性遗传,中低度近视属多基因遗传。
2. 外因 照明不足、阅读距离过近、阅读时间过久、字体不清或过小,以及姿势不良等都与近视的发生有关。

【分类】

1. 按屈光成分类

(1)轴性近视 由于眼球前后径过长所致,而眼的屈光力正常。眼球变长主要在赤道部以后。

(2)屈光性近视 主要由于角膜或晶体曲率过大,屈光率超出正常范围,而眼轴长度在正常范围。

2. 按近视程度分类

(1)轻度近视 －3.00 D 以下。
(2)中度近视 －3.00 D～－6.00 D。
(3)高度近视 －6.00 D 以上。

【诊断依据】

1. 视力 远视力减退,近视力正常。
2. 视力疲劳 由调节与集合不协调所致,低度近视者常见。高度近视因注视目标距眼过近,而难于达到相应的集合,故多用单眼注视,反而不引起视疲劳。
3. 眼位偏斜 近视眼看近时不用或少用调节,所以集合功能也相应减弱,易引起外隐斜或外斜视。

4.眼球改变　眼球前后径变长,眼球较突出,高度近视者明显。

5.眼底改变　低、中度近视一般无眼底变化,高度近视可发生程度不等的眼底退行性改变。

(1)近视弧形斑　由于眼轴伸长,巩膜扩张,脉络膜从视乳头颞侧脱开,暴露巩膜形成白色弧形斑。

(2)豹纹状眼底　后极部巩膜扩张引起脉络膜毛细血管伸长,使脉络膜血管暴露呈豹纹状眼底。

(3)黄斑部改变　可有出血或新生血管膜,或有色素沉着呈圆形黑色斑,称 Fuchs 斑。

(4)巩膜后葡萄肿　眼球后极部局限性扩张,形成巩膜后葡萄肿。

(5)周边部视网膜格子样变性、囊样变性、视网膜裂孔,最终发生网脱。

(6)玻璃体液化、混浊和后脱离。

【治疗原则】

1.验光配镜　经验光确定近视度数,用合适的凹透镜使平行光线分散后进入眼内,经过眼的屈光系统后成焦点于视网膜上。

2.注意营养,加强锻炼,增强体质,使眼和全身均能正常发育。

二、远视眼

远视眼(hyperopia)是指在调节松弛状态下,平行光线经眼的屈光系统屈折后在视网膜后形成焦点,在视网膜上形成一弥散环,不能形成清晰的物像。

【分类】

按远视程度分类

(1)轻度远视　+3.00 D 以下。

(2)中度远视　+3.00 D～+6.00 D。

(3)高度远视　+6.00 D 以上。

【临床表现】

1.视力　远视患者为了获得清晰物像,不论看远或看近都需要运用调节,而调节力的强弱与年龄和健康状况相关。

2.视力疲劳　视力疲劳是远视患者的主要自觉症状,表现为视物模糊,眼球、眼眶和眉弓部胀痛,甚至恶心呕吐,尤其阅读或近距离工作更为明显,稍事休息症状减轻或消失。

3.内斜视　远视患者使用过多的调节必然伴随过多的集合,因而产生调节性内斜视,远视度数较高的一眼呈内斜位。

4.眼球各部分均较小,晶状体大小基本正常,前房浅。高度远视眼眼球小。视乳头较小、色红、边缘不清、稍隆起,类似视乳头炎或水肿,但矫正视力正常或与以往相比无变化,视野无改变,长期观察眼底情况无变化,称为假性视乳头炎。

【治疗原则】

远视眼用凸镜片矫正,使平行光线变为集合光线,焦点落在视网膜上。40 岁以下者应用睫状肌麻痹剂散瞳验光配镜,40 岁以上者可不散瞳。

1. 轻度远视如无症状则不需矫正,如有视力疲劳和内斜视,虽然远视度数低,也应戴镜。

2. 中度远视或中年以上患者应戴镜矫正以增进视力,消除视疲劳及防止内斜视的发生。

三、散光

散光(astigmatism)是指由于眼球各径线的屈光力不同,平行光线进入眼内不能在视网膜上形成焦点而形成焦线的一种屈光状态。

【病因与分类】

最常见的原因是由于角膜各径线的曲率半径大小不一致,通常以水平及重直两个主径线的曲率半径差别最大。

临床上将散光分为规则散光和不规则散光两类。

1. 规则散光 角膜各径线上的曲率半径大小不同,在角膜的一个主径线的曲率半径最小,即屈光力最强,而与此径线垂直的另一主径线的曲率半径则最大,即屈光力最弱,当平行光线通过后不能形成焦点而形成两条相互垂直的焦线。

规则散光根据各径线的屈光状态分为以下五种:

(1) 单纯近视散光 一个主径线为正视,另一主径线为近视。

(2) 单纯远视散光 一个主径线为正视,另一主径线为远视。

(3) 复性近视散光 两个互相垂直的主径线均为近视,但近视的度数不同。

(4) 复性远视散光 两个互相垂直的主径线均为远视,但远视的度数不同。

(5) 混合散光 一个主径线为近视,另一个与其垂直的主径线为远视。

生理上垂直径线屈光力大于水平径线的屈光力,如果散光符合这种规律称为循规性散光,反之称为逆规性散光。

2. 不规则性散光 眼球的屈光状态不但各径线的屈光力不相同,在同一径线上各部分的屈光力也不同,没有规律可循。常是由于圆锥角膜、角膜云翳或晶状体疾病等所致角膜或晶状体屈光面高低不平所致。

【诊断依据】

1. 视物模糊 看远看近均不清楚,低度者视力尚好,高度散光视力明显减退。

2. 眼疲劳 高度散光者常无此症状或仅有轻微症状,但低度散光患者较明显。

3. 高度散光患者不论注视远处或近处常眯着眼看,以达到针孔或裂隙的作用。

【治疗原则】

1. 高度散光患者应以柱镜矫正,如不能适应全部矫正,可先予以较低度数,以后再渐增加。

2. 不规则散光不能用柱镜矫正,可试用接触镜矫正。

第二节 眼外伤

一、概述

(一)定义

机械性、物理性和化学性等因素直接作用于眼部，引起眼的结构和功能损害，统称为眼外伤(oculartrauma)。

(二)眼外伤的分类

可分为机械性和非机械性眼外伤两大类。

机械性眼外伤通常包括挫伤、穿通伤、异物伤等；非机械性眼外伤包括热烧伤、化学伤、辐射伤和毒气伤等。

(三)检查与处理原则

1.眼外伤的检查

(1)病史　询问致伤原因、部位、时间、以往视力状况及眼病史。

(2)全身情况　有无重要脏器的损伤，有无休克及出血，并首先处理。

(3)视力　尽可能准确记录。

(4)外眼　眼睑、结膜、泪器、眼肌等损伤部位、范围、程度。

(5)眼球　位置、突出度，有无破裂、穿孔等。

(6)影像学及其他辅助检查　如超声、X线、CT或MRI检查以确定有无异物存留。

2.处理原则

根据致伤部位、损伤程度采取妥当处理。正确诊断、初期缝合和后继治疗，减少伤后并发症的发生对抢救伤眼极为重要。

二、眼球钝挫伤

钝挫伤(blunt trauma)是机械性钝力引起的眼外伤。

(一)致伤原因

在生产、生活中，砖石、土块、拳头、球类、跌撞、交通事故以及爆炸(如鞭炮)产生的冲击，是眼球钝挫伤的常见原因。

(二)临床表现

1.眼睑　水肿、淤血、裂伤和上睑下垂。

2.眼眶　副鼻窦骨折，出现皮下气肿。触诊有捻发音，应禁擤鼻，并加压包扎。

3.结膜　可有水肿、出血、撕裂。小于3mm的裂口可不必缝合。

4.角膜可有上皮剥脱、荧光素染色着色。

5.巩膜挫伤或破裂　多发生在巩膜最薄弱处，如角巩膜缘部位，常有结膜下血肿、色素膜或玻璃体嵌顿，眼压低。若伤口在直肌下称为隐匿性眼球破裂。如果破裂伤口很长已无光感，视力恢复无望者，应作眼球摘除术。以防交感性眼炎的发生。

6. 虹膜睫状体挫伤

(1)外伤性虹膜睫状体炎 表现为睫状体充血,虹膜水肿,纹理不清,瞳孔缩小,房水混浊或纤维蛋白性渗出,角膜后沉着物。治疗按一般虹膜睫状体炎的原则处理,局部或全身应用皮质类固醇,1%阿托品散瞳。

(2)前房积血(hyphema) 为虹膜睫状体血管破裂所致。微量出血仅可见房水中出现红细胞。出血较多时,血液积于前房的下部呈一水平面。

(三)治疗措施

1. 卧床休息,适当应用镇静剂;取半卧位。

2. 全身应用止血剂,如止血敏、云南白药,可联合应用皮质类固醇。不扩瞳也不缩瞳。

三、眼球穿通伤

以敲击金属飞溅出的碎片击入眼内,或刀、针、剪刺伤眼球引起眼球壁的穿通最为多见。穿通伤的预后和功能恢复主要取决于损伤的严重程度和部位,其次是否有感染或其他并发症,治疗是否及时适当也是重要的影响因素。

眼球穿通伤分为两类:一类为单纯性穿通伤,伤口小于 3 mm,无眼内组织嵌顿,球内无异物,无感染,伤口愈合快。另一类为开放性穿通伤,有眼内组织嵌顿,或有异物进入眼内,易感染,并发症多。

1. 角巩膜穿通伤 常伴有虹膜脱出、嵌顿,前房变浅,此时可有明显的眼痛、流泪等刺激症状。致伤物刺入较深可引起晶状体囊穿孔或破裂,出现局限的晶状体混浊、甚至晶状体破裂,晶状体嵌顿于伤口或脱出,视力明显下降。

治疗:眼球穿通伤是眼科急症,治疗原则是手术缝合伤口以恢复眼球的完整性,防治感染和并发症。常规注射抗破伤风血清,全身应用抗生素和皮质类固醇。

2. 球内异物 一般分为磁性异物与非磁性异物。铁质异物在眼内溶解氧化,对视网膜有明显的毒性作用。氧化铁与组织蛋白结合形成不溶性含铁蛋白,沉着于各组织,表现为棕褐色沉着物,称为铁质沉着(siderosis),可造成视力丧失和眼球萎缩,含铜量80%以上的异物会引起急性无菌性化脓性炎症。铜在眼内组织沉着可引起铜屑沉着症(chalcosis),在角膜后弹力层有棕黄色色素沉着,晶状体前囊上可出现葵花状混浊。异物带入致病微生物,可引起眼内感染,造成失明。球内异物一般应及早摘除。但应强调的是,手术摘除必须以重建和恢复视功能为目的,因此不仅要考虑异物取出,还要考虑伤眼功能、手术难度、病人双眼和全身情况。应权衡利弊,并非每例的异物都必须摘除。

3. 交感性眼炎 是指一眼发生穿通伤后双眼相继出现的慢性肉芽肿性葡萄膜炎。

首先,伤眼(称诱发眼)的慢性葡萄膜炎症状持续不退,并逐渐加重,出现角膜后沉着物(keratic precipitate,KP),瞳孔缘可有小珍珠样灰白色结节。一般经过2周至2个月的潜伏期,另一眼(称交感眼)突然出现类似的葡萄膜炎,视力急剧下降。眼底可出现黄白色点状渗出,多位于周边部(称 Dalen-Fucks 结节)。交感性眼炎病程长,反复发作,晚期由于视网膜色素上皮的广泛破坏,整个眼底呈一片暗红色调,称为晚霞状眼底。伤后尽早缝合伤口、处理好嵌顿的葡萄膜组织,预防感染,可能对预防本病有一定作用。一旦发现本病,应按葡萄膜炎的治疗方法处理,全身和局部应用大剂量皮质类固醇。皮质类固醇的应用需长达半年以上。据临床观察,摘除诱发眼并不能中止交感性眼炎的病程,而且有些诱发眼经治疗后可能获得较好的视力。

四、酸碱化学伤

化学物品的溶液、粉尘或气体进入或接触眼部,都可引起眼部损伤,统称为化学性烧伤,多发生在化工厂、实验室或施工场所,其中最多见的有酸性和碱性烧伤。

【致伤原因和特点】

1. 酸性烧伤　酸性物质对蛋白质有凝固作用,使组织蛋白凝固坏死,由于凝固的蛋白不溶于水,形成一凝固层,能阻止酸性物质继续向深层渗透,因此组织损伤相对较轻。

2. 碱性烧伤　常见的碱性烧伤多由强碱如氢氧化钠、生石灰、氨水等引起。碱能溶解脂肪和蛋白质,与组织接触后能很快渗透到组织深层和眼内,使细胞分解坏死。因此,碱性烧伤的后果要严重得多。

【临床表现与并发症】

根据酸碱烧伤后的组织反应,可分为轻中重三种不同程度的烧伤。

1. 轻度　多由弱酸或弱碱引起。眼睑与结膜轻度充血水肿,角膜上皮有点状脱落或水肿,数日后水肿消退,上皮修复,不留瘢痕,无明显并发症,视力多不受影响。

2. 中度　可由强酸或较稀的碱性物质引起。睑皮肤可起水疱或糜烂。结膜水肿,出现小片缺血坏死。角膜有明显混浊水肿,上皮层完全脱落,或形成白色凝固层。治愈后可遗留角膜斑翳,影响视力。

3. 重度　大多为强碱引起。结膜出现广泛的缺血性坏死,呈灰白色混浊膜样。角膜全层混浊甚至呈瓷白色。碱可立即渗入前房,引起葡萄膜炎、继发性青光眼和白内障等。伤后2周,新生血管可侵入角膜,角膜组织逐渐修复。

【急救和治疗】

1. 急救　争分夺秒地在现场彻底冲洗眼部,是处理酸碱烧伤的最重要一步。及时彻底冲洗能将烧伤减低到最小的程度。应立即就地取材,用大量清水或其他水源反复冲洗,冲洗时应翻转眼睑,转动眼球,暴露穹隆部,将结膜囊内的化学物质彻底清除。应至少冲洗 30 min。

2. 局部和全身应用大量维生素C　维生素C可抑制胶原酶,促进角膜胶原合成。可在伤后做结膜下注射,每次 2 mL,每日 1~2 次。全身可大量口服及静脉输入。

3. 切除坏死组织,防止睑球粘连　如果球结膜有广泛坏死,或角膜上皮坏死,可做早期切除。一些病人在 2 周内出现角膜溶解变薄,需行全角膜板层移植术。

4. 应用抗生素控制感染。

5. 0.5% EDTA(依地酸钠)可能促使钙质排出,可用于石灰烧伤病例。

6. 1% 阿托品每日散瞳。

7. 局部或全身使用皮质类固醇,以抑制炎症反应和新生血管形成。但在伤后 2~3 周内,角膜有溶解倾向,应停用。

8. 点用自身血清、纤维连接蛋白等。

9. 晚期治疗针对并发症进行　如手术矫正睑外翻、睑球粘连,进行角膜移植术等。出现继发性青光眼时,应用药物降低眼压,或行睫状体冷凝术。

(胡 磊)

第三节 白内障

晶状体混浊称为白内障。在裂隙灯显微镜下,多数成人晶状体皮质会有程度不同的混浊,老年人晶状体核硬化、光学密度增加,这些均为晶状体生理性改变,不属于白内障。只有当白内障引起视力下降时才有临床意义。

一、年龄相关性白内障

年龄相关性白内障是中老年开始发生的晶状体混浊,随年龄增加患病率明显增高,又称老年性白内障。根据晶状体开始混浊的部位分为皮质性、核性和后囊下三类。

【病因及机理】

环境、营养、代谢和遗传等因素对晶状体长期综合作用的结果。研究结果证明:氧化作用造成晶状体囊膜损伤,房水进入皮质内,开始了皮质性白内障的过程。另外,透明可溶性蛋白也可因氧化作用,发生聚合,形成不溶性的混浊高分子量蛋白,逐渐形成了核性白内障。紫外线照射、过量饮酒、吸烟、心血管疾病、高血压、代谢及消耗性疾病、精神病等与白内障的形成有关。

【临床表现】

常双眼患病,但发病可有先后,病情程度也不一致。

症状:渐进性、无痛性视力减退和眼前阴影。可出现单眼复视、多视、虹视、畏光和眩光。

【体征】

1. 皮质性白内障　最为常见。按其发展过程分为四期。

①初发期　晶状体皮质内出现空泡、水裂和板层分离,从周边向中央逐渐扩大。散瞳后用检眼镜彻照法,可在眼底红光反射中看到轮轴状混浊的阴影,此期瞳孔区的晶状体尚透明,视力无影响。

②膨胀期　又称未熟期。晶状体呈不均匀灰白色混浊,前房变浅,可诱发急性闭角型青光眼。此期视力明显减退,眼底难以看清。

③成熟期　晶状体全部混浊。患眼视力降至眼前手动或光感。眼底不能窥入。

④过熟期　晶状体囊膜皱缩,前房加深,虹膜震颤。晶状体皮质液化,棕黄色的晶状体核沉于囊袋下方,称为 Morgagnian 白内障。当晶状体核下沉后,视力可突然提高。液化的晶状体皮质漏出前房时,可诱发葡萄膜炎出现,亦可引起晶状体溶解性青光眼。过熟期晶状体悬韧带发生退行性改变,易发生晶状体脱位。

2. 核性白内障　发病年龄较早,进展缓慢。初期晶状体核呈黄色混浊,核密度逐渐增加,颜色变深,散瞳后用彻照法检查,在眼底红色反光中有中央盘状暗影,眼底检查仅可从周边部看清眼底。近视力减退较慢,可出现单眼复视或多视。扩瞳后的视力可有所提高。核性白内障逐渐变为棕黄色或棕黑色。此时视力极度减退,眼底已不能看清。这种核改变可持续很久而不变,可同时有皮质混浊,但不易成熟。

3. 后囊膜下白内障 后囊膜下浅层皮质出现棕黄色混浊,外观似锅巴状,混浊在位视轴上,所以早期出现明显视力障碍。此类白内障进展缓慢,后期合并晶状体皮质和核混浊,最后发展为成熟期白内障。

【诊断】

散瞳后用检眼镜或裂隙灯显微镜检查晶状体。根据晶状体混浊的形态和视力情况可明确诊断。当视力减退与晶状体混浊程度不相符时,应进一步检查,避免漏诊其他眼病。

【治疗】

目前尚无疗效肯定的药物,手术治疗为首选方法。通常采用白内障囊外摘除(包括超声乳化术)联合人工晶状体植入术,在某些情况下也可行白内障囊内摘除术,术后给予眼镜或角膜接触镜矫正视力。

二、先天性白内障

出生时或出生后第一年内发生的晶状体混浊,可为家族性或散发的;可以伴发或不伴发其他眼部异常或遗传性、系统性疾病。

【病因】

各种影响胎儿晶状体发育的因素,都可能引起先天性白内障:①遗传;②母亲怀孕头3个月宫内病毒性感染;③母亲怀孕期,特别怀孕头3个月内应用某些药物或暴露于X线;④母亲怀孕期患有代谢性疾病等。

【临床表现】

可单眼或双眼,多数为静止性。少数出生后继续发展,也有直至儿童期才影响视力。晶状体混浊形态根据部位、程度的不同而各有其特点。先天性白内障患者常合并其他眼病或异常。

【诊断】

根据晶状体混浊形态和部位、视力状况来诊断。可针对不同情况选择一些实验室检查。如染色体核型分析和分带检查,血糖、尿糖和酮体检查,尿常规和尿氨基酸检查,血氨基酸水平测定,尿苯丙酮酸测定、同型胱氨酸尿的定性检查、半乳糖尿的筛选等。

先天性白内障的瞳孔区有白色反射(白瞳症),其他眼病也可表现出白瞳症,应注意鉴别。

【治疗】

目的是恢复视力,减少弱视和盲目的发生。

1. 对视力影响不大的,如前极、冠状和点状白内障,一般不需手术。明显影响视力的全白内障、绕核性白内障。可选择晶状体切除术或晶状体吸除术并植入IOL。

2. 进行屈光矫正和视力训练,防治弱视,促进融合功能的发育。

三、外伤性白内障

【临床表现】

眼球钝挫伤、穿通伤和爆炸伤等引起晶状体混浊称外伤性白内障。多见于儿童或年轻人,常单眼发生。由于外伤的性质和程度不同,引起的晶状体混浊也各有不同的特点,造成的视力障碍与晶状体损伤的部位、程度有关。眼外伤可引起前房出血、前房角后退、晶状体脱位,还伴有眼前段炎症或继发性青光眼等。

【治疗】

影响视力不大的晶状体局限混浊,可随诊观察。晶状体混浊影响视力时,应行白内障摘除术。晶状体皮质进入前房,可用激素和降眼压药物控制病情后,手术摘除白内障。外伤性白内障多为单眼,白内障摘除术后应尽量植入 IOL。

第四节 青光眼

青光眼是一组以病理性眼压增高、特征性视神经萎缩和视野缺损为共同特征的疾病。我国原发性青光眼的患病率为 0.21%~1.75%。青光眼有遗传趋向,我国以原发性闭角型青光眼为主。青光眼是我国主要致盲眼病之一,早期诊断和正确治疗是预防青光眼致盲的重要手段。

一、急性闭角型青光眼

【病因与机理】

发病因素:眼轴短、角膜小、前房浅、房角狭窄、晶状体较厚且位置靠前。在此基础上发生瞳孔阻滞是发病的主要环节,而扩大瞳孔是出现发作性眼压升高的诱因。眼压升高产生的机械压迫和缺血联合作用于视神经纤维造成了青光眼性视神经损害。

【临床表现】

闭角型青光眼有不同的临床阶段(分期),各期有其特征及治疗原则。

1. 临床前期 为双眼性。当一眼急性发作确诊后,另一眼即使无症状也可诊断为临床前期。有些患者无症状,但前房浅、虹膜膨隆、房角狭窄等,在暗室试验后眼压明显升高,也可诊断为临床前期。

2. 先兆期 一过性或反复的小发作:突感雾视、虹视,患侧额部疼痛或伴鼻根部酸胀。眼压升高,眼轻度充血,角膜上皮水肿,前房极浅,房角大范围关闭,瞳孔稍扩大,光反射迟钝。小发作缓解后,多无永久性损害。

3. 发作期 出现剧烈头痛、眼痛、畏光、流泪,视力严重减退,可伴有恶心、呕吐等胃肠反应。体征:眼睑水肿,混合性充血,角膜上皮水肿,前房极浅,周边前房近消失,房角关闭;虹膜萎缩,房水混浊,瞳孔中等散大、呈竖椭圆形,光反射消失,眼压常在 6.67 kPa (50 mmHg)以上。因角膜水肿,眼底多看不清。高眼压缓解后,症状减轻或消失,视力好转,眼前段常遗留:扇形虹膜萎缩、瞳孔无法恢复正常,房角有广泛性粘连。晶状体前囊青光眼斑。

4. 间歇期 小发作后自行缓解,小梁网未遭受严重损害;房角开放或大部开放;在不用药或单用缩瞳剂时,眼压即能稳定在正常水平。

5. 慢性期 急性大发作或反复小发作后,房角广泛粘连(通常大于180°),小梁网遭受严重损害,眼压中度升高,青光眼性视盘凹陷及视野缺损。

6. 绝对期　高眼压时间长,视神经已遭严重破坏,视力降至无光感且无法挽救。

【诊断依据】

先兆期依据一过性发作的典型病史、浅前房、窄房角等作出诊断;对疑似病人可用暗室试验进行排查。大发作的症状和体征都很典型,诊断多无困难。房角镜检查证实房角关闭则是重要诊断依据。

【鉴别诊断】

与急性虹膜睫状体炎的鉴别要点:①角膜后沉着物为棕色色素;②前房极浅;③瞳孔中等扩大;④虹膜节段性萎缩;⑤晶状体青光眼斑。大发作期常伴有恶心、呕吐和剧烈头痛,应与胃肠疾病、颅脑疾患或偏头痛相鉴别。

【治疗】

应采用综合治疗。药物迅速控制眼压,缩小瞳孔,在眼压降低,炎性反应控制后,行手术治疗。

1. 联合用药　在急性发作期常需联合用药,除局部滴用缩瞳剂外,全身应用高渗剂、碳酸酐酶抑制剂,局部滴用 β-受体阻滞剂以迅速降低、控制眼压。

2. 缩小瞳孔　先兆期用1%毛果芸香碱每半小时滴眼一次,2～3次后多可缩小瞳孔、降低眼压。急性大发作时,每 5 min 滴眼 1 次,共 3 次;然后每 30 min 1 次,共 4 次;以后改为 1 h 1 次,用药后 3～4 h 瞳孔能明显缩小,可减量至 1 日 4 次。如眼压过高,瞳孔括约肌受损麻痹,缩瞳剂难以奏效。全身使用降眼压药后再滴缩瞳剂,缩瞳效果明显。每次滴药后压迫泪囊部数分钟,以免引起全身中毒症状。

3. 辅助治疗　全身症状严重者,可给予止吐、镇静、安眠药物。局部滴用糖皮质激素有利于减轻充血及虹膜炎症反应。

4. 手术治疗　经药物治疗眼压下降后必须再行手术治疗。如房角仍然开放或粘连范围小于1/3周,眼压稳定在 2.80 kPa(21 mmHg)以下,可作周边虹膜切除术或激光虹膜切开除术。若房角已有广泛粘连,应用缩瞳剂后眼压仍超过 2.80 kPa(21 mmHg),应作滤过性手术。对临床前期、浅前房、窄房角的患者,应作预防性虹膜切除术。

二、慢性闭角型青光眼

与急性闭角型者相比发病年龄较早,程度较轻,瞳孔阻滞不如急性者明显。小梁网损害为渐进性,眼压水平也随着房角粘连范围的缓慢扩展而逐步上升。

【诊断依据】

①周边前房浅;②房角为中等狭窄;③眼压升高,常在 5.33 kPa(40 mmHg)左右;④青光眼性视盘凹陷;⑤青光眼性视野缺损。

【治疗】

药物控制眼压后采用手术治疗。周边虹膜切除术可用于房角粘连范围小、单用缩瞳剂即能控制眼压的早期病例。氩激光房角成形术能加宽房角,也可采用。对房角已有广泛粘连、单用缩瞳剂眼压不能控制,或已有明显视神经损害者,需行滤过性手术。

三、原发性开角型青光眼

【病因及机理】

病因不明,可能与遗传等有关。眼压升高,房角始终开放,房水外流受阻于小梁网-Schlemm 管系统。组织学检查发现小梁网-Schlemm 管系统存在着病理改变。

【诊断依据】

1. 症状　发病隐匿,进展缓慢,眼压升高时可有雾视、眼胀,多数病人无症状,直到视功能严重损害时才发觉。

2. 眼压　早期不稳定,测量 24 h 眼压较易发现眼压高峰和较大的波动值 2.93~5.33 kPa(22~40 mmHg),日差>0.67 kPa(5 mmHg)。总的眼压水平多较正常值偏高。随病情进展,眼压逐渐增高。

3. 眼前段　前房深浅正常,虹膜平坦,房角开放。在双眼视神经损害程度不同时,可见相对性传入性瞳孔障碍。

4. 眼底:①视盘凹陷进行性扩大和加深;②视盘上、下方局限性盘沿变窄,垂直径C/D值增大,或形成切迹;③双眼视盘凹陷不对称,C/D 差值>0.2;④视盘上或盘周浅表线状出血;⑤视网膜神经纤维层缺损。

5. 视功能　视野缺损:孤立的旁中心暗点、鼻侧阶梯、弓形暗点,周边视野向心性缩小或象限型或偏盲型的缺损。发展到晚期,仅残存管状视野和颞侧视岛;多数青光眼患者的视盘形态学改变出现在视野缺损之前。

眼压升高、视盘损害和视野缺损三大诊断指标,如其中二项为阳性,房角检查属开角,诊断即可成立。若无眼压升高,但有特征性青光眼视盘损害和视野缺损时,可考虑正常眼压性青光眼,但应注意与缺血性视盘病变及某些颅内占位性病变引起的视神经萎缩相鉴别。

【治疗】

1. 药物治疗　若局部滴用 1~2 种药物即可使眼压在安全水平,则应先用药物治疗。首选 β-受体阻滞剂,如滴用单一药物眼压仍未控制在安全水平,可联合用药,常用 β-受体阻滞剂或肾上腺能受体激动剂联合缩瞳剂,两种药物滴眼应间隔 5 min 以上。滴药后压迫泪囊区或闭合眼睑 1~2 min,有助于维持局部药物浓度并减少全身吸收。全天眼压测量对于眼压控制情况的观察十分重要。

2. 激光治疗　如药物治疗不理想,可试用氩激光小梁成形术。

3. 滤过性手术　小梁切除术是最常用的术式。非穿透性小梁切除术其术后并发症较少,但远期疗效仍在观察中。

四、先天性青光眼

胎儿发育过程中,前房角发育异常,小梁网-Schlemm 管系统不能发挥有效的房水引流功能,而使眼压升高的一类青光眼。

1. 婴幼儿型青光眼

【病因及机理】

见于新生儿或婴幼儿期。80%病例在1岁内被发现。65%为男性,70%为双侧性。属多因素遗传疾病。病因未明。房角结构发育异常,与胚胎后期分化不完全的房角形态相似。晚期病例,还可见到Schlemm管闭塞。

【诊断依据】

①畏光、流泪、眼睑痉挛。新生儿或婴幼儿出现这些症状时,应作进一步检查。②角膜增大,横径超过12 mm(正常婴儿角膜横径约10.5 mm)。角膜上皮水肿,外观呈毛玻璃样混浊。有时可见到后弹力层膜破裂。③眼压升高、房角异常、青光眼性视盘改变及眼轴长度增加,这些体征需在全身麻醉下检查、确认。

【治疗】

手术为主要方法。约有80%的病例可通过房角切开术或小梁切开术控制眼压。晚期病例则选用小梁切除术为宜。眼压控制后还须矫正并发的轴性近视。

2. 青少年型青光眼

发病与遗传有关。3岁以后眼球壁组织弹性减弱,无角膜增大,眼压增高、但无畏光流泪等表现。其表现与原发性开角型青光眼基本一致,两者的诊断和处理也相同,药物不能控制眼压时,可行小梁切开或小梁切除术。

(马伟建)

复习思考题

1. 什么是屈光不正?屈光不正有哪几种类型?
2. 近视眼的病因以及治疗原则有哪些?
3. 远视眼的定义和临床表现以及治疗原则是什么?
4. 散光眼的临床分类以及治疗原则是什么?
5. 简述眼外伤的检查处理原则。
6. 简述眼球钝挫伤的分类及前房积血的处理原则。
7. 简述眼球穿通伤的处理原则。
8. 简述酸碱化学伤的致伤机理及处理原则。
9. 年龄相关性白内障的分类、临床特点是什么?
10. 简述先天性白内障的临床表现及治疗。
11. 简述外伤性白内障的治疗原则。
12. 简述急性闭角型青光眼的临床分期、各期的临床症状及体征。
13. 简述急性闭角型青光眼的治疗要点。
14. 简述原发性开角型青光眼的临床特点及治疗原则。
15. 简述先天性青光眼的症状、体征及治疗原则。

第二章 耳鼻喉科疾病

第一节 鼻出血

鼻出血(nosebleed)是临床常见症状之一,可单纯由鼻腔、鼻窦疾病引起,也可由某些全身性疾病所致,但以前者为多见。可单侧出血,亦可双侧出血。可表现为间歇性反复出血,亦可呈持续性出血。出血量多少不一,轻者仅鼻涕带血或倒吸血涕,重者可达数百毫升以上直致休克。反复多次少量出血则可导致贫血。

【病因】
分为局部病因和全身病因两类。
1. 局部病因
(1)外伤 鼻骨、鼻中隔或鼻窦骨折及鼻窦气压骤变等损伤局部血管或黏膜,鼻或鼻窦手术及经鼻插管等损伤血管或黏膜未及时发现或未妥善处理,挖鼻、用力擤鼻、剧烈喷嚏、鼻腔异物等损伤黏膜血管。
(2)炎症 各种鼻腔、鼻窦的非特异性或特异性感染均可因黏膜病变损伤血管而出血。
(3)肿瘤 鼻腔、鼻窦及鼻咽恶性肿瘤溃烂出血经鼻流出。早期多表现为鼻涕带血、回缩血涕或反复少量出血,晚期破坏大血管可致大出血。血管性良性肿瘤如鼻腔血管瘤或鼻咽纤维血管瘤出血一般较剧。
(4)其他:①鼻中隔疾病:鼻中隔偏曲、鼻中隔糜烂、溃疡或穿孔是出血之常见原因;②鼻腔异物:常见于儿童,多为一侧鼻腔出血或血涕。
2. 全身病因 凡可引起动脉压或静脉压增高、凝血功能障碍或血管张力改变的全身性病均可致鼻出血。
(1)急性发热性传染病 流感,出血热,麻疹,疟疾,鼻白喉,伤寒和传染性肝炎等。
(2)心血管疾病 高血压,血管硬化和充血性心力衰竭等。出血多因动脉压升高所致。
(3)血液病:①凝血机制异常的疾病,如血友病、纤维蛋白形成障碍、异常蛋白血症(如多发性骨髓瘤)、结缔组织病和大量应用抗凝药物者等;②血小板量或质异常的疾病,如血小板减少性紫癜、白血病、再生障碍性贫血等。出血是因毛细血管受损和血液成分改变所致。常伴身体其他部位的出血。鼻腔出血为双侧性、持续性渗血,并可反复发生。
(4)营养障碍或维生素缺乏 维生素C,K,P或钙缺乏。维生素C,P缺乏会增加毛细血管脆性和通透性;维生素K与凝血酶原形成有关;钙为凝血过程中必不可少的物质。

(5)肝、肾等慢性疾病 肝功能损害常致凝血障碍,尿毒症易致小血管损伤。

(6)中毒 磷、汞、砷、苯等化学物质可破坏造血系统,长期服用水杨酸类药物可致血内凝血酶原减少。

(7)遗传性毛细血管扩张症 常有家族史。

(8)内分泌失调 主要见于女性,青春发育期的月经期可发生鼻出血和先兆性鼻出血,绝经期或妊娠的最后3个月亦可发生鼻出血。可能与毛细血管脆性增加有关。

【治疗原则】

根据出血量的多少,采用不同的治疗方法。出血量少,以病因治疗为主;出血量大者,先止血。

1. 一般处理 患者取坐位或半卧位,适当给予镇静剂。休克者,应取平卧低头位,按休克急救。

2. 鼻局部处理 明确出血部位和止血。多数情况下是在鼻中隔前下部(易出血区),且一般血量较少。嘱病人用手指捏紧两侧鼻翼(压迫鼻中隔前下部)10～15 min,同时用冷水袋或湿毛巾敷前额和后颈,以促使血管收缩减少出血。如出血较剧,可先用浸以1%麻黄碱生理盐水或0.1%肾上腺素的棉片置入鼻腔达到暂时止血,以便寻找出血部位。常采用的止血方法有如下两类。

(1)烧灼法 适用于反复小量出血、且明确出血点者。常用化学药物或电灼。常用化学药物是30%～50%硝酸银或30%三氯醋酸。近年来,临床常采用YAG激光、射频或微波烧灼。

(2)填塞法 适用于出血较剧、渗血面较大或出血部位不明者。一般有下列四种方法:①鼻腔可吸收性材料填塞;②鼻腔纱条填塞;③后鼻孔填塞法:鼻腔纱条填塞未能奏效者,可采用此法;④鼻腔或鼻咽部气囊或水囊压迫:用指套或气囊缚在小号导尿管头端,置于鼻腔或鼻咽部,囊内充气或充水以达到压迫出血部位的目的。此方法可代替后鼻孔填塞。

(3)血管结扎法 对严重出血者采用此法。中鼻甲下缘平面以下出血者可考虑结扎或栓塞上颌动脉或颈外动脉;中鼻甲下缘平面以上出血者,则应结扎筛前动脉;鼻中隔前部出血者可结扎上唇动脉。

(4)血管栓塞法 对严重出血者可采用此法。应用数字减影血管造影(digital subtraction angiography,DSA)和超选择栓塞(super selective embolization,SSE)技术,找到出血动脉并栓塞之。此法准确、快速、安全可靠,但费用较高,有偏瘫、失语和一过性失明等风险。

3. 全身治疗

(1)镇静剂 病人安静有助于减少出血,对反复出血者尤为重要。

(2)止血剂 常用立止血、安络血、抗血纤溶芳酸(PAMBA)、止血敏、6-氨基己酸(EACA)、凝血酶等。可口服、肌注或静脉给药。

(3)维生素 维生素C、K_4、P。

(4)有贫血或休克者应纠正贫血或抗休克治疗。

4. 因全身性疾病引起者,应请相应专科诊治。

第二节 鼻窦炎性疾病

一、急性鼻窦炎

急性鼻窦炎(acute sinusitis)多继发于急性鼻炎。其病理改变主要是鼻窦黏膜的急性卡他性炎症或化脓性炎症,严重者可累及骨质,并可累及周围组织和邻近器官,引起严重并发症。

【病因】

1. 全身因素　过度疲劳、受寒受湿、营养不良、维生素缺乏等引起全身抵抗力降低。生活与工作环境不洁等是诱发本病的常见原因。此外,特应性(atopy)体质、全身性疾病,如贫血、糖尿病,甲状腺、脑垂体或性腺功能不足,上呼吸道感染和急性传染病(流感、麻疹、猩红热和白喉)等均可诱发本病。

2. 局部因素

(1)鼻腔疾病　如急性或慢性鼻炎、鼻中隔偏曲、中鼻甲肥大、变应性鼻炎、鼻息肉、鼻腔异物和肿瘤等。上述疾病均可阻塞窦口鼻道复合体,阻碍鼻窦的引流和通气而致鼻窦炎。

(2)邻近器官的感染病灶　如扁桃体炎、腺样体炎等。此外,上列第2双尖牙和第1,2磨牙的根尖感染、拔牙损伤上颌窦、龋齿残根坠入上颌窦内等,均可引起上颌窦炎症。

(3)创伤性　鼻窦外伤骨折或异物射入鼻窦,游泳跳水不当或游泳后用力擤鼻致污水挤入鼻窦等,可将致病菌直接带入鼻窦。

(4)医源性　鼻腔内填塞物留置时间过久,引起局部刺激、继发感染和妨碍窦口引流和通气。

(5)气压损伤　高空飞行迅速下降致窦腔负压,使鼻腔炎性物或污物被吸入鼻窦,引起非阻塞性航空性鼻窦炎。

【致病菌】

多见化脓性球菌,如肺炎链球菌、溶血型链球菌、葡萄球菌和卡他球菌。其次为杆菌,如流感杆菌、变形杆菌和大肠杆菌等。此外,厌氧菌感染较常见。临床上常可表现为球菌与杆菌、需氧菌与厌氧菌的混合感染。

【病理】

①卡他期:病初鼻窦黏膜短暂贫血,继而血管扩张和充血,上皮肿胀,固有层水肿,多形核白细胞和淋巴细胞浸润,纤毛运动缓慢,浆液性或黏液性分泌亢进;②化脓期:卡他期病理改变加重,上皮坏死,纤毛脱落,小血管出血,分泌物转为脓性;③并发症期:炎症侵及骨质或经血道扩散,引起骨髓炎或眶内、颅内感染等并发症。

【诊断依据】

1. 症状

(1)全身症状　因常继发于上呼吸道感染或急性鼻炎,故原症状加重,出现畏寒、发热、食欲减退、便秘、周身不适等。儿童者可发生呕吐、腹泻、咳嗽等消化道和呼吸道症状。

(2)局部症状

①鼻塞　多为患侧持续性鼻塞，若两侧同时罹患，则为双侧持续性鼻塞。

②脓涕　鼻腔内大量脓性或粘脓性鼻涕，难以擤尽，脓涕中可带有少许血液。厌氧菌或大肠杆菌感染者脓涕恶臭（多是牙源性上颌窦炎）。脓涕可后流至咽部和喉部，刺激局部黏膜引起发痒、恶心、咳嗽和咳痰。

③头痛或局部疼痛　规律性头痛为本病最常见症状。如额窦炎上午重、午后轻、晚上消失；上颌窦炎上午轻、下午重。其他鼻窦头痛规律不明显。

2.检查

(1)鼻腔内中鼻道或嗅裂区有脓性分泌物。

(2)局部压痛　鼻窦炎所在的位置可有相应部位的压痛。如上颌窦炎前壁，额窦炎低壁，筛窦前壁等。

3.影像学检查

通常主张CT扫描，可清楚显示鼻窦黏膜增厚，窦腔内是否有积液、累及的鼻窦等。在没有CT设备的医院，可选择鼻窦X线平片。

【治疗原则】

根除病因；解除鼻腔鼻窦引流和通气障碍；控制感染和预防并发症。

1.全身治疗：①一般治疗同上呼吸道感染和急性鼻炎，适当注意休息；②足量抗生素，及时控制感染，防止发生并发症或转为慢性；③对特异性体质者（如变应性鼻炎、哮喘），必要时全身给以抗变态反应药物；④对邻近感染病变如牙源性上颌窦炎或全身慢性疾病等应针对性治疗。

2.局部治疗：①鼻内用减充血剂和糖皮质醇激素；②体位引流，目的是促进鼻窦内分泌物的引流；③上颌窦穿刺冲洗，用于治疗上颌窦炎。此方法同时有助于诊断。但应在全身症状消退和局部炎症基本控制后施行。

二、慢性鼻窦炎

慢性鼻窦炎(chronicsinusitis)多因急性鼻窦炎反复发作未彻底治愈而迁延所致，可单侧发病或单窦发病，但双侧发病或多窦发病极常见。

【病因与病理】

1.病因　病因和致病菌与急性化脓性鼻窦炎者相似。此外，特应性体质与本病关系甚为密切。本病亦可慢性起病（如牙源性上颌窦炎）。

2.病理　黏膜病理改变表现为水肿、增厚、血管增生、淋巴细胞和浆细胞浸润、上皮纤毛脱落或鳞状化生以及息肉样变，若分泌腺管阻塞，则可发生囊性改变。亦可出现骨膜增厚或骨质被吸收，后者可致窦壁骨质疏松或变薄。此外，黏膜亦可发生纤维组织增生而致血管阻塞和腺体萎缩，进而黏膜萎缩。

【诊断依据】

1.症状

(1)全身症状　因个体差异，轻重差别亦较大。常见为精神不振、易倦、头痛头昏、记忆力减退、注意力不集中等。

(2)局部症状：①流脓涕：较多，呈脓性或粘脓性。前组鼻窦炎者，鼻涕自前鼻孔擤出；后组鼻窦炎者，鼻涕多经后鼻孔流入鼻咽部；牙源性上颌窦炎的鼻涕常有腐臭味。②鼻塞。③头痛：较急性者轻，多为钝痛，咳嗽、低头位或用力时头痛加重，鼻内用减充血剂后头痛可缓解。④嗅觉减退或消失：鼻黏膜肿胀、肥厚或嗅器变性所致。⑤视功能障碍：是本病的眼部并发症。可使视力下降、眼球移位等。

2.检查

(1)鼻腔检查　用前鼻镜或鼻窦镜检查可见：鼻黏膜慢性充血、肿胀或肥厚，中鼻甲肥大或息肉样变，中鼻道变窄、黏膜水肿或有息肉。前组鼻窦炎者脓液位于中鼻道，后组鼻窦炎者脓液位于嗅裂，或下流积蓄于鼻腔后段和鼻咽部。

(2)口腔和咽部检查　牙源性上颌窦炎者，同侧上列第2双尖牙或第1，2磨牙可能存在病变，后组鼻窦炎者咽喉部可见到脓液或干痂附着。

(3)影像学检查　鼻窦CT扫描，可显示窦腔的大小、形态、窦内黏膜厚度、是否有液平、息肉以及其范围、骨质是否有破坏等。鼻窦X线平片或断层对本病的诊断有参考价值。

(4)上颌窦穿刺冲洗。在影像学检查后如显示上颌窦病变，可行此方法进一步确诊。

【治疗原则】

1.非手术治疗

(1)鼻腔内应用减充血剂和糖皮质激素，改善鼻通气和引流。

(2)上颌窦穿刺冲洗，每周一次。只适用于上颌窦炎。

(3)负压置换法　用负压吸引法使药液进入鼻窦。适用于额窦炎、蝶窦炎及全副鼻窦炎。

2.手术治疗

(1)鼻腔手术　解除窦口鼻道复合体的阻塞，改善鼻窦引流和通气。

(2)鼻窦手术　应在规范的保守治疗无效后选择鼻窦手术。目前多采用功能性鼻内镜手术。根据病变范围决定手术方式及手术进路。

第三节　扁桃体炎

一、急性扁桃体炎

急性扁桃体炎(acute tonsillitis)为腭扁桃体的急性非特异性炎症，常伴有不同程度的咽黏膜和淋巴组织炎症，是一种很常见的咽部疾病。多发生于儿童及青年，在春秋两季气温变化时最易发病。

【病因与病理】

1.病因　乙型溶血性链球菌为本病的主要致病菌，非溶血性链球菌、葡萄球菌、肺炎链球菌、流感杆菌及腺病毒或鼻病毒、单纯性疱疹病毒等也可引起本病。细菌和病毒混合感染者不少见。近年还发现有厌氧菌感染者,革兰阴性杆菌感染有上升趋势。正常人咽部及扁桃体隐窝内存留着某些病原体,机体防御能力正常时,不致发病。当人体抵抗力降低时,病原体大量繁殖,毒素破坏隐窝上皮,细菌侵入其实质而发生炎症。受凉、潮湿、过度劳累、烟酒过度、有害气体刺激、上呼吸道有慢性病灶存在等均可诱发本病。急性扁桃体炎的病原体可通过飞沫或直接接触而传染。

2. 病理 一般分为三类。

(1)急性卡他性扁桃体炎(acute catarrhal tonsillitis) 局限于黏膜表面,隐窝内及扁桃体实质无明显炎症改变。

(2)急性滤泡性扁桃体炎(acute ollicular tonsillitis) 炎症侵及扁桃体实质内的淋巴滤泡引起充血、肿胀甚至化脓。可于隐窝口之间的黏膜下,呈现黄白色斑点。

(3)急性隐窝性扁桃体炎(acute lacunar tonsillitis) 扁桃体充血、肿胀。隐窝内充塞由脱落上皮、纤维蛋白、脓细胞、细菌等组成的渗出物,并自窝口排出。有时互相连成一片形似假膜,易于拭去。

临床常将急性腭扁桃体炎分为两类,即急性卡他性扁桃体炎和急性化脓性扁桃体炎,后者包括急性滤泡性扁桃体炎和急性隐窝性扁桃体炎两种类型。

【诊断依据】

1. 症状

(1)全身症状 多见于急性化脓性扁桃体炎。起病急,可有畏寒、高热、头痛、食欲下降、乏力、全身不适、便秘等。小儿可因高热而引起抽搐、呕吐及昏睡。

(2)局部症状 剧烈咽痛为其主要症状,常放射至耳部,伴有吞咽困难。下颌角淋巴结肿大,有时感到转头不便。葡萄球菌感染者,扁桃体肿大较显著,在幼儿还可引起呼吸困难。

2. 检查 病人呈急性病容。咽部黏膜呈弥漫性充血,以扁桃体及两腭弓最为严重。腭扁桃体肿大,在其表面可显黄白色脓点,或在隐窝口处有黄白色或灰白色点状豆渣样渗出物,可连成一片形似假膜,下颌角淋巴结常肿大。

【鉴别诊断】

但应注意与咽白喉、樊尚咽峡炎及某些血液病所引起的咽峡炎等疾病相鉴别。

1. 咽白喉 起病缓慢,咽痛轻。全身有明显的中毒症状,如微热、精神萎靡、脉细速。咽部检查见腭咽弓、扁桃体及悬雍垂上有灰白色假膜,不易拭去,强行拭去则有创面出血,咽部充血不明显。颈部淋巴结肿大。根据流行病学及咽拭子细菌涂片和培养可确诊。

2. 樊尚咽峡炎 多发生于体弱、营养不良、长期卧床的病人。单侧咽痛,全身症状轻。咽部检查见一侧扁桃体及牙龈充血、肿胀,扁桃体表面有灰褐色伪膜,将之擦去,其下面有溃疡。患侧淋巴结有肿大。咽拭子细菌涂片可确诊。

3. 血液病性咽炎 传染性单核细胞增多、粒细胞缺乏症及败血症等可有不同程度的咽部表现。多起病急,全身症状明显,进展快,可有高热、畏寒、出血症或肝脾肿大,并短期出现衰竭。咽部检查见扁桃体充血、肿胀、表面坏死、覆以灰色伪膜。实验室检查血象及结合全身表现有助于诊断。

【并发症】

1. 局部并发症 炎症直接波及邻近组织,常导致扁桃体周脓肿;也可引起急性中耳炎、急性喉炎、急性淋巴结炎、咽旁脓肿等。

2. 全身并发症 急性扁桃体炎可引起全身各系统许多疾病,常见者有急性风湿热、急性关节炎、急性骨髓炎、心肌炎及急性肾炎等。

【治疗原则】

1. 非手术治疗 以抗炎治疗为主。首选青霉素,根据病情轻重决定给药途径。若治疗 2～3 天后病情无好转,高热不退,须分析其原因,改用其他种类抗生素,或酌情使用糖皮质激素。

另外,因本病具有传染性,故病人要适当隔离。卧床休息,加强营养及疏通大便,咽痛较剧或高热时,可口服解热镇痛药。进流质饮食及多饮水。

2. 手术治疗 本病有反复发作的倾向。因此,对已有并发症者,应在急性炎症消退后施行扁桃体切除术。

二、慢性扁桃体炎

慢性扁桃体炎(chronic tonsillitis)多由急性扁桃体炎反复发作或因扁桃体隐窝引流不畅窝内细菌、病毒滋生感染而演变为慢性炎症.

【病因与病理】

1. 病因 链球菌和葡萄球菌为本病的主要致病菌。反复发作的急性扁桃体炎使隐窝内上皮坏死,细菌与炎性渗出物聚集其中,隐窝引流不畅,导致本病的发生和发展,也可继发于猩红热、白喉、流感、麻疹、鼻腔及鼻窦感染。本病的发生机制尚不清楚,近年来认为与自身变态反应有关。

2. 病理 可分为三型。

(1) 增生型 因炎症反复刺激,淋巴组织与结缔组织增生,扁桃体肥大、质软,突于腭弓之外。镜检可见腺体淋巴组织增生,生发中心扩大,丝状核分裂明显,吞噬活跃。

(2) 纤维型 淋巴组织和滤泡变性萎缩,为广泛纤维组织所取代,因瘢痕收缩,腺体小而硬,常与腭弓及扁桃体周围组织粘连。病灶感染多为此型。

(3) 隐窝型 腺体隐窝内有大量脱落上皮细胞、淋巴细胞、白细胞及细菌聚集而形成脓栓,或隐窝口因炎症瘢痕粘连,内容物不能排出,形成脓栓或囊肿,成为感染灶。

【诊断依据】

1. 症状 病人常有咽痛,易感冒及急性扁桃体炎发作史,平时自觉症状少,可咽内发干、发痒、异物感、刺激性咳嗽等轻微症状。若扁桃体隐窝内潴留干酪样腐败物或有大量厌氧菌感染,则出现口臭。小儿扁桃体过度肥大,可能出现呼吸不畅、睡时打鼾、吞咽或言语共鸣的障碍。由于隐窝脓栓被咽下,刺激胃肠,或隐窝内细菌、毒素等被吸收引起全身反应,可导致消化不良、头痛、乏力、低热等。

2. 检查 扁桃体和舌腭弓呈慢性充血,黏膜呈暗红色,用压舌板挤压舌腭弓时,隐窝口有时可见黄、白色干酪样点状物溢出。扁桃体大小不定,儿童患者扁桃体一般较大,成人扁桃体多已缩小,但可见瘢痕,表面凹凸不平,常与周围组织粘连。常有下颌角淋巴结肿大。

【治疗原则】

1. 非手术治疗

(1) 急性发作时同急性扁桃体炎处理原则。

(2) 局部涂药、隐窝灌洗、激光疗法等有一定的效果,远期效果不理想。

(3) 加强体育锻炼,增强体质和抗病能力。

2. 手术治疗

对反复发作或曾发生过并发症者,实施扁桃体切除术。

第四节 气管、支气管异物

气管、支气管异物(foreign bodies in the trachea and bronchi)有内源性及外源性两类。前者为呼吸道内的伪膜、干痂、血凝块、干酪样物等堵塞;后者为外界物质误入气管、支气管内所致。通常所指的气管、支气管异物属外源性异物,是本科常见急症之一,多发生于5岁以下儿童,3岁以下最多,可占60%~70%,偶见于成人。

【病因】

1. 年幼儿牙齿发育不全,不能将硬食物(如花生、豆类、瓜子等)嚼碎,喉的保护性反射功能又不健全,当进食此类食物时,若嬉笑、哭闹、跌倒易将食物吸入气道,是气管、支气管异物最常见的原因。

2. 儿童口含玩物(塑料笔帽、小橡皮盖等)玩耍,成人口含物品(针、钉)作业,尤其是仰头作业时,突然说话、哭笑、不慎跌倒可将异物吸入气管、支气管。用力吸食滑润的食物,食物可误入气道。

3. 全麻或昏迷病人吞咽功能不全,如护理不当,可误将异物吸入气管。

4. 鼻腔异物钳取不当,咽、喉滴药时注射针头脱落也可落入气道。

【诊断依据】

1. 症状 可分为以下四期:

(1) 异物进入期 异物经过声门进入气管、支气管时立即引起剧烈咳嗽及憋气甚至窒息,随异物深入症状可缓解。

(2) 安静期 异物停留在气管或支气管内,一段时间可无症状或仅有轻微咳嗽及喘鸣,特别是异物较小停留在小支气管内时,可无任何症状。

(3) 刺激与炎症期 异物刺激局部黏膜产生炎症反应并可合并细菌感染引起咳喘、痰多等症状。

(4) 并发症期 可引起肺不张、肺气肿等,阻塞性肺气肿明显或剧烈咳嗽时,可使细支气管或肺浅表组织破裂,发生气胸、纵隔或皮下气肿。异物阻塞气道影响通气时,由于缺氧,使肺循环的阻力增加,心脏负担加重而并发心力衰竭。

2. 检查 异物停留在气管或支气管内表现各有其特点

(1) 气管异物 异物较轻而光滑和较大异物多,如西瓜子等则常随呼吸气流在气管内上下活动,引起阵发性咳嗽。当异物被气流冲向声门下时产生拍击声,用听诊器在颈部气管前可听到异物撞击声,手置于此处可触到撞击感。当异物阻塞部分气管腔时,气流通过变窄的气道可产生哮鸣音。

(2)支气管异物　早期症状与气管异物相似。异物进入支气管后,停留在一侧支气管内或双侧支气管异物时,因支气管的阻塞而并发肺气肿、肺不张。肺部听诊患侧呼吸音减低或消失,并发肺炎则可闻及湿罗音。

3.影像学检查

(1)X线检查　金属等不透光的异物,胸透或拍片可以确定异物位置、大小及形状。可透光异物不能显示,早期肺部透视也可基本正常,若出现以下间接征象对于推断可透光异物的有无及位置有重要参考意义:①纵隔摆动。异物引起一侧支气管部分阻塞时,呼气、吸气时两侧胸腔压力失去平衡,使纵隔向两侧摆动。②肺气肿。肺透明度增高,横膈下移。③肺不张。某肺叶或肺段密度增高,体积缩小,横膈上抬,心脏和纵隔向患侧移位,但呼吸时位置不变。④肺部感染,表现为局部密度不均匀的片絮状模糊阴影。

(2)CT　尤其三维成像,对某些诊断困难的病例可有助于确定异物有无及其部位。

4.支气管镜检查　是气管、支气管异物确定诊断的最可靠方法。临床疑为气管、支气管异物,其他检查不能确诊时,应行支气管镜检查明确诊断,并同时可取出异物。

【治疗原则】

呼吸道异物有危及生命的可能,取出异物是惟一的治疗方法。因此应及时诊断,尽早行异物取出术,以防止窒息及其他并发症的发生。如伴有呼吸困难,应立即手术;若伴有高热、心力衰竭等情况时,应给予适当处理,必要时在心电监护下,及时取出异物。根据异物的大小、停留的部位及患者的情况,采取直接喉镜异物取出术、支气管镜异物取出术、纤维支气管镜或电子支气管镜异物取出术、开胸异物取出术等方法。

【预防】

呼吸道异物是最常见的儿童意外伤害之一,也是一种完全可以预防的疾病,应加强宣传教育,提高人们对此病危险性的认识,了解预防知识。

第五节　食管异物

【病因】

食管异物(foreign bodies in the esophagus)的发生与年龄、性别、饮食习惯及食管疾病等多种疾病有关。多见于老年人及儿童,老年人因牙齿脱落或使用义齿,咀嚼时口内感觉欠敏感,易误咽异物;儿童多因口含异物误吞引起。此外,食管本身疾病,如食管狭窄或食管癌,也是食管异物的原因。

异物的种类繁多,以动物骨最常见,如鱼刺、鸡骨、猪骨等;其次为金属类,如硬币、针钉类等;其他还有塑料、义齿、枣核等。

异物易停留的部位,最常见嵌于食管入口,其次为食管中段第二、三狭窄,发生于下段者较少见。

【诊断依据】

1.症状　常与异物的性质、大小、形状、停留的部位和时间以及有无继发感染有关。

(1)吞咽困难。

(2)吞咽疼痛。

(3)呼吸道症状。常在小儿患者且异物较大时出现。

2.检查

(1)如异物位于食管入口,间接喉镜下可见梨状窝积液;如为尖锐异物,颈部可有压痛。

(2)X线检查　X线可显影的异物,可拍颈、胸正侧位片定位,了解异物的形状和大小;不显影的异物,应行食道钡剂检查,以确定异物是否存在及所在部位。

(3)食管镜检查　少数异物史明确并症状明显,但X线检查不能确诊者,应考虑行食管镜检查,发现异物,及时取出。

【并发症】

1.食管穿孔或损伤性食道炎　多为尖锐异物所致。

2.颈部皮下气肿或纵隔气肿　食管穿孔后,咽下的空气经穿孔外溢,潜入颈部皮下组织或纵隔内形成气肿。

3.食管周围炎及颈间隙感染或纵隔炎　损伤性食管炎感染可向深部扩散,或食管穿孔扩散到食管周围引起食管周围炎,重者形成食管周围脓肿、纵隔炎、纵隔脓肿。严重时伴有发热等全身症状。

4.大血管破溃　食管中段尖锐的异物可直接刺破食管壁及主动脉弓或锁骨下动脉等大血管,或因感染累及血管,致其破裂,引起致命性出血。

5.气管食管瘘　异物嵌顿压迫食管前壁致管壁坏死,再累及气管、支气管时,形成气管食管瘘,可导致肺部反复感染。

【治疗原则】

1.及时取出异物　已确定诊断或高度疑有食管异物,应尽早行食管镜检查,发现异物及时取出。亦可采用纤维食管镜或电子食管镜取异物;对于巨大异物或嵌顿较紧的异物,则需颈侧或胸部切开术取异物。

2.一般治疗　食管异物若超过24 h,病人进食困难,术前应进行补液。估计术中可能损伤食管黏膜时,术后应禁食1~2天,给静脉补液及全身支持疗法。疑有穿孔者,应行胃管鼻饲饮食。局部感染时,应给予足量抗生素。

3.并发症的处理　出现食管周围脓肿或咽后壁脓肿,应行颈侧切开引流。食管穿孔、纵隔脓肿时,请胸外科协助处理。

【预防】

应注意以下几点:

1.进食不宜过于匆忙,尤其吃带有骨刺类的食物时,要仔细咀嚼将骨刺吐出,以防误咽。

2.老年人有义齿时,进食要当心,不要进粘性强的食物,牙齿有损坏时及时修整,睡眠前取下。全麻或昏迷的病人,如有义齿,应及时取下。

3. 教育儿童纠正将硬币及玩具等放在口内玩耍的不良习惯。

4. 误咽异物后,切忌强行用吞咽饭团、馒头、韭菜等方法企图将异物推下,不仅易出现并发症,并增加手术难度,应立即就医及时取出异物。

第六节 中耳炎

一、急性化脓性中耳炎

急性化脓性中耳炎(acute suppurative otitis media)是中耳黏膜急性化脓性炎症,好发于儿童,冬、春季多见,常继发于上呼吸道感染。

【病因及病理】

1. 病因 细菌感染。主要致病菌为肺炎球菌、流感嗜血杆菌、葡萄球菌等。

2. 常见的感染途径

(1)咽鼓管途径:①急性上呼吸道感染;②不当的捏鼻鼓气或擤鼻,在污水中游泳或跳水,不适当的咽鼓管吹张或鼻腔治疗;③小儿咽鼓管的解剖特点,即管腔短、内径宽、鼓室口位置低。上述原因均易使咽部细菌或分泌物经此途径进入鼓室引起感染。

(2)外耳道鼓膜途径 不符合无菌操作的鼓膜穿刺、鼓室置管、鼓膜外伤,致病菌由外耳道直接进入中耳。

(3)血行感染 极少见。

【病理】

早期中耳黏膜充血、咽鼓管咽口阻塞,鼓室内氧气吸收变为负压。鼓室内血浆、纤维蛋白、红细胞及多型核白细胞渗出,与鼓室黏膜纤毛脱落混合,逐渐变为脓性。鼓室内压力随鼓室积脓增多而增加,鼓膜受压而缺血,致局部坏死溃破,鼓膜穿孔,耳流脓。若治疗得当,局部引流通畅,炎症消退,黏膜恢复正常,部分穿孔可自行修复。若治疗不当或病变深达骨质可迁延为慢性。

【诊断依据】

1. 症状

(1)耳痛。

(2)听力减退或耳鸣。

(3)外耳道流脓。

(4)全身症状。

2. 检查

(1)耳镜检查 病程早期鼓膜松弛部充血,继之鼓膜弥漫性充血、肿胀、向外膨出,正常标志难以辨识,局部可见小黄点。若炎症不能得到及时控制,即发展为鼓膜穿孔。穿孔一般开始甚小,不易看清,彻底清洁外耳道后,方见穿孔处有搏动亮点。坏死型者鼓膜迅速融溃,形成大穿孔。

(2)耳部触诊 乳突部可有轻微压痛,鼓窦区较明显。

(3)听力检查 多为传导性聋,少数病人可因耳蜗受累而出现混合性聋或感音神经性聋。

(4)血象 白细胞总数增多,多形核白细胞增加,鼓膜穿孔后血象渐趋正常。

【治疗原则】

控制感染,通畅引流,去除病因为其治疗原则。

1. 全身治疗 及早应用足量抗生素或其他抗菌药物控制感染,务求彻底治愈。一般可用青霉素类、头孢菌素类等药物。如早期治疗及时得当,可防止鼓膜穿孔。鼓膜穿孔后取脓液作细菌培养及药敏试验,参照其结果改用敏感的抗生素。全身症状重者给以补液等支持疗法。

2. 局部治疗

(1)鼓膜穿孔前 可用2%酚甘油滴耳,消炎止痛。1%麻黄素和氯霉素眼药水与地塞米松混合液滴鼻,可改善咽鼓管通畅度,减轻局部炎症。如全身及局部症状较重,鼓膜明显膨出,经一般治疗后无明显减轻;或穿孔太小,引流不畅,应在无菌操作下行鼓膜切开术,以利通畅引流。对有耳廓后上区红肿压痛、怀疑并发急性乳突炎者,行X线拍片或CT扫描证实后立即行乳突切开引流手术。

(2)鼓膜穿孔后 先以3%双氧水尽量彻底清洗并拭净外耳道脓液,或用吸引器将脓液吸净。局部用抗生素水溶液滴耳,禁止使用粉剂,以免与脓液结块,影响引流。脓液减少、炎症逐渐消退时,可用甘油或酒精制剂滴耳。感染完全控制、炎症完全消退后,部分病人的鼓膜穿孔可自行愈合。穿孔长期不愈者,排除中耳乳突腔的潜在病变后,可行鼓膜修补术。

3. 病因治疗 积极治疗鼻腔、鼻窦、咽部与鼻咽部慢性疾病,如肥厚性鼻炎、慢性鼻窦炎、腺样体肥大、慢性扁桃体炎等。

二、慢性化脓性中耳炎

急性中耳化脓性炎症病程超过6~8周时,病变侵及中耳黏膜、骨膜或深达骨质,造成不可逆损伤,常合并存在慢性乳突炎,称为慢性化脓性中耳炎(chronic suppurative otitis media)

【病因】

多因急性化脓性中耳炎未及时治疗或治疗不当迁延为慢性。一般认为,急性中耳炎病程延续6~8周,中耳炎仍然存在,就可称为慢性化脓性中耳炎。鼻、咽部存在一些慢性病灶亦为一重要原因。

常见致病菌多为变形杆菌、绿脓杆菌、大肠杆菌、金黄色葡萄球菌等,其中革兰阴性杆菌较多,可有两种以上混合细菌感染。无芽孢厌氧菌的感染或混合感染逐渐多见。

【病理及临床表现】

按病理及临床表现,本病可分为三型,各型间一般无阶段性联系,骨疡型和胆脂瘤型可并存。

1. 单纯型 最多见。病变主要局限于中耳鼓室黏膜,一般无肉芽或息肉形成,病理变化主要为鼓室黏膜充血、增厚、圆形细胞浸润;杯状细胞及腺体分泌活跃。

临床特点:耳间歇性流脓,量多少不等。上呼吸道感染时,流脓发作或脓量增多;脓液呈黏液型或粘脓性,一般不臭。鼓膜穿孔位于紧张部,多呈中央性穿孔,大小不一。一般有轻度传导性耳聋。

2. 骨疡型　病变超出黏膜组织,不仅可有听小骨坏死,并有鼓室之骨壁、鼓环或鼓窦骨质破坏,又称坏死型或肉芽型,多由急性坏死性中耳炎迁延而来。黏膜组织广泛破坏,听骨、鼓环、鼓窦及乳突小房均可发生出血、坏死。

临床特点:耳持续流黏稠脓,常带臭味;鼓膜紧张部穿孔或边缘性穿孔,通过穿孔可见鼓室内有肉芽或息肉;长蒂的息肉从穿孔脱出,可堵塞外耳道内,妨碍引流。病人多有较重的传音性耳聋。乳突X线片有边缘模糊不清的透光区。颞骨CT扫描示上鼓室、鼓窦及乳突内有软组织影,可伴轻微骨质破坏。此型中耳炎可发生各种并发症。

3. 胆脂瘤型　胆脂瘤是由于鼓膜外耳道的复层鳞状上皮在中耳腔生长堆积成团块,非真性肿瘤。其外层由纤维组织包围,内含脱落坏死上皮角化物和胆固醇结晶,故称为胆脂瘤。胆脂瘤对周围骨质的直接压迫,或由于其基质及基质下方的炎性肉芽组织产生的多种酶和前列腺素等物质的作用,致使周围骨质脱钙、骨壁破坏。

临床特点:耳内长期流脓,脓量多少不等,有特殊恶臭。听力检查一般均有较重的传导性聋;晚期病变累及耳蜗,可引起混合性耳聋。鼓膜松弛部或紧张部后上方边缘性穿孔,从穿孔处可见鼓室内有灰白色鳞屑状或豆渣样无定形物质,奇臭。少数病例可见外耳道后上壁缺损,上鼓室外侧壁向下塌陷。乳突X线或颞骨CT示上鼓室鼓窦或乳突区有骨质破坏区,边缘多浓密、整齐。此型中耳炎易引发各种并发症。

【治疗原则】

消除病因,控制感染,消除病灶,通常引流,以及恢复听功能。

1. 病因治疗　积极治疗上呼吸道疾病,如慢性扁桃体炎、慢性化脓性鼻窦炎等,及时治愈急性化脓性中耳炎。

2. 局部治疗　包括药物治疗和手术治疗。依不同类型病变而定。

(1)非手术治疗:①单纯型:耐心彻底清除中耳分泌物使引流通畅非常重要。通常用3%的双氧水洗耳,再用棉签拭干或用吸引器吸净。局部用药为主。②骨疡型:引流通畅者,以局部用药为主,注意定期复查。

(2)手术治疗:①单纯型:流脓停止、耳内完全干燥后穿孔不愈者可行鼓膜成形术或鼓室成形术;②骨疡型:引流不通畅者或疑有并发症者行乳突手术;③胆脂瘤型:应及早行乳突手术,清除病灶,预防并发症。

(杜志华)

复习思考题

1. 简述鼻出血的原因有哪些?
2. 试述临床常采用的鼻出血的止血方法。
3. 简述急性鼻窦炎患者头痛的特点。
4. 试述急性扁桃体炎常引起哪些并发症?
5. 简述慢性扁桃体炎的诊断依据。

6. 气管异物可发生哪些并发症?
7. 简述食道异物易停留的部位。
8. 如何预防气管、食管异物?
9. 简述急性中耳炎的感染途径。
10. 为什么说胆脂瘤型中耳炎易引起并发症?

第三章 口腔科疾病

第一节 牙体牙髓病

一、龋病

龋病（caries,dental caries）是在多种因素作用下所导致的牙齿硬组织的进行性慢性疾病，表现为无机物质的脱矿和有机物的分解。其特点是发病率高，分布广。我国平均龋患率高达40%左右，是口腔主要的常见病，也是人类最普遍的疾病之一，世界卫生组织已将其与肿瘤、心血管疾病并列为人类三大重点防治疾病。

【病因】

经过长期研究，现已基本明了，龋病是由多种因素共同作用所致，目前公认的龋病病因学说是四联因素学说，主要包括细菌、食物、宿主和时间。

1. 细菌 是龋病发生的必要条件，一般认为致龋菌有两种类型，一种是产酸菌属，其中主要为变形链球菌、放线菌属和乳杆菌，可使碳水化合物分解产酸，导致牙齿无机质脱矿；另一种是革兰氏阳性球菌，可破坏有机质，经过长期作用可使牙齿形成龋洞。目前公认的主要致龋菌是变形链球菌，其他还包括放线菌属、乳杆菌等。

细菌主要是借助菌斑粘附于牙面。口腔滞留食物中的碳水化合物被降解后，一方面聚合产生高粘性葡聚糖，形成菌斑基质，另一方面产酸使牙齿脱矿。菌斑的组成比较复杂，除大量细菌外，还有糖、蛋白、酶等物质。

2. 食物 主要是碳水化合物，既与菌斑基质的形成有关，也是菌斑中细菌的主要能源，细菌能利用碳水化合物（尤其是蔗糖）代谢产生酸，并合成细胞外多糖和细胞内多糖，所产的有机酸有利于产酸和耐酸菌的生长，也有利于牙体硬组织的脱矿；多糖能促进细菌在牙面的粘附和积聚，并在外源性糖缺乏时，提供能量来源。因此，碳水化合物是龋病发生的物质基础。

3. 宿主 牙齿是龋病过程中的靶器官，牙齿的形态、矿化程度和组织结构与龋病发生有直接关系，如牙齿的窝沟处和矿化不良的牙较易患龋，而矿化程度较好、组织内含氟量适当的牙抗龋力较强。涎液在正常情况下有以下几种作用：机械清洗作用，减少细菌的积聚；抑菌作用，直接抑菌或抑制菌斑在牙面的附着；抗酸作用，由其所含重碳酸盐类等物质起中和作用；抗溶作用，通过所含钙、磷、氟等增强牙齿抗酸能力，减少溶解度。涎液的量和质发生变化时，均可影响龋患率，口干症患者龋患率明显增加。颌面部放射治疗患者可因涎腺被破坏而有多个牙龋；另一方面，当涎液中乳酸量增加，或重碳酸盐含量减少时，也有利于龋的发生。

4.时间　龋病的发生有一个较长的过程,从龋斑形成到致龋需要一个过程,因此即使致龋细菌、食物和易感宿主同时存在,龋病也不会立即发生,只有上述三个因素同时存在相当长的时间,才可能产生龋坏,所以时间因素在龋病发生中具有重要意义。

【临床表现】

1.龋病好发部位　龋病的好发部位与食物是否容易滞留有密切关系。牙齿表面一些不易得到清洁、细菌、食物残屑易于滞留的场所,菌斑积聚较多,容易导致龋病的发生,这些部位就是龋病好发部位,包括窝沟点隙、邻接面和牙颈部。

牙齿的窝沟是牙齿发育和矿化过程中遗留的一种缺陷,也是龋病的首要发病部位,牙齿的邻接面是仅次于窝沟的龋病好发部位,一般因邻面接触面磨损或牙间乳头萎缩导致食物嵌塞所致。牙颈部是釉质与牙本质的交界部位,即利于滞留食物和细菌,也是牙体组织的一个薄弱环节,尤其是釉质与牙骨质未接触、牙本质直接外露时更容易发生龋坏。

2.龋病的好发牙齿　由于不同牙齿解剖形态和生长部位的特点,龋病在各牙的发生率存在着差别。大量流行病学调查资料表明,龋病的牙位分布是左右侧基本对称,下颌多于上颌,后牙多于前牙,下颌前牙患龋率最低。以第一磨牙最为好发。

3.龋坏程度　临床上可见龋齿有色、形、质的变化,牙齿硬组织不断被破坏、崩解而逐渐形成龋洞,根据龋坏程度分为浅、中、深三个阶段,表现如下:

(1)浅龋　亦称釉质龋,龋坏局限于釉质。初期于平滑面表现为脱矿所致的白垩色斑块,以后因着色而呈黄褐色,窝沟处则呈浸墨状弥散,一般无明显龋洞,仅探诊时有粗糙感,后期可出现局限于釉质的浅洞,无自觉症状,探诊也无反应。

(2)中龋　龋坏已达牙本质浅层,临床检查有明显龋洞,可有探痛,对外界刺激(如冷、热、甜、酸和食物嵌入等)可出现疼痛反应,当刺激源去除后疼痛立即消失,无自发性疼痛。

(3)深龋　龋坏已达牙本质深层,表现为大而深的龋洞,或入口小而深层有较为广泛的破坏,对外界刺激反应较中龋为重,但刺激源去除后,仍可立即止痛,无自发性痛。

龋坏在X线片上呈黑色透射区,对难以确诊者(如邻面龋),可借助X线片协助诊断。

4.龋坏的病变类型

(1)慢性龋　龋病一般均进展缓慢,尤其是成人,多数为慢性,因病程较长、质地较干而软龋较少,此类患者有较长的修复过程,通常洞底均有硬化牙本质层。

(2)急性龋　多见于儿童、青少年、孕妇或健康状况不佳者,病程短而进展快,软龋较多,质地松软,着色也浅,呈浅黄或白垩色,易被挖除,洞底缺乏硬化牙本质层。

(3)静止性龋　由于局部致龋因素被消除,导致龋坏进展非常缓慢或完全停止,称静止性龋。

(4)继发性龋　多见于龋病治疗过程中龋坏组织未去净或修复体边缘不密合,形成裂隙以致再次发生龋坏。

【治疗】

龋病治疗的目的在于终止病变过程,阻止其继续发展并恢复牙齿的固有形态和功能。由于牙齿结构特殊,虽有再矿化能力,但对实质性缺损无自身修复能力。除少数情况可用药物外,均需采用手术治疗。

1. 药物治疗　药物治疗是在磨除龋坏的基础上，应用药物抑制龋病发展的方法，适用于恒牙尚未成洞的浅龋，乳前牙的浅、中龋洞。常用药物包括硝酸银和氟化钠甘油糊剂等。

2. 充填术　对已形成实质性缺损的牙齿，充填术是目前应用最广泛且成效较好的方法，其基本过程可分为两步：先去除龋坏组织和失去支持的薄弱牙体组织，并按一定要求将窝洞制成合理的形态，然后以充填材料填充或其他特定方式恢复其固有形态和功能。常用充填材料包括银汞合金和复合树脂等。

二、牙髓炎

牙髓炎（pulpitis）是牙髓组织以血管扩张、充血为主要病理变化，对细菌感染或其他物理、化学刺激而产生的一种特殊防御反应。由于牙髓组织处于牙体硬组织包绕之中，只通过根尖孔、侧副根管与外界联系，牙髓急性炎症时，血管充血、渗出物积聚，导致髓腔内压力增高，使神经受压，加以炎性渗出物的刺激而使疼痛极为剧烈。

【病因】

1. 微生物感染　细菌是牙髓病最重要的致病因素，主要有链球菌、放线菌、乳杆菌等。细菌感染的途径如下：

(1)经牙体缺损处感染，如深龋、牙外伤、重度磨损等严重牙体缺损，细菌及毒素通过牙本质小管或穿髓点侵入牙髓。

(2)经牙周感染，细菌及毒素经过牙周袋、通过根尖孔、侧副根管而侵入牙髓。

(3)血源感染，细菌及毒素经过血液而侵入牙髓，此种感染途径少见。

2. 化学刺激

(1)药物刺激　制洞后消毒用药，如酚类可致牙髓受到刺激。

(2)充填料刺激　深洞直接用磷酸锌垫底，复合树脂直接充填等都可能刺激牙髓。

3. 物理刺激

(1)温度刺激　制洞时如使用气涡轮机必须喷水降温，否则导致牙髓充血、出血引起炎症。

(2)电流刺激　口腔内如有两种不同金属的修复物接触，通过唾液可产生电位差，对牙髓有一定刺激。

(3)气压变化的影响　在高空飞机或深水潜泳时，气压变化可导致牙髓病变急性发作。

【临床表现】

1. 急性牙髓炎（acute pulpitis）　发病急，主要表现为剧烈地自发性痛，特点如下：

①疼痛常突然发作，早期呈间歇性，一般约持续数分钟，随后数小时间歇期，病员尚可指出患牙。随病情发展，发作期延长，间歇期缩短，逐渐转变为持续性剧痛，并沿同侧三叉神经分布区放散（如上牙向颈部、耳前、颞颊部；下牙向耳下、耳后、下颌部放散），病人往往不能明确指出患牙部位。

②疼痛往往夜间较剧，卧倒时尤甚。

③早期冷、热刺激均可激发或加剧疼痛，以冷刺激痛较明显；后期或化脓时，热刺激疼

痛,冷刺激仅可使疼痛暂时缓解。后期患者常含冷水,或吸冷空气以减轻疼痛,此种症状对诊断有一定帮助。

④检查时常可见患牙穿髓,探痛明显。

2.慢性牙髓炎(chronic pulpitis)　由于龋病等大多是慢性病变,对牙髓有长期持续的刺激,可使牙髓发生慢性炎症的过程。牙体慢性损伤、牙周病、牙本质化学刺激都可使牙髓呈现慢性炎症的过程。

慢性牙髓炎临床上分为三类:慢性闭锁性牙髓炎、慢性开放性牙髓炎及慢性增生性牙髓炎。慢性开放性牙髓炎又叫作慢性溃疡牙髓炎。慢性增生性牙髓炎又称牙髓息肉。

慢性牙髓炎有自发性痛史,长期刺激性痛。X线照片显示尖周已有膜腔增宽、硬板破损;探诊已穿髓、出血、剧痛;有深龋或深盲袋或严重牙体慢性损伤。

【治疗】

牙髓炎的治疗包括应急治疗与专科治疗。

应急治疗主要是缓解疼痛,常用的方法有局麻下开髓引流、药物止痛、针灸止痛等。

牙髓炎的专科治疗有切髓术、干髓术、根管治疗术等,目的在于保存患牙。

三、根尖周炎

根尖周炎(periapical disease)是指牙齿根尖部的牙骨质及其周围的牙周膜和牙槽骨的炎症,多由于牙髓病的感染通过根管扩散而来。

【病因】

1.感染　最常见的感染来自牙髓病,其次是牙周病通过根尖孔、侧副根管及牙本质小管而继发,血源性感染比较少见。

2.创伤　牙齿遭受外力,如打击、碰撞、跌倒等,可致牙体硬组织、牙周组织及尖周组织损伤。

3.化学刺激　牙髓及根管治疗时,酚、醛、亚砷酸等药物渗出根尖孔引起根尖周炎。

【临床表现】

1.急性根尖周炎　多数为慢性根尖周炎急性发作,原发者较少见。主要表现为牙齿自发性阵发性或持续性疼痛,由于根尖部牙周膜充血、扩张、血浆渗出、组织水肿,牙齿从牙槽窝向外浮出,患牙有明显的伸长感。咬牙时患牙与对牙有过早接触,叩击与咬牙压力均可引起疼痛,病人不敢咬牙与咀嚼。当根尖部化脓时,根尖周膜破坏溶解,局部压力变大、患牙则有持续性跳痛,叩击痛更明显,出现全身不适、体温升高,局部淋巴结肿大、并有轻度压痛。脓性渗出侵蚀破坏周围骨组织,通过多孔的固有牙槽骨至骨髓间隙,甚至穿破骨板形成骨膜下或黏膜下脓肿,使局部软组织肿胀,龈颊沟变浅,或穿破黏膜引流,称为急性根尖脓肿或牙槽脓肿。

2.慢性根尖周炎　可由急性根尖周炎破溃引起,全身症状缓解转为慢性,也可能开始就是慢性过程。表现有慢性根尖脓肿、根尖肉芽肿或根尖囊肿。临床上多无明显自觉症状,或偶有轻微钝痛、咬牙痛。检查时可见患牙龋坏,牙髓坏死,轻度叩击痛。根尖区相对应的颊侧牙龈上有经久不愈的瘘管。X线检查可见患牙牙周间隙增宽,根尖部牙槽骨有规则或不规则的吸收,呈稀疏的阴影。根尖肉芽肿在根尖部显示边界清楚的圆形透射影像。此外,由于根尖周组织受轻微而缓和的刺激,引起一种防御性骨质增生反应,临床上无任何症状,只在 X 线照片上可见根尖周有骨质增生的阻射影,将其称为致密性骨炎。

【治疗】

应急处理

根尖部急性炎症的处置,是一种应急临时性措施,主要是缓解疼痛及消除肿胀,待转为慢性炎症后再作常规治疗。

1. 开放引流和药物安抚 急性根尖周炎打通根尖孔,使渗出液或脓液通过根管得以引流,以缓解根尖部压力,解除疼痛。髓腔内放酚剂药棉安抚止痛。

2. 切开排脓 炎症 4～5 天后,对骨膜下或黏膜下脓肿,与根管开放可同时进行。

3. 调牙合 由创伤引起的,通过调牙合磨改以消除创伤性咬合,即可缓解。死髓牙调牙合可减少纵折机会。

4. 急性期拔牙 无保留价值或重要病灶牙可拔除患牙,通过牙槽窝引流。但复杂性拔牙易引起炎症扩散,应先保守治疗后拔牙。

5. 根管治疗术 根管治疗术是治疗根尖周炎的常用方法,通过清除根管内的坏死或坏疽物质,进行适当的消毒,并根管充填去除不良刺激,促进尖周病变愈合。

根管治疗术一般分为三个步骤,即髓腔预备、根管消毒和根管充填。

第二节 牙周病

牙周病(periodontal disease)是指发生在牙齿周围组织的疾病。根据病变侵犯的部位分为龈炎和牙周炎两类。龈炎的病变主要发生在牙龈组织。牙周炎的病变则同时侵犯牙龈、牙周膜、牙槽骨和牙骨质。本病在早期多无自觉症状,易被忽视,往往在发展较为严重时才被发现。因此,定期检查、及早发现、早期治疗具有重要意义。

【病因】

牙周病的病因比较复杂,总的分为局部和全身两方面的因素。局部因素具有相当重要的作用,全身因素可影响牙周组织对局部刺激的反应,两者之间有密切关系。

【局部因素】

1. 菌斑 是指粘附于牙齿表面的微生物群,不能用漱口、水冲洗等去除。菌斑是牙周病的始动因子,是引起牙周病的主要致病因素。

2. 牙石 是沉积在牙面上的矿化的菌斑。牙石对牙周组织的危害,主要是它构成了菌斑附着和细菌滋生的良好环境。牙石本身妨碍了口腔卫生的维护,从而更加速了菌斑的形成,对牙龈组织形成刺激。可分为龈上牙石和龈下牙石两种。

3. 创伤性咬合 在咬合时,若咬合力过大或方向异常,超越了牙周组织所能承受的合力,致使牙周组织发生损伤的咬合,称为创伤性咬合。创伤性咬合包括咬合时的早接触、牙合干扰、夜间磨牙等。

4. 其他包括食物嵌塞、不良修复物、口呼吸等因素也促使牙周组织的炎症过程。

【全身因素】

牙周病的发生,局部因素是主要的。全身因素在牙周病的发展中属于促进因子,全身因素可以降低或改变牙周组织对外来刺激的抵抗力,使之易于患病,并可促进龈炎和牙周炎的发展。全身因素包括内分泌失调,如性激素、肾上腺皮质激素、甲状腺素等的分泌量异常;饮食和营养方面可有维生素 C 的缺乏、维生素 D 和钙、磷的缺乏或不平衡、营养不良等。

一、边缘性龈炎

边缘性龈炎(marginal gingivitis)简称龈缘炎。病变主要局限于牙龈的边缘及龈乳头,不波及深层牙周组织。主要由局部刺激因素所引起,如菌斑、牙石、食物嵌塞和不良修复体等。

【临床表现】

自觉症状不明显,偶有牙龈痒感、或有口臭。当有局部刺激时,如刷牙、咬硬食物和吮吸等,可出现牙龈出血。患者往往因此就诊。检查可见有牙石附着于牙颈部。牙龈颜色由淡红色变为深红色。牙龈质地松软并可有轻度肿胀,以致使牙龈边缘变厚,龈乳头变圆钝。探诊时牙龈易出血。

【治疗】

主要是去除局部刺激因素,如通过洁治术以清除菌斑和牙石,消除食物嵌塞,去除不良修复物等;炎症较重时可配合局部药物治疗,如用1%~3%的过氧化氢液冲洗龈沟,拭干后涂碘制剂,用 0.05%~0.2%洗必太液或复方硼砂漱口液、0.3%氯化锌液等含漱。治疗后需注意口腔卫生的维护,掌握正确的刷牙方法,坚持早晚刷牙、饭后漱口,保持口腔清洁,以巩固疗效。

二、肥大性龈炎

肥大性龈炎(hypertrophic gingivitis)是牙龈组织受到长期的局部刺激所引起的慢性炎症,表现以牙龈明显的炎性肿胀、增生为特征。病变可累及附着龈。多见于青春期,以上下颌前牙唇侧牙龈为好发部位。

病因除引起边缘性龈炎的局部因素外,尚可有口呼吸、牙齿排列或咬合的异常。青春期内分泌的改变、特别是性激素的变化也易诱发本病。

【临床表现】

牙龈肿胀肥大,呈深红色或暗红色,组织松软,探诊易出血。牙龈乳头呈球状突起。肿胀的牙龈常可覆盖前牙唇侧的1/3或更多。由于牙龈肥大,使龈沟加深而形成龈袋,袋内易藏食物,细菌易滋生,自洁作用差,故炎症加重,可有脓性分泌物。可出现单发或多发性的龈脓肿,特别以龈乳头区较多见。自觉症状可有刺激性牙龈出血、发胀、口臭等。病变后期,因纤维增生而使牙龈质地较为坚韧,炎症也有减轻,又称增生性龈炎。

妊娠期间发生的肥大性龈炎,称妊娠期龈炎(pregnancy gingivitis)。有时个别龈乳头肿胀成球状且常带蒂,称妊娠期龈瘤。分娩后,肥大的牙龈一般可自行消退。

【治疗】

1. 去除局部刺激因素如刮除牙石,消除食物嵌塞,去除不良修复物等,对口呼吸者,应针对原因,加以处理。有咬合异常者,可磨改牙齿或作正畸治疗。

2. 药物治疗可用1‰~3‰过氧化氢液冲洗龈袋,袋内置碘制剂或灭滴灵、螺旋霉素药膜,并有漱口剂含漱等。若有脓肿发生时,可配合抗菌药物的治疗。

3. 手术治疗经上述治疗后仍不能使牙龈恢复正常生理外形者,可作牙龈切除术。

由系统性疾病引起的牙龈肥大,应先进行系统性疾病的治疗,再配合适当的局部治疗。如白血病引起者,应先到内科诊治,不要轻率地进行牙石刮除或手术。

三、单纯性牙周炎

单纯性牙周炎(simple periodontitis)是指主要由局部因素引起的牙周支持组织的慢性炎症。发病年龄以35岁以后较为多见,故又名成人牙周炎。常由龈炎进一步发展而来,如龈炎未能及时治疗,炎症可由牙龈向深层扩散到牙周膜、牙槽骨和牙骨质而演变为牙周炎。由于早期多无明显自觉症状而易被忽视,待有症状就诊时往往已较严重,甚至已不能保留牙齿。因而必须加强宣教,使患者早期就诊和及时治疗。

单纯性牙周炎的病因与龈炎基本相同,包括菌斑、牙石、食物嵌塞及不良修复体等因素。此外,若同时伴有较明显的咬合创伤,可加重牙周组织的破坏,此时又成复合性牙周炎。

【临床表现】

早期自觉症状不明显,患者常只有激发生性牙龈出血或口臭的表现,与龈炎症状相似。检查时可见龈缘、龈乳头和附着龈的肿胀、质松软,呈深红色或暗红色,探诊易出血。随着炎症的进一步扩散,出现下列症状:

1. 牙周袋形成 由于炎症的扩展,牙周膜被破坏,牙槽骨逐渐被吸收,牙龈与牙根分离,使龈沟加深而形成牙周袋。可用探针测牙周袋深度在3 mm以上。X线检查时可发现牙槽骨有不同程度的吸收。

2. 牙周溢脓 牙周袋壁有溃疡及炎症性肉芽组织形成,袋内有脓性分泌物存留,故轻按牙龈,可见溢脓,常有口臭。分泌物引流或排除不畅时常在坏牙的颊或舌侧形成牙周脓肿,肿胀中心靠近龈缘易从牙周袋引流,可与牙槽脓肿鉴别。

3. 牙齿松动 由于牙周组织被破坏,特别是牙槽骨被吸收加重时,支持牙齿力量不足,出现牙齿松动、移位等现象。患者常感咬合无力、钝痛,牙龈出血和口臭加重。

4. 牙龈退缩 由于牙石的刺激和牙周袋形成,牙龈退缩,牙根暴露。

X线片显示:牙周间隙增宽,牙槽骨硬板吸收或模糊不清。

四、青少年牙周炎

青少年牙周炎(juvenile periodontitis)是指发生在青少年时期的一种特殊类型的牙周炎。病情发展较快。病因尚未完全清楚。局部因素主要为特异性细菌的感染。全身因素主要是机体防御能力缺陷特别是患者周围血的中性多形核白细胞趋化功能异常。若同时存在其他局部因素,则可加重病情的发展。

青少年牙周炎患病率低,为0.1%~3.4%,女性多于男性,发病年龄是在青春期,由于年龄小,易被忽视,就诊时病情常已较严重,以致在青年时期就可丧失牙齿,影响了患者的身心健康。因此,进行普查、早期防治是口腔医务工作者的重要职责。

【临床表现】

一般分为以下两种类型:

1. 局限型青少年牙周炎,病变局限于切牙和第一磨牙。
2. 泛发型青少年牙周炎,病损波及全口多数牙齿。

病变早期就可出现牙齿的松动、移位,特别是上颌切牙和第一磨牙更为明显,严重时上颌前牙呈扇形展开,形成深而窄的牙周袋。X线片显示有牙槽骨的吸收,常纵型和横型吸收并存。但牙龈炎症往往不明显,口腔卫生情况一般较好。当病情继续发展,菌斑和牙石增多,牙龈炎症明显时,所出现的症状同单纯性牙周炎。

【治疗】

(一)局部治疗

1. 针对局部刺激因素　作龈上洁治术或龈下刮治术,必要时调整咬合、消除食物嵌塞或纠正不良修复体等。
2. 牙周袋的处理　牙周袋溢脓时,可用1%~3%过氧化氢液冲洗,袋内置碘合剂或螺旋霉素、灭滴灵等药膜。在去除局部因素后,浅袋可用碘酚液烧灼,较深的袋需作牙周手术,消除牙周袋。牙周袋深达根尖、牙齿松动明显时可考虑拔除。
3. 松牙固定　经上述治疗后,炎症虽已消除,但牙齿仍松动者,可作暂时性或永久性的牙周夹板以固定松动的牙齿。
4. 牙周脓肿的处理　脓肿已局限时,可切开引流。牙周袋也应同时冲洗、上药膜或碘甘油等。

(二)全身治疗

主要是增强全身抵抗力并积极治疗与牙周炎有关的系统性疾病。发生牙周脓肿时,全身反应较重的患者,应口服抗菌药物控制感染,并注意休息。

(三)中医治疗

中医对牙病着重辩证论治,认为肾与牙病关系密切,主要应用六味地黄丸为基础的强肾固齿药物。

(张古泉)

复习思考题

1. 简述龋病的病因及临床表现。
2. 简述牙龈炎的临床表现。
3. 简述牙周炎的临床表现和治疗。

第七篇　常见皮肤病与性传播疾病

第一章 常见皮肤病

第一节 带状疱疹

带状疱疹(herpes zoster)是由水痘-带状疱疹病毒感染引起的一种以沿周围神经分布的簇集性水疱和神经痛为特征的病毒性皮肤病。

【病因】

本病病原体为水痘-带状疱疹病毒,有亲神经和皮肤特性。对本病无或低免疫力的人群(儿童多见)被感染后,发生水痘或呈隐性感染而成为带病毒者。当宿主细胞免疫功能减退时,如患感染性疾病、肿瘤、放疗、外伤、月经期或过度疲劳,潜伏于神经节内的病毒被激发活化,使受累神经节、相应感觉神经及其支配区皮肤出现神经痛及节段性疱疹。

【临床表现】

1. 皮损特点　在红斑基础上,出现粟粒至绿豆大小丘疹,并发展成水疱,簇状分布;疱壁厚而紧张,不易破裂,内容清亮;数日后干燥结痂,于2~4周后脱落留下色素沉着。常为单侧发病,少有超过体表正中线者。有时可为大疱或疱内容物为血性。

2. 好发部位　三叉神经第一支皮肤分布区和胸、腰部神经分布区,其他如颈部、四肢等部位均可累及。

3. 好发于春秋季,潜伏期为7~14天。可先出现低热、乏力、不适及局部皮肤刺痛或感觉过敏等症状。自觉症状以神经痛为主,老年患者常剧痛难忍,儿童患者较轻或偶有瘙痒等。病程为2~4周。愈后可获终生免疫,很少复发。部分患者在水疱消失后仍有明显的神经痛,即带状疱疹后遗神经痛,好发于老年患者。仅有神经痛、丘疹性损害而无水疱,称不全型或顿挫型带状疱疹。膝状神经节受累时,可出现面瘫、耳痛、外耳道疱疹三联征,即Ramsey-Hunt综合征。眼带状疱疹多见于老年人,疼痛明显,可累及角膜形成溃疡性角膜炎,亦可引起全眼炎导致失明或脑膜脑炎。

【诊断与鉴别诊断】

根据簇集性分布的水疱、带状排列、单侧发病及伴有明显的神经痛等特点,不难诊断。本病应与单纯疱疹、接触性皮炎、急性阑尾炎、胸膜炎相鉴别。

1. 单纯疱疹　好发于皮肤黏膜交界处,分布无一定规律,水疱较小,壁薄易破,疼痛较轻,易复发。

2. 接触性皮炎　有明确的接触史,局限于该部位,与神经分布无关,自觉灼热、瘙痒,无神经痛。

3. 急性阑尾炎　右下腹痛及反跳痛,无带状疱疹的前后半侧带状疼痛,腰肌强直,发热、白细胞增高。

4. 胸膜炎　其疼痛系呼吸时痛,不是皮肤痛,无触痛,根据全身症状、听诊、X线综合考虑予以鉴别。

此外,带状疱疹早期或无疹型带状疱疹的神经痛易误诊为肋间神经痛及坐骨神经痛等。

【治疗】

原则是抗病毒、止痛、消炎、防止并发症。

1. 全身治疗

①目前认为阿昔洛韦、泛昔洛韦、伐昔洛韦是治疗带状疱疹的一线药物。阿昔洛韦:0.2~0.8 g,每日5次;泛昔洛韦:0.25~0.5 g,每日3次;伐昔洛韦:0.3 g,每日2次。必要时给予阿昔洛韦静脉点滴(10 mg/kg,每8 h 1次:口服有困难者,严重的免疫抑制,病情严重或已发生严重的并发症,三叉神经受累者,记忆力或精神受损者)。对阿昔洛韦耐药或艾滋病患者带状疱疹出现疣状损害,可给予膦甲酸钠40 mg/kg,每8 h 1次,静脉点滴,共3周或60 mg/kg,每12 h 1次,静脉点滴,共3周。

②糖皮质类固醇激素:早期短程应用可减轻神经痛,如泼尼松15~30 mg/d,共5天。

③止痛剂:去痛片、消炎痛、曲马多、卡马西平等可酌情选用。

④神经营养剂、免疫调节剂、抗菌素和其他经验疗法等。

2. 局部治疗　疱未破时可外用炉甘石洗剂、阿昔洛韦乳膏,疱破溃后可选用3%硼酸溶液湿敷。

3. 理疗　如紫外线、红外线、微波等局部照射,可缓解疼痛,促进水疱吸收或干痂。

第二节　湿疹

湿疹(eczema)是由多种内、外因素共同作用引起的表皮和浅层真皮的炎症反应,其皮损具有多形性、渗出性、对称性、瘙痒性和复发性等特点。病因复杂,一般认为与变态反应有一定关系。

【病因】

尚不甚明了,常因不同的个体及疾病的不同阶段而异。可能与下列因素有关:

1. 内部因素　包括慢性感染病灶、内分泌及代谢改变、血循环障碍、神经精神因素及遗传因素(如过敏素质)等。个体对某种变应原的易感性或耐受性体质在发病中起重要作用,这受遗传因素支配。某些患者的发病与迟发性变态反应有关。

2. 外部因素　包括食物、吸入物、生活环境、动物皮毛和各种化学物品等。

【临床表现】

根据病程和皮损特点,湿疹可分为急性、亚急性和慢性湿疹。急性和慢性湿疹有明显的特征,亚急性期常是急性期缓解的过程或向慢性过渡的表现。

(一)急性湿疹

1. 皮损分布　皮损局限或泛发,通常两侧对称分布。好发于面、耳、手、足、前臂、小腿等外露部位,腋窝、阴部、股部、肛周等皮肤皱折处也常发生,严重时可扩展全身,常对称分布。

2.皮损特点 表现为多形性,常在红斑基础上有针头到粟粒大小的丘疹、丘疱疹和水疱,水疱经搔抓破后形成点状糜烂面,有明显浆液性渗出,常融合成片,向周围扩延,境界不清楚,边缘区有少量多形性皮疹散在分布。饮酒、搔抓、热水烫洗等均可使皮损加重。若合并细菌感染,皮损炎症加重并可形成脓疱、脓液和脓痂和淋巴结肿大,甚至出现发热等全身症状;个别病人可合并毛囊炎、疖、丹毒、淋巴管炎或淋巴结炎等;如合并单纯疱疹病毒感染,可形成严重的疱疹性湿疹。

3.自觉症状 自觉瘙痒剧烈伴有灼热感,可阵发性加重,夜间加剧,影响睡眠。患者一般无明显全身症状。皮疹泛发而严重者可伴有全身不适、低热和烦躁不安。

4.病程 起病较急,发展较快。病程长短不一,常于数周后炎症逐渐减轻而趋于消退。若反复发作,可转为慢性。

(二)亚急性湿疹

常因急性湿疹炎症减轻或处理不当后病程迁延发展而来。表现为红肿及渗出减轻,皮损呈暗红色,水疱和糜烂逐渐愈合,但仍可有丘疹、少量丘疱疹、鳞屑和轻度浸润。仍可有剧烈瘙痒。遇诱因或处理不当可再次呈急性发作;如经久不愈而可发展为慢性湿疹。

(三)慢性湿疹

1.皮损分布 好发于手、足、小腿、肘窝、股部、乳房、外阴及肛门等处,以四肢多见,多对称发病。

2.皮损特点 常由急性及亚急性湿疹迁延而来,或一开始即呈慢性,表现为局部皮肤浸润性暗红色斑上有散在丘疹、抓痕和鳞屑;由于长期搔抓刺激,患部皮肤逐渐肥厚、粗糙,可有不同程度的苔藓样变、色素沉着、色素减退斑和鳞屑,或为角化性、皲裂性斑块等。

3.自觉症状 瘙痒程度轻重不一。病情时轻时重,迁延数月或更久。慢性湿疹因受某些内、外因素的刺激可呈急性发作。

(四)特殊类型的湿疹

根据发病部位的不同和临床特点又可分为手部湿疹、乳房湿疹、小腿湿疹及外阴、阴囊和肛门湿疹等;钱币状湿疹好发于四肢,皮损为密集的小丘疹或丘疱疹组成的圆形或类圆形钱币状斑块,境界清楚,直径为 1~3 cm,急性期潮红有渗出,周围有散在丘疱疹;慢性期皮损肥厚、色素增加,表面覆有鳞屑,自觉瘙痒。

【组织病理】

急性湿疹表皮内可有海绵形成和水疱,真皮浅层毛细血管扩张,周围有淋巴细胞浸润,少数为中性及嗜酸性白细胞。慢性期表皮棘层肥厚明显,有角化过度及角化不全,真皮浅层毛细血管壁增厚,胶原纤维可轻度变粗。

【诊断和鉴别诊断】

根据急性期原发皮损的多形性、渗出性、瘙痒性、对称性以及慢性期皮损的浸润、肥厚等特征,本病一般不难诊断。

1.急性湿疹需与接触性皮炎相鉴别。

2.慢性湿疹需与神经性皮炎相鉴别。

3. 手足湿疹应与手、足癣相鉴别。后者常单侧起病,进展缓慢,可有小疱和干燥脱屑,当蔓延至手、足背出现边缘清楚的损害时,有很大诊断价值,真菌检查阳性可确诊。

【治疗】

1. 全身治疗　目的在于抗炎、止痒。常用的有抗组胺药、镇静安定剂。无嗜睡作用的长效抗组胺新药,如咪唑斯丁、氯雷他定、西替利嗪(10 mg,每日1次,口服),可用于日间的止痒。有嗜睡作用的抗组胺药,包括苯海拉明25 mg,每日3次;异丙嗪12.5~25 mg,每日3次;扑尔敏4 mg,每日3次;赛庚啶2 mg每日3次等以及镇静安定剂可用于夜间止痒。此外,对急性期可选用钙剂、维生素C、硫代硫酸钠静脉注射,或用普鲁卡因做静脉封闭。对用多种疗法效果不明显的急性泛发性湿疹患者,可考虑短期使用皮质类固醇,一旦急性症状被控制后应酌情减量或撤除,以防长期使用激素引起的不良反应;还可选用免疫抑制剂,如雷公藤多甙20 mg,每日3次。有感染时应加用相应的抗生素。根据皮损情况部分患者可选用紫外线照射。

2. 局部治疗　外用药物应根据皮疹特点选用清洁、止痒、抗菌、抗炎、收敛及角质促成剂等,并对症选用适当的剂型。

(1)急性期炎症明显或有红肿、糜烂、渗液时,可选用3%硼酸溶液、0.02%呋喃西林溶液、1∶20的醋酸铝溶液等冷湿敷。皮损为轻度红斑、丘疹、小水疱时,可给予炉甘石洗剂或扑硫粉外搽。当皮损炎症减轻、渗液减少时,可外涂油剂或糊剂。

(2)糖皮质激素　对于小范围皮损可首选。儿童、婴幼儿或面部皮损应选用0.1%氢化可的松丁酸酯霜或0.1%莫米松糠酸酯霜;其他部位可选用0.1%氯氟舒松霜、曲安奈德霜和0.05%倍他米松霜等。此外,对局限肥厚性损害尚可用皮质类固醇行局部皮内注射,每周1次,一般4~6次为1疗程。

(3)苔藓化或慢性肥厚性皮损可选用0.05%~0.1%维A酸软膏或多磺酸基黏多糖软膏;皲裂者可选用肝素钠软膏;部分慢性湿疹也可用非激素抗炎药,如5%乙氧苯柳胺软膏或1%煤焦油洗剂等。

【预防】

1. 应使患者对湿疹的发病因素、发展规律和防治方法等有关知识有一定了解,以便能积极配合治疗。避免各种可疑的致病因素。

2. 发病期间忌辛、辣、酒类食物。对鱼、虾等易诱发本病的食物,应注意食用后及停用后的效果,但无须盲目忌口。

3. 保持皮肤清洁,避免过度洗烫、肥皂及各种有害因子的刺激。

4. 治疗全身性疾病,发现病灶应积极清除。

第三节　皮肤浅部真菌性病

一、头癣

头癣(tinea capitis)是指累及头发和头皮的皮肤癣菌感染性皮肤病。头癣分为四种类型：黄癣、白癣、黑点癣和脓癣。

【病因】

黄癣为由许兰氏黄癣菌引起；白癣多由犬小孢子菌和石膏样小孢子菌引起，极少数是红色毛癣菌；黑点癣多由紫色毛癣菌、断发毛癣菌和石膏样毛癣菌感染引起。

【临床表现】

头癣常在儿童期发病，成人少见。目前黄癣已明显减少，但因宠物饲养逐渐增多，白癣、脓癣的患病率有所增加。根据致病菌和临床表现的不同，本病分为以下四种临床类型：

1. 黄癣　黄癣多在儿童期发病。初起为毛囊周围发红，继之出现小脓疱，脓疱干涸后形成黄色薄痂，痂逐渐变厚，边缘翘起，中心微凹而成碟状，痂捏之易粉碎，称黄癣痂，嗅之有鼠臭味，日久黄痂逐渐增大、增厚。除去黄癣痂，可见发红的湿润面。患者头发干燥、无光泽，可脱落。皮损及周围皮肤发生萎缩性瘢痕。病程慢性，不经治疗可患至成年以后甚至老年。毛发除发缘外，几乎所有头发都被破坏脱落，自觉瘙痒。黄癣除侵犯头发、头皮外，尚可侵犯皮肤及指甲。

2. 白癣　白癣多见于学龄期儿童，男性多于女性。开始在头顶或枕部发生一局限性红斑，上覆白色或灰白色糠样鳞屑，皮损缓慢扩展呈圆形、椭圆形或不规则形。患部头发呈灰白色、无光泽，毛干上有灰白色鞘，称为菌鞘，系由病原菌组成，毛发常在离头皮2~4mm处折断。皮损数目不一，常在一大片病变周围出现小片卫星状损害。病程慢性，青春期因皮脂分泌多而自愈。自觉轻度瘙痒。本型不破坏毛囊，因此不导致永久性脱发，愈后不留瘢痕。

3. 黑点癣　儿童和成人均可发病。初起为1~2个鳞屑状小点，逐渐扩大呈滴状或小片状鳞屑斑，病发出皮即断（低位断发），断端呈黑点状，故名。病程慢性，青春期不自愈。本型属发内型感染，如不及时治疗，可破坏毛囊，留下局灶性秃发和点状瘢痕。

4. 脓癣　有的患者，由于机体反应强烈而引起较重的炎症反应，形成圆形、暗红色隆起性肿块，质地软，上有蜂窝状排脓小孔，有黄色脓液流出，称为脓癣。皮损处毛发松动，易拔出。愈后常有永久性瘢痕和脱发。此种病变常由亲动物真菌如犬小孢子菌等引起。

【实验室检查】

1. 真菌检查

①直接镜检　将拔下的病发置载玻片上，滴10%氢氧化钾液1滴，盖上盖玻片，在酒精灯上加热，轻压，用吸水纸吸去多余溢液。用低倍显微镜观察，黄癣病发可见呈长轴排列的竹节状菌丝，黄癣痂内可见呈鹿角状菌丝；白癣可见发外围绕毛发排列紧密的小孢子；黑点癣可见发内呈链状排列稍大的孢子。

②培养　取病发直接接种于葡萄糖蛋白琼脂培养基（沙氏培养基）上，置室温培养，待真菌生长后再做菌种鉴定。

2. 滤过紫外线（Wood灯）检查　用Wood灯在暗室直接照射头部病区，黄癣呈暗绿色荧光；白癣呈亮绿色荧光；黑点癣无荧光。

【诊断及鉴别诊断】

根据临床症状、真菌直接镜检及Wood灯检查，诊断一般不难，必要时做真菌培养。

应与脂溢性皮炎、头皮银屑病、头皮脓皮病等鉴别。

【治疗】

宜采用综合措施,服药、搽药、洗头、剪发、消毒(简称五字疗法)等联合治疗。

1. 服药:①灰黄霉素:成人600 mg/d,分两次服用,儿童按15～20 mg/(kg·d)计算,分两次口服,疗程为2～3周,服药期间应多食油脂类食物,以利于药物吸收;②伊曲康唑:成人200 mg/d,儿童按3～6 mg/(kg·d)计算,4～6周;③特比奈芬儿童62.5～125 mg/d,成人250 mg/d 口服,4～6周。

2. 擦药 用5%～10%硫黄软膏、2%碘酊、1%联苯苄唑霜剂、1%特比奈芬霜等外用,每天擦全头2次,连续2个月。

3. 洗头 每天1次,连续2个月。

4. 剪发 尽可能将病发全部剪除,每周1次,连续8周。剪下的头发应烧毁。

5. 煮沸消毒 患者的帽子、枕巾、梳子、毛巾、床单、被套应经常煮沸消毒。

二、体癣及股癣

体癣(tinea corporis)是指发生于除头皮、毛发和甲以外其他部位的皮肤癣菌病。体癣发生于股部上内侧者,又称为股癣(tinea cruris),可蔓延至臀部、会阴等处。

【病因】

本病系由浅部真菌感染引起。在我国病原菌主要为红色毛癣菌、须癣毛癣菌、犬小孢子菌等。本病通过直接或间接接触传染,也可通过自身感染,如患手、足部癣,或直接接触患者、患癣病的猫和狗或间接接触患者污染的衣物而引起。气候温暖潮湿,有利于本病的发生。长期应用糖皮质类固醇激素或患糖尿病、慢性消耗性疾病者易患本病。

【临床表现】

1. 皮损特点 初起为红色丘疹或丘疱疹,逐渐扩展呈鳞屑性红斑,边缘扩展,中心自愈而成环状、半环状或多环状,边缘部微呈堤状隆起、炎症明显,中心部炎症轻伴脱屑及色素沉着。由于致病真菌不同及个体差异,皮损不尽相同,由红色毛癣菌引起者皮损常呈大片形,数目较少;而亲动物性真菌如犬小孢子菌及石膏样小孢子菌引起者,炎性较重,皮损数目多,损害较小,多有小脓疱发生。

股癣临床表现和体癣基本相同。由于发生于股部,皮损发展较快,瘙痒较著。皮损可发生于股部一侧或两侧,常为多发,融合成片,边缘进展以下缘为明显,可见红色丘疹、抓痕、鳞屑等,日久中心常呈湿疹样变或皮损粗糙呈苔藓样变。

2. 好发部位 体癣好发于面、颈、躯干等部位,股癣则发生于股部、臀部、会阴部及肛门周围。

3. 病程慢性 本病可发生于任何年龄,但以青壮年为多见。往往夏季加重,冬季减轻或消退。

【诊断及鉴别诊断】

根据皮损中心有自愈倾向,边缘清楚,向周围扩展呈环状,有丘疹、水疱、鳞屑、真菌检查阳性诊断不难。

1. 体癣应与玫瑰糠疹鉴别,后者多发于躯干及四肢近端,皮损数目多,椭圆形,边缘无丘疹和水疱,长轴常与皮纹平行,微痒;真菌检查阴性。

2. 股癣应与神经性皮炎鉴别,后者初起时局部仅有瘙痒而无皮损,日久皮肤呈苔藓样变,边缘为正常皮色或淡褐色,无丘疹水疱,瘙痒较著;真菌检查阴性。

【治疗】

1. 体癣及股癣对局部抗真菌剂反应良好,故以外用药物治疗为主。可酌情外用复方雷锁辛擦剂、1%克霉唑霜、1%益康唑霜、2%咪康唑霜、联苯苄唑霜、酮康唑霜、特比萘芬软膏等。股部因皮肤薄,感觉敏锐,用药应特别注意药物浓度、基质、用药次数,以避免刺激皮肤。应坚持用药2周以上,皮损消退后继续擦药1～2周,以免复发。

2. 对皮损广泛、单纯外用药物疗效不佳者,可内服伊曲康唑,每日100 mg,疗程为15天;或特比奈芬,每日250 mg,疗程为1～2周。

3. 在治疗结束时,内衣、内裤、浴巾等均应煮沸消毒,以免治愈后再感染。

三、手癣和足癣

手癣(tinea manus)是皮肤癣菌侵犯指间、手掌、掌侧、平滑皮肤引起的感染;足癣(tinea pedis)是指足趾间、足跖、足跟、足侧缘的皮肤癣菌感染。

【病因】

致病菌主要为红色毛癣菌、絮状表皮癣菌、石膏样小孢子菌和白色念球菌等。本病主要通过接触传染,如共用足盆、拖鞋、手套、浴巾等相互传染而得,尤以穿胶鞋、球鞋、塑料鞋者最易发生。

【临床表现】

手足癣、尤其足癣是最常见的浅部真菌病,我国江淮流域以南地区发病率较高,常表现为冬轻夏重或冬愈夏发。多累及成年人。根据临床特点可分为以下三种类型:

1. 水疱鳞屑型　是指、掌跖及足缘发生的厚壁性深在水疱,伴剧烈瘙痒,水疱可相互融合,破后成环状,可累及掌部,易致脓疱、蜂窝织炎、丹毒等继发感染;水疱经数天后干涸而呈现领圈状或片状脱屑,不断向周围蔓延,病情稳定后以脱屑为主。

2. 浸渍糜烂型　是指间由于潮湿加上真菌感染而形成,表现为浸渍、糜烂和渗出,有异臭,瘙痒难忍,常因搔抓摩擦易继发细菌感染。

3. 角化过度型　手掌或侧缘呈不规则形红斑鳞屑性皮损,界限清楚,或不清楚,上被层状鳞屑,外侧波及全掌,皮肤干燥粗糙,易致皲裂,冬天尤甚,易累及指甲。

【实验室检查】

真菌直接镜检阳性。

【诊断与鉴别诊断】

手足癣的诊断根据临床表现并结合真菌检查并不困难,但在水疱型手足癣时,有时难与掌跖脓疱病鉴别,有时亦应与汗疱疹作鉴别。鳞屑角化型则应与慢性皲裂性湿疹相鉴别。

1. 掌跖脓疱病　发生于掌跖部位,炎症基底上无菌性脓疱,对称分布,反复发作,雷公藤及免疫抑制药可取得较好疗效。

2. 汗疱疹　对称性深在性水疱,多见于夏季,精神紧张、抑郁可诱发加重本病,常伴有手足多汗等,真菌镜检阴性。

3. 湿疹 一般双侧同时起病,发展较快,时好时坏,皮损为多形性,边缘也常不明显,发作与季节关系不大。真菌镜检阴性。

【治疗】

手癣和足癣的治疗以抗真菌、止痒、防止感染为主,重点采用外用药治疗;关键在于坚持用药1~2个月;角化过度型手足癣或外用药效果不理想者可给予内用药物治疗。

1. 外用药物治疗 根据不同临床类型或皮损特点选择不同的处理方法。浸渍糜烂型者可先给予3%硼酸溶液或1∶8 000高锰酸钾溶液等冷湿敷,渗出不多时可给予粉剂,不宜使用刺激性大、剥脱性强的药物;水疱鳞屑型可外用刺激性较小的霜剂或水剂。角化过度型可用复方苯甲酸软膏等剥脱作用较强的制剂,有皲裂者可选用较温和的制剂,如特比奈芬软膏等。皮损消退后继续搽药至少2周,手部因经常水洗,特别是洗手之后要加搽软膏或霜剂。

2. 内用药物治疗 可口服伊曲康唑,每日100 mg,疗程为15天;或特比奈芬,每日250 mg,疗程为4周。足癣继发细菌感染时应联合用抗生素,局部应同时外用0.1%利凡诺尔等溶液;引发癣菌疹时应同时给予抗过敏药物。

【预防】

1. 应注意个人卫生。浴室中最好不用公用拖鞋,洗澡应携带个人毛巾及浴巾。

2. 要积极治疗手足癣,以免接触传染他人。

3. 袜子要煮沸消毒,皮鞋及不能水煮沸消毒的用具,可用5%福尔马林倒在草纸上,与皮鞋或其他用具一起用纸包裹消毒。

四、甲癣和甲真菌病

由各种真菌引起的甲板或甲下组织感染统称为甲真菌病(onychomycosis)。甲癣(tinea unguium)是特指皮肤癣菌引起的甲板或甲下组织感染。本病相当于中医的灰指甲。

【病因】

主要由皮肤癣菌感染所引起,其次为酵母菌及非皮肤癣菌型霉菌。

【临床表现】

1. 白色浅表型 致病真菌从甲板表面直接侵入引起,表现为甲板浅层有不规则片状或点状白斑,表面混浊而失去光泽,可稍有凹凸不平。

2. 远端侧位甲下型 一般由手足癣蔓延而来。表现为甲的远端前缘及侧缘增厚、灰黄色混浊,甲板表面凹凸不平或脆裂、变形。

3. 近端甲下型 多通过甲小皮而进入甲板和甲床。表现为甲半月和甲根部肥厚、粗糙、凹凸不平或破损。

4. 全甲毁损型 为各型甲真菌病发展的最终结果。表现为甲板部分或全部脱落,表面残留粗糙角化堆积物,呈灰黄、灰褐色。

【诊断及鉴别诊断】

根据甲变色、无光泽、增厚或破损,从一甲逐渐蔓延到其他甲,结合真菌检查阳性可确诊。必要时可做真菌培养。

甲癣应与甲营养不良、银屑病、扁平苔藓、慢性湿疹等所致的甲改变和甲下疣、甲下肿瘤等进行鉴别。

【治疗】

甲真菌病或甲癣一般无自愈倾向，一旦确诊应积极治疗，以免导致甲毁损。

1. 刮甲、剥甲疗法 常用于表浅和未累及甲根的损害。每日用温水将甲泡软后，用锋利小刀轻刮病甲，直至甲床，再涂30%冰醋酸、5%碘酊，每天2次，疗程为3~6个月，直至新甲生出。也可选用40%尿素软膏、12%乳酸、或6%水杨酸软膏，将病甲封包，3~4天后取开，甲剥落或部分剥落后，再选用5%碘酊、10%冰醋酸外用或浸泡，如此反复，直到治愈。8%环吡酮、5%阿莫洛芬甲涂剂也可选用，二者可在甲表面形成药膜，有利于药物穿过甲板。

2. 手术拔甲疗法 用外科手术拔除病甲，在手术中清理病甲甲床，不损伤甲母，创面愈合后涂碘酊等抗真菌剂。因痛苦及损伤大，目前较少采用。

3. 口服药物疗法 氟康唑，每日50 mg或每周150 mg顿服，连续4个月。伊曲康唑200 mg，每日2次，每月服1周，指甲癣连续2~3个疗程，趾甲癣连续3~4个疗程。特比奈芬每日250 mg口服，指甲受累者连续4周，趾甲连续6周。与外用药联用效果更佳。

【预防】

防治甲癣，必须积极治疗其他常见的癣病，尤其是手足癣的治疗。甲癣是浅部真菌病中最顽固的一种，因此治疗必须彻底。

第四节 银屑病

银屑病(psoriasis)俗称"牛皮癣"，是一种常见的慢性复发性炎症性皮肤病，典型的皮损为鳞屑性红斑；有一定季节规律，冬重夏轻；好发于青壮年，无传染性。

【病因和机制】

确切病因和发生机制仍不清楚。目前认为，银屑病是遗传因素和环境因素等多因素相互作用的多基因遗传病，免疫介导是其主要发病机制。

1. 遗传因素 人口调查、家系、双胞胎及HLA研究均支持银屑病的遗传倾向。调查显示，有20%左右的银屑病患者有家族史。近来研究也证实了家族式聚集现象的存在，且有家族史者发病早于无家族史者。

2. 环境因素 环境因素在诱发银屑病中起重要作用。最易促发或加重银屑病的因素是感染、应激或精神紧张、外伤、手术、妊娠、吸烟和饮酒等，后二者对男性发病有显著影响。某些药物如锂盐、β肾上腺素受体阻断剂、抗疟药及非激素类甾体抗炎剂等，可诱发或加重银屑病。

3. 免疫因素 寻常型银屑病的皮损中有明显的淋巴细胞和单核细胞浸润，尤其是T淋巴细胞的真皮浸润为银屑病的重要病理特征，表明免疫系统参与了疾病的发生和发展。推测皮损中活化了的T淋巴细胞释放细胞因子刺激角质形成细胞增生，使表皮基底层角质细胞增殖加速,表皮更替时间缩短为3～4天,组织病理出现角化不全和颗粒层消失。

【临床表现】

根据本病的临床特征,一般分为寻常型、脓疱型、关节病型和红皮病型,其中寻常型占99%以上。

(一)寻常型银屑病(psoriasis vulgaris)

1. 皮损特点　初起为红色、淡红色粟粒至黄豆大的丘疹或斑丘疹,渐扩展或融合成斑片,边界清楚,周围有炎性红晕,基底浸润明显,表面覆盖多层干燥银白色鳞屑,刮除成层鳞屑如轻刮蜡滴(蜡滴现象),之后露出一层淡红发亮的薄膜(薄膜现象),再刮除薄膜即见点状出血(Auspitz征)。发生于头皮者,头发呈束状;波及指甲,可出现点状凹陷、增厚、失去光泽。

2. 好发于头皮及四肢伸侧,常对称分布,部分泛发全身。

3. 病程慢性,可持续数年或数十年,甚至迁延终身。根据病情发展可分为以下三期:

(1)进行期　旧皮损无消退而新皮损不断出现,鳞屑较厚,浸润炎症明显,周围可有红晕,瘙痒著;如外伤、摩擦、注射或针刺正常皮肤后,可在该处发生新的皮疹,称为同形反应(Koebner征)。

(2)静止期(稳定期)　病情稳定,无新皮损出现,炎症较轻。

(3)消退期(退行期)　炎症浸润逐渐消退,鳞屑减少,皮损缩小或变平,周围可出现浅色晕,最后遗有暂时性色素减退斑或色素沉着斑。

(二)红皮病型银屑病

红皮病型银屑病(psoriasis erythrodermicum)突然发病或活动期外用刺激性强的药物所诱发。皮损特点为全身皮肤弥漫性潮红肿胀,炎症浸润明显,表面附有大量糠状脱屑,不断脱落,其间可有片状正常"皮岛"。可伴有发热、关节痛和浅表淋巴结肿大等全身症状。病程长,皮损消退后出现寻常型银屑病表现。

(三)关节病型银屑病

关节病型银屑病(psoriasis arthropathica)除有寻常型银屑病的皮损外,患者出现类风湿关节炎样表现,类风湿因子常阴性。关节症状与银屑病皮损呈平行关系,主要为非对称性外周多关节炎,以手、腕、足等小关节特别是指、趾末端关节多见,可累及脊柱。受累关节红肿疼痛,晨僵,活动受限及畸形。极少数患者的银屑病表现发生于关节炎之后。

(四)脓疱型银屑病(psoriasis pustulosa)

又分泛发性及局限性两种。

1. 泛发性脓疱型银屑病(Zumbusch型)　常因进行期寻常型银屑病皮损外用刺激性药物、糖皮质激素突然停药或减量过快、感染等因素诱发,少数患者发病即表现为泛发性脓疱型银屑病。

(1)皮损特点　在寻常型银屑病基础损害上出现很多密集针尖至粟粒大小的浅在性脓疱,表面覆有鳞屑,部分融合增大成脓湖。口腔颊黏膜可见簇集或多数散在小脓疱,指甲可出现萎缩、破裂、肥厚浑浊,常伴沟状舌。

(2)好发部位　四肢屈侧及皱折部多见,泛发全身。

(3)全身症状　发热、关节痛及淋巴结肿大。

2. 掌跖脓疱型银屑病（Barber 型）

(1) 皮损特点 对称性红斑，其上有许多针尖至粟粒大小脓疱，壁厚不易破裂，经 1～2 周干燥结痂，痂脱落后见片状鳞屑，刮除鳞屑后可见点状出血。指甲可见点状凹陷、变形、肥厚、浑浊。

(2) 部位 以手足部、掌跖多见。

【组织病理】

角化过度，角化不全，颗粒层减少或消失；表皮突向下延伸，呈双杵状；真皮乳头上延，其顶端棘层变薄，真皮乳头血管弯曲扩张、顶到头；表皮角质层或颗粒层内可见 Munro 氏微脓疡。

【诊断及鉴别诊断】

根据皮损特点、好发部位、慢性经过、易于复发和组织病理特点等，一般易于诊断。本病应与脂溢性皮炎、玫瑰糠疹、副银屑病及二期梅毒等鉴别。

1. 脂溢性皮炎 损害边界不十分清楚，基底部浸润轻，鳞屑少而薄，呈油腻性，刮除后无点状出血，无束状发。

2. 玫瑰糠疹 好发于躯干及四肢近端，为多数椭圆形小斑片，其长轴沿肋骨及皮纹方向排列，鳞屑少而薄。一般不累及头面部。

3. 副银屑病 鳞屑较薄，基底炎症轻，发病部位不定，多无自觉症状。

【治疗】

首先向患者解释病情，充分重视心理治疗，避免各种诱发因素。现有各种疗法只能达到近期疗效，不能防止复发。治疗原则：①寻常型银屑病是一种良性的皮肤病，即使全身泛发，也不宜轻易采用可能导致严重毒副反应的药物；②对处于进行期的寻常型银屑病、红皮病型银屑病和脓疱型银屑病的患者，应避免使用刺激性强的外用制剂；③局限性银屑病患者应以局部治疗为主；④治疗方案的制定应根据患者的银屑病类型及不同病期，因人因时而异。

1. 局部治疗 在进行期不宜用刺激性强的药物。①角质促成剂或剥脱剂：如 2%～5% 煤焦油或黑豆馏油、0.1%～1% 蒽林软膏每日 1～3 次；②皮质类固醇激素制剂：主要用于顽固性皮损，常选用中效、强效或超强效制剂，应注意局部和全身不良反应。外涂或封包，每日 2～3 次；③维生素 D_3 衍生物：钙泊三醇软膏每日 2 次，对稳定期皮损和斑块型皮损效果较好，停药后不易反跳；④维 A 酸类：常用 0.025%～0.1% 维 A 酸霜、0.05%～0.1% 的他扎罗丁凝胶等；⑤其他：5% 弱柳酸白降汞软膏、5%～10% 硫磺软膏、10% 环孢素溶液、0.1%～1% 含氮酮的甲氨喋呤、10%～15% 的喜树碱酊等。

2. 物理疗法：①紫外线：窄谱 UVB，308 nm 准分子激光等用于静止期或冬季型病例；②光化学疗法：口服 8-甲氧补骨脂（8-MOP），再照射长波紫外线；③沐浴疗法：可除去鳞屑，清洁皮肤，改善血液循环及新陈代谢。

3. 全身治疗：①免疫抑制剂：甲氨喋呤适用于红皮病型、关节病型、脓疱型及泛发性寻常型银屑病；还可用环孢素、他克莫司、霉酚酸酯及雷公藤多甙等。应严格掌握其剂量和用法，密切注意其不良反应。②维 A 酸类：适用于脓疱型、红皮病型等严重类型的银屑病，常用阿维 A 和阿维 A 酯。③维生素类：维生素 A，维生素 B_{12}，维生素 C 和维生素 D_2

等,可作为辅助治疗。④糖皮质激素:一定要权衡利弊后慎重使用,对于红皮病型、关节病型、脓疱型银屑病患者,在其他方法难以控制病情时可考虑使用。⑤抗菌素:对伴有上呼吸道感染、扁桃体炎者或泛发性脓疱型银屑病患者,可选用青霉素、头孢类或甲砜霉素等抗生素治疗。⑥静脉封闭疗法:普鲁卡因300～450 mg加5%葡萄糖液500 mL,维生素C 2 g,静脉点滴,每日1次,10次为1个疗程。

第五节 脂溢性皮炎

脂溢性皮炎(seborrheic dermatitis)又称脂溢性湿疹,是指皮脂溢出部位的慢性炎症性皮肤病。

【病因和机制】

尚未清楚。可能与遗传、皮脂分泌过多、卵圆形糠秕孢子菌大量繁殖、精神因素、饮食习惯、B族维生素缺乏、嗜酒等因素有关。推测是在遗传性皮脂溢出体质基础上继发卵圆形糠秕孢子菌等病原微生物感染,导致皮脂成分改变(主要为游离脂肪酸增多)及感染性变态反应,最终引起皮肤的炎症反应。

【临床表现】

1. 皮损特点 损害为程度轻重不同的黄红色斑片,上覆油腻性鳞屑或痂皮。可出现渗出、结痂和糜烂,呈湿疹样表现。头皮损害可分为鳞屑型和结痂型:①鳞屑型常呈小片糠秕状脱屑,较干燥,头皮可有轻度红斑,或有散在针头大小红色毛囊丘疹。②结痂型多见于肥胖者,头皮厚积片状油腻性黄色或棕色结痂,痂下炎症明显,间有不同程度的糜烂、渗出。

2. 好发部位 头皮、颜面、胸前、背、腋部、会阴等皮脂溢出部位,也可泛发全身。

3. 病程慢性,时轻时重,易反复发生。严重者全身皮肤弥漫性潮红,脱屑显著,称为脂溢性红皮病。

【诊断与鉴别诊断】

本病根据发生于头皮等皮脂溢出部位的干性或带油腻性鳞屑或结痂,基底微红或呈黄红色斑片,对称分布,亚急性或慢性经过等可确诊。本病应与头癣、头皮银屑病、玫瑰糠疹等鉴别。

1. 头癣 白癣很少见于成年人,黑点癣颇似鳞屑型脂溢性皮炎,但有断发点。黄癣颇似结痂型脂溢性皮炎,但有特征性黄癣痂和鼠臭味,且有疤痕形成。病发真菌检查有助诊断。

2. 头皮银屑病 基本损害为红色丘疹或斑块,边界清楚,刮之有多层银白色鳞屑,可见薄膜现象和点状出血现象,皮损上的头发呈束状。

3. 玫瑰糠疹 主要为发生于躯干、四肢近端,椭圆形、淡红色斑疹,表面附有细薄的糠秕状鳞屑,无油腻性,不累及头面部。

【治疗】

1. 全身治疗:①口服维生素B族制剂,如维生素B_6、核黄素、复合维生素B等;②抗生素、维胺酯、糖皮质类固醇激素或雷公藤多甙等，适用于皮损泛发或严重病例，如脂溢性红皮病。

2. 局部治疗　以去脂、止痒、杀菌、消炎为原则：①2%酮康唑香波、2.5%二硫化硒洗液和1%煤焦油香波洗头，每周2次。②可外搽10%磺胺醋酸钠溶液、水氯酊；面部尚可外用硫磺粉刺洗剂。③可在外用制剂中加入抗生素和糖皮质激素，或外用含有抗真菌制剂和糖皮质激素的复合制剂。

【预防】

1. 饮食应清淡，如多吃水果蔬菜、避免多脂多糖饮食，忌饮酒及辛辣刺激性食物。
2. 充足的睡眠，良好的排便习惯，纠正便秘。
3. 避免各种化学性和机械性刺激，忌用刺激强的肥皂、香皂洗涤，洗头不宜太勤，水不宜太热，过分搔抓可加重病情。

(刘根起)

复习思考题

1. 如何诊断带状疱疹？
2. 以湿疹为例，试述外用药的使用原则。
3. 头癣和体癣的临床特点各是什么？
4. 银屑病有哪些临床类型？如何诊断寻常型银屑病？
5. 头部脂溢性皮炎与头皮银屑病和头癣如何鉴别？

第二章 常见性传播疾病

第一节 淋病

淋病(gonorrhea)是由淋球菌引起的一种泌尿生殖系统的化脓性炎症,也包括眼、咽、直肠、盆腔和播散性淋球菌感染。淋病潜伏期较短,传染性强,若不及时治疗,可导致多种并发症和后遗症。

【病因】

本病病原体为淋病奈瑟菌(neisseria gonorrhoeae)或称淋病双球菌,为革兰氏染色阴性的双球菌。只能感染人,离开人体不易生长,对理化因素抵抗力较弱。淋球菌对黏膜有特殊亲和力,尤其是对柱状上皮或移行上皮组成的黏膜,引起局部急性炎症或使患者成为带菌者。

【传播方式】

主要为性接触直接传染,淋病患者是其传染源;少数也可通过被污染用品间接传染,多见于女性尤其未成年幼女;新生儿经产道分娩也可因孕妇感染淋球菌而引起新生儿淋球菌性眼炎。

【临床表现】

多发生于性活跃期中青年。潜伏期常为2~10天,一般为3~5天,潜伏期患者也具有传染性。

1. 无并发症淋病

(1)男性急性淋病　早期可表现为尿道外口和舟状窝处瘙痒、灼热、疼痛,尿道外口轻度潮红肿胀,继之以尿道黏膜炎症,逐渐形成大量黄白色脓液自尿道口溢出,尿道口发红肿胀外翻,出现尿痛、尿急、尿频等尿道刺激症状。有时可伴有疼痛性勃起、包皮龟头炎、腹股沟淋巴结炎等。少数患者可伴有发热、头痛、乏力等全身症状。前尿道炎未经治疗或治疗不彻底,两周后可发展为后尿道炎,主要表现为尿频、尿急、尿痛、血尿、血精、会阴部钝痛或坠胀感等。

(2)女性急性淋病　症状轻微,约有60%患者无症状。好发于子宫颈,其次为尿道、尿道旁腺、前庭大腺。可表现为阴道脓性分泌物增多,可见宫颈红肿、触痛、脓性分泌物。尿道炎症状较轻,可表现为尿频、尿急、尿痛,挤压尿道口有脓性分泌物。尿道旁腺受累可出现肿大、疼痛及开口红肿,挤压时有脓性分泌物。前庭大腺感染时出现红肿疼痛、开口部位发红,挤压时有少量脓性分泌物。幼女淋病由间接感染所致,少数因性虐待所致。表现为急性外阴阴道炎及淋菌性尿道炎,出现阴道口黏膜发红肿胀,分泌黄绿色脓液,阴道周围皮肤黏膜发红或有糜烂、渗液,尿道口有脓液,尿急、尿频。

(3) 新生儿淋菌性眼结膜炎由产道感染,多为双侧,表现为结膜充血水肿,大量脓性分泌物,严重时出现角膜溃疡、虹膜睫状体炎甚至失明。成人多因自我接种、接触污染物品所感染,一般为单侧。

(4) 由口淫、肛交可引起淋菌性咽炎和直肠炎,女性可因分泌物直接感染肛门直肠而引起。

2. 淋病并发症

(1) 男性淋菌性尿道炎因治疗不当、过劳、酗酒或性交等因素,可导致感染进一步发展为后尿道炎症,并发前列腺炎、精囊腺炎、附睾炎、膀胱炎或引起尿道狭窄,也可导致不育。

(2) 女性淋病因上行感染可引起盆腔炎,包括宫内膜炎、输卵管炎、腹膜炎、盆腔脓肿或继发输卵管卵巢脓肿,引起下腹痛、脓性白带增多、附件增厚、压痛及高热、寒战、恶心呕吐、白细胞升高等全身症状。慢性反复发生的输卵管炎可致管腔狭窄、增厚粘连阻塞以至不孕或引起宫外孕。

3. 播散性淋球菌感染较少见。淋菌入侵血液可出现发热、寒战、全身不适和食欲不振等症状,典型表现为淋菌性皮炎、淋菌性关节炎和腱鞘炎,其他可出现淋菌性心内膜炎、淋菌性脑膜炎、淋菌性肝炎等。

【实验室检查】

1. 双杯尿试验显示第一杯尿液因有脓细胞呈薄雾状,第二杯较清表明仅有前尿道炎。两杯均混浊时表明后尿道亦受累。

2. 淋球菌男性尿道或宫颈分泌物直接涂片检查到多形核白细胞内有革兰氏阴性双球菌;其余尚有淋球菌培养和 PCR(多聚酶链式反应)等。

【诊断与鉴别诊断】

根据病史(性伴接触史、与淋病患者共用物品、新生儿母亲有淋病史等)、典型的临床表现、结合实验室检查不难诊断。但需与非淋菌性尿道炎和由念珠菌、滴虫或细菌所致阴道炎等疾病鉴别,应注意淋病常与非淋菌性尿道炎并存,使患者迁延不愈。

【治疗】

应及时、足量、规则用药。应同时治疗性伴。

1. 无合并症的淋菌性尿道炎(宫颈炎)

(1) 头孢三嗪 250 mg,一次肌注。

(2) 壮观霉素 2.0 g(宫颈炎 4.0 g),一次肌注。

(3) 氧氟沙星 400 mg(女性 600 mg),一次口服;环丙沙星 500 mg,一次口服。不用于肝肾功障碍者及孕妇、18 岁以下少年儿童。

2. 有合并症淋病(包括附睾炎、淋菌性输卵管炎等)

(1) 头孢三嗪 250 mg,肌注,每日一次,共 10 天。

(2) 壮观霉素 2.0 g,肌注,每日一次,连续 10 天。

3. 淋菌性眼炎

(1) 新生儿可选用头孢三嗪 25~50 mg/kg(单次剂量不超过 125 mg)静滴或肌注,每日一次,连续 7 天。

(2)壮观霉素 40 mg/kg 肌注,每日一次,连续 7 天。同时用生理盐水冲洗眼部,每小时一次,之后用 0.5% 红霉素或 1% 硝酸银液滴眼。

4. 淋菌性咽炎和淋菌性直肠炎可选用头孢三嗪 250 mg,一次肌注;或氧氟沙星 400 mg,一次口服。

5. 儿童淋病,体重大于 45 kg 按成人方案治疗,小于 45 kg 者可选用头孢三嗪 125 mg,一次肌注,或壮观霉素 40 mg/kg,一次肌注。

6. 妊娠期淋病可选用头孢三嗪 250 mg,一次肌注;或壮观霉素 4.0 g 一次肌注。禁用喹诺酮类和四环素类药物。

7. 播散性淋病可选用:头孢三嗪 1 g/d 静滴,连续 10 天以上;或大观霉素 4.0 g/d,分 2 次肌注,连续 10 天以上。淋菌性脑膜炎疗程约 2 周,或心内膜炎应 4 周以上。

抗菌素的种类、用量和疗程可根据病情、药敏试验来考虑,并充分考虑其副作用。

【治愈标准】

治疗结束后两周内,在无性接触史的情况下全部症状与体征消失;停药 4~7 天从患病部位取材涂片或培养检查均为阴性。

第二节 梅毒

梅毒(syphilis)是由螺旋体引起的一种慢性性传播疾病。本病危害性极大,早期主要侵犯皮肤和黏膜,晚期可侵犯全身各器官。主要通过性接触和血液传播,也可通过胎盘传播引起流产、早产、死产和胎传梅毒。

【病因】

病原体为苍白螺旋体,又称梅毒螺旋体,为细长螺旋形厌氧微生物,暗视野显微镜检查可见其特殊运动方式,银浸染法或免疫荧光技术亦可检出。离开人体不易生存,但其耐寒力较强。

【传播途径】

其传染途径主要是性接触传染,其他途径有经胎盘使胎儿感染,非性接触传染如接吻、握手、妇科检查、哺乳,间接接触传染为接触受污染的物品所致,个别患者因输血受到感染。

【临床表现】

梅毒的分型与分期:根据传染途径不同可分为后天(获得性)梅毒与先天(胎传)梅毒,两者按病程发展又可分为早期梅毒与晚期梅毒。

附:梅毒的临床分期

一期梅毒:硬下疳

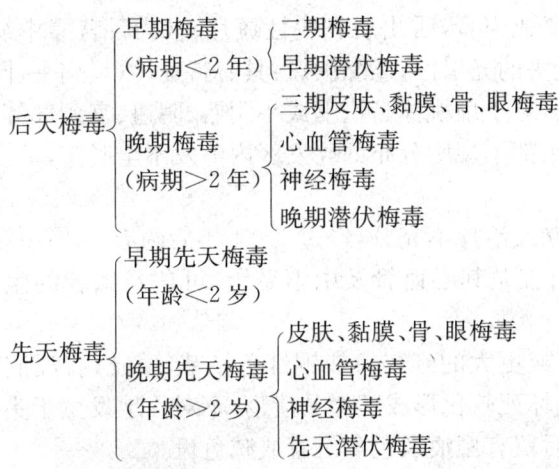

1. 后天梅毒(获得性梅毒)

(1) 一期梅毒主要症状为硬下疳和硬化性淋巴结炎。潜伏期为3周左右,一般无全身症状。好发于外生殖器部位,起初为单个暗红色丘疹或斑丘疹,很快出现糜烂、溃疡,直径1~2 cm,圆形或类圆形,边界清楚,触之有软骨样硬度,无疼痛及触痛,表面有浆液性分泌物,内含大量梅毒螺旋体,传染性极强。未经治疗者持续3~4周后消退。感染1~2周后,附近淋巴结(尤以腹股沟淋巴结最多见)开始肿大,称为硬化性淋巴结炎或梅毒横痃,其质硬,不融合,无疼痛、发红、发热及化脓等现象,消退晚于硬下疳。

(2) 二期梅毒是因一期未治疗或治疗不规范,梅毒螺旋体由淋巴系统进入血液循环并大量繁殖播散所致,发生于硬下疳消退3~4周后。常先有流感样全身症状及全身淋巴结肿大,继之出现以皮肤、黏膜损害为主的临床表现,骨、内脏、眼和神经系统的症状轻微或少见。二期梅毒皮损主要有:

①斑疹性梅毒疹 即梅毒性玫瑰疹,是最早出现的二期梅毒疹,圆形或椭圆形,直径为0.5~2 cm,互不融合,淡红色到褐红色,发生于躯干两侧、肩、臀、四肢内侧,掌跖部者呈暗红色鳞屑斑,具有特征性,常无自觉症状,消退后不留痕迹。

②丘疹性梅毒疹 较前者出现稍晚,常见为豆形丘疹性梅毒疹,直径数厘米,呈肉色或铜红色,分布于颜面、躯干、四肢屈侧,掌跖部者呈暗黄红色斑,浸润较深,有特征性。丘疹鳞屑性梅毒疹呈暗红色扁平丘疹,可融合成斑片,上覆粘连性鳞屑,似银屑病样损害。毛囊性苔藓样梅毒疹较为少见。扁平湿疣呈直径1~3 cm 红褐色蕈样斑块,基底宽而无带,表面呈灰白色,有渗液,皮损内含大量的梅毒螺旋体,传染性极强;皱褶部位皮肤较多见。

③脓疱性梅毒疹 较罕见,发生于营养不良、抵抗力差的患者,在红色浸润基底上形成脓疱,缓慢演变为浅小溃疡,上覆痂皮,较深在的称为脓疱样梅毒疹,痂皮厚积似蛎壳者则称为蛎壳状梅毒疹,皮损广泛分布。

二期梅毒皮损的共同特点为:广泛对称,疏散不融合,发展与消退缓慢;客观症状明显而主观症状轻微;常呈铜红色、褐红色,好发于掌跖;常伴黏膜、毛发、骨损害;损害内梅毒螺旋体较多,传染性强,梅毒血清反应强阳性。

二期梅毒黏膜损害常与皮损伴发:①梅毒性咽炎:可伴发扁桃体炎或喉炎,咽喉充血明显,弥漫性潮红,扁桃体肿大,可有声嘶或失音,舌出现剥脱性斑片、常为舌背靠中缝处一个或数个大小不等、境界清楚、缺乏乳头的光滑区;②黏膜斑:具有特征性,呈扁平、圆形糜烂面,境界清楚,上覆湿润灰白色伪膜,见于扁桃体、舌、咽或小阴唇、阴道、宫颈部等。

二期梅毒性秃发及甲损害:眉、须、头部不规则分布的秃发区内毛发不全脱落,呈虫咬状;甲受累出现甲床炎、甲沟炎、甲变形。

(3)三期梅毒 早期梅毒未经过治疗或治疗不充分,经过3~4年后约有40%患者可发生三期梅毒,可累及皮肤、黏膜、骨、内脏尤其心血管及中枢系统,可危及患者的生命。三期梅毒皮损主要有以下表现:

①结节性梅毒疹 呈直径为2 mm或更大的红褐色或铜红色结节,质硬,有浸润,簇集状排列,上覆粘连性鳞屑或痂皮,顶端坏死软化形成糜烂及溃疡,不对称地发生于头、肩胛、背及四肢伸侧等处,自觉症状轻,愈后留有瘢痕及色素沉着或减色斑。

②梅毒性树胶肿 起初为深在性皮下结节,逐渐增大与皮肤粘连形成暗红色浸润性斑块,中间软化破溃流出黏稠树胶状脓汁,破坏性最大,可继续扩大呈圆形或椭圆形,边界清楚,溃疡壁垂直向下,边缘整齐呈紫红色,因一边愈合另一边继续发展可形成肾形或马蹄形溃疡,数月后结疤痊愈。常单发于小腿等处,自觉症状轻微。

③近关节结节 较为少见,为发生于肘、膝、髋关节附近的豌豆至胡桃大圆形或卵圆形结节,质硬,对称分布,呈正常皮色,无明显自觉症状,不易自行消退。三期梅毒皮损的共同特点为:损害数目少,破坏性大,不对称分布,愈后遗留萎缩性瘢痕;客观症状重而主观症状轻;损害内梅毒螺旋体很少,传染性小或无传染性;梅毒血清反应阳性率低。

三期黏膜梅毒主要发生于口腔、鼻腔和舌。口腔硬腭呈结节性树胶肿,硬腭近中央部位往往发生穿孔,具有特征性。鼻中隔亦常形成树胶肿,累及骨膜和骨质出现鼻中隔穿孔和鞍鼻形成。舌树胶肿破溃后形成穿凿性溃疡,边缘柔软不规则。自觉症状都很轻微。

三期骨梅毒常见为长骨骨膜炎,其次为对称发生于扁骨如颅骨的树胶肿,可形成死骨及皮肤溃疡。

三期内脏梅毒以心血管梅毒常见,也可累及其他任何内脏。感染10~20年,约有10%未经正规治疗的患者发生心血管梅毒,主要表现为主动脉炎,进一步发展成主动脉瓣闭锁不全、主动脉瘤等。肝树胶肿次之,胃肠道、呼吸及泌尿生殖系统损害少见。

三期神经梅毒:发生率为10%,主要为脊髓痨及麻痹性痴呆,脑脊液检查有助于诊断,包括细胞数目增多,蛋白定量阳性,特有的胶金曲线,脑脊液梅毒血清反应阳性等。

2.先天梅毒

(1)早期先天梅毒发生于2岁以内,患儿往往早产、营养不良、清瘦、烦躁、皮肤干皱脱水呈老人面貌,哭声低弱嘶哑,重者有贫血及发热。

早期皮损约在出生后3周至3个月出现。其与后天梅毒二期皮损相似,呈斑疹、丘疹、脓疱疹等。斑疹多见于掌跖、口周、臀部,口周及肛周皮损常融合成深红色浸润性斑片,皮肤弹性降低并有放射状皲裂,愈后留下放射性瘢痕,具有特征性。丘疹大而浸润,对称分布于面部、两臂、臀部及下肢等部位,暗红色,表面可有鳞屑。脓疱疹少见,发生于掌跖或甲上皮、腕、踝等处,由大疱迅速化脓破裂形成糜烂面。复发性先天早期梅毒疹,多呈丘脓疱疹,环状梅毒疹及肛周和皱褶部位的湿丘疹和扁平湿疣,常发生于1岁以后。

早期黏膜损害:最为常见和特殊的表现为鼻炎,鼻腔阻塞,大量血性黏液性分泌物流至唇部,可有溃疡形成累及鼻骨,导致鼻中隔穿孔或发生鞍鼻。口腔可出现黏膜白斑,喉头及声带受累可致声嘶或失音。

早期先天骨梅毒可出现四肢骨软骨炎,不能活动,牵动四肢时婴儿啼哭,即 Parrot 假性麻痹。梅毒性指炎为一到数个手指的弥漫性梭形肿胀,可伴溃疡。也可出现骨膜炎及骨髓炎。

早期先天内脏梅毒可有全身淋巴结、肝和脾肿大。亦有肾病综合征和肾小球肾炎并发者。

早期先天神经梅毒以脑膜炎多见,可有不同程度脑水肿。

(2)晚期先天梅毒常于2岁以后发病,与后天梅毒晚期相似。临床上可见早期活动性梅毒损害所遗留的永久性标记,这些标记性损害具有特征性。

皮肤黏膜损害症状类似后天性梅毒,但发病率较低,主要为树胶肿,发生于硬腭、鼻黏膜,破溃后形成上腭穿孔和鞍鼻。

眼的损害以间质性角膜炎最常见,角膜周围炎症较重,出现弥漫性云雾状角膜时具有特征性,可发展至角膜混浊、失明。

骨的损害表现多为骨膜炎,胫骨受累时引起胫骨肥厚前弓称军刀状胫。长骨和颅骨可发生树胶肿。偶有双侧渗出性关节炎,膝关节肿胀且轻度强直,无疼痛,即 Clutton 关节。

神经梅毒可使脑膜、脑膜血管、脑实质受累,表现出一个或多个肢体麻痹,第8脑神经受累则导致神经性耳聋、视神经萎缩、癫痫发作、脊髓痨、麻痹性痴呆等。

晚期先天梅毒标记性损害:①哈饮森三联征:哈饮森牙的切牙切缘中央呈半月状短缺,上宽下窄,牙体短而厚呈圆柱状,牙间隙增宽;②实质性角膜炎呈急性表现为流泪、疼痛、失明,抗梅毒治疗无效,多发生于5~25岁;③神经性耳聋常发生于学龄儿童,先出现眩晕,随之丧失听力;④其他标记性损害如桑椹牙、胸锁关节增厚、鞍鼻、口周围放射状瘢痕、军刀胫、Clutton 关节、下颌骨相对隆凸等。

3. 潜伏梅毒　是指有梅毒感染史,无临床症状或临床症状已消失,除梅毒血清学阳性外无任何阳性体征,且脑脊液检查正常者,包括先天和后天潜伏梅毒、早期(感染2年以内)和晚期潜伏梅毒(感染2年以上)。

【实验室检查】

1. 梅毒螺旋体直接检查适用于早期梅毒皮肤黏膜损害,如硬下疳、湿丘疹、扁平湿疣等。其方法可选用暗视野检查、直接荧光抗体检查法、涂片镀银染色法等。

2. 梅毒血清试验在硬下疳出现2~3周开始呈阳性,是诊断梅毒的必要方法,对潜伏梅毒尤为重要,包括非螺旋体抗原血清反应(筛查试验)或螺旋体抗原血清反应(确证试验),前者还可以作定量试验用于治疗后的疗效观测。

3. 脑脊液检查用以除外神经梅毒,项目可包括细胞计数、总蛋白测定、VDRL 试验及胶体金曲线等。

【诊断及鉴别诊断】

由于梅毒各期表现复杂、病程长,可模仿很多皮肤病的表现,故必须详细询问病史、认真体格检查和反复的实验室检查后方可及早确诊。一期梅毒应与软下疳、生殖器疱疹、固定型药疹、Behcet综合征、龟头包皮炎、下疳样脓皮病等鉴别;二期斑疹性梅毒应与多形红斑型药疹、玫瑰糠疹等鉴别;二期丘疹性梅毒应与银屑病、丘疹坏死性结核疹等鉴别;扁平湿疣应与尖锐湿疣仔细鉴别;梅毒口腔黏膜斑应与扁平苔藓、阿弗他口炎的口腔黏膜损害鉴别;结节性梅毒疹和树胶肿应与寻常狼疮、慢性溃疡等鉴别。

【治疗】

须早期、足量、正规完成疗程。治疗越早,预后越好。

1. 治疗方案

(1)一期梅毒、二期梅毒、早期潜伏期梅毒:肌注普鲁卡因青霉素G 80万U,每日1次,连续10~15天,总量800万~1 200万U。或肌注苄星青霉素G,每侧臀部注射120万U,共240万U,每周1次,共2~3次。青霉素过敏者选用头孢三嗪1.0 g/d静滴,连续10~14天;或口服盐酸四环素或红霉素每次0.5 g,每日4次,连服15天;或强力霉素0.1 g口服,每日2次,连服15天。孕妇及肝功障碍者不宜用四环素和强力霉素。

(2)晚期良性梅毒包括三期皮肤、黏膜、骨损害及晚期潜伏梅毒,肌注普鲁卡因青霉素G 80万U,每日1次,共20天。或苄星青霉素G 240万U,分两侧臀部注射,每日1次,共3次。对青霉素过敏者选用盐酸四环素或红霉素0.5 g口服,每日4次;或强力霉素0.1 g,每日2次,共30天。

(3)心血管梅毒不用苄星青霉素,有心衰时先控制心衰症状,用小剂量水剂青霉素G开始,第一、二日肌注10万U,每日1次,第三日20万U,每日2次,自第四日起肌注普鲁卡因青霉素G 80万U,每日1次,连续15天为1个疗程,共2个疗程,之间停药2周。对青霉素过敏者以盐酸四环素或红霉素0.5 g口服,每日4次,连服30天。

(4)神经梅毒以水剂结晶青霉素G 200万~400万U静脉滴注,每4 h 1次,连续10~14天,继以苄星青霉素G肌注,每周1次,于两侧臀部各注射120万U,共3次。或肌注普鲁卡因青霉素G 240万U,每日1次,同时口服丙磺舒0.5 g,每日4次,共10~14天,继以苄星青霉素G肌注,用法同前。对青霉素过敏者的治疗同心血管梅毒。

(5)孕妇梅毒在妊娠初3个月和妊娠末3个月分别给予普鲁卡因青霉素肌注,每日80万U,连续10天。对青霉素过敏用红霉素0.5 g口服,每日4次,15天为1个疗程,在妊娠前3月和末3月分别用1个疗程。

胎传梅毒早期可用苄星青霉素G以每千克体重5万U给药,分两侧臀部1次肌注,用于脑脊液正常时。若无条件检查或脑脊液异常,以水剂青霉素G静滴,每千克体重5万U,每日1次,10~14天连续用药;或普鲁卡因青霉素G按每千克体重5万U肌注,连续10~14天。

(6)晚期胎传梅毒以普鲁卡因青霉素G每千克体重5万U肌注,每日1次,连续10天为1个疗程。对间质性角膜炎可合用皮质类固醇激素治疗。对青霉素过敏者,8岁以下儿童不用四环素,红霉素可按每千克体重7.5~12.5 mg给药,分4次口服,连续30天。

2. 注意事项

(1)为预防个别患者发生吉赫(Jarisch-Herxheimer)反应,可在注射青霉素前1天开始口服强的松5 mg,每日4次,连续3天。心血管梅毒的治疗应从小剂量青霉素开始。

(2) 性伴应同时接受治疗,治疗期间禁止性生活。

(3) 建立追踪随访制度。复发者应加倍剂量复治。

(4) 病程1年以上、复发、血清固定的患者及伴有视力或听力异常者均应接受脑脊液检查,以了解是否存在神经梅毒。

第三节 尖锐湿疣

尖锐湿疣(condyloma acuminatum,CA)是由人乳头瘤病毒(HPV)引起的皮肤黏膜良性赘生物,好发于肛门及外生殖器等部位,又名性病疣;是全球范围内最常见的性传播疾病之一,其发病率仍有不断增加趋势。

【病因】

引起尖锐湿疣的病毒主要是 HPV 的 6,11,16,18 等型,主要感染上皮组织。目前已充分肯定 HPV 在肛门生殖器癌发生的致病作用。

【传播途径】

主要经性接触传播,此外尚有自体接种、母婴传播、污染物传播等途径。

【临床表现】

HPV 感染有以下三种表现:

1. 临床感染　肉眼观察可见疣状损害。

2. 亚临床感染　肉眼未见皮损,通过醋酸白试验方能见到,组织学和细胞学检查有典型损害。

3. 潜伏感染　外观正常的皮肤内存在 HPV 或其基因组,无形态学改变。

临床感染的一般表现如下:①皮损特点:损害初起为柔软淡红色小丘疹,逐渐增大增多,表面凹凸不平或顶端尖锐,湿润柔软呈乳头状、菜花状或鸡冠状;疣体常呈白色、粉红色或污灰色。低温干燥的部位皮损呈扁平疣状,少数患者疣体过度增生成为巨大型尖锐湿疣。②好发部位:男性好发于龟头、冠状沟、包皮内侧、包皮系带、尿道口及阴茎和会阴部,同性恋者多见于肛周与直肠内;女性好发于大小阴唇、宫颈、阴道、阴道口以及会阴、阴阜、腹股沟等部位。③潜伏期为1~8个月,平均为3个月。常无明显自觉症状,可有轻微瘙痒、白带增多有臭味等表现。

【组织病理】

可有角化不全,棘层肥厚,表皮突乳头瘤样增生。颗粒层和棘层上部细胞有明显空泡形成,空泡细胞大、胞浆颜色淡,中央的核大而圆着色深。真皮水肿,毛细血管扩张,周围炎细胞浸润明显。

【诊断与鉴别诊断】

根据不洁性交史、皮损特点、醋酸白试验并结合组织病理学或 PCR 检查结果不难诊断,但应排除下列疾病:

1. 生殖器鳞癌　患者常为40岁以上,无不洁性交史,损害质硬、易出血,常形成溃疡,结合组织病理易于鉴别。

2. 扁平湿疣　为二期梅毒疹,发生于生殖器为肥厚性斑块,表面扁平糜烂,可有密集颗粒呈乳头状、菜花状、基底宽,暗视野可查出梅毒螺旋体,梅毒血清反应强阳性。

3. 生殖器鲍温样丘疹病　为多发性红褐色小丘疹,可融合成斑块,分布于龟头、阴茎干、女性肛周与阴唇等处,见于40岁以下性活跃人群,可自行消退,组织病理可以区别。

4. 假性湿疣　多发生于小阴唇,尤其是小阴唇内侧、阴道前庭,呈对称密集分布的白色或淡红色小丘疹,表面光滑,偶有瘙痒,组织病理无空泡化现象。

5. 阴茎珍珠状丘疹　为环绕阴茎冠状沟的小珍珠状丘疹,呈圆锥状、球状或不规则形,沿冠状沟排列成一行或数行,互不融合,无自觉症状。

【治疗】

应首先去除肉眼可见的疣体。

1. 局部治疗　物理治疗可选用CO_2激光、高频电刀电灼、微波和液氮冷冻等。巨大尖锐湿疣可手术切除。外用药物可选用5％5-氟尿嘧啶或5-氟尿嘧啶注射液,3％酞丁胺霜,80％~90％三氯醋酸溶液,10％~25％足叶草脂酊或0.5％足叶草毒素。也可用5％咪喹莫特霜每周外用2~3次,睡前使用,6~10 h洗掉,连用16周。

2. 内用疗法　可配合使用干扰素。

【预防】

1. 加强个人修养,避免不洁性交。

2. 患者衣物等用品应消毒并与家人用品隔离,以防间接传染。

第四节　艾滋病

艾滋病即获得性免疫缺陷综合征(acquired immunodeficiency syndrome,AIDS),是由于感染人类免疫缺陷病毒(human immunodeficiency virus,HIV)所引起的一种以严重免疫缺陷为主要特征的性传播疾病。由于患者细胞免疫功能尤其是T辅助细胞免疫功能缺陷,导致各种条件性感染和肿瘤发生,病死率极高,目前尚无有效的治愈方法,并成为目前危及人类健康与社会发展的世界性医学难题之一。

目前国内艾滋病的流行特点为:范围广、疫情上升明显、低流行和局部高流行并存;疫情从高危人群向一般人传播;流行的危险因素广泛存在;面临艾滋病发病死亡高峰。

【病因和发病机制】

HIV可分为HIV-1和HIV-2,前者是艾滋病的主要流行型,后者主要局部流行于非洲的少数国家。HIV是一种逆转录病毒,属RNA病毒,具有嗜T细胞和神经细胞的特性,进入人体后选择性地攻击T辅助细胞、脑组织细胞、脊髓细胞等。当HIV在T辅助细胞内大量繁殖时,不断损伤宿主细胞,使T辅助细胞数目减少,导致患者细胞免疫功能障碍,相继出现各种条件性感染和肿瘤发生。因此,病死率极高。

【传播途径】

传染源是艾滋病患者和HIV感染者。主要有以下传播途径:

1. 性接触传播,包括同性和异性之间的性接触。

2. 血液传播，包括输血、血制品；器官移植；与静脉药瘾者共用注射器；被 HIV 污染的针头或器械弄伤皮肤等。

3. 母婴传播，即感染 HIV 的母亲通过胎盘、产道、产后母乳喂养等方式传染新生儿。

目前尚未发现 HIV 可以通过食物、汗液、泪液、握手、共用游泳池、蚊虫叮咬等途径传播的证据。

【临床表现】

艾滋病的潜伏期短至数月，长至 20 年，一般为 8~10 年。根据其发展的过程，可大致分为急性 HIV 感染、无症状 HIV 感染和艾滋病三个阶段。

1. 急性 HIV 感染。通常发生于接触 HIV 后 1~2 周，可出现发热、咽痛、皮疹和全身淋巴结肿大，头痛、肌肉关节痛和腹泻等，患者血清 HIV 抗体可持续阴性达 2~3 个月，这一时期被称为窗口期。

2. 无症状 HIV 感染。无自觉症状和阳性体征，部分患者可出现持续性淋巴结肿大，也有些可以发展为艾滋病。HIV 抗体阳性，有传染性。

3. 艾滋病

(1) 患者可出现全身淋巴结肿大、发热、腹泻、体重减轻等全身症状。常合并条件性感染，如卡氏肺囊虫肺炎、慢性隐孢子虫病、弓形体病、念珠菌病、隐球菌病、组织胞浆菌病、鸟型分枝杆菌感染、巨细胞病毒感染、慢性播散性疱疹病毒感染、乳头瘤空泡病毒感染，或口腔毛状黏膜白斑病(EB 病毒感染等)、带状疱疹、复发性沙门氏菌感染、奴卡菌症、结核病等。部分患者可出现神经系统症状，如痴呆、脊髓病、末梢神经疾病。继发肿瘤主要包括 Kaposi 肉瘤、非何杰金淋巴瘤、脑的原发性淋巴瘤。也可出现其他并发症，如慢性淋巴细胞样间质性肺炎。未经治疗者生存期一般为 12~18 个月。

(2) HIV 感染的皮肤表现：有 90% 的 HIV 感染者或患者可以发生皮肤黏膜改变，表现为非感染性皮损、感染性皮损和皮肤肿瘤。①非感染性皮损：可类似于脂溢性皮炎、银屑病、鱼鳞病、毛发红糠疹、玫瑰糠疹、特应性皮炎、光敏性皮炎、荨麻疹、多形性红斑及痤疮样皮损等。②感染性损害：表现为各种病原微生物的感染，但病情较严重。如带状疱疹、单纯疱疹、疣、毛囊炎、多发性脓肿及各种浅部真菌感染等皮肤损害。③皮肤肿瘤：如卡波西肉瘤、淋巴瘤、恶性黑色素瘤、鳞状细胞癌等表现。

【实验室检查】

1. HIV 可通过病毒分离培养、抗体或抗原检测、病毒核酸检测、病毒载量检测等进行实验室诊断。我国现行 HIV 检测主要为 HIV 抗体初筛试验和 HIV 抗体确证试验，后者采用蛋白印迹法。

2. 免疫缺陷的实验室检查 可选用周围淋巴细胞计数、CD_4 细胞计数、CD_4/CD_8 细胞计数比值，观察总数或比值是否减少和 β_2 微球蛋白是否明显增高。

3. 条件感染的病原学检测 如卡氏肺囊虫、隐孢子虫、弓形体、念珠菌等。

【诊断】

本病诊断主要根据病史(同性恋史、多性伴史、静脉药瘾史、输血和血液制品史等)、临床表现、实验室检查综合考虑，其中以实验室检查最为重要。标准如下：

1. HIV 感染者 受检血清经初筛试验，如 ELISA、免疫酶法或间接免疫荧光试验等检查阳性,再经确证试验,如蛋白印迹法等复核确诊者。

2.确诊病例

(1)艾滋病病毒抗体阳性,具有以下任何一项可为实验确诊艾滋病人。

①近期内(3~6个月)体重减轻10%以上,且持续发热38℃ 1个月以上。

②近期内体重减轻10%以上,且持续腹泻(每日达3~5次)1个月以上。

③卡氏肺囊虫肺炎。

④Kaposi肉瘤。

⑤明显的真菌或其他条件致病菌感染。

(2)若抗体阳性者体重减轻,发热、腹泻症状接近上述第一项标准且具有以下任何一项时可为实验确诊艾滋病病人。

①CD_4/CD_8比值<1,CD_4细胞计数下降。

②全身淋巴结肿大。

③明显的中枢神经系统占位性病变的症状和体征,如痴呆、丧失辨别能力、运动功能障碍。

AIDS需与原发性或继发性免疫缺陷病、血液病、中枢神经系统疾病以及传染性单核细胞增多症等仔细鉴别。

【治疗】

艾滋病的治疗目前尚无满意的方法,可选用以下药物或方法。

1.抗HIV药物

(1)核苷类逆转录酶抑制剂 如叠氮胸苷、地丹诺辛、扎西他滨等。

(2)蛋白质酶抑制剂 如沙奎那韦、英地那韦、瑞托那韦等。

(3)非核苷类逆转录酶抑制剂 如奈韦拉定、台拉维定等。

1996年,何大一提出了"鸡尾酒"式混合疗法,采用蛋白质酶抑制剂和逆转录酶抑制剂联合治疗,效果较好。目前倾向于联合用药,药物选择标准是:①经证实有效;②协同作用;③无交叉耐受作用;④无蓄积作用;⑤具有实用性。

2.免疫调节剂 可选用α-干扰素、白细胞介素2、丙种球蛋白、粒细胞-巨噬细胞集落刺激因子等。

3.条件性感染治疗 应选用敏感药物进行规范治疗。

4.其他治疗 主要有抗肿瘤、支持与对症治疗等。近来发现多种中药如天花粉、甘草素、紫花地丁等对HIV有抑制作用;人参、当归、女贞子等能够提高机体的免疫功能,可减轻HIV患者的临床症状、改善生活质量。

【预防】

目前艾滋病还不能治愈,相关的疫苗研究尚未成功,因此预防具有极其重要的意义。

1.普及艾滋病的有关知识和预防知识。

2.确保输血途径的安全,防止经血制品传播艾滋病。

3.禁止静脉药瘾者共用针头或注射器。

4.女性HIV感染者应避免妊娠,所生婴儿应避免母乳喂养。

5.推广使用安全套,提倡安全的性行为。

6. 防止医源性感染，严格消毒制度。

（刘根起）

复习思考题

1. 如何诊断淋病？淋病的判断标准是什么？
2. 简述梅毒的临床分期。二期梅毒疹的临床特点是什么？
3. 尖锐湿疣应与哪些疾病相鉴别？怎样鉴别？
4. 艾滋病的传播途径有哪些？

参考文献

1. 李定国. 诊断学. 北京:人民卫生出版社,2002
2. 陈文彬,等. 诊断学. 第6版. 北京:人民卫生出版社,2004
3. 邓长生. 诊断学. 第4版. 北京:人民卫生出版社,2001
4. 吴恩惠. 医学影像诊断学. 北京:人民卫生出版社,2002
5. 吴恩惠. 医学影像学. 第5版. 北京:人民卫生出版社,2004
6. 陈清启,等. 心电图学. 济南:山东科学技术出版社,2002
7. 董承琅,等. 实用心脏病学. 上海:上海科学技术出版社,1994
8. 陈灏珠,等. 实用内科学. 第10版. 北京:人民卫生出版社,1999
9. 蔡柏蔷,等. 呼吸内科学. 北京:中国协和医科大学出版社,2000
10. 俞森洋,等. 现代呼吸治疗学. 北京:科学技术文献出版社,2003
11. 余振球,等. 实用高血压学. 第2版. 北京:科学出版社,2000
12. 董承琅,等. 实用心脏病学. 第3版. 上海:上海科学技术出版社,2001
13. 陈国伟,等. 现代心脏内科学. 长沙:湖南科学技术出版社,1994
14. 叶任高,等. 中西医结合肾脏病学. 北京:人民卫生出版社,2005
15. 王海燕,等. 肾衰竭. 北京:人民卫生出版社,2004
16. 张之南,等. 血液病学. 北京:人民卫生出版社,2004
17. 郑之田,等. 胃肠病学. 第2版. 北京:人民卫生出版社,1992
18. 科文,等. 糖尿病权威指南. 北京:中国人口出版社,1998
19. 廖二元,等. 内分泌学. 北京:人民卫生出版社,2000
20. 王维治. 神经病学(五年制). 第5版. 北京:人民卫生出版社,2004
21. 郝伟,等. 精神病学(五年制). 第6版. 北京:人民卫生出版社,2004
22. 杨期东. 神经病学(七年制). 北京:人民卫生出版社,2003
23. 张淑琴. 神经病学. 北京:高等教育出版社,2003
24. 史玉泉,等. 实用神经病学. 第3版. 上海:上海科学技术出版社,2004
25. 唐丽瓯. 临床神经病学. 北京:人民卫生出版社,2004
26. 吴在德,等. 外科学. 第6版. 北京:人民卫生出版社,2004
27. 吴阶平,等. 黄家驷外科学. 第6版. 北京:人民卫生出版社,1999
28. 黄洁夫. 腹部外科学. 北京:人民卫生出版社,2001
29. 王亦璁. 骨与关节损伤. 第3版. 北京:人民卫生出版社,2002
30. 鲁玉来. 实习医师外科手册. 北京:人民军医出版社,2004
31. 曹译毅. 中华妇产科学. 北京:人民卫生出版社,1999
32. 乐杰. 妇产科学. 第6版. 北京:人民卫生出版社,2004

33. 丰有吉.妇产科学.北京:人民卫生出版社,2001
34. 郭燕燕,等.实用妇产科药物治疗学.第2版.北京:人民卫生出版社,2004
35. 张志诚.临床产科学.天津:天津科学技术出版社,2001
36. 李诵弦,等.实用妇科内分泌学.上海:上海医科大学出版社,1997
37. 罗丽兰.不孕与不育.北京:人民卫生出版社,1998
38. 刘新民.妇产科手术学.第3版.北京:人民卫生出版社,2003
39. 胡亚美,等.实用儿科学.第6版.北京:人民卫生出版社,2000
40. 金汉珍.实用新生儿学.第6版.北京:人民卫生出版社,2002
41. 杨锡强.儿科学.第6版.北京:人民卫生出版社,2004
42. 薛辛东.儿科学.第2版.北京:人民卫生出版社,2002
43. 吴梓良.实用临床儿科学.第2版.广州:广州出版社,2002
44. 黄绍良.小儿内科学.北京:人民卫生出版社,2004
45. 韩玉昆.实用儿科诊断治疗学.合肥:安徽科学技术出版社,2000
46. 赵祥文.儿科急诊学.第2版.北京:人民卫生出版社,2001
47. 李凤鸣.眼科全书.北京:人民卫生出版社,1996
48. 葛坚等.现代青光眼研究进展.北京:科学出版社,2000
49. 李绍珍.眼科手术学.北京:人民卫生出版社,1980
50. 田勇泉.耳鼻咽喉——头颈外科学.第6版.北京:人民卫生出版社,2004
51. 黄选兆.实用耳鼻咽喉科学.北京:人民卫生出版社,1998
52. 张志愿.口腔科学.第6版.北京:人民卫生出版社,2004
53. 王斌全.眼耳鼻喉口腔科学.第5版.北京:人民卫生出版社,2004
54. 鲁玉来,等.实用社区全科医师指南.北京:人民军医出版社,2003
55. 张学军.皮肤性病学.第6版.北京:人民卫生出版社,2004
56. 赵辩.临床皮肤病学.第3版.南京:江苏科学技术出版社,2002
57. 吴志华.现代性病学.第2版.广州:广东人民出版社,2002
58. 靳培英.皮肤病药物治疗学.北京:人民卫生出版社,2004
59. 叶冬青.皮肤病流行病学.北京:人民卫生出版社,2001
60. 陈锡堂.皮肤组织病理学.广州:广东科技出版社,1994